肌腱韧带滑液囊临床诊疗

JIJIAN RENDAI HUAYENANG LINCHUANG ZHENLIAO

主审　张新民

主编　张　志　吴少坚

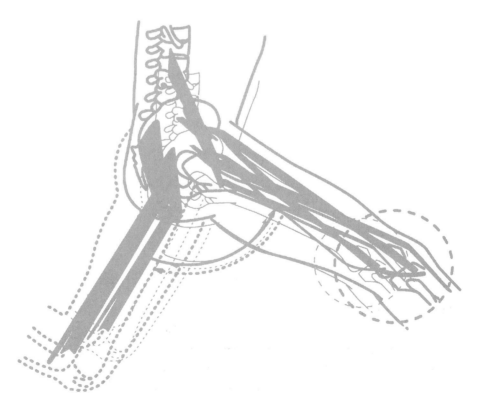

郑州大学出版社

郑州

图书在版编目(CIP)数据

肌腱韧带滑液囊临床诊疗/张志,吴少坚主编.—郑州:
郑州大学出版社,2016.3
ISBN 978-7-5645-1142-5

Ⅰ.①肌… Ⅱ.①张… ②吴… Ⅲ.①腱腱-滑液囊-关节
疾病-诊疗 ②韧带-滑液囊-关节疾病-诊疗 Ⅳ.①R686

中国版本图书馆 CIP 数据核字(2015)第 306823 号

郑州大学出版社出版发行
郑州市大学路 40 号　　　　　　　　邮政编码:450052
出版人:张功员　　　　　　　　　　发行部电话:0371-66966070
全国新华书店经销
郑州瑞光印务有限公司印制
开本:787 mm×1 092 mm　1/16
印张:35.5
字数:844 千字
版次:2016 年 3 月第 1 版　　　　　　印次:2016 年 3 月第 1 次印刷

书号:ISBN 978-7-5645-1142-5　　　　定价:168.00 元

作者名单

主　审　张新民

主　编　张　志　吴少坚

副主编(按姓氏笔画排列)：

　　　　王志军　　王勤俭　　方小林　　曲崇正

　　　　刘宝生　　杨泽晋　　吴伟志　　辛玉甫

　　　　张　寅　　陈　星　　范建中　　罗　勇

　　　　赵小荔　　侯明辉　　黄文柱　　符　洋

编　委(按姓氏笔画排列)：

　　　　甘嘉亮　　邝丽华　　邢煜奎　　江志锦

　　　　李　军　　李　杰　　谷令鹤　　张　勇

　　　　张　峰　　张洪杰　　陈家平　　陈敏娟

　　　　范爱香　　林　健　　柯来明　　贺海怿

　　　　郭　存　　谈建新　　葛青叶　　蒋东生

　　　　谢南方　　靳晓东　　蒿　飞　　蔡华安

内容提要

　　支持机体运动的肌腱韧带滑液囊病状,是指诸多骨科软组织病中的一种常见、多发的临床疾患,是发生在肌腱、由肌腱连带的组织及润滑装置等,在各种内外在因素的影响下,使肌肉及这些肌腱或肌肉的腱膜、肌筋膜,支持肌腱稳定度及辅助协调组织等活动范围的一系列软组织结构发生的病理性变化。

　　因肌腱韧带滑液囊或肌肉、辅助协调组织等出现先天的、后天的损伤或异常时,将对肌腱韧带滑液囊等组织造成不同程度的伤害,继而发生肢体活动障碍,这些疾患的影响往往不是单纯的发生于某一点上,常引发支持肌腱等活动的连带支持组织,如腱鞘、滑囊、滑膜囊(关节囊)等出现临床称之为肌腱炎、筋膜炎、腱鞘炎、腱鞘囊肿、滑液囊肿、纤维织炎、肌筋膜炎、韧带炎等疾患。

　　本书分4篇,共15章,较详细地介绍了肌腱韧带滑液囊及相应病患的发病机制、临床表现、诊断与鉴别诊断、治疗等,始终贯穿理论与实践一致,图文并茂,条理清晰,可操作性强,为骨科临床医生及准医生们提供了一部实实在在的伸手可及的参考读物。

前　言

　　随着社会文明程度的不断提高,骨科疾患的诊疗也在发展中普及,骨科在现代医院中越来越多地发挥作用和受到重视,即体现了最广大人民群众的需求。就骨科而言,为适应这种需求对骨专科本身来讲也越分越细。骨科除了专科之一的骨骼方面的疾病外,还存在许多支持其运动的由于损伤或劳损引起的肌肉、肌腱、滑囊、肌筋膜等方面的病损。这类疾病的医学内容十分丰富,但散在各科医学著作中。为了便于学习和应用,我们根据骨科临床工作的需求和临床工作实践经验,组织有关人员参考大量资料及相关论著,编著了本书。

　　本书主要阐述的是肌肉、肌腱损伤、劳损和囊肿的各种病变以及肌筋膜的疾病等方面的诊断与治疗。本书分4篇,共15章。为了突出鲜明的个性,本书没有包括由于神经系统的病损累及肌肉疾病(如小儿麻痹、脑瘫、周围神经损伤等)。如果这本书的问世能对肌腱韧带滑液囊疾病的诊治有所帮助,能起到牵针引线作用的话,我们就感到莫大的安慰。

　　由于我们水平有限,涉及内容较广,加之临床医学发展之快,尽管做了最大努力,仍难免存在疏漏和差错,诚恳地希望同道给予批评指正,如此将不胜感谢。

编者
2015 年 10 月

目 录

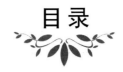

第四篇　其他类别的腱囊病

第一篇

肌腱和腱鞘

第一章　肌腱、腱鞘的解剖关系

一、肌腱、腱鞘的解剖

(一)肌腱

肌腱由大量胶原纤维束及密集交叉的纤维所构成,是把肌肉连结到骨或附着到其他结构的束状物。大部分肌肉的腱是很窄的带状物或通常像四肢大部分肌腱那样的圆索状物。形成肌腱的纤维一端与肌细胞密切直接连结,另一端则附着于骨并与骨周围及骨本身的结缔组织相融合,带动两端之间的骨关节运动(图1-1)。肌腱形成宽广扁平的膜,称之为腱膜(图1-2)。

如腹部、手掌、足底等肌腱比其相连的肌肉结实得多,大量的肌肉通过少量的肌腱或肌腱的一小部分来发挥作用。肌肉的最大抗拉强度为每平方厘米3 684 N,而肌腱为411 511～861 302 N。肌肉通过致密的纤维结缔组织紧密地附着在骨上,这种纤维结缔组织一头与肌纤维相连,另一头与骨的纤维结缔组织及骨膜相融合。如果这种纤维结缔组织很短,那么看上去肌纤维几乎直接附着在骨上。大多数肌肉发出许多较长的结缔组织,集中形成腱,大部分肌肉都是通过肌束止于骨,所形成的肌腱弥补了肌纤维在某些活动中的不足。例如:当越过骨或关节时肌肉紧贴骨的部分会造成磨损,而导致肌纤维的损伤或坏死。但是肌腱则是由无活性纤维所组成,因此比肌细胞要坚韧得多,而更加耐磨。另外,肌腱的止端可使大量的肌纤维附着在一小块骨上,所以肌腱比肌肉结实得多,少量的肌腱就能经得住粗大的肌腹的牵拉。肌腱受暴力时,一般不会从中部断裂而是从一端或肌腱肌腹结合部被拉开。

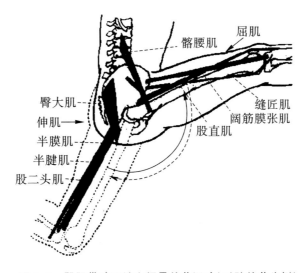

图1-1　股肌带动两端之间骨关节运动(以髋关节为例)

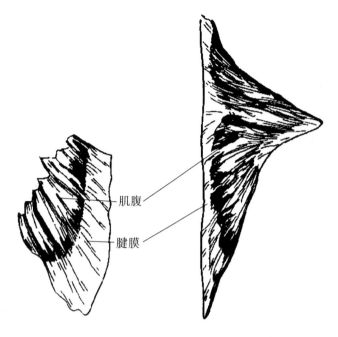

图1-2　肌肉形成宽广扁平的膜——腱膜

(二) 腱鞘

腱鞘是整个包裹肌腱的一种囊(图1-3)。腱鞘有2个壁,内壁紧贴肌腱,使肌腱表面看上去光滑发亮;外壁是一个紧闭的囊,在鞘的两端反折成内壁(图1-4)。在鞘内有一层薄膜称为腱膜,把腱鞘内、外壁部分连结起来。位于内、外壁之间的腱鞘腔含有类似关节腔内的物质,起润滑作用减少肌腱的摩擦,称为滑液腱鞘(图1-5),是腱鞘囊肿的好发部位。

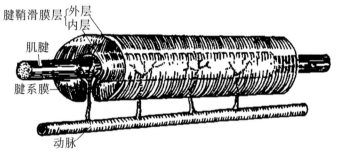

图1-3　整个包裹肌腱的一种囊——腱鞘

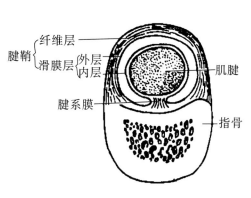

图 1-4　腱鞘的水平切面观

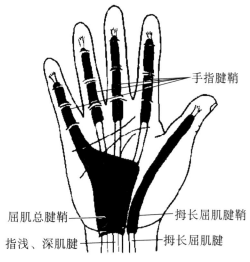

图 1-5　腱鞘内充满滑液

二、肌腱的种类

(一) 长腱

长腱:肢体间跨度大,肌腹短于腱部(图 1-6),如伸、屈指(趾)肌腱、跖腱等。

(二) 短腱

短腱:肢体间的跨度相对较小,肌腹长于腱部或基本相同(图 1-7),如三角肌、臀肌、躯干棘间肌等。

(三) 阔肌腱

阔肌腱所连结的阔肌扁而薄,主要在近躯干部(图 1-8),如阔筋膜张肌、髂胫束等。

(四) 联合腱

联合腱为多块肌肉的延伸腱的联合,肌腹与腱部的长短关系包括了长短腱的各自条件(图 1-9),如鹅足腱、跟腱、伸指腱帽等。

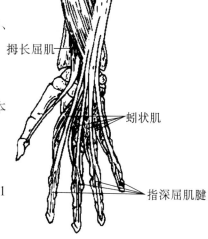

图 1-6　手部屈肌的长腱

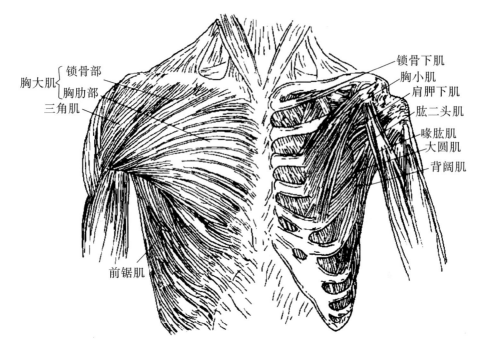

图1-7　胸臂肌为短腱

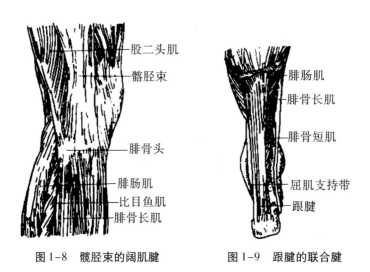

图1-8　髂胫束的阔肌腱　　　图1-9　跟腱的联合腱

三、肌腱的动力

肌腱的动力由肌肉的收缩来完成,肌腱无收缩功能,但有一定弹性。

(一)肌肉收缩

肌肉收缩分2个方面:一方面是肌肉的缩短;另一方面是使肌肉缩短的生物化学基础。在未收缩的或静息的随意肌细胞中粗肌丝(肌凝蛋白)构成整个纤维的暗带,这些粗肌丝仅部分与细肌丝(肌动蛋白等)相重叠。细肌丝在粗肌丝两端伸入肌纤维的暗带,未伸入部分构成肌丝的明带。肌纤维收缩使明带缩短,最后消失,这被认为是由于细肌丝与粗肌丝间的彼此滑动直到2种肌丝接触并完全与粗肌丝重叠为止。细粗肌丝的滑动即完成了一次肌细胞的收缩。

肌肉收缩所引起和伴随的各种生物化学变化比较复杂,其中许多变化尚未明了。就骨骼肌而言,神经冲动引起收缩是通过在肌肉内的神经终板释放一种称为乙酰胆碱的物质来完成的。乙酰胆碱改变肌细胞膜的通透性,从而允许钠离子内流,随后就产生一种沿肌纤维迅速传导的电动势或肌冲动,肌冲动又引起钙离子从肌浆网流入肌浆,而后者可使肌动蛋白与肌凝蛋白相互作用,从而产生收缩。收缩的直接能源是三磷酸腺苷(ATP),从贮存于肌肉及肝脏中的糖原所分解出的葡萄糖是肌肉收缩的最初的主要能源,当有足够的氧气时葡萄糖被氧化成二氧化碳和水,所放出的能量部分用于形成收缩所需的直接能源ATP(有些以热的形式被消耗)。当呼吸系统及心血管系统不能提供足够的氧气时(如在剧烈运动时),葡萄糖就转变成乳酸,这种反应所释放出的能量较少,但也能形成ATP。由于乳酸对肌肉是一种特殊的毒性物质,还由于需要氧气才能予以清除,这时的肌肉负有了"氧债",静息下的肌肉(这时能接受足够的氧气)利用氧气来使乳酸氧化成二氧化碳及水。

(二)肌肉、肌腱及骨附着

肌肉是由随意肌纤维所组成,肌肉通过一可动关节而附着在两骨上,使骨与骨之间做相对的运动,这种与骨的连结称为"附着"。临床上为便于诊疗称之为肌"起止"(起止点)。一般情况下,我们说的"肌起"(起点)是指肌肉移动较小的一端的附着点,同样"肌止"(止点)则指移动较大的那一端肌附着点。就四肢而言,远端比近端更容易移动,所以,肢体的"肌起"通常是在近端而"肌止"在远端。

肌肉起止点的定义并不意味着肌肉收缩不能使起点移动,当肌肉收缩时,肌肉两端势必要靠拢,由于某些特殊原因,如果活动时"肌止"比"肌起"更固定的话,"肌起"就通过肌肉收缩而活动。例如:通过肩关节的肌肉大体上起点在肩或背部,止点在上臂,通常使上臂活动。然而,如果双臂举起,做引体向上的运动,那么肩、臂部骨骼肌的收缩就使整个机体活动。因此,这时双臂为支点,肌肉能向相反的方向做功。这一事实也并不改变肌肉起止点的概念。在上述的例子中,"肌起"仍在近端,"肌止"仍在远端,除非所描述的是动物的两个前肢用作站立而不是用作上肢的情况。

肌肉通过致密的纤维结缔组织紧密地附着在骨上,这种纤维结缔组织一头与肌纤维相连,另一头与骨的纤维结缔组织及骨膜相融合。如果这种纤维结缔组织很短,那么看上去肌纤维几乎直接附着在骨上。大多数肌肉发出许多较长的结缔组织束,集中形成腱,而大多数肌肉都通过腱束止于骨。肌腱有几点优于肌纤维,例如当肌肉越过骨或关节时,肌肉在紧贴骨的部分造成磨损,这样会导致肌纤维的损伤或坏死,而肌腱是由无活性纤维所组成,所以比肌细胞要坚韧得多,而更耐磨;另外肌腱的止端可使大量的肌纤维附着在一小块骨上,因为肌腱比肌肉结实得多,所以少量的肌腱就能经得住粗大的肌腹的牵拉。例如大量的前臂肌就是通过肌腱来附着在手上。显然这些肌肉要是直接止于骨上,那么手就相当大,才能容纳这些肌纤维,所以在靠近腕部肌肉就移行成腱。这样,由于腱的体积小,所以才能使手的屈伸性大。

肌腱要比与其相连的肌肉结实得多,所以大量的肌肉才能通过少量的肌腱或肌腱的一小部分来发挥作用,因此肌腱的抗拉作用及强度都远远超过肌腹(肌肉)。当肌腱受到暴力时,一般情况下,不会从中部断裂,而是从一端被拉开。在试验中,发现只有当肌腱的纤维被切断一半时,才能使其从中部断裂。造成肌腱损伤的原因主要有病理性的如结核、感染等,外伤性的如切割、牵拉、轧挫及慢性劳损等。

四、肌肉起止

人体一般肌肉的起止见表1-1至表1-9。

表1-1 手内肌肉起止点及其作用

	肌肉	起始	抵止	作用	神经及脊髓节段
外侧肌群	拇短展肌	腕横韧带及舟骨	拇指第1节指骨底	外展拇指	正中神经 C$_7$~T$_1$
	拇短屈肌	腕横韧带及小多角	拇指第1节指骨底	屈拇指	
	拇指对掌肌	腕横韧带及大多角骨	第1掌骨桡侧	使拇指对掌	
	拇收肌	腕横韧带及头状骨,第三掌骨掌面	拇指第1节指骨底	内收拇指、屈拇指	尺神经掌深支 C$_8$~T$_1$
内侧肌群	小指展肌	腕横韧带及豌豆骨	小指第1节指骨底	外展和展小指	尺神经 C$_8$~T$_1$
	小指短屈肌	钩骨和腕横韧带	小指第1节指骨底	屈小指第1节指骨	
	小指对掌肌		第5掌骨内侧缘	使小指对掌	
中间肌群	蚓状肌 1~2	指深屈肌腱桡侧缘	第2~5指第1节指骨背面及指总伸肌腱	屈掌指关节,伸各指关节	正中神经 C$_8$~T$_1$
	蚓状肌 3~4				尺神经
	骨间掌侧肌	3块,第2掌骨尺侧,第4、5掌骨桡侧	第2、4、5指第1节指骨背面及指总伸肌腱	使第2、4、5指向中指掌拢	尺神经 C$_8$~T$_1$
	骨间背侧肌	4块,掌骨间隙两侧	第2~4指第1节指骨底及指背腱膜	使第2、4指自中指离开	

表1-2　前臂掌侧肌肉起止点及其作用

	肌肉	起始	抵止	作用	神经及脊髓节段
浅层	肱桡肌	肱骨外上髁	桡骨茎突	屈前臂并稍旋前	桡神经 $C_5 \sim C_6$
	旋前圆肌	肱骨内上髁	桡骨中部前外面	屈前臂并稍旋前	正中神经 $C_6 \sim C_7$
	桡侧腕屈肌		第2掌骨底前面	屈腕和屈前臂，手外展	
	掌长肌		掌腱膜	屈腕、紧张掌腱膜	
	指浅屈肌		第2~5指中节指骨底	屈中节指骨、屈掌指关节和腕关节	
	尺侧腕屈肌		豌豆骨	屈腕、使手内收	尺神经 $C_7 \sim T_1$
深层	拇长屈肌	桡骨及骨间膜	拇指末节指骨底	屈拇指	正中神经 $C_7 \sim T_1$
	指深屈肌	尺骨及骨间	第2~5指末指骨底	屈各节指骨、屈掌指关节、屈腕	正中神经、尺神经 $C_7 \sim T_1$
	旋前方肌	尺骨下1/4前面	桡骨下1/4前面	使前臂旋前	正中神经 $C_7 \sim T_1$

表1-3　前臂背侧肌肉起止点及其作用

	肌肉	起始	抵止	作用	神经及脊髓节段
浅层	桡侧腕长伸肌	肱骨外上髁	第2掌骨底背面	伸腕、使手外展	桡神经 $C_6 \sim C_8$
	桡侧腕短伸肌		第3掌骨底背面	伸腕	
	指总伸肌		第2~5指中节和末节指骨底	伸腕、伸指	
	小指固有伸肌		小指指背腱膜	伸腕、伸小指	
	尺侧腕伸肌		第5掌骨底	伸腕、使手内收	
深层	旋后肌	肱骨外上髁及尺骨	桡骨上部	使前臂旋后	桡神经 $C_6 \sim C_8$
	拇长展肌	桡、尺骨背面	第1掌骨底	外展拇指	
	拇短伸肌		拇指第1节指骨底	伸拇指第1节	
	拇长伸肌		拇指末节指骨底	伸拇指	
	示指固有伸肌		示指第2节指骨	伸示指	

表1-4　肩部肌肉起止点及其作用

肌肉	起始	抵止	作用	神经及脊髓节段
三角肌	锁骨外 1/3,肩峰及肩胛冈	肱骨三角肌粗隆	使臂外展	腋神经 $C_{5\sim6}$
冈上肌	冈上窝	肱骨大结节上压迹	使臂外展	肩胛上神经 C_5
冈下肌	冈下窝	肱骨大结节中压迹	使臂内收、外旋	肩胛下神经 $C_{5\sim6}$
小圆肌	冈下窝下部	肱骨大结节下压迹	使臂内收、外旋	腋神经 $C_{5\sim6}$
大圆肌	肩胛骨下角背面	肱骨小结节嵴	使臂内收、后伸	肩胛下神经 $C_{5\sim6}$
肩胛下肌	肩胛骨前面	肱骨小结节	使臂内收、内旋	肩胛下神经 $C_{5\sim6}$

表1-5　躯干后部肌肉(包括腹肌后群)的起止点及其作用

			肌肉	起始	抵止	作用	神经及脊髓节段
躯干后部肌肉	第一层		斜方肌	枕外隆凸、上项线及全部胸椎棘突	锁骨外 1/3、肩峰及肩胛冈	提肩、降肩或拉肩胛骨向内	副神经颈丛肌支 $C_3\sim C_4$
			背阔肌	下 6 个胸椎及全部腰椎棘突、髂嵴后部	肱骨小结节嵴	使肱骨内收、内旋和后伸	胸背神经 $C_6\sim C_8$
	第二层		头夹肌颈夹肌	项韧带及上位胸椎棘突	乳突和上 3 个颈椎横突	使头项向同侧回旋、两侧收缩使头后仰	脊神经后支 $C_1\sim C_8$
			肩胛提肌	上 4 个颈椎横突	肩胛骨内侧角	上提肩胛骨	肩胛前神经 $C_3\sim C_5$
			大、小菱形肌	下 2 个颈椎及上 4 个胸椎棘	肩胛骨内侧缘	牵肩胛骨向内上	肩胛背神 $C_4\sim C_5$
			上后锯肌	下 2 个颈椎及上 2 个胸椎棘突	第 2～5 肋角外方	提肋,助吸气	肋间神经 $T_2\sim T_4$
			下后锯肌	下 2 个胸椎及上 2 个腰椎棘突	第 9～12 肋	降肋,助呼气	肋间神经 $T_9\sim T_{11}$ 肋下神经 T_{12}
	第三层	骶棘肌	髂肋肌	骶骨背面及髂嵴后部	肋骨	伸直脊柱及仰头	脊神经后支 $C_8\sim L_1$
			最长肌		横突和乳突		
			棘肌		棘突		
腹肌后群			腰方肌	髂嵴、髂腰韧带、下 4 个腰椎横突	第 12 肋、上 4 个腰椎横突	降 12 肋、使腰椎侧屈	腰丛 $T_{11}\sim L_4$

表1-6 髋、臀部肌肉起止点及其作用

肌肉			起始	抵止	作用	神经脊髓节段
前群	髂腰肌	髂肌	髂窝	股骨小转子	使大腿屈曲外旋、使骨盆及躯干前屈	腰丛股神经 L₁~L₄
		腰大肌	1~4腰椎体及横突			
后群	臀大肌		骶骨前面、髂骨翼外面	股骨臀肌粗隆、髂胫束	后伸及外旋大腿防止躯干前倾	臀下神经 L₅~S₂
	臀中肌		髂面翼外面	股骨大转子	外展大腿	臀上神经 L₄~S₁
	臀小肌					
	梨状肌		骶骨前面	大转子	外旋大腿	骶丛分支 S₁~S₂
	闭孔内肌		闭孔膜内面及闭孔周围骨面	股骨转子窝		
	股方肌		坐骨结节	转子间嵴		骶丛分支 L₅~S₁
	闭孔外肌		闭孔膜外面及闭孔周围骨面	股骨转子窝		

表1-7 大腿肌肉的起止点及其作用

肌肉			起始	抵止	作用	神经及脊髓节段
前群	缝匠肌		髂前上棘	胫骨上端内面	屈大腿、内旋小腿	股神经 L₂~L₃
	股四头肌	股直肌	髂前下棘	4个头通过髌骨,借髌韧带止于胫骨粗隆	伸小腿、屈大腿	股神经 L₂~L₄
		股外肌股内肌股间肌	股骨干		伸小腿	
	阔筋膜张肌		髂前上棘	移行于髂胫束,止于胫骨外侧髁	紧张髂胫束,屈大腿、伸小腿	臀上神经 L₄~L₅
内群	耻骨肌		耻骨梳	股骨小转子后下方	使大腿内收,稍外旋	闭孔神经 L₂~L₄
	股薄肌		耻骨下支	股骨粗隆内下方		
	长收肌		耻骨上支及耻骨结节	股骨粗线		
	短收肌		耻骨下支			
	大收肌		闭孔下缘,坐骨结节			

续表1-7

	肌肉	起始	抵止	作用	神经及脊髓节段
后群	股二头肌	长头:坐骨结节,短头:股骨粗线中部	腓骨小头	屈小腿、伸大腿或协助臀大肌伸直躯干	坐骨神经 $L_4 \sim S_2$
	半腱肌	坐骨结节	胫骨近端内侧面		
	半膜肌				

表1-8 小腿肌肉起止点及其作用

			肌肉	起始	抵止	作用	神经及脊髓节段
前群			胫骨前肌	胫、腓骨及骨间膜前面	第1趾骨底及第1楔骨	使足背屈及内翻	腓深神经 $L_4 \sim S_1$
			踇长伸肌		踇趾末节趾骨底	伸踇趾、助足背屈	
			趾长伸肌		第2~5趾、趾背腱膜	伸趾、助足背屈	
后群	浅层	小腿三头肌	腓肠肌	内、外侧头起于股骨内、外侧髁	以跟腱止于跟结节	屈小腿,提起足跟,固定踝关节,防止身体前倾	胫神经 $L_4 \sim S_2$
			比目鱼肌	胫、腓骨近端后面			
	深层		腘肌	股骨外上髁	胫骨近端后面	屈小腿,内旋小腿	胫神经 $L_4 \sim S_1$
			趾长屈肌	胫骨后面	第2~5趾末节趾骨底	屈第2~5趾,使足跖屈	胫神经 $L_5 \sim S_2$
			胫骨后肌	胫、腓骨后面及骨间膜	舟骨,第2、3楔骨,趾骨,骰骨等	使足跖屈并内翻	
			踇长屈肌	腓骨后面及骨间膜	踇趾末节趾骨底	屈踇趾并使足跖屈	
外侧群			腓骨长肌	腓骨外面	第1跖骨底	使足跖屈和外翻	腓浅神经 $L_5 \sim S_1$
			腓骨短肌		第5跖骨底		

表1-9　足部肌肉起止点及其作用

		肌肉	起始	抵止	作用	神经及脊髓节段	
足背肌		踇短伸肌	跟骨上外面	各趾第1节趾骨底	协助伸趾	腓深神经 $L_4 \sim S_1$	
		趾短伸肌					
足底肌	内侧肌	踇展肌	跟骨、舟骨及踇长韧带诸结构	踇趾第1节趾骨底	外展、内收及踇屈趾	足底内侧神经	$L_5 \sim S_1$
		踇短屈肌					$L_5 \sim S_2$
		踇收肌					$S_1 \sim S_2$
	外侧肌	小趾展肌	跟骨、距骨及踇长韧带	小趾第1节趾骨底及第5跖骨	外展、内收及屈小趾	足底外侧神经 $S_1 \sim S_2$	
		小趾短屈肌					
		小趾对跖肌					
	中间肌	趾短屈肌	跟结节及跖腱膜	第2～5趾第2节趾骨底	屈趾	足底内侧神经 $L_5 \sim S_1$	
		跖方肌	跟骨	趾长屈肌腱	协助屈趾	足底外侧神经 $S_1 \sim S_2$	
		蚓状肌	起于趾长屈肌腱	第1节趾骨、趾背腱膜	屈跖趾关节、伸趾关节	足底外侧神经 $L_5 \sim S_2$	
		骨间跖侧肌	起于跖骨	止于第1节趾骨	以第2趾为中心并拢和散开	腓深神经 $S_1 \sim S_2$	
		骨间背侧肌	起于跖骨	止于第1节趾骨	以第2趾为中心并拢和散开	足底外侧神经 $S_1 \sim S_2$	

五、肌力

我们在临床上把肌肉的收缩力分成6个等级,即病人在做主动动作时所表现出的肌肉不同的收缩力。

0级:肌肉毫无收缩力量,关节无活动,肌肉完全瘫痪。

1级(微弱):仅可触及轻微的收缩,不产生动作,不能带动关节和肢体的任何活动。

2级(差):肌肉有收缩,关节可活动,但不能对抗肢体自身重力。

3级(较好):能在与地引力相反的方向做动作,肌肉收缩能对抗肢体自身重力,但不能对抗阻力。

4 级(好):能对抗一般阻力,但力量较弱。

5 级:肌力正常。

临床上为了需要,除了上述分级外,也可更细致地将肌力再分为 2^+ 级、3^- 级、3^+ 级和 4^- 级。

2^+ 级:肌力稍大于 2 级,明显弱于 3 级,即在 2 级与 3 级之间,肌肉收缩在对抗肢体自身重力下,可稍活动关节,但不能维持或稳定于活动度顶点。

3^- 级:肌力大于 2 级弱于 3 级,肌肉收缩时可以部分克服肢体自身重力而活动肢体,但不能完全地克服重力。

3^+ 级:较 3 级肌力为强,弱于 4 级,即肌肉收缩时可以毫无困难地克服自身重力活动,且力量较好,但不能承受较轻的阻力。

4^- 级:肌力大于 3 级,较 4 级稍弱,即肌肉收缩时,在肢体重力外尚能对抗较轻的阻力。

临床上通常提到的滑液囊、滑膜囊、滑液纤维囊、滑囊、关节囊等,其基本结构一致,均由纤维壁、滑膜或细胞及分泌的液状物组成。其分布在肌腱(肉)抵止活动部的纤维组织囊袋,内衬以滑膜或细胞,含有少量黏液以减少相邻组织间摩擦的滑液囊临床上称为滑囊。滑囊可减轻组织损伤,也可成为损伤的产物。分布在各骨端连结部的纤维组织囊袋,内衬以丰富的滑膜组织和分泌的滑液,其纤维囊壁有经过旁边或与之相合的纤维囊加强,包绕全关节的滑液囊称为关节囊。组成滑囊或关节囊的纤维囊在全身各部不同的部位,囊的大小不同,纤维囊壁的厚薄不同,滑液的量及黏稠度不同。滑液囊的名称虽然较多,但临床上多称为滑囊和关节囊,滑囊与关节囊是两个不同的概念,滑囊通常指关节外,滑液囊(关节囊)指关节内。有些异物如手术内固定物末端对组织摩擦刺激所形成的纤维内壁,形成以分泌细胞为主的滑囊,异物去除后,该囊可消退。

第二章　滑囊与滑液囊

一、滑囊

正常的结缔组织形成包裹性鞘,称为筋膜。筋膜是一层把其他结构包在一起的带状物,皮下组织常称为浅筋膜;在四肢和躯干的大部分组织都有大量分化完善、坚韧的结缔组织形成的包裹性鞘称为深筋膜。在这些部位深筋膜形成一个巨大的膜把整个肢体包绕起来,每块肌肉都由薄的筋膜所包裹,形成包裹状的筋膜称为肌束膜。肌肉彼此又被一些疏松结缔组织所隔开,在那些2块不是相互平行而是交叉的相邻肌肉间,筋膜发育得更加完善。在这些组织的纤维间有液体起到一种润滑剂的作用,以便一块肌肉在另一块肌肉上易于滑动,在一些肌肉与肌肉之间、肌肉与骨之间,甚至在骨隆起与皮肤之间的部位,结缔组织间隙扩大形成袋状,并有液体蓄积,称为滑囊。筋膜把肌肉围绕起来,结缔组织又深入肌肉从而把肌肉分成若干束,反复分隔,直到由很细的结缔组织纤维把肌肉内的每一条肌纤维都包绕起来。机体遍布着这些有包裹能力且能够形成有液体蓄积的滑囊。在治疗中的应用物,如突出的钢板、髓内针的体内骨外露端、细线的绑扎端、钢针等在组织内的末端,尤其明显的是在肌组织内摩擦时,会形成一些假性的保护性滑囊,以减少异物对组织摩擦,而且扩大了组织活动范围而缓解和减少异物对组织的刺激,从而避免了疼痛及炎性反应。根据滑囊的结构、部位及功能,滑囊是一种关节外的、能起改善和增加肌肉(腱)活动范围及力量作用的液体囊和腱鞘囊,它与关节囊不是一个概念。

滑囊也属滑液囊或黏液囊,为一结缔组织的扁囊,少数与关节相通,多数为独立存在,大小不均,从几毫米到几厘米。滑囊壁分为2层:外层为薄而致密的纤维结缔组织;内层为滑膜内皮细胞,有分泌滑液的功能。囊腔为裂隙状,内含有少量滑液。滑囊多处于体内坚韧结构的2个摩擦面之间:肌起部的下部骨面,如肱桡肌;联合腱的抵止汇集部,如鹅足窝;关节运动部的腱抵止部,如髌上囊等。机体的滑囊数目很多,分布较广。一部分是每人都有的,称为恒定滑囊,如髌前滑囊、鹰嘴滑囊、大转子滑囊和腘窝部滑囊等;一部分是为了适应生理和病理的需要而继发的,称为继发性滑囊,如跟腱后滑囊、脊柱结核后凸处的滑囊等。根据滑囊存在的部位可分为皮下滑囊、肌腱下滑囊、肌肉下滑囊、筋膜下滑囊、韧带间滑囊、关节滑囊等。

急性牵拉、挫轧、挤压、劳损、慢性刺激等炎症反应引起滑囊内储液分泌增多而吸收不全,呈液胶变,造成了滑囊的炎性改变而形成滑囊炎。因此临床上对滑囊炎的治疗要从改善囊内液胶化、促进吸收、减少分泌渗出、消除囊内与囊周组织炎症入手。有些滑囊病变时其囊壁可发展得很大,显示为滑液囊肿,如腘窝囊肿;有的囊壁受损可向外突起形成囊外腔样的滑液囊肿,如肱骨大结节滑液囊肿等。总之,形成囊肿包块的称为滑液囊肿,未形成囊肿包块的称为滑囊炎。如鹅足窝滑囊壁厚而致密,向外突出不明显,没形成囊肿包块,称为鹅足窝滑囊炎。

根据滑囊炎的病因、性质可分为创伤性滑囊炎、化脓性滑囊炎、结核性滑囊炎、类风湿性滑囊炎、痛风性滑囊炎、化学性滑囊炎。滑囊炎有急性和慢性两类，临床上以慢性滑囊炎为多见。当滑囊受到过分的摩擦或压迫时，滑囊壁发生轻度的炎性反应，滑液分泌增多，同时液体渗出，使滑囊膨大。急性期囊内积液为血性，以后呈黄色，到慢性期则转为正常黏液。在慢性滑囊炎中，囊壁水肿、肥厚或纤维化，滑膜增生呈绒毛状。有的囊底或肌腱内有钙质沉着，影响关节功能。多数情况下，发生滑囊炎后，采取避免继续摩擦、压迫等刺激的措施和休息后，炎症可消退。穿刺抽液，囊内注入醋酸氢化可的松和加压包扎，治疗效果也很显著。对非手术治疗无效者方考虑做滑囊切除术。

二、滑液囊

滑液囊临床泛指的关节腔，实为一较大的滑囊，内有丰富的滑膜及滑液，又称为滑膜囊或滑液囊关节。其有着五种基本功能：①分泌滑液减少摩擦；②增加组织间的活动灵活度；③缓冲组织间所受到的突然或累积性冲击力；④消除作用在局部的炎性反应；⑤吸收热量保持平衡。

（一）骨与骨之间的生理动态连结

骨与骨之间的连结可分为完全不能活动连结、微动连结和能随意进行各种活动的连结。人体骨与骨之间的连结可分为两大类：直接连结和间接连结；纤维连结、软骨连结和骨性结合（属于直接连结），滑膜关节（简称关节，为滑液囊关节）属于间接连结（图2-1）。

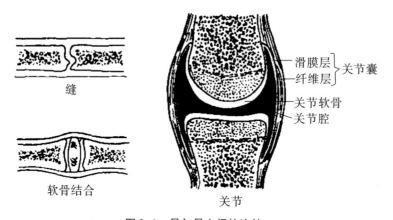

缝

软骨结合

滑膜层 ⎫
纤维层 ⎬ 关节囊
关节软骨
关节腔

关节

图 2-1　骨与骨之间的连结

1. 纤维连结

纤维连结：骨与骨之间通过结缔组织纤维所连结，骨与骨之间的关节面被较短的胶原纤维连结。有的骨与骨之间连结紧密，间隙较小，这种连结是为了机体的某种生理需要，而无须以活动方式存在，因此绝大部分是不可活动关节。如颅缝组成的各颅骨间的连结是不可活动的，它是2块具有相互咬合的锯齿状缘，由少量的纤维组织紧密牢固地连结在一起。有的骨与骨之间连结间隙较大,这种连结可使骨与骨之间有较大的活动范围。骨与骨之间纤维组织的连结距离越大且与参与连结作用的纤维韧带有一定的弹性,骨与骨之间的活动范围就越大。如椎体后部就是椎板部的黄韧带,这种纤维连结的活动范围就很大。

2.软骨连结

软骨连结是由骨体的两端连在一起的骨骺板组成的。常见的软骨连结,也是没有活动性的连结,多存在于儿童期;成人软骨连结是通过纤维软骨而不是玻璃样软骨所连结,如耻骨联合,可进行少量的活动。椎体间的软骨盘的连结也属于软骨连结,它由丰厚的纤维软骨盘(椎间盘)连结,并有良好的弹性,以满足2个椎体之间的活动及背部的运动。

3.骨性结合

骨性结合是两骨相对面以骨组织连结,完全不能运动。骨性结合常由软骨结合或纤维连结化骨而成。例如骶椎之间的融合,长骨的干与骺融合为一体。

上述连结由于生理需求及活动方式,没有特定保持其滑动状态的结构,所以它们没有关节囊及其滑膜组织。

4.滑膜关节(滑液关节)

滑膜关节(滑液关节):所有的滑液关节都比上述的关节活动范围大。滑液关节内有分泌滑液的滑膜,这种具有分泌滑液的滑膜所构成的位于关节面之间的空间即为关节腔。关节腔亦是一个大的滑液囊,滑液囊根据不同关节的骨性组成结构而有不同的形态(图2-2)。

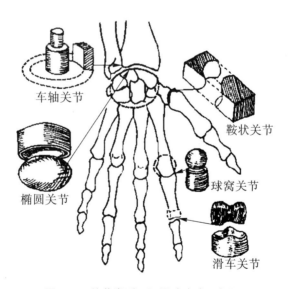

图2-2　关节类型不同滑液囊也不相同

有的滑液关节是简单地位于两骨之间,有的是复杂地位于几个骨之间,因此了解滑液关节的类型十分重要。滑液关节的类型决定了关节所能进行的活动范围,而在此范围内的病理因素及超范围的因素就决定了关节的损伤程度。对临床上认识和诊疗一些不同类型的滑液囊疾病有十分重要的指导意义。

（1）平面关节　2个关节面几乎是扁平的，只能做滑动运动，如腕骨间关节、跗骨间关节属这类关节，活动范围较小。

（2）球形关节　亦称球窝关节，一个关节面是圆的，另一个为弧形。如肩关节、髋关节均属于这一类，也称为杯状关节。这种关节不是有坚强的韧带及肌肉限制的话，可以进行极大范围的活动，可向前、向后、外展、内收、抬举，甚至可围绕骨的长轴进行旋转活动。一些杂技演员就是通过训练对抗了韧带及肌肉的关节范围制约而达到上述大范围的超常运动。

（3）屈戌关节　亦称滑车关节，是指由骨性加韧带肌肉严格限制旋转运动的关节，如肘关节、膝关节、踝关节。

（4）车轴关节　该关节一个面类似轴承的轴，另一个关节面正好与其相适应，以轴为中心的旋转运动就是这一关节的主要运动，如寰枢正中关节。

（5）椭圆形关节　也是一种类似球形关节，但由于两骨凸面或凹面是椭圆形的，所以也只能进行很少或不能进行旋转运动，如腕关节。

（6）鞍状关节　一面凸，一面凹，凹面跨在凸面上，如拇指的掌指关节。这种关节主要是进行屈伸活动，但是还可以允许一定程度的旋转活动。

滑液囊关节一般2个关节面都是互相呈弧形，但是2个弧面的弧度往往是不相等的，即不完全吻合曲面，一定的差异可使关节得到更好的润滑、更好的代谢、更好的负重。

一个典型的滑液囊关节不论关节面的形状如何，都具有一个特定的结构，即构成关节面的那一部分均由软骨覆盖。这种软骨几乎都是透明软骨，其所构成的关节面要比骨本身所构成的关节面滑得多。这种关节面能够经受相当大的压力，即使是在非负重性的关节，如前臂屈肘时，屈肌的力线几乎与骨平行，大部分肌内的力集中在某一区域，而不是两关节面顶在一起。由于2个关节的面并不完全一致，所以压力集中在某一区域，而不是两个相对的关节面上，如果手拿一重物，那么肌肉就得使劲收缩来屈前臂，关节就要承受到更大压力。在负重关节，关节上的压力可随着支持肌肉的牵拉而大大增加。如一个体重90 kg的人，一条腿着地时，髋关节不仅要承受除这条腿以外的全部重量，还要承受维持另一条腿重量肌肉拉力，一条腿就算占体重的15%那13 kg，其所要支撑的重量则为77 kg。利用公式计算在一条腿上需要承受的肌体重量为192 kg，那么髋关节就要承受195 kg和77 kg，即269 kg的重量。站时如此，如果在跑步或蹦跳时，承受的压力更大。因此肌体在为适应上面所述正常状态活动时，达到关节所要求环境，就要调动滑液囊内的种种装置，以顺应关节活动的需要，其中重要的一点就是在上述因素的刺激下使滑膜分泌与其功能、环境等适应的润滑剂——滑液。如果外在因素及内在因素的改变或受到某些物质病理性损害后，打破或扰乱了滑液腔内部的正常生理状况或超越了其代偿能力，那么将在滑膜本身及其滑膜液质与量改变的前提下，影响关节腔内关节软骨面及其装置的病理性改变。这种改变又反过来影响了滑膜及滑液的改变，而使得滑膜囊性关节病不断发展。熟悉了滑液囊关节的基本情况，将有助于临床上有的放矢地对滑液囊关节的疾病进行预防和治疗。

（二）滑液囊关节（滑液囊）的构成

滑液囊关节是由可活动的两骨端通过一层膜即关节囊连结在一起，关节囊从一骨端延伸到另一骨端。其外层是纤维层，主要是胶原组织，整个包绕关节并与构成关节的骨的骨膜相融合。在大多数关节中,纤维层超过关节面一定距离。关节囊的内层是滑膜层,也是由纤维组织组成,但细胞多,特别在内表面上,而且还具有较多的血管。滑膜衬在纤维层的内面,并沿关节软骨缘返折,这样,除关节软骨外,滑膜构成一个滑膜腔。滑膜产生滑液,这种物质状似鸡蛋清。滑液是关节的润滑剂,也是关节软骨的营养剂。

滑液囊关节的纤维薄膜在一定部位由韧带加强,韧带致密的纤维结缔组织束,几乎都是胶原纤维,各束平行排列,大多数韧带其深面与纤维囊相融合,从而使囊的局部增厚。在屈戍关节中,关节囊的前后通常薄弱,常常由关节前后的肌肉来限制。所活动的类型大部分取决于关节面的形态,但有时韧带则限制所活动的程度。韧带是使关节牢固的重要因素,能受得住一般所作用其上的各种力,但如果特殊的力作用其上时间过长,则韧带会逐渐增长,使骨滑出正常的位置。最好的一个例子就是后天性扁平足,足内侧经长期负重就导致足弓的支持韧带拉长、拉宽,骨与骨之间出现一定程度的移位(半脱位),这就是韧带松弛的原因。然而完全性脱位则是由韧带撕脱造成;韧带扭伤是指韧带有撕裂,但关节无脱位。

任何关节囊及韧带的肿胀,无论是拉伤、扭伤、感染,还是由关节炎所致,都会产生疼痛及炎性反应。为了改善和治疗,往往自主的(自我保护性姿势,如将肢体放在某一位置而不再活动)或被动不自主的(为达到治疗目的的医疗性固定)长期制动,导致了包括被制动关节周围组织的血循环变差。除了关节周围组织的退行性变外,滑液囊内的滑膜也相应改变其正常形态及分泌滑液的功能而变性,加快加重了关节疾患的发展及破坏。因此,临床上了解了滑液囊关节的各种知识后,在遇到滑液囊关节发生炎性或非炎性的外伤等致病原因而出现症状时,应以保护和挽救关节功能、以滑液囊关节的生理解剖特点入手,尽快并有效地进行处理,以恢复关节的功能为首要。

(三) 滑膜

关节囊由结缔组织构成。腔面光滑,有 1～4 层上皮样结缔组织,称滑膜细胞,组成滑膜。滑膜细胞基底部无基膜,细胞之间有明显的细胞间质。在电镜下可分出 2 型细胞:一型类似巨噬细胞,含有较多的溶酶体;另一型类似成纤维细胞,含有较多的粗面内质网。滑膜细胞有分泌滑液和吞噬异物的功能。

1. 滑膜的结构

滑膜在结构和生理功能方面与关节纤维囊不同。关节的滑膜分为内、外 2 层,滑膜内层主要由细胞组成,有丰富的血液循环,外层则血管较少。在接近关节面处,滑膜外层与关节内骨膜融合在一起,通过一个移行部分与关节软骨相连结。滑膜内层则覆盖于关节面软骨的边缘,逐渐变薄,慢慢消失,看不出滑膜与软骨的明显分界线。滑膜内层覆盖关节软骨部分内有微小的毛细血管丛,称为"关节血管环",在胎儿时期及出生后滑膜即已具备,随着年龄增长而有所增加。在光学显微镜下,可以见到滑膜由下列组织构成:滑膜内层表面细胞、表层下细胞、结缔组织纤维、基质、神经及淋巴管等结构。滑膜不同部位的内层细胞的形状各异,这些细胞主要分布在滑膜表面,与一般的内皮细胞覆盖的表面不同,有时可有间断之处。内层细胞都处于内层下结缔组织网状结构之中,有不少毛细血管直达滑膜表层。

目前发现滑膜内层覆盖细胞分为 2 种类型:"A"型与"B"型。2 种类型的细胞根据细胞质内所含物质来鉴别,并且发现"A"型细胞中,产生透明质酸盐,通称为黏蛋白。

滑膜的血液供应,系由关节纤维囊而来的微小动脉支,此动脉支反复分支形成血管丛,直接位于滑膜内层之下,很接近滑膜表面,与关节腔之间为滑膜细胞或胶原纤维隔。由于滑膜血管丛表浅,所以临床上常见到关节腔容易出血,易出现渗出液,而且渗出易于吸收等现象。滑膜的淋巴管位于内层血管丛的稍外面,汇集成较大的淋巴管。关节纤维囊有许多带髓鞘和不带髓鞘的神经纤维终止点,这是关节疼痛的主要来源。

2.滑膜的生理功能

(1)分泌滑液的主要成分黏蛋白　滑膜细胞分泌的黏蛋白,与血浆内的水渗到滑膜组织间隙内,水与黏蛋白一同混合,则构成滑液。黏蛋白是一种不含硫的黏多糖,其中有相对分子质量的糖醛酸和乙酰替氨基葡萄糖,形成一个高相对分子质量的长链化合物。具有较大的黏稠度,此乃关节腔滑液黏稠的主要原因。

(2)滑膜基质的屏障作用　透明质酸即黏蛋白的长链分子与滑膜基质交织在一起,构成滑膜的屏障作用。由血液进入关节腔的物质,必须通过滑膜血管丛的管壁及滑膜基质的2个屏障,其通透程度与通过物的分子大小成正比,分子大者透过难,分子小者透过易。如血清中分子较大的蛋白,特别是形状不对称者,不易通过;如纤维蛋白原则完全不能通过;而电解质则可以双向自由通过。

(3)滑膜细胞有吞噬作用　滑膜细胞能吞噬各种大小不同的颗粒,其吞噬能力有的甚至可超过吞噬细胞。滑膜细胞吞噬吸收能力与被吞噬物的颗粒大小有关,较大的胶体颗粒如蛋白质就不能吸收,必须通过滑膜的淋巴管由关节内慢慢吸收。

(4)酶的作用　覆盖滑膜表面的细胞中含有溶酶体的颗粒,当人体中存在一种抗原时,便使滑膜细胞产生一种抗体。这种抗原-抗体复合物被滑膜细胞吞噬以后,便在细胞内形成包涵体,并释放出溶酶体的酶,此种酶可以破坏关节软骨,引起关节炎。

3.滑膜炎的病理表现

(1)创伤性滑膜炎　表现在2个方面:一是滑膜血管扩张,血浆、白细胞、红细胞和巨细胞等成分溢出至关节液内,纤维蛋白增加,有形成分亦增加,其中含有白细胞、红细胞,红细胞破裂后释放的大量胆红素、脂肪、黏液素以及纤维蛋白等;二是滑膜细胞增生活跃,亦产生大量黏液,使滑膜增生肥厚,粘连,软骨萎缩,影响关节功能。

(2)非特异性滑膜炎　①结核性滑膜炎:感染后早期出现充血、肿胀、炎性细胞浸润和渗液增加,若用抗酸染色,则可以找到结核杆菌。此后滑膜细胞增生,由单层变为多层,细胞由扁平变为立方形,滑膜表面粗糙,形成绒毛状增生,乳头的表面和深层可见结核结节及干酪样坏死。②类风湿关节炎:滑膜充血、水肿,以靠近软骨边缘的滑膜最为明显。在滑膜表面有纤维蛋白渗出物覆盖。滑膜有淋巴细胞、浆细胞及少量多核细胞浸润。在滑膜下层浸润的细胞,形成"淋巴样小结",有些在小血管周围聚集。滑膜表层细胞增生呈栅栏状,表面绒毛增生。在晚期大部分浸润细胞为浆细胞。关节腔内有渗出液。

(3)色素沉着绒毛结节性滑膜炎　有人认为本病系滑膜细胞增生和毛细血管高度扩张所致。由于滑膜高度增生和毛细血管扩张充盈,致使滑膜表面形成绒毛结节状的突起,当病变有结节形成时,则应属于良性滑膜肿瘤。本病并非真性肿瘤,而是一病因不明的炎性病变,也有人认为本病确有炎症和肿瘤2种不同性质的变化。当滑膜细胞纤维组织及毛细血管大量增生而形成绒毛样结构时,系一种炎症性增生变化。此时病变组织中,有炎性细胞浸润,关节腔内有渗出液。如绒毛集结融合形成结节时,说明此种增生的病理性过程已由炎症性增生过渡到肿瘤性增生。因此它具有炎症和肿瘤 2 种性质。

三、四肢关节穿刺术

关节内积液发生于临床上许多关节疾病,且为其主要表现,不同的关节疾病又有着不同性质的关节积液,例如血性、脓性和其他性质之关节液。为了解关节的状况和积液的性质,就要进行关节穿刺,抽吸关节液进行一些必要的检查,以协助临床做出正确诊断,除了一些特殊情况需通过实验室检查方可明确诊断外,某些关节液通过肉眼观察就可以确定其性质,尤其是创伤性、感染等病例。

(一)关节穿刺的适应证

1. 化脓性关节炎

化脓性关节炎主要是在病变早期,关节穿刺能够确定诊断、排出脓液得到早期治疗,并可将抽出液做细菌培养和药敏试验,有利于对进一步治疗及抗生素合理应用提供依据,必要时还可向关节内注入抗生素。

2. 外伤后关节积液

外伤后关节积液可通过关节穿刺尽可能地彻底抽尽积血,从而有利于预防关节内感染和后期可能发生的关节粘连,避免日后影响关节功能。

3. 关节病的鉴别

在不能明确诊断的关节疾患,关节液的诊断性穿刺观察分辨,并通过实验室检查进行鉴别诊断,可尽快地给予针对性治疗。

4. 关节内骨折的诊断

关节内穿刺抽出物如含有脂肪球漂浮其上的血性液体,对关节内骨折的诊断很有帮助。

(二)麻醉

常选用局部麻醉,质量浓度为 10 g/L 的利多卡因 5 ~ 10 mL 做皮内、皮下及关节囊浸润麻醉,无特殊情况,一般不选用其他麻醉方法。

(三)主要关节穿刺途径及穿刺法

1. 肩关节穿刺

肩关节系由肱骨头和肩胛骨的关节盂组成,关节盂小而浅,肱骨头面积为关节盂面积的3 ~ 4 倍,呈半球形,关节囊壁薄弱而松弛,关节周围肌肉力量强大,活动范围大,综合上述解剖特点,使得肩关节易受损伤。

前侧入路:患者平卧,肩部后方稍垫高,亦可取坐位。使上臂轻度外展外旋,在喙突和肱骨小结节间隙垂直向后进针(图2-3),该法较为常用。

后侧入路:患者取坐位,使上臂外展内旋位,在肩峰下方,于三角肌和冈下肌之间垂直进针,临床上较少选用。

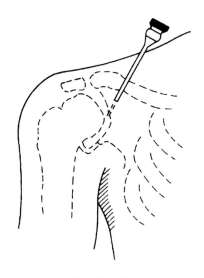

图2-3 肩关节穿刺(前侧途径)

2.肘关节穿刺

肘关节系由肱骨滑车、尺骨半月切迹、肱骨小头和桡骨小头组成,肱二头肌远端止于桡骨结节的前方,肱肌止于尺骨冠状突下部,肱三头肌远端止于尺骨鹰嘴,上述肌群对肘关节屈伸起主要作用,肘关节周围没有韧带加强,肘关节后部肌肉亦欠丰满,容易从后方进针穿刺。

(1)前侧入路 将前臂被动旋转,触及桡骨小头,于桡骨小头和肱骨小头前外侧间隙刺入(图2-4)。

(2)后侧入路 将肘关节屈曲45°,于肘后尺骨鹰嘴突顶点和肱骨外上髁间隙处刺入(图2-5)。

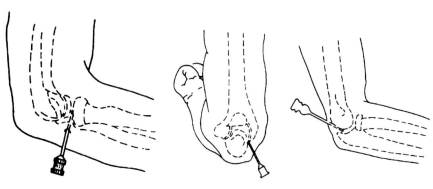

图2-4 肘关节穿刺前侧途径　　　图2-5 肘关节穿刺后侧途径

3. 腕关节穿刺

腕关节是由桡骨凹面及近排腕骨中的舟骨、月骨和三角骨形成的凸面所组成,各骨之间的韧带均参与并组成腕关节,掌侧有腕横韧带,其深面有 9 条指屈肌腱及正中神经通过,背侧有指伸肌腱通过,一旦有病变,腕关节即可出现弥漫性肿胀,外观呈饱满状。

(1)腕骨部　在拇伸肌腱与示指固有伸肌腱之间刺入(图 2-6)。

(2)尺骨茎突处　一般在尺骨茎突的外侧处横行刺入。

4. 髋关节穿刺

髋关节为人体最大关节,为杵臼关节,其由髋臼和股骨头组成,髋臼深而大,能容纳股骨头的大部分,关节囊及周围韧带较坚强,关节周围肌肉丰满,由于其深在,当关节内积液时,外观上其肿胀多不明显,难以发现,因此,常常需要做关节穿刺来判定。

(1)前侧入路　患者取平卧位. 在腹股沟韧带中点向下 2～2.5 cm 处,与股动脉外侧 2 cm 所形成的交点处垂直进针,当针头触及骨质后,稍向后退针之后再抽吸,穿刺时务必用示指触及股动脉搏动,以免损伤(图 2-7)。

(2)外侧入路　平卧位,在大腿外侧,大转子的上方,沿股骨颈平行的方向进针 8～10 cm 即可进入关节腔,瘦小及儿童病例则较浅,一般深仅 4～5 cm。

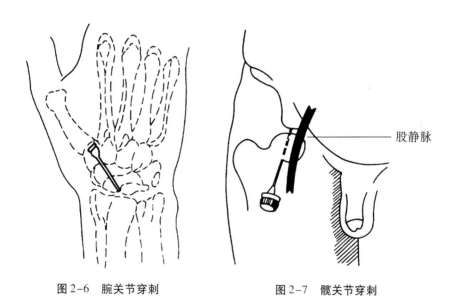

股静脉

图 2-6　腕关节穿刺　　　　图 2-7　髋关节穿刺

5. 膝关节穿刺

膝关节是由股骨远端面及髁部与胫骨上端平台和髌骨构成,胎生时有三个关节腔:骰骨内髁与胫骨侧平台之间、股骨外髁与胫骨外侧平台之间和股骨髁之间,出生后合并为一个关节腔。在股骨内髁及外髁与胫骨内、外侧平台之间分别有内侧半月板和外侧半月板,在中央处有前后交叉(十字)韧带,膝关节两侧有内、外侧副韧带,以上结构维持膝关节的稳定性。膝关节也是人体负重活动的主要关节,加上其独特的解剖结构,容易受到损伤。关节内滑膜分布十分广泛,因而也是滑膜病变的多发部位,当关节内积液时,肿胀明显,且呈弥漫性,浮髌试验多为阳性。

穿刺方法:由于膝关节表浅,穿刺比较容易,患者取平卧位,患侧膝关节微屈或腘窝部垫高20°,在髌骨的内侧、外侧的上、下方均可进针,临床上以髌骨上缘的切线与外缘的切线交点处进针多为选用,穿刺时,针头直向下内方,使针头刺至髌骨关节面与股骨之间(图2-8)。

6.踝关节穿刺术

胫骨远端和距骨形成关节,在胫骨下端内侧处,骨骼向下延伸成内踝,腓骨远端延伸部为外踝,内外踝从内外两侧握持住胫距关节组成踝关节,在踝关节后方有跟腱,两侧则有侧副韧带加强关节的稳定性,当关节积液时,肿胀较为明显。

穿刺方法:患者取平卧位,将足置于无抵抗内翻位,在外踝顶端上方2 cm处并向前1~1.5 cm处进针,进针方向一般从上方斜向下内方(图2-9)。

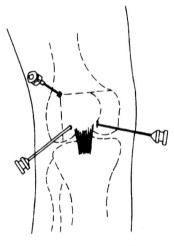

图2-8 膝关节穿刺

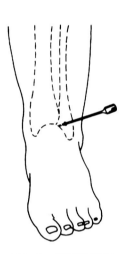

图2-9 踝关节穿刺

(四)注意事项

1.严防感染

严格无菌操作,局部用碘酒、乙醇严格消毒,其范围要够大,并敷以消毒巾,术者戴消毒手套后方可穿刺,除本身已是化脓性关节炎外,每例关节穿刺者都不应发生关节内感染,术者必须严格遵守无菌操作原则,穿刺应在注射室或手术室内进行。

2.针头不可太粗

一般用18~20号注射针头穿刺,针头过粗易损伤关节,太细又不易抽出关节液,穿刺时若针头碰到骨质,应使针头后退,并改变再进针方向,切忌强行进针,否则易损伤关节面或将针头折断。

3.送检关节液

抽出的关节液,除做培养、药敏试验或动物接种外,尚应做常规检查,对送化验的标本应先放入抗凝剂,以免凝结。

4.其他

在关节穿刺时,应尽可能地将关节积液抽尽,同时根据积液性质酌情注入抗生素,并对膝部给以加压包扎,可减少再渗出及关节肿胀和疼痛。

第二篇

肌腱（肌肉）损伤

第三章 肌腱结构、肌力检查和治疗

对诸多原因引起的肌腱损伤后的缝合、愈合及肌腱的移植等处理方面,一般较易做到,但对损伤及修复后肌腱的粘连问题,是比较难处理的。因此,只有熟悉肌腱的结构、肌腱损伤的病理修复及治疗原则,并熟练地掌握修复技术,才能够减少肌腱粘连的机会和减轻肌腱粘连的程度,获得好的疗效。

一、肌腱的滑动结构

(一)腱周组织

腱周组织是一种疏松网状组织,连结肌腱与其周围的骨膜或筋膜等比较固定的组织。其纤维较长而有弹性,以便于肌腱能在其周围较固定的组织上来回滑动(图3-1)。伸指肌腱及伸腕肌腱,除在腕背部的一段有滑膜鞘以外,在其余部位均围绕以腱周组织。前臂屈侧在桡、尺侧滑囊近端的肌腱,在手掌内示指、中指及部分人无名指的一段屈指肌腱,均被覆有腱周组织(图3-2)。腱周组织中有血管,以营养肌腱。

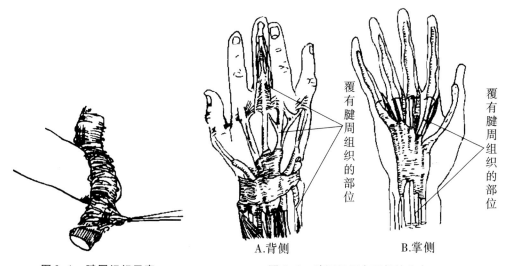

图3-1 腱周组织示意

图3-2 腱周组织在手部的分布

A.背侧   B.掌侧

(二)滑膜鞘

肌腱的滑膜鞘分为脏层和壁层。脏层覆盖肌腱,形成腱外膜。脏层又分出纤维膜进入肌腱,将肌腱分成束,形成间隔称腱内膜(图3-3A)。壁层形成纤维鞘管的衬里。两层滑膜在鞘的远近端反折呈盲囊状。鞘内有滑液,便于肌腱的滑动。滑膜鞘的两层沿其纵轴相连,形成半透明薄膜,为腱系膜,有血管营养肌腱。手指的肌腱营养血管很少,腱系膜也很局限,形成腱纽。短腱纽呈三角形,稍厚,位于指深、浅屈肌腱的止点处。长腱纽的数目不一,但屈指深肌腱多有 1 个,浅肌腱多有 2 个;长短腱纽有一定的长度及弹性,可随肌腱的伸屈有一定范围的活动,正常时不影响肌腱的滑动(图 3-3B)。

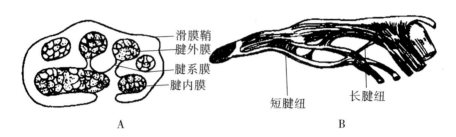

滑膜鞘
腱外膜
腱系膜
腱内膜

短腱纽　　　长腱纽

A　　　　　　　　　　　　B

图 3-3　肌腱滑膜鞘

A.腕管内肌腱及滑膜鞘横断面示意　B.腱纽

(三)纤维鞘管或肌腱支持带

屈肌腱的滑膜鞘外(以手为例),包绕 1 层硬韧的纤维鞘管,其背侧附着在指骨上,故又称骨纤维鞘管。鞘管壁的厚薄不一致,关节部的管壁较薄软,便于关节活动;纤维呈斜行交叉的,称为十字支持带,管壁厚韧;纤维呈横形的,称为环状支持带,用力屈曲手指等关节时,能够控制屈肌腱使其不离开骨,并起滑车作用,以增强屈曲的力量,腕掌侧、腕背侧肌腱支持带,即腕横韧带,以及踝足背韧带等,起同样作用。

二、肌力检查法

(一)颈部与躯干肌

临床上除胸锁乳突肌外,一般可按肌群检查。

1.胸锁乳突肌

病人头向一侧倾斜,脸转向对侧,对此动作给予阻力,或头向后仰并前伸,或仰卧位抗阻力地抬头,均可看到和触及该肌的收缩(图 3-4)。

2.颈屈肌群

颈屈肌群包括胸锁乳突肌、头长肌、颈长肌、前中后斜角肌、头前直肌等,病人坐位或仰卧位,抗拒检查者加于其前额的阻力而屈颈,使下颌贴近胸前。

3.颈伸肌群

颈伸肌群包括斜方肌、头最长肌、颈最长肌、头棘肌、颈

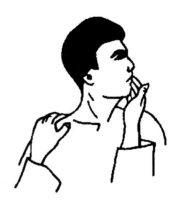

图 3-4　胸锁乳突肌肌力测定

棘肌等,病人坐位或俯卧位,抗拒检查者加于其枕部的阻力后伸颈部。

4. 膈肌

病人仰卧位,检查者固定其胸壁,嘱其进行深呼吸,观察上腹部是否膨起(如吸气时心窝部凹陷而呼气时突出,表示膈肌麻痹)。也可在 X 射线透视下观察膈肌的活动。

5. 肋间肌

病人坐位,检查者保持一定压力于胸壁上,嘱其深呼吸时,观察胸廓是否扩大及有无不对称的活动。

6. 躯干屈肌群

躯干屈肌群包括腹直肌,腹内、外斜肌。

(1)腹直肌 病人仰卧位,检查者在胸部加阻力,嘱其做坐起动作,即可看到和触及该肌和其他腹肌的收缩(图 3-5)。

(2)腹内、外斜肌 病人仰卧位,旋转胸部于一侧,并做坐起动作,检查者用手可触及和感到对侧腹斜肌的收缩(图 3-6)。

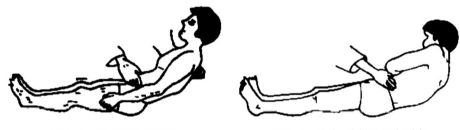

图 3-5 腹直肌肌力测定　　　　图 3-6 腹内、外斜肌肌力测定

7. 躯干伸肌群

躯干伸肌群包括竖脊肌的各个组成部分,病人俯卧,检查者两手置于体侧,嘱其抬头、抬肩部,可看到和触及斜方肌群的收缩(图 3-7)。

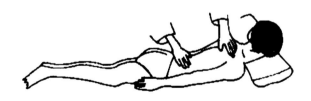

图 3-7 躯干伸肌群肌力测定

(二)上肢肌

1. 斜方肌

病人抗阻力耸两肩时,可看到和触及该肌肥厚的上半部。病人抗阻力地向后内收两肩,

可看到和触及该肌下半部收缩(图3-8)。

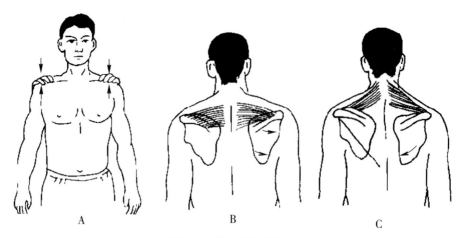

图3-8 斜方肌肌力测定

A.抗阻力地耸肩可测知斜方肌上部 B.斜方肌上部作用时肩胛骨运动
C.斜方肌上部损伤,右肩下垂,肩胛下角转向内

2.提肩胛肌

病人做提肩并使肩转向内侧动作,即可触及提肩胛肌的收缩(图3-9)。

3.菱形肌

病人用力向后内收一侧肩胛骨,检查者推肘向前,即可触及菱形肌收缩及肩胛骨内侧缘上提(图3-10)。

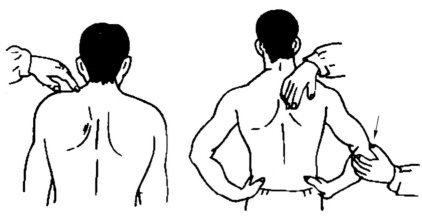

图3-9 提肩胛肌肌力测定　　　图3-10 菱形肌肌力测定

4.前锯肌

病人面对墙站立,用力以手掌推墙壁,正常时前锯肌能使胛肩骨内侧缘紧贴胸壁(图3-11)。

5. 冈上肌

病人抗阻力地外展上臂<150°，即可在冈上窝处触及冈上肌的收缩（图3-12）。

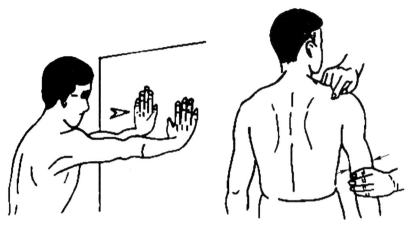

图3-11 前锯肌肌力测定　　　　图3-12 冈上肌肌力测定

6. 冈下肌与小圆肌

病人屈肘至90°，上臂置于胸侧，抗阻力地将前臂旋向后（外旋肩关节），即可在冈下窝处触及冈下肌与小圆肌的收缩（图3-13）。

7. 肩胛下肌

病人屈肘至90°，抗阻力地内旋上臂，即可触及肩胛下肌的收缩（图3-14）。

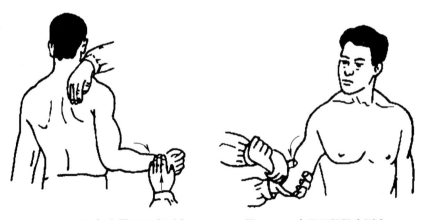

图3-13 冈下肌与小圆肌肌力测定　　　　图3-14 肩胛下肌肌力测定

8. 大圆肌

病人手背置于髂后部，肩关节抗阻力地后伸，可触及大圆肌的收缩（图3-15）

9. 背阔肌

病人上臂外展至90°，然后抗阻力地上臂内收（即下垂），在腋窝后部可触及背阔肌（此肌组成腋后缘皱襞的一部分)。再嘱病人将上臂抗阻力地下垂并向后伸和内旋,则在肩胛骨下角处触及背阔肌的收缩(图3-16)。

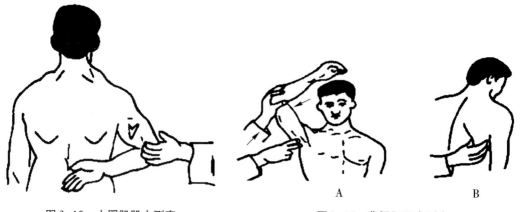

图3-15　大圆肌肌力测定

图3-16　背阔肌肌力测定

A.腋窝后部　B.肩胛下角处

10. 三角肌

病人抗阻力地保持关节外展,上臂与躯干所成之角大于15°而小于90°(约60°),即可看到和触及三角肌的收缩(图3-17)。

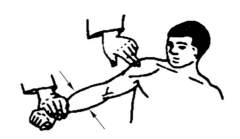

图3-17　三角肌肌力测定

11. 胸大肌

病人向前举起上臂高过肩部,同时抗阻力地内收,可触及(检查者示指处,图3-18A)胸大肌的锁骨部分。病人略举上臂时抗阻力地内收,即可触及胸大肌的胸骨肋骨部分的收缩(图3-18B)。

12. 肱三头肌

将病人上臂托住,以便消除前臂重力的影响,前臂于屈肘位抗阻力地伸直,即可看到和触及肱三头肌的收缩(图3-19)。

13. 肱二头肌、肱肌

病人在前臂旋后位,抗阻力地做屈肘动作,即可分别触及肱二头肌及肱肌的收缩(图3-20)。

14. 喙肱肌

病人肩关节外展、屈肘位,抗阻力地屈曲、内收肩关节,即可触及喙肱肌的收缩(图3-21)。

15. 肱桡肌

病人前臂取半旋前与半旋后的中立位,抗阻力地屈曲肘关节,即可看到和触及肱桡肌的收缩(图 3-22)。

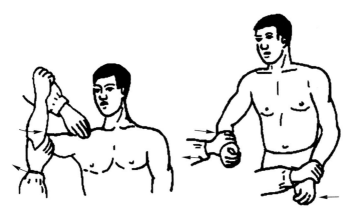

A.胸大肌锁骨部分检查　　　　B.胸大肌胸骨肋骨部分检查

图 3-18　胸大肌肌力测定

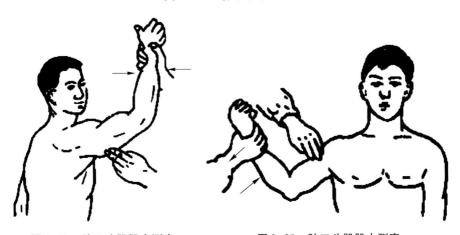

图 3-19　肱三头肌肌力测定　　　　图 3-20　肱二头肌肌力测定

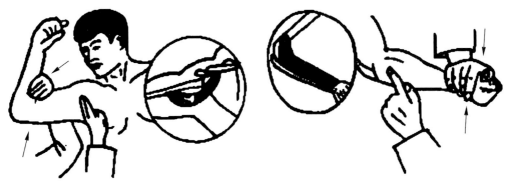

图 3-21　喙肱肌肌力测定　　　　图 3-22　肱桡肌肌力测定

16. 旋后肌

病人伸直前臂,抗阻力地旋后,即可触及旋后肌的收缩(图3-23)。

17. 旋前圆肌、旋前方肌

病人肘关节伸直,前臂旋后位,抗阻力地做前臂旋前动作,即可触及旋前圆肌、旋前方肌的收缩(图3-24)。

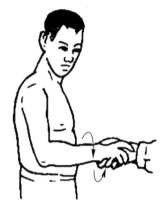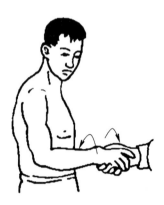

图3-23　旋后肌肌力测定　　　　图3-24　旋前圆肌肌力测定

18. 桡侧腕长、短伸肌

病人伸直五指,抗阻力地伸腕并外展(桡侧偏),即可看到和触及桡侧腕长、短伸肌的收缩(图3-25)。

19. 尺侧腕伸肌

病人伸直五指,抗阻力地向尺侧伸腕,即可看到和触及尺侧腕伸肌的收缩(图3-26)。

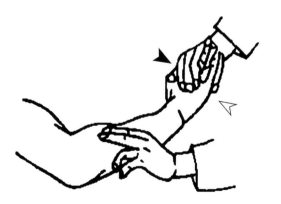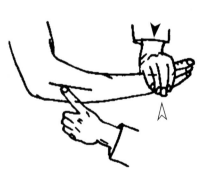

图3-25　桡侧腕长、短伸肌肌力测定　　　图3-26　尺侧腕伸肌肌力测定

20. 指伸肌

病人手指伸直,抗阻力地屈曲掌指关节,或屈手指中节及远节时,抗阻力地伸第2～5指的近节,即可触及指伸肌(图3-27)。

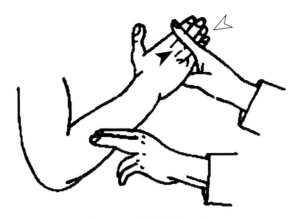

图 3-27　指伸肌肌力测定

21. 拇长伸肌

病人抗阻力地做伸直拇指远节的动作,即可触及拇长伸肌肌腱(图 3-28)。

22. 拇短伸肌

病人抗阻力地伸直拇指的掌指关节,即可触及拇短伸肌肌腱(图 3-29)。

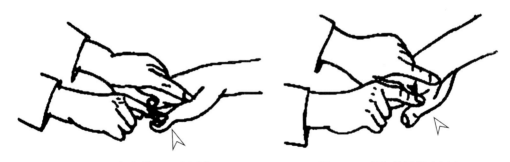

图 3-28　拇长伸肌肌力测定　　　　　图 3-29　拇短伸肌肌力测定

23. 拇长展肌

病人抗阻力地做外展第 1 掌骨的动作,即可触及拇长展肌肌腱(图 3-30)。

24. 拇短展肌

病人抗阻力地做外展拇指近节的动作,即可触及拇短展肌肌腱(图 3-31)。

25. 拇收肌

病人抗阻力地做内收拇指的动作,或拇指与第 2 指掌面夹纸片,即可测知拇收肌肌力(图 3-32)。

26. 拇对掌肌

病人抗阻力地做拇指触碰小指的动作,同时拇指甲面保持与掌面平行,即可触及拇对掌肌的收缩(图 3-33)。

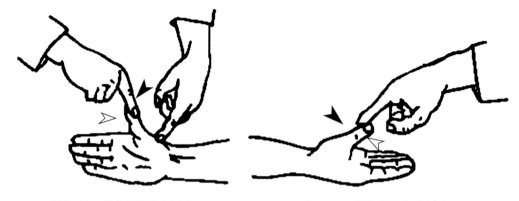

图 3-30　拇长展肌肌力测定　　　　　　图 3-31　拇短展肌肌力测定

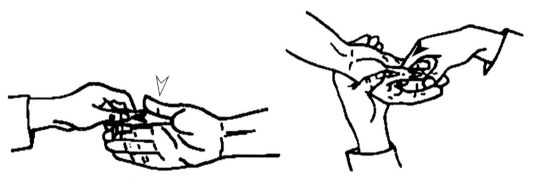

图 3-32　拇收肌肌力测定　　　　　　图 3-33　拇对掌肌肌力测定

27. 小指对掌肌

病人抗阻力做小指与拇指相碰动作,即可测出小指对掌肌肌力(图 3-34)。

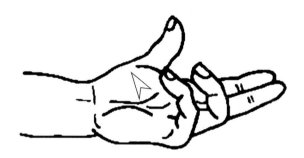

图 3-34　小指对掌肌肌力测定

28. 小指展肌

病人抗阻力地做外展小指动作,即可测知小指展肌肌力(图 3-35)。

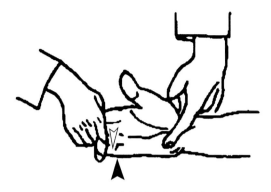

图 3-35　小指展肌肌力测定

29. 桡侧腕屈肌

病人抗阻力地向桡侧屈腕时,可看到和触及该肌肌腹及肌腱的收缩(图 3-36)。

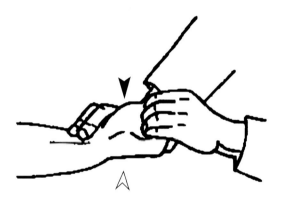

图 3-36　桡侧腕屈肌肌力测定

30. 尺侧腕屈肌

病人抗阻力地向尺侧屈腕时,可看到和触及该肌肌腹及肌腱的收缩(图 3-37)。

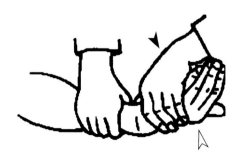

图 3-37　尺侧腕屈肌肌力测定

31. 拇长屈肌

固定病人近节拇指,抗阻力地屈曲拇指远节,即可测知该肌肌力(图 3-38)。

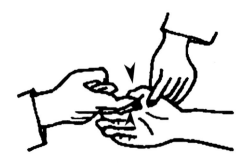

图 3-38   拇长屈肌肌力测定

32. 拇短屈肌

病人抗阻力地屈曲拇指近节,即可测知该肌肌力(图 3-39)。

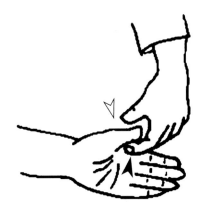

图 3-39   拇短屈肌肌力测定

33. 指浅屈肌

病人屈曲第 2～5 指中任何一手指的中节指骨,其余手指固定于伸直位,即可测知屈曲指的该肌肌力(图 3-40)。

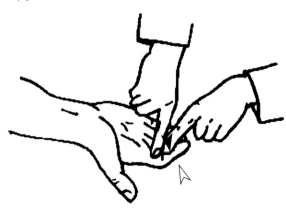

图 3-40   指浅屈肌肌力测定

34.指深屈肌

固定病人中节指骨于伸直位,抗阻力地屈曲远节指间关节,即可测知该肌肌力。

35.掌长肌

病人屈腕,用力使手掌成杯状,使掌筋膜紧张,即可测知该肌肌力;或通过屈指并过度屈腕,亦可测知该肌肌力。

36.骨间肌

病人手指及手掌平放于桌子上,抗阻力地示指与环指离中线外展,可测知骨间背侧肌。抗阻力地示指、环指及小指内收,即可测知骨间掌侧肌肌力(图3-41)。

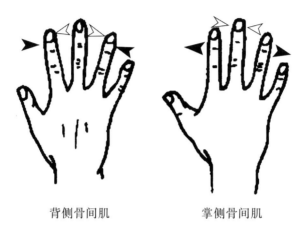

背侧骨间肌　　　　掌侧骨间肌

图3-41　骨间肌肌力测定

37.蚓状肌

固定病人腕部于稍伸位及手指关节于过伸位,抗阻力地伸直近节指间关节,即可测知蚓状肌与骨间肌的作用(图3-42)。或嘱病人伸直手指指间关节,抗阻力地屈曲掌指关节,亦可测知。

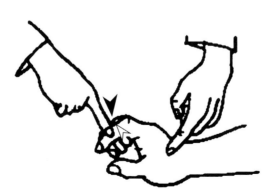

图3-42　蚓状肌肌力测定

（三）下肢肌

1. 髂腰肌

病人仰卧位,抗阻力地大腿与躯干成直角时(即屈髋),即可测知。或屈曲病人的膝关节并托住小腿,使大腿与躯干成角略小于90°,抗阻力地屈髋,亦可测知(图3-43)。

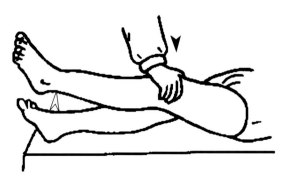

图3-43　髂腰肌肌力测定

2. 缝匠肌

病人仰卧位或坐位,维持髋关节于屈曲或外展、外旋位,抗阻力地屈曲膝关节,即可测知(图3-44)。

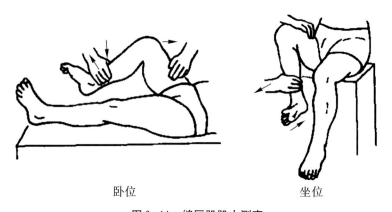

卧位　　　　　　　　　坐位

图3-44　缝匠肌肌力测定

3. 臀大肌

病人俯卧位,膝关节屈曲伸直,抗阻力地后(超)伸髋关节,即可测知(图3-45)。

4. 臀中肌、臀小肌、阔筋膜张肌

病人仰卧位或侧卧位,下肢伸直,抗阻力地外展下肢,即可测知该三肌的作用(图3-46)。如屈膝位外展下肢,仅测臀中肌、臀小肌的作用。

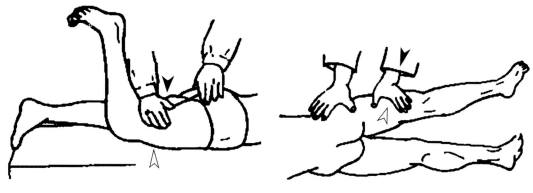

图 3-45　臀大肌肌力测定　　　　图 3-46　臀中、小肌与阔筋膜张肌肌力测定

5. *股收肌群*

以长收肌、短收肌和大收肌为主,病人仰卧位,下肢伸直,嘱其两腿夹紧,检查者试图将其分开,即可测知。或病人侧卧位,抬起上腿,并使下腿内收靠近上腿,检查者扶持上腿,同时给下腿以阻力即可测知(图 3-47)。

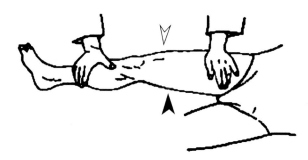

图 3-47　股收肌群肌力测定

6. *股薄肌*

病人仰卧位,小腿稍屈曲,抗阻力地内收股部,并同时内旋小腿,即可测知(图 3-48)。

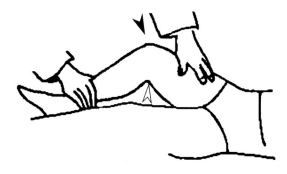

图 3-48　股薄肌肌力测定

7. 梨状肌、闭孔内肌、孖肌、股方肌

病人俯卧位,屈膝90°,抗阻力地将小腿向内移(即大腿外旋)即可测知(图3-49)。或病人仰卧位,两足外旋,亦可测知。

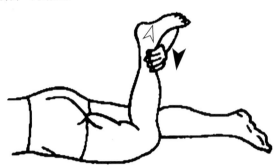

图3-49　梨状肌、闭孔内肌、孖肌、股方肌肌力测定

8. 股四头肌

病人仰卧位,先稍屈膝,抗阻力地伸直膝关节,即可测知(图3-50)。

9. 股二头肌

病人俯卧位,抗阻力地屈膝,并稍外旋小腿,即可测知。或病人仰卧位,先屈髋、屈膝,抗阻力地屈曲膝关节,亦可测知(图3-51)。

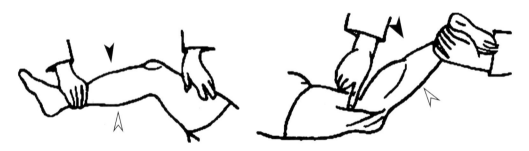

图3-50　股四头肌肌力测定　　　　图3-51　股二头肌肌力测定

10. 半腱肌、半膜肌

病人俯卧位,抗阻力地屈曲膝关节,并内旋小腿,在腘窝内侧可看到和触及半腱肌腱,其深部可触及半膜肌腱(图3-52)。

11. 腓肠肌、比目鱼肌

病人仰卧位,下肢伸直,抗阻力地向跖侧屈曲踝关节,即可测知此二肌。如俯卧位屈膝检查,则仅可测知比目鱼肌(图3-53)。

12. 胫骨前肌

病人仰卧位或坐位,抗阻力地背伸足及踝关节,并使足内翻(内收并提举足内缘),即可测知(图3-54)。

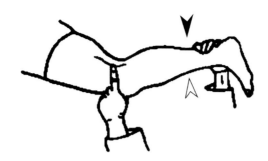

图 3-52　半腱肌、半膜肌肌力测定

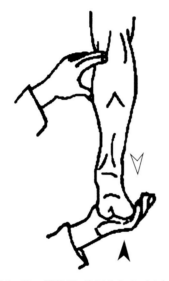

图 3-53　腓肠肌、比目鱼肌肌力测定

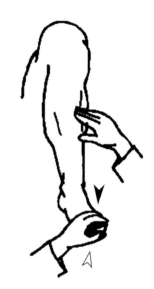

图 3-54　胫骨前肌肌力测定

13. *胫骨后肌*

病人仰卧位,足稍向跖侧屈曲,抗阻力地足内翻(内收并提举足的内侧缘),可在内踝后上方看到和触及胫骨后肌(图 3-55)。

14. *腓骨长肌、腓骨短肌*

足抗阻力地外翻(外展并提举足的外缘),可在外踝后上方触及紧张的肌腱(图 3-56)。如背屈踝、外翻足,则可检查第 3 腓骨肌。

15. *蹈长伸肌、趾长伸肌*

病人仰卧位抗阻力地背伸蹈趾时,可触及长伸肌肌腱。维持踝关节于中立位,抗阻力地背伸外侧 4 趾时,可触及紧张的趾长伸肌肌腱(图 3-57)。

16. *蹈长屈肌、趾长屈肌*

病人仰卧位,抗阻力地屈曲诸趾远节趾间关节,即可分别测知各趾屈肌(图 3-58)。

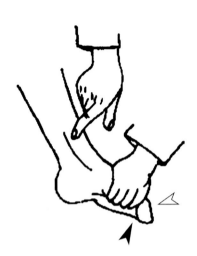

图 3-55　胫骨后肌肌力测定

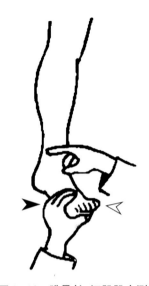

图 3-56　腓骨长、短肌肌力测定

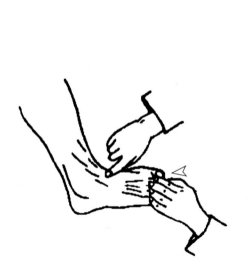

图 3-57　踇长伸肌、趾长伸肌肌力测定

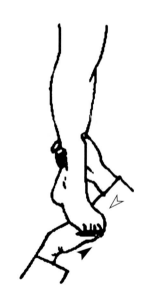

图 3-58　踇长屈肌、趾长屈肌肌力测定

17. 踇短屈肌、趾短屈肌

病人仰卧位,固定第 2~5 趾近节于伸直位,屈曲足趾中节趾骨,或抗阻力地于远节关节伸直位,屈曲踇趾近节关节,即可分别测知。

18. 踇外展肌

用力将踇趾与中趾分开,即可测知。一般踇趾不易外展,可嘱其将前足对抗阻力地向内,即可测知。

19. 跖方肌、小趾展肌

抗阻力地外展小趾,即可测知。

20. 蚓状肌、骨间肌

屈曲近侧趾节,伸中及远侧趾节。或足趾合拢并分开,即可测知。

现将上述各肌的肌力检查要点汇集成表3-1。

表 3-1　常用的有关肌力检查要点

部位	肌肉名称	检查要点
颈与躯干肌	胸锁乳突肌	头向一侧倾斜,脸转向对侧
	膈肌	触及腹壁,深呼吸时观察上腹况且无膨起
	腹直肌	仰卧,做坐起动作
	腹内、外斜肌	仰卧,向对侧旋转躯干做仰卧起坐动作
	背伸肌	俯卧,抬头抬肩
上肢肌	斜方肌	耸肩
	背阔肌	上臂外展至90°做内收
	三角肌	上臂与躯干成角15°~90°,抗阻力地外展
	胸大肌	抗阻力地上臂内收
	肱三头肌	抗阻力地伸直前臂
	肱二头肌	前臂旋后位,抗阻力地屈肘
	肱桡肌	前臂中立位,抗阻力地屈肘
	旋前圆肌	前臂伸直位,抗阻力地旋后
	桡侧腕伸肌	抗阻力地向桡侧伸腕
	尺侧腕伸肌	抗阻力地向尺侧伸腕
	指伸肌	抗阻力地伸直掌指关节
	拇长伸肌	抗阻力地伸直拇指关节
	拇长屈肌	固定拇指近节,抗阻力地屈曲拇指关节
	指屈肌	指屈曲
	桡侧腕屈肌	抗阻力地向桡侧屈腕
	尺侧腕屈肌	抗阻力地向尺侧屈腕
	拇对掌肌	抗阻力地拇指触小指
	骨间背侧肌	手指伸直,抗阻力地手指外展

续表 3-1

部位	肌肉名称	检查要点
下肢肌	骨间掌侧肌	手指伸直,抗阻力地向中线手指内收
	蚓状肌	掌指关节过伸位,抗阻力地伸直近节指间关节
	髂腰肌	坐位,膝关节屈曲,抗阻力地屈髋
	缝匠肌	坐位,膝关节半屈曲,抗阻力地屈膝
	臀大肌	俯卧位,抗阻力地后伸髋
	臀中、小肌,阔筋膜张肌	仰卧位,下肢伸直,抗阻力地外展下肢
	股内收肌	下肢伸直,做夹腿动作
	股薄肌	股内收,小腿屈曲、曲旋
	股四头肌	坐位,抗阻力地伸直膝关节
	腘绳肌(股二头肌、半腱肌、半膜肌)	俯卧位,下脚伸直,抗阻力地向跖侧屈曲踝关节
	小腿三头肌(腓肠肌、比目鱼肌)	
	小腿三头肌(腓肠肌、比目鱼肌)	仰卧位,下肢伸直,抗阻力地向跖侧屈曲踝关节
	胫骨前肌	抗阻力地背伸踝关节
	胫骨后肌	抗阻力地前足内翻
	腓骨长、短肌	抗阻力地足外翻
	蹈长伸肌	抗阻力地背伸蹈趾
	趾长伸肌	抗阻力地背伸外侧四趾
	蹈长屈肌	抗阻力地屈曲蹈趾
	趾长屈肌	抗阻力地屈曲第 2~5 趾远节趾间关节

三、肌电图检查

肌电图检查是指用于记录机体骨骼肌生物电流的一种方法,应用多极电子放大装置,使微小的病理肌电位加以放大,并在阴极示波器上显示出来。肌肉是受神经支配的,如下运动神经元的中枢和周围部分产生病变,影响肌肉正常功能活动,肌电图就会出现不同形状的病理电位(图 3-59);根据病理电位的形态,分布范围、大小,可以推断出骨骼肌支配神经受损的性质和程度。

肌电图可以帮助明确肌肉病损的临床诊断和鉴别诊断,并对疗效的观察和预后的鉴定有很大的价值。

(一)正常肌电图

一个脊髓前角细胞及所支配的一群肌纤维,称为一个运动单元;一个运动单元活动时产生的电位变化,叫运动单元电位。正常肌肉在完全松弛时没有电位出现,肌电图上显示一条直线,这称电静息。肌肉轻度收缩时产生单个运动单元电位,单个运动单元电位的幅度可以在 $500 \sim 3\,000\ \mu V$,持续时间 $5 \sim 12\ ms$,90% 为单相、双相和三相,仅 5% 为多相;频率的多少视肌肉收缩的程度而不同,一般为 $3 \sim 50$ 次/s。如肌肉收缩强度增加时,被动员参加活动的运动单元增多,从电极上引出的电位不是一个运动单元的电位,也有电极附近其他运动单元的电位,同时频率增多,可达 150 次/s,电压也增大,出现持续的互相干扰波形,这种称干扰相。

(二)病理肌电图

1. 肌纤维颤动电位(纤颤电位)

肌纤维颤动电位(纤颤电位)是单根肌纤维自发收缩产生的电位。当下运动神经元受损伤,肌肉失去神经正常抑制时,则出现纤颤电位,它的形成可能与肌纤维失去神经后对体内的乙酰胆碱敏感有关。纤颤电位出现在肌肉完全松弛时,肌电图表现为单相或双相,波幅在 $10 \sim 100\ \mu V$ 之间,大的呈正相尖形放电或双相电位。正相尖形电位之后,常有一个时限较长、波幅很低的负相电位,这种电位叫正相失神经支配尖波图。纤颤电位一般持续的时间较短,一般为 $1 \sim 2\ ms$,频率不一致,为 $2 \sim 30$ 次/s,发生极不规则,消失也很突然,间隔数为10 s 到 10 min 后,又重新出现,每次持续的时间数秒到数十分钟。纤颤电位的幅度越小,频率越大,病变越重;反之,病变越轻。有纤颤电位就更能肯定下运动神经元病变;如上运动神经元病变,而下运动神经元完整无缺,纤颤电位是不会出现的。因此,它可以鉴别上运动神经元损伤,抑或下运动神经元损害。原发性肌病或非神经损伤引起的肌肉萎缩,虽动作电位上有变化,但不会出现明显的纤颤电位,这对肌肉萎缩原因有鉴别价值。肌肉严重瘫痪已逐步纤维化,完全丧失肌肉收缩功能,纤颤电位亦渐渐消失,呈现病理静息状态。

2. 束颤电位

束颤电位系肌束自发收缩而出现的正常或近似正常的运动单元电位,频率为 $1 \sim 3$ 次/s。束颤电位多发生在前角细胞损害,也可见周围神经和肌肉疾病。因此束颤电位不能肯定肌肉是否失去神经支配。

3. 多相运动单元电位

电压在 $100 \sim 1\,000\ \mu V$。脊髓前角细胞病变时,电压可高达数 10 mV,时间较长,为 $5 \sim 20\ ms$ 之间,频率为 $2 \sim 20$ 次/s,正常肌肉收缩时多相电位不超过总电位5%,但部分失去神经支配的肌肉做自主收缩时,却出现大量多相电位。出现多相运动单元电位,表示神经肌肉病变只是部分的受伤。临床上失去神经支配的肌肉在恢复期,除自发、诱发纤颤电位以外,首先出现多相运动单元电位,以后多相电位也就逐步为正常的运动单元电位所替代。这也是神经恢复的一个重要依据。

4.病理干扰相

肌源性疾病时,运动单位数量不减少,肌肉做最大收缩时由于代偿作用而出现低电压的过分密集的干扰相,这称病理干扰相。

5.单纯相

下运动神经元病变时,由于运动单位明显减少,病变神经所支配的肌肉做最大收缩时不能产生干扰相,个别电位之间存在着较长时间的平段,称之单纯相。这种单纯相是神经病变的重要表现之一。

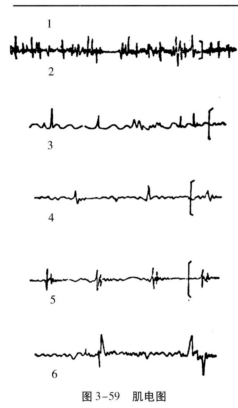

图 3-59　肌电图

1.电静息　2.干扰相　3.纤颤电位　4.正相电位　5.束颤电位　6.单纯相

四、治疗

(一)注射疗法

注射疗法是指对引起疼痛的发病病灶和相关部位,进行直接注射,达到治疗的目的的方法。用最需要的药物,以最快的速度(方法),送到最需要的地方(病灶处)。集中优势药力"打歼灭和快速战",达到"雪中送炭"的要求,称之为病灶注射疗法。日常的封闭疗法,是根据疼痛部位进行注射,以阻断疼痛弧;注射前其诊断不一定明确;注射部位也不一定是病灶。

常用的注射用药液(仿史氏液),有质量浓度 20 g/L 利多卡因针剂 2.5 mL(50 mg)、维生素 B_{12} 针剂 0.5 mg(1 mL)、确炎舒松 A 5 mg(0.5 mL)加生理盐水至 10~20 mL 或可加维生素 B_6 25 mg 或加 654-2 10 mg 组成。

1. 局部麻醉药的作用机制(尚未完全清楚)

(1)表面电荷学说　认为局部麻醉(以下简称局麻)药是通过阻滞神经轴突动作电位的传导而起到神经阻滞作用。局麻药虽对静息电位和阈电位无影响,但可降低动作电位上升的速率,而使其不能达到阈电位,终致神经传导受到阻滞。

(2)受体部位学说　认为局麻药直接作用于 Na^+ 通道上的传导受体,从而阻断 Na^+ 内流,即局麻药必须在非解离状态下,以被动扩散的形式透过细胞膜,然后在解离状态下与 Na^+ 通道结合,而产生麻醉作用。

(3)膜膨胀作用　认为局麻药之作用机制是局麻药分子与脂膜之相互作用,引起膜脂质结构形态的改变,导致细胞膜膨胀使 Na^+ 通道变窄,而阻止了 Na^+ 传导和抑制去极化,但该学说目前尚有解释未尽之处。

2. 影响麻醉作用的因素

局麻药在机体内的效能常与给药途径、机体内环境和药物的理化性能有关。

(1)注射部位因素　吸收率:肋间神经处>骶管>硬膜外间隙>臂丛神经处>坐骨神经处、股神经等处。

(2)血液灌注因素　血供丰富部位与局麻药的吸收率成正比。

(3)血浆蛋白结合因素　结合率高者麻醉作用时间长,利多卡因与血浆蛋白结合率为 51%~64%,布比卡因为 84%~85%,罗哌卡因为 94%。血浆蛋白结合率和血内局麻药浓度成反比。因而低蛋白血症病人易发生局麻药毒性反应。

(4)药物理化因素　脂溶性高的局麻药易通过神经细胞膜,与神经的和力强,麻醉效价高。罗哌卡因之脂溶性大于利多卡因,小于布比卡因。

(5)药物剂量因素　血内局麻药浓度增高能使血内非结合状态的局麻药剧增,毒性亦随之增加。

(6)神经纤维的差异性因素　细神经纤维比粗神经纤维容易被阻滞,在周围神经中排列在最外层的纤维首先被阻滞,越向内侧浓度越低。周围神经被阻滞的先后顺序:交感神经→痛觉和温觉→本体觉→触压觉→运动神经。

(7)病理生理性因素　当贫血和心排出量减少时,酰胺类局麻药的血药浓度相对升高,毒性增加,肝脏疾患、胆碱酯酶活性降低的病人,对酯类局麻药耐受性下降。

3. 局麻药之不良反应与对策

有没有引起不良反应多与局麻药在体内的实际剂量有关,这其中给药途径是重要的相关因素。尽管总剂量不大,但在单位时间内误入血管较多,亦可产生全身性的不良反应,概括其表现临床可分为以下几种。

(1)变态反应　表现为支气管痉挛、气管水肿、呼吸困难、低血压、血管性水肿、荨麻疹及至休克。这种反应临床较罕见,尤其是酰胺类局麻药,几乎不会引起变态反应,临床所认为的变态反应常常是毒性反应或者是局麻药中加入的血管收缩剂过多而引起的反应,应注意鉴别。酯类局麻药(如利多卡因)的代谢产物——对氨基苯甲酸是引起变态反应的一种半抗原,可引起变态反应,应做过敏试验。

(2)高敏反应　由于机体对局麻药耐受的个体差异,当应用低于正常用量的小剂量局麻药时,即引起毒性反应的早期症状,诸如头晕,耳鸣,恶心或口唇、指端麻木等异常感觉。此时应考虑为高敏反应,而不是过敏反应,应立即停止用药,并即刻实施脱敏、吸氧和对症处置。

(3)毒性反应　在单位时间内,机体内血药浓度急剧增高,可引起一系列的中毒症状。轻者表现为舌或唇麻木、头痛、头晕、耳鸣;重者可出现视力模糊、注视困难、眼球震颤、语言不清,甚至意识不清,抽搐、惊厥直至昏迷,呼吸抑制。有研究证明,上述中毒症状是因局麻药选择性抑制大脑抑制性通路,乃至全部中枢神经系统被抑制的结果,故又可称为中枢神经毒性反应。

若一旦出现上述症状,应立即确诊,即刻进行正确、有效的处理,诸如解痉、吸氧、输液、保持呼吸与循环系统的平稳及解毒等措施。

(4)心脏毒性反应　一般情况下心血管系统对局麻药的耐受性强于中枢神经系统,也就是说在临床上较中枢神经系统中毒反应少见。但自应用布比卡因后,该反应的发生率有所增加。

其表现为心肌收缩力减弱,传导减慢,外周血管张力降低而致循环衰竭。临床经验认为,一旦布比卡因引发心脏毒性反应,一般难以逆转。

处理:应立即吸氧、输液,并应用血管收缩剂,对布比卡因引起的心律失常,选甲溴苯胺其效果优于利多卡因。同时应立即对症治疗及施行生命支持措施。

4.注射疗法常用药物

(1)局部麻醉药

普鲁卡因:是临床最早应用的局麻药,其毒性最小,有扩张血管作用、起效较快、作用时间短、作用较弱等特点,但后者也是疼痛治疗中的不足,由于该药为对氨基苯甲酸酯类,有发生变态反应之可能,故应常规行皮试。

利多卡因:具有毒性较小(质量浓度为 5 g/L 溶液与普鲁卡因相似),起效快,弥散广,穿透性强,其作用时间为中效,无明显血管扩张作用等特点,且罕有变态反应发生,故为疼痛治疗中的首选药物。

常用之浓度:除星状神经节阻滞治疗应用 10 g/L 之浓度,三叉神经、舌咽神经阻滞因用量小,而用质量浓度为 5~10 g/L 溶液外,其他部位之阻滞均用 2.5 g/L 或 5 g/L 以下的浓度。

布比卡因:该药镇痛作用时间长,但因其毒性作用较大,尤其是对心脏抑制先于中枢神经系统。故而门诊应用有所顾忌。

罗哌卡因:其神经阻滞效能介于利多卡因与布比卡因之间,毒性亦是大于利多卡因,小于布比卡因,其唯一特点是在一般剂量下不阻滞运动神经纤维,而出现分离阻滞现象。此特点很有利于门诊治疗时应用。

(2)神经营养药

维生素 B_{12}:应用该药的理论依据是,有实验提示维生素 B_{12} 具有参与体内胆碱蛋氨酸的合成及脂肪代谢的作用,是细胞合成核酸过程中的重要辅酶。临床治疗中其对受损之神经鞘具有营养修复作用。并有辅助镇痛药之镇痛作用。

对其他维生素 B_1、维生素 B_6 等 B 族维生素,也常见报道,但理论依据并不充分,有研究发现加维生素 B_1 与否与疗致无相关性。有实验研究认为维生素 B_1 对神经鞘有损害作用。

神经妥乐平:该药是一种从家接种牛痘疫菌后的皮肤组织中提纯而成的精神生物制品。其主要作用有:激活"疼痛下行抑制系统"而产生镇痛作用;对由于化学物质和病毒等原因引起损伤的神经细胞,具有修复作用;有调节神经功能作用,从而改善感觉异常状态和调整自主神经平衡、改善末梢循环;有抗过敏和免疫调节作用。

该药适用于带状疱疹后神经痛、糖尿病性末梢神经炎、腰椎术后及脊神经受压而引起的腰、下肢神经痛等各种慢性神经痛。有研究发现该药对脊椎、脊髓疾患引起的知觉异常,如凉感、麻木感有明显的疗效。

用法、用量:注射剂型 3 mL/安瓿,混入局麻药为溶剂的镇痛液内,于病灶局部注射(椎间孔阻滞,硬膜外间隙阻滞,或周围神经点压点阻滞),每 10 支为一疗程,视情况而定。

(3)糖皮质激素类药　该类药物有很强的消炎作用,至于其镇痛作用目前尚有争议。但如应用不当,其不良反应亦多而严重,如库欣综合征、骨质疏松症、无菌性股骨头坏死、高血压、糖尿病、精神异常、月经障碍、阳痿、皮下组织萎缩等,甚至由于用药不当而致关节功能障碍、致残,亦有因误入蛛网下隙而死亡的病变。

2000 年 11 月 15 日中华疼痛学会在北京召开高级研讨会,就糖皮质激素在疼痛临床中的应用原则进行了专题研讨,各地专家形成了基本共识。

糖皮质激素的应用原则如下:

◆合理用药:提倡单一用药。相同性质的药物合用,不但不能提高疗效,反而增加不良反应的发生率。

◆科学化用药:因人因病情(期)而异,辨证用药。老年人忌大量、长期用药。急性期,建议用强效、长效药,冲击量用药;病情稳定期,改用短效药,代谢快,减少蓄积和不良反应,巩固疗效期,应视病情减量(次)或停用。慢性痛症:一般只用 1~2 个疗程,如每周只能治疗一次者,可用长效剂。对难治性或暴发急性痛时,可临时单次应用,但须控制总量。关节腔内、硬膜外间隙不宜使用混悬剂。特别指出,交感神经节(包括星状神经节)阻滞术,不应加用糖皮质激素类药物。

◆剂量与总量控制:对糖皮质激素的用药剂量,目前尚无按千克体重的标准计算方法,多凭经验,按习惯用药。因此,应掌握"宁少勿多,宁短勿长"的用药原则。

现将常用糖皮质激素的建议用药剂量列出,仅供参考。

地塞米松:5 mg/次,疗程总量不大于 25~50 mg。

泼尼松龙:12.5~25 mg/次,每周 1 次,总量不大于 3~4 次。

曲安奈德:20~40 mg/次,每周 1 次,总量不大于 3 次。

利美达松:4 mg/次,每 1~2,周 1 次,总量不大于 20~24 mg。

(4)镇痛药

来比林(赖氨匹林):属非甾体类消炎镇痛药,亦是近年来研制出的非甾体类针剂。此药是通过抑制前列腺素的合成与释放,达到周性镇痛作用。有学者临床研究认为,该药可以用于治疗腰椎间盘突出症等疾病引起的根性和外周性神经痛,并提出采用病灶局部用药疗效显著,与含地塞米松镇痛合剂相比较,具有相同的疗效,不良反应少的优点。每次应用剂量为0.9 g,溶于协定之阻滞液或镇痛合剂中。

曲马多:此药不属于阿片类药,但又是激动型阿片受体镇痛药。实验研究提示其镇痛作用机制:一是刺激神经受体,另一途径是调节中枢单胺能疼痛抑制通路,达到中枢、周围双重镇痛作用。一般用于术后镇痛等。

(5)中药针剂 临床上应有应用中药混入镇痛液中治疗各种痛症的报道,应用药物有丹参注射液、雪莲注射液、当归注射液等。尚有待进一步的科学性研究,加以证实后再普及、推广。

5.注射疗法的并发症

(1)感染 是发生最多、最常见的并发症。究其原因有二:一是无菌条件、质量控制项目不达标,包括环境、管理、院内感染、不合格及器械污染等原因;二是操作不规范,或缺乏无菌观念或无菌观念不强而引起注射部位感染。其中,较严重的当属关节腔内感染和硬膜外感染。

膝关节腔内注射感染屡见报道,其中多为注入混悬剂型的糖皮质激素药物,此种药物不易吸收,加之操作不当,污染,一旦发生感染,炎症难以控制。当关节腔冲洗时常发现有沉淀物溢出,此类感染往往预后不良,常遗留关节功能障碍,甚至致残的后遗症。

如果病人在关节穿刺后3~4 d出现关节肿胀、发热、疼痛、高热、血象增高、寒战等表现,应注意是否存在关节腔感染。一般感染可用抗生素和关节腔冲洗流治疗,严重的感染应立即进行切开引流效果较好。

(2)气胸 是比较常见的并发症,可发生在颈背、肋部和肩部穿刺过深(不当),刺破胸膜,损伤肺组织而引起。

合并气胸的表现为:①穿刺时,病人突觉特殊的疼痛或刺痛,此系刺激胸膜所致。②注少许药液即可引发胸部广泛剧痛或伴咳嗽,有病人可诉说"流水样"感觉。③数小时后或次日,逐渐出现憋气、呼吸困难或伴有呼吸时胸痛,其轻重程度依据胸膜,肺组织损伤程度而异,且与症状成正比。④胸透或胸片(站立位)可发现气胸或血气胸。

处理包括:①应住院观察。②给予抗生素预防、控制感染。③半坐位休息。④适当应用镇静、镇咳嗽药物。⑤轻者1~2周可自行吸,重者应抽气、抽液;严重者需行胸腔闭式引流。⑥对症治疗等。

(3)刺破硬脊膜 椎间孔注射,安全,操作简单,局部治疗效果优于硬膜外间隙阻滞术。如腰椎间盘突出症引起一侧脊神经根痛,特别是带状疱疹和疱疹后神经痛,其病变(灶)都在脊神经(根)出脊椎之根管(椎间孔)处,于是椎间孔注药正符合局部病灶治疗之原则,阻滞后局部药物浓度最高,疗效必然提高,即所谓的靶效应。

6.注射疗法的作用

(1)麻醉作用 含有局麻药物的药液在病灶、相关神经周围注射后可获得局部浸润麻醉或神经阻滞麻醉的作用,便于随后进行针刀治疗或手法治疗。

(2)治疗作用 近半个世纪以来这种治疗作被广泛应用于治疗100多种疾病,其中包括急或慢性痛症,顽固性痛症以及神经麻痹、痉挛等非痛性病症,而且收到较满意的效果。其治疗作用可以从以下几个方面来认识。

神经阻滞作用:当机体受到伤害后,这一伤害性刺激可引起相应的疼痛信息(冲动),该信息经末梢之感觉神经纤维上传至脊髓后角。从而引起联络池的失调,在转换神经元信息上传向中枢丘脑并下行,通过自主神经引起交感神经兴奋的一系列生理改变的同时,亦引起同节段脊髓及脊髓侧角细胞的活性增加,把运动神经元信息送至其支配区域的血管、汗腺、肌肉等处,其结果使损伤部位产生血行障碍,肌肉痉挛,并招致代谢异常,这一病理变化形成更大的伤害性刺激,从而形成"疼痛→肌痉挛→缺血→疼痛"的恶性循环。

在神经末梢及神经干、丛、根部或交感神经节处施行阻滞术,可切断疼痛的恶性循环,使被阻滞神经的支配区域或病灶局部之血管、肌肉痉挛得以缓解。改善局部(病灶部位)血供、消除水肿、促进新陈代谢和松解粘连,同时阻滞交感神经还可增强机体免疫和抗炎能力。

抗炎作用:慢性软组织损伤性疼痛病灶往往存在有慢性炎症,注射液中适量的糖皮质激素有很好的抑制炎症的作用。

神经营养作用:维生素 B_{12}、维生素 B_6、神经妥乐平对损伤神经的修复有一定的促进作用。

促进局部血流循环,促进局部新陈代谢:病灶部位药液注入浸润,以及之后的吸收过程本身就有利于病灶部代谢物质及炎症介质的吸收和消散。局麻药等同时兼有扩散局部小血管的作用,能良好地促进局部血液循环。

局麻药注入肌肉有良好的解痉作用:处于痉挛状态的肌肉内注入局麻药,可即刻解除肌痉挛。有助于打破"疼痛→肌痉挛→缺血→疼痛"恶性循环。

药物的液压扩张:松解局部粘连的作用。

较多量的药液局部病灶内注入,可产生液压扩张松解粘连的作用,配合手法、针刀则效果更佳。

(3)诊断作用　由于深部病灶,疼痛的模糊特征及牵涉性痛的存在,要明确病灶的确切部位并非易事。在仔细物理检查的基础上,在可疑部位注入药物,观察即时症状消失的情况,是确定病灶的简单易行可靠的方法。

(二)中药熏洗及热敷

骨科腱囊病从中医的角度来讲,它的大多数病症属于筋伤的范畴。《素问·血气形志篇》就有"病生于筋,治之以熨引"的论述。可见祖国医学早就把熏洗、热敷作为治疗筋病的主要方法,在腱囊病的临床治疗中也广泛地利用这些方法。

骨科腱囊病一类是急性损伤所引起的,在它的急性期我们认为不宜用熏洗热敷的方法,而急性期过后就可以应用;一类是劳损或慢性损伤所引起,这一类正是熏洗及热敷的适应证。它的主要功效是:疏经通络,活血止痛。使用方法:①将药物水煎后直接熏洗,湿敷患处。②将药物用白布包扎用笼蒸热后敷于患处。常用方剂有海桐皮汤、上肢损伤洗方、下肢损伤洗方等。

(三)软组织松解

由于肌腱与腱周组织的损伤,而出现肌腱与周围组织粘连,严重的会对肢体的功能产生影响。临床上也往往需要采用手术的方法进行治疗,游离皮肤与腱周组织,松解粘连(详见手术学)等。术后可早期进行适当的功能锻炼,同时也可配合药物熏洗。

(四)肌腱损伤早期处理的原则

手部开放性损伤,常合并有肌腱断裂,是早期缝合,还是晚期修复,意见不一,尤其对于手指屈肌腱鞘内断裂的处理方法更是众说纷纭。

对于伤后时间较短(6~8 h内)、污染不重、伤口较整齐、有良好的皮肤覆盖、预计经过清创后伤口可望一期愈合、术者亦具有肌腱修复的经验及设备条件者,不论伸、屈肌腱均可一期缝合。

对于挤压性损伤、人或动物咬伤、贯穿伤、爆炸伤或污染严重有肌腱缺损、皮肤缺损且术者缺乏对肌腱修复的经验者,应做好清创,不缝合肌腱,争取伤口一期愈合。对于肌腱损伤,留做后期处理。

肌腱修复的注意事项:①应用无创操作技术,肌腱缝合的接触面不能用血管钳、组织钳钳夹,并要保护腱系膜的完整性。②肌腱断裂后,近端因肌肉收缩而回缩,在寻找时,不能用血管钳盲目探入钳夹,应延长切口,按解剖部位来寻找。③选用对组织刺激小、反应轻的缝合材料,如3/0~5/0丝线、合成纤维单丝、尼龙丝或36号不锈钢丝,肠线因反应大不能使用,缝针可选用细的直圆针或弯圆针。④肌腱应在无张力情况下缝合,其断面应内翻,不能出现外翻,并保持缝合肌腱表面的光滑。⑤肌腱周围应有血液循环良好的疏松且利于滑动的组织,不可置于瘢痕组织中或直接贴于骨面。⑥肌腱应有良好的皮肤覆盖,在肌腱表面不能做游离皮片移植。⑦止血要彻底,出血是造成术后粘连的重要原因之一。⑧肌腱缝合后,应固定在肌腱松弛位,避免断端分离而影响愈合。⑨术后立即用弹性支架保护下的被动活动是允许的,例如屈肌腱缝合后,在屈腕、屈掌指关节的条件下,做被动屈指、主动伸指的活动,有利于肌腱与周围组织的滑动,对减轻术后关节起一定的作用,一般在术后3~4周开始做轻微的主动收缩活动,6周后应加强活动,过早无控制的收缩活动,将造成结缔组织增生、肌腱断裂,而过晚活动,易发生粘连。

(五)肌腱(肌肉)移位

临床上也常有肌腱(肌肉)损伤后,无法修复的情况,这就需要进行肌腱(肌肉)转移,而恢复原肢体的功能,如掌长肌移位于拇长伸肌,腓骨长、短肌移位到足背中线手术等。

(六)肌腱缝合

肌腱缝合的目的是使两断端对合良好,同时在此基础上能牢固地愈合,在肌腱缝合时要细致地操作,使两断端紧密光滑地结合在一起,如此可减少肌腱术后粘连的机会,凡是钳夹过的肌腱在缝合之前均应切除,肌腱缝合的材料有多种,但其中以丝线或不锈钢丝较好,4/0单丝不锈钢丝的强度最好,肌腱缝合后在5~10 d之间软性增加,所以在这段时间内缝合处的强度减低,易被分离,但再过2周后则缝合的强度越来越牢固,当肌腱本身在做无限制的主动活动时,没有一种缝合材料或缝合方法能够借以保持肌腱端的吻合。

1.肌腱缝合方法

(1)端端缝合法 用一根30 cm的丝线两端穿直针,将肌腱的一端用直血管钳夹紧,用一针斜向穿过肌腱中央在进针处远侧6 mm的肌腱对侧边缘出针,将缝线的一半拉出肌腱,大约离前出针口1 mm处把针再斜向经过肌腱,一般要这样经过4次,用另一针距第1枚针进针点2 mm处进针,重复上述缝法最后一针,2枚针各从肌腱两边近肌腱的钳夹端出来,用尖头刀切除肌腱端。用蚊式钳夹肌腱的另一端,在肌腱相对的两边进针,斜向穿过肌腱,一针3次,另一针4次,这样2枚针最后在肌腱的同一边引出,切除钳夹过的损伤端,把缝线拉紧,在肌腱外打结(图3-60)。

(2)端侧缝合法 此种缝合方法一般应用于一个动力肌腱必须活化数根肌腱时。用11号尖刀在肌腱当中戳穿,用血管钳在对侧边缘将刀尖钳住,并将其推出肌腱,血管钳将要缝合的肌腱端钳出然后缝,用同样方法进行2次,最后将肌腱钳过的地方切除,让它回缩至接受肌腱中(图3-61)。

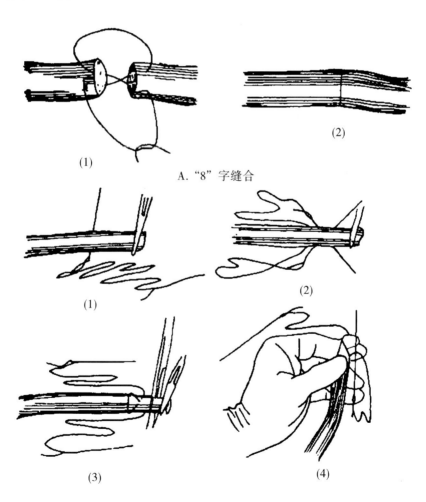

(1)

(2)

A.“8”字缝合

(1)

(2)

(3)

(4)

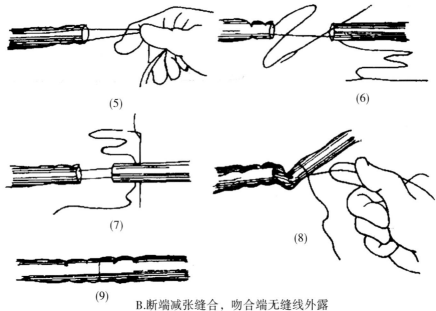

(5)

(6)

(7)

(8)

(9)

B.断端减张缝合，吻合端无缝线外露

图3-60　肌腱端端缝合法

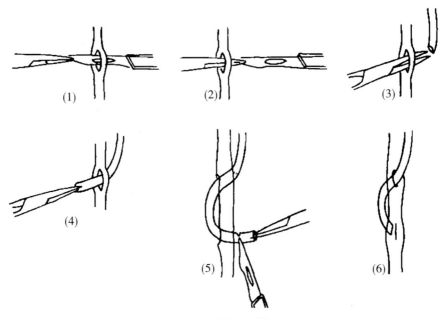

(1)

(2)

(3)

(4)

(5)

(6)

图3-61　肌腱的端侧缝合法

（3）双直角缝合法（改良 Kessler 缝合法）　为了使缝合后肌腱不缩短，这种双直角缝合法较安妥（图3-62）。

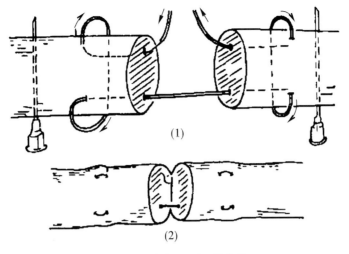

图 3-62 改良 Kessler 缝合法

（4）鱼口式端端缝合法 当选用一根直径小的肌腱与一根直径大的肌腱进行端端吻合时，可采用此种鱼口式端端缝合的方法（图 3-63）。

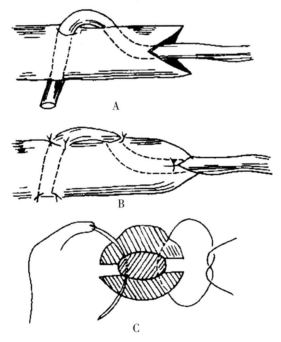

图 3-63 鱼口式缝合法

A. 细肌腱穿过鱼口部，并由侧壁穿出组织 B. 缝合 C. 鱼口部缝合的横断面

（5）Roll 缝合法 此法对掌指关节处或接近掌指关节处指伸肌腱的断裂特别有效，它是用 4/0 号单丝不锈钢丝或 4/0 号单丝尼龙线穿在小圆针中，将缝线正好在断裂肌腱的内侧

或外侧穿过皮肤,由浅入深地从肌腱近端边缘穿过,然后再经肌腱远端的深面,从浅面穿出,继则向近侧穿经肌腱近段的对侧边缘,并从同侧的皮肤穿出,术后4周拆除缝线。

(6)肌腱的骨缝合 用小骨凿将欲固定肌腱的骨处掀起一块骨皮质,或者钻孔以接纳肌腱,用细克氏针贯穿,肌腱端用Bunnell埋藏缝合法缝合(图3-64),在第2枚针上旋转穿出不锈钢丝,缝线的2个头经过骨,把肌腱与骨紧贴(图3-65)。

(7)肌腱缝合的适应证 手指肌腱被锐器所造成的损伤,理应是清洁的,应做早期缝合,在作修补时,应考虑以下几种因素:①损伤与手术相距的时间;②肌腱断裂在哪一区;③肌腱断裂的数目;④创口污染的程度;⑤是否合并有不稳定骨折;⑥周围组织损伤的程度。

如果有以下情况应考虑进行肌腱二期修复:①严重挤压伤;②肌腱断裂处与骨折断端相近;③皮肤撕裂或缺损必须在断裂的肌腱上植皮者。

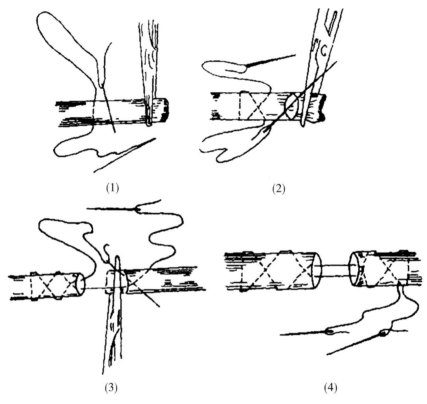

(1)   (2)

(3)   (4)

图3-64 Bunnell埋藏缝合法

2. 指屈肌腱的撕裂伤

指屈肌腱的撕裂伤不应做一期肌腱修补,应等待创口清洁后,才能考虑做肌腱二期修复。一般而论,所有的指屈肌腱,不管断裂在哪一区都应修复。有些学者认为指深屈肌与指浅屈肌一期修补比单纯只修补指深屈肌的疗效好。如有稳定性骨折,指神经修补的同时做肌腱早期修补比晚期修补疗效好。腱鞘应尽量予以保留,在多数情况下,肌腱修复后应能把腱鞘完全修复。对保留屈肌腱的某些区域,诸如A_2和A_4的滑车系统尤为重要,否则手指将发展为屈曲畸形。指伸肌腱不论在何平面断裂,只要是清洁的切割伤,都可进行一期修补。

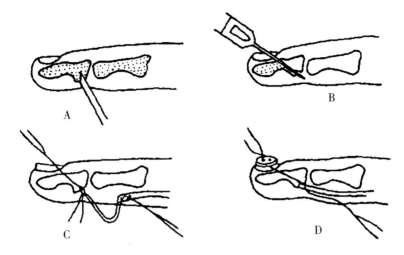

图 3-65　一种肌腱止于骨的缝合方法

A. 用骨凿将骨皮质掀起小块　B. 用克氏针经过骨钻一洞　C. 在肌腱腱末端用不锈钢丝做
Bunnell 交叉缝合,缝线从骨孔穿出　D. 肌腱的残端进入髓腔内,缝线在纽扣上抽紧打结

如有多发性骨折、皮肤缺损或严重污染者,应做二期修补,但有时虽未做一期修复,也可靠瘢痕组织而连结。这是由于肌腱周围的疏松网状组织和脂肪组织使其仍能滑移并保持满意的功能。但这种愈合形式下,手指的伸展常不完全,但如在愈合过程中能把腕关节用石膏托固定在伸展位,则愈合后手指可完全伸直。

3. 肌腱二期修复

在准备做肌腱二期修复以前,以下几点必须先要得到满足:①伤口无红肿及无潜在性感染。②皮肤愈合良好。③肌腱本身无明显瘢痕。④骨无畸形,骨折必须已愈合或已获确实固定。⑤关节被动活动良好。⑥手指感觉正常或已恢复,或在做肌腱二期修复的同时能修复神经。

如所有上述要求均达到,则肌腱可延至 2 周后进行修复。但主要应根据原伤口或周围组织的愈合情况。肌腱要等到二期修复不仅是要求达到上述的一些重要条件,也是为了要在移植肌腱的同时做屈肌腱滑车的重建。为此,当滑车愈合后,可使腱鞘的间隙保留,随后可进行屈肌腱移植手术。一般肌腱的二期修复有:肌腱直接缝合、游离肌腱移植以及肌腱移位等方法。

4. 寻找断腱的方法

屈肌腱滑动范围较长,肌肉收缩力大,肌腱断裂后,近端多回缩较远,手术时不易找到。肌腱回缩的多少与断裂的部位有关,指深、浅屈肌腱在腱纽附着的远端断裂,近端因有腱纽的牵连,回缩较少;如在腱纽的近端断裂,则近端回缩较多。肌腱在手掌远端断裂时,指深屈肌腱因有蚓状肌牵连,故回缩较少,指浅屈肌腱则常回缩至腕部。拇长屈肌腱从腕管至拇指末节止点处,均包在完整的滑膜鞘内,又无腱纽附着,所以不论在任何水平断裂,近端常回缩到腕管中或前臂内。手术时从伤口内寻找肌腱断端,不宜用血管钳或其他器械探入伤口内。

盲目探找钳夹肌腱断端,这样不但增加组织创伤,扩散创面污染范围,而且也常达不到目的。寻找断腱远端比较容易,被动屈曲伤指后,断腱即可自行突出到伤口内。找寻断腱近端时可被动极度屈腕,然后术者以手自前臂掌面近端向远端推挤,或用弹性橡皮带从前臂近端向远端做螺旋状缠绕(图3-66)。如此操作后,断腱多可自行突入伤口内。如仍不见突出,则需根据肌腱断裂水平及受伤时手指所处的屈伸位置,来判断近侧断端所在的大约部位,在手掌近端或腕上部另做切口,则不难找到断端。

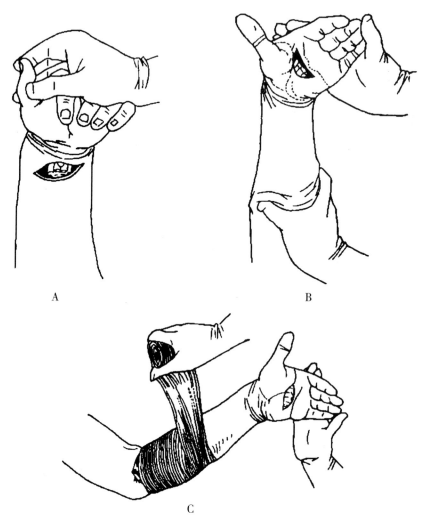

A   B   C

图3-66 寻找断腱的方法

A.被动屈指远断端可突出到伤口内 B.被动屈腕同时从前臂近端向远端推挤,近断端可突出到伤口内 C.用橡胶带从前臂近端向远端缠绕,可进一步帮助近断端突出到伤口内

第四章　手部肌腱损伤

一、指伸肌腱损伤

(一)概述

1.表现特点

指伸肌腱在末节指间关节与近指间关节之间断裂则不能主动伸直末节指间关节,即有锤状指畸形,开始时因有周围的关节囊及周围软组织相连,故锤状指不明显。

◆如果肌腱断裂在掌指关节与近节指间关节之间,因中央束断裂,侧束向前滑移,所以近节指间关节不能伸直,而掌指关节和末节指间关节仍能伸直,这种损伤在最初检查时常常被忽略。

◆如果断裂在手背伸肌扩张部,包括侧束完全断裂,则损伤部位以下的所有关节伸展活动均丧失。

◆如断裂在掌指关节近侧,由于侧束及其相连的横纤维,2个指间关节仍能伸展,而掌指关节则不能完全伸直。

◆如只有一指的伸肌腱断裂,因腱联合关系的存在,仍会有部分或完全的伸指能力。

◆如拇长伸肌腱断裂,当固定掌指关节时,则指间关节不能伸直,拇长伸肌腱常被疏忽,主要是因有时拇短伸肌与拇长伸肌之间有相互联系的关系,但单独拇短伸肌不能伸指间关节。

2.处理

指伸肌腱损伤应按分区进行不同的处理。

(1)Ⅰ区　在前臂部,从腕背侧韧带的近侧缘至前臂伸肌腱仍与它的相应肌肉相连结(图4-1)。该部的肌腱断裂后,应早期缝合。术后将腕关节完全背伸位固定。

(2)Ⅱ区　在腕部的肌腱段,腕背侧韧带的深面。由滑膜鞘包裹,起到滑车作用,其上面覆盖有硬韧的腕背横韧带。当肌腱在此处断裂后,应早期缝合,缝合断裂肌腱时,应将覆盖肌腱的横韧带及滑膜鞘切除,使缝合的肌腱直接位于皮下,以减少粘连的机会。缝合肌腱后腕关节在中度背伸位固定,这样可限制弓弦效果。

(3)Ⅲ区　包括手背部和近节指背部,从掌骨颈至腕背侧韧带的远侧边缘,指伸肌腱只有腱周组织与筋膜覆盖。断裂的肌腱应早期缝合,掌指关节背侧指伸肌腱扩张部分如有损伤,应同时给予修复(图4-2)。

(4)Ⅳ区　该区域位于近侧指间关节背侧,伸指肌腱在这里分成中央束和两侧束,并有手内在肌的肌腱加入两侧束,形成一薄而结构复杂的腱帽。腱帽的中央部分与背侧关节囊融合在一起,中央束最靠关节背侧,损伤易涉及这一部分,应早期缝合。若中央束有缺损,不能做直接缝合时,可利用两侧束在关节囊背侧交叉缝合,重建伸指功能。

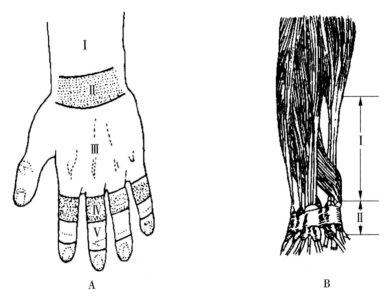

图4-1　指伸肌腱体表分区及其Ⅰ、Ⅱ区

A.指伸肌腱分区　B.指伸肌腱第Ⅰ、Ⅱ区

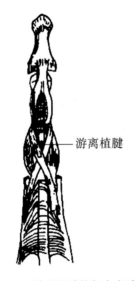

游离植腱

图4-2　游离植腱修复中央腱束

（5）Ⅴ区　肌腱止点附近,肌腱经过远侧指间关节背侧关节束时,与关节束组合在一起,由中央束在中节指骨基底部的止点开始至侧束的止点,如发生断裂,则产生锤状指畸形。有时可能伴有末节指骨基底部的骨片撕脱,为闭合性损伤,可用胶布及铝制夹板等固定。切割伤所致的肌腱断裂,断端整齐,应早期缝合肌腱。在止点近侧的肌腱撕裂,可以给予简单的

缝合。缝合时,近侧指间关节应取屈曲位,远侧指间关节应取过伸位,这样,可以使断腱松弛,两断端接近,以便缝合,术后可用石膏、金属夹板及其他方式将手指固定在上述位置(图4-3)。一般情况下,固定6周方可去除制动进行运动。对一些新鲜的由指端受力戳伤所致的肌腱断裂,断端往往不整齐,可采用非手术的治疗方式。除用上述方法固定外,也可用胶布固定,但在固定中要注意对指端的压迫,并随时调整,以免松动影响疗效。无特殊情况,持续固定6周,去除制动,进行功能练习活动。

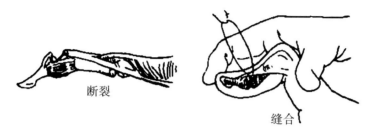

图4-3　指伸肌腱止点处断裂进行缝合及固定的位置

(二)伸肌腱止点断裂

1. 病因

本症多发于中指、示指,通常在交通事故或运动场上跌倒时,指端遭受骤然暴力或属医源性缓慢持续用力握压手指,迫使该肌腱在远指节附着处断裂。表现为锤状指畸形最多见,部分病人伴有撕脱骨折(图4-4)。

2. 临床表现与诊断

伤后剧痛,肿胀压痛,一侧较重,末节指间关节屈伸不利,不能伸直,外观半屈如锤状,尤其错过撕脱骨折伸肌腱最佳治疗时机时形状更为典型,故称锤状指。日久畸形不变,组织肥厚,指节变粗,或出现歪斜外观,末节被动仍可伸直,但手放开立即复原。明显外伤史、典型畸形及急性期均易于确诊。X射线检查常获证实。

3. 治疗

(1)开放伤　清创后缝合肌腱,手指置于远侧指间关节过伸、近侧指间关节屈曲位,使伸肌腱松弛,用石膏或铝片夹板固定4~6周(图4-5)。

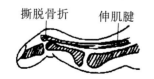
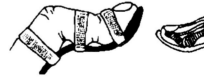
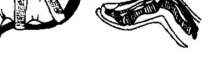

图4-4　伸肌腱抵止部撕脱骨折　　　图4-5　复位后用石膏或铝片夹板固定

(2)闭合伤　固定于上述位置4~6周,如撕脱骨折的骨折片大于关节面的1/3,常伴有远侧指间关节脱位,须早期手术,用拉出钢丝法或克氏针固定骨折片,外用石膏或铝片夹板固定(图4-6)。无须手术治疗的早期闭合损伤,可用胶布固定法固定治疗(图4-7)。

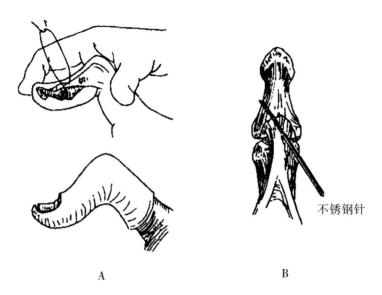

不锈钢针

| A | B |

图4-6 锤状指合并有撕脱骨折的制动与固定
A.锤状指一期缝合及制动位置 B.撕脱骨折造成的锤状指用钢针做内固定

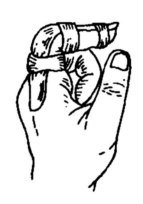

图4-7 金属夹板固定锤状指

(3)陈旧性损伤 近端肌腱回缩,在断裂处形成瘢痕,肌腱变松弛。对功能影响不太大者可不处理。如对功能影响大,需手术处理:在远侧指间关节背侧做出"S"形切口,翻开皮瓣,重叠缝合肌腱(图4-8)。术后固定于上述位置4~6周。陈旧性撕脱骨折时,如骨折片很小,可予以切除,然后将肌腱固定于原止点处;如骨折块较大,应做复位内固定。

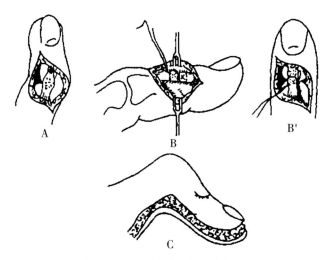

图4-8 陈旧性锤状指肌腱修复法

A.切口并暴露有瘢痕组织连结在一起的损伤的肌腱 B,B′.肌腱重叠缝合 C.术后固定位置

(三)中指掌指关节伸肌腱的外伤性脱位

此种伸肌腱的滑脱常发生于中指,使指伸肌腱滑向掌指关节的尺侧。主要是由于中指突然伸展时,造成桡侧指伸肌腱帽撕裂所致。如损伤后即做出明确诊断,则用石膏托,在掌指关节和腕关节伸展位固定3周即可。对慢性滑脱,则应将在掌指关节处伸展装置的中央纤维切断叫获痊愈。

手术方法:在掌指关节桡侧做一弧形切口,暴露关节区域和半脱位的指伸肌腱。在该部位从中央腱的外侧边缘切取5 cm的腱索,腱索的远端与中央腱相连,把腱索通过关节囊浅部的外侧的孔,调整张力,使脱位的伸肌腱恢复原位,然后将腱索的近侧端缝到伸肌腱处。手指微屈位固定3周。

(四)拇伸肌腱断裂

1.各肌腱断裂特点

拇长伸肌腱断裂可因开放伤或闭合伤引起,完全断裂后不能伸直拇指指间关节,掌拇关节伸直也可受到部分影响。

◆拇短伸肌有稳定拇指、伸直掌指及腕掌关节作用,如拇短伸肌断裂,掌指关节不能完全伸直,且力量减弱。

◆拇长展肌肌腱对稳定拇指腕掌关节很重要,断裂后第1掌骨下垂,捏力和对掌力减弱。

当拇长伸肌腱在指间关节处断裂,由于拇长收肌、拇短展肌和拇短伸肌止于伸肌扩张部,所以断裂的近端不会回缩,可做肌腱后期修复,而不需要做肌腱移植或移位。但当肌腱断裂在掌指关节处或更近侧,则断裂近端的肌腱很快回缩。损伤1个月以后,肌肉常出现固定型挛缩,则可在 Lister 结节周围重新做一直线的肌腱通道,以克服因肌肉挛缩引起的短缩。如还不能提供足够的长度,则可应用示指固有伸肌腱进行移位,如短缺太大,可用掌长肌腱游离移植。

2. 临床表现与诊断

(1)Ⅰ区损伤 拇指在Ⅰ区的伸肌腱损伤,造成指间关节伸展障碍。如有肌腱断裂,其近断端由于在掌指关节部腱帽的固定作用而不致回缩。

(2)Ⅱ区损伤 拇指在Ⅱ区内有拇长伸肌腱通过,并有拇短伸肌腱的止点附着,故在此区的肌腱损伤常造成拇指指间关节及掌指关节伸展障碍。如肌腱断裂发生在掌指关节近端,拇长伸肌腱及拇短伸肌腱的近断端常回缩得较远。

(3)Ⅲ区损伤 拇指在Ⅲ区的损伤常累及拇长伸肌腱及拇短伸肌腱。肌腱断裂后,常造成拇指指间关节及掌指关节伸展功能障碍。并且,断裂肌腱近断端常有较多的回缩。

(4)Ⅳ区损伤 Ⅳ区位于腕背横韧带下。腕伸、拇伸、指伸肌腱分别从腕背 6 个纤维骨性鞘管通过。在第 1 个鞘管肌腱的断裂,常有拇指掌指关节伸展功能丧失。在 Lister 结节尺侧部的损伤,常有拇长伸肌腱的断裂,如此即不能伸展拇指的指间关节。主动伸拇指时,从 Lister 结节斜向桡侧远端之肌腱走行部位无肌腱绷起。

(5)Ⅴ区损伤 在Ⅴ区内,拇指拇伸肌腱的损伤,会使拇指的掌指关节、指间关节伸展障碍。

3. 治疗

(1)拇长伸肌腱断裂 清创后做对端缝合,可取得良好效果。如有缺损或陈旧性断裂,近端回缩较远,可用示指固有伸肌腱转移。将其在掌指关节处切断,远侧残端缝于该指的指总伸肌腱上,将近端靠近侧游离至腕部,将拇长伸肌腱远段断端与示指固有伸肌腱做端端缝合,即在腕背伸位和拇指伸肌腱断端直接缝合。也可取掌长肌肌腱做肌腱移植,修复拇长伸肌腱。术后用前臂石膏托固定于腕背伸、拇指伸直外展位固定 3~4 周后行功能锻炼(图 4-9)。

(2)拇长展肌断裂应予端端缝合 常与拇短伸肌腱同时受伤,可分别缝合。如肌腱有缺损或后期处理,可用桡侧腕屈肌腱转移,与拇长展肌腱远段断端吻合。术后用长臂石膏托固定于腕背伸、拇指伸直外展位,3 周去除外固定开始活动。

(五)示指固有伸肌腱损伤

示指固有伸肌腱在腕背部,与指总伸肌腱位于一鞘管内。如示指固有伸肌肌腹较低,当示指屈伸活动时肌腹与腱鞘入口处反复摩擦、挤压,甚至产生嵌顿,引起示指固有伸肌腱损伤,又称示指固有伸肌腱综合征。

1. 主要症状

屈伸手指时腕背部产生撕裂样疼痛,尤其单独伸示指时加重。局部压痛明显。

2. 治疗

非手术治疗效果不佳,手术时切开鞘管,切除局部滑膜,症状即可解除。

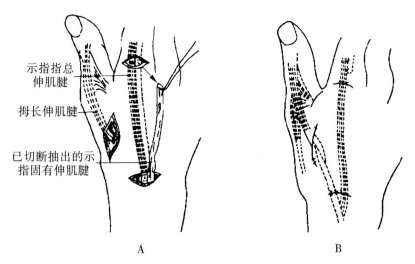

示指指总
伸肌腱

拇长伸肌腱

已切断抽出的示
指固有伸肌腱

A   B

图4-9　拇长伸肌腱损伤,示指固有伸肌腱移位修复法

A. 显露损伤的拇长伸肌腱及切断示指固有伸肌腱
B. 将切断之示指固有伸肌腱通过皮下隧道与损伤之拇长伸肌腱缝合

(六)指总伸肌腱断裂

手背皮肤与深部组织间有一层疏松结缔组织,皮肤松弛,指伸肌腱外腱周组织血液供应量较屈肌腱好。手部伸肌腱结构较为复杂。指总伸肌腱到达掌指关节的背面即扩展为一腱帽组织,如此处指总伸肌腱断裂,则掌指关节不能伸直。手指部的伸肌腱与骨间肌、蚓状肌密切联系,协同动作。

1.诊断

肌腱损伤的诊断对合作的成人并不困难。但有时,尤其是儿童,诊断并不容易,必须掌握有关的解剖知识,必要时手术探查伤口。

◆当肌腱损伤后手的姿势有改变,如浅、深屈肌腱同时断裂时,患指处于伸直状态。

◆根据每条肌腱功能解剖,检查该关节主动活动的情况,即可确定该肌腱的连续性是否存在。

◆对手部裂伤或任何类型的损伤,都应做双重的检查与诊断,即在急诊室时应根据损伤部位、性质、局部解剖结构与功能异常,做出周密的考虑与详细检查,对损伤做出初步诊断;手术时在清创过程中或清创后,在直视下再仔细检查,验证急诊室的诊断,并弥补误诊及漏诊,使受损组织都得到及时适当的处理。

2.治疗

(1)掌指关节处至腕部指伸肌腱断裂　对开放伤宜在清创后用双"十"字(图4-10)或"8"字形对端缝合,也可用抽出钢丝法缝合,均可取得良好效果。术后用前臂石膏托保持腕关节及各指关节于伸直位,3周后开始练习活动。

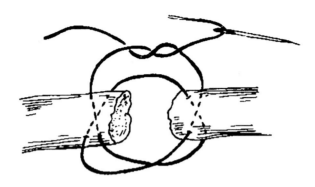

图 4-10 双"十"字肌腱缝合法

（2）掌指关节处指伸肌腱及腱帽、骨间肌和蚓状肌腱完全断裂　清创后直接缝合指伸肌腱和两侧骨间肌、蚓状肌及扩展部腱膜。如只缝指伸肌腱，则会因失去手内在肌作用而有爪状指畸形，即掌指关节过伸，指间关节屈曲畸形（图 4-11）；如只缝一侧骨间肌及蚓状肌腱而忽略另一侧，则以后手指向缝合侧偏斜。术后治疗同前。

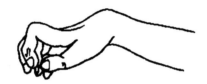

图 4-11　爪状指畸形

（3）腕部指伸肌腱断裂　手背至腕"S"形或弧形切口，肌腱近端往往回缩较远，纵行切开腕背侧韧带，直接缝合伸肌腱。如为多数肌腱，宜用双"十"字法缝合，各肌腱吻合点宜稍错开，使不在同一平面，以防粘连。缝合皮下组织和皮肤，但不缝腕背侧韧带。术后治疗同前。

（七）指伸肌腱中央腱束断裂（扣孔式畸形）

1. 临床表现与诊断

手指屈曲时，近侧指间关节背侧突出，该处易受损伤，常伴有中央束断裂。正常时中央束与两侧束均在手指轴的背侧，中央束断裂后，侧束仍可伸指。若不及时修复中央束，随着屈指活动，两侧束逐渐滑向掌侧，此时进行伸指活动，由于侧束的作用，反而使近侧指间关节屈曲，远侧指间关节过伸，形成典型的"纽扣"畸形（图 4-12）。

2. 治疗

◆新鲜的开放伤，可用抽出钢丝法吻合中央束，或用细丝线直接缝合，保持关节伸直位。如为闭合伤，可试用外固定 5 周，保持掌拇关节屈曲，近侧和远侧指间关节伸直。

◆陈旧性断裂时，若屈曲畸形小，可不处理。伸指差 30°以上，显著影响功能者，应手术

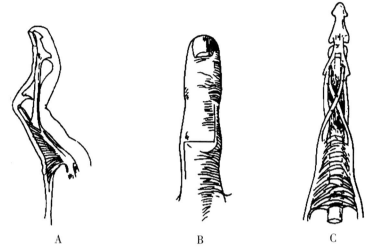

图4-12　利用侧腱束交叉修复中央腱束断裂

A.中央腱束断裂　B.切口　C.侧腱束交叉缝合

修复。除修复中央束外,应游离两侧束,于近侧指间关节背侧并拢缝合2针,也可取掌长肌肌腱游离移植。术后石膏托固定掌拇关节半屈曲位,近侧和远侧指间关节于伸直位用抽出钢丝缝合,约在5周末抽出,开始功能锻炼。

◆所有的扣孔式畸形,不一定都是由中央束断裂所引起,也可能是被直接挫伤或旋转牵拉造成中央束止点的撕脱或牵伸。扣孔式畸形可能在开始不明显,1个月或较长时间后由于中央束松弛造成肌肉的不平衡即可表现出来。如闭合型损伤应用保守治疗用夹板将近节指间关节固定在完全伸直位,远侧指间关节仍允许做主动屈曲活动。避免应用过大的压力,以防止皮肤出现压迫性坏死。伸直位固定4~6周,以后在晚间继续伸直固定数周。在扣孔式畸形中,指伸肌腱中央束回缩,侧束松弛,继则在它的背侧,横纤维断裂后向掌侧滑移。侧束向掌侧滑移导致近节指间关节屈曲;进一步侧束挛缩,使近节指间关节变为固定性的屈曲挛缩,而远侧指间关节过伸。

中央束断裂或撕裂的重建是比较困难的,因此手术不仅是要恢复损伤的中央束的功能,同时也应松解挛缩。

3.手术方法(Littler改良法)

手指背侧做多弧形切口,切口的中心在近节指间关节上暴露侧束,然后暴露支持韧带的横纤维,游离侧束止点,使侧束向背侧移位。在桡侧锐性分离,保留未损伤的侧束桡侧纤维,如此,远侧指间关节能主动伸直。将侧束完全游离,向背侧和近端移位,缝合在中节指骨的近1/3处的瘢痕组织和骨膜上,经缝合后,近侧指间关节可以完全伸直。用克氏针将它斜行固定,关闭伤口,支持韧带不应再缝合(图4-13)。

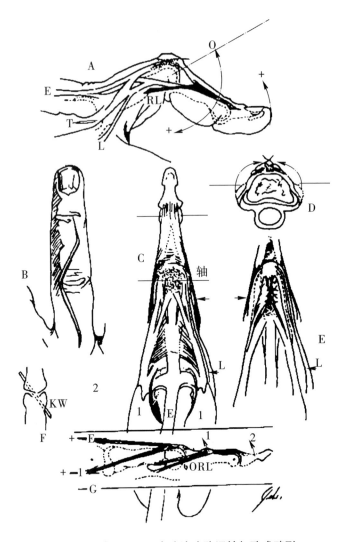

图 4-13　应用 Littler 方法治疗陈旧性扣孔式畸形

A. 典型的近节指间关节屈曲、末节指间关节伸直的扣孔式畸形,侧束掌侧移位　B. 背侧弧形纵切口　C. 除桡侧的侧束外皆游离　D 与 E. 侧束移向背侧,近侧相互缝合　F. 用克氏针将近侧指间关节固定于伸直位　G. 近侧指间关节被指伸肌腱帽拉直,远侧指间关节被蚓状肌拉直

4. 术后治疗

术后 3 周拔除克氏针,开始做保护性的活动。

5. 其他原因造成的扣孔式畸形

扣孔式畸形也可在近侧指间关节微屈时的扭转性损伤而造成。当扭转时造成近节指骨外髁由关节囊穿破,位于中央束与侧束之间。指骨髁的突出造成指伸肌腱侧束向掌侧滑脱。此种损伤指伸肌腱中央束不一定破裂。血肿及局部肿胀发生后,近节指间关节即不能完全伸直而处于屈曲位,半脱位的侧束缩短,髁维持在突出位。横网状韧带挛缩使侧束持久滑脱。经实验证实近侧指间关节向掌侧脱位也能形成此种畸形,完全性中央束及侧副韧带断裂也能造成此种畸形。此种损伤的修复是切断横支持韧带,使侧束移向中央。如完全撕裂,则应再修复侧副韧带。用克氏针固定近侧指间关节于完全伸直位3周,3周后拔除克氏针,同时逐渐锻炼近侧指间关节,但在夜晚仍要将手指固定于伸直位直至能主动伸直。

(八)指伸腱帽损伤

1.解剖

指伸肌腱于掌指关节背侧向近节指骨伸延时,分出横行和斜行纤维向两侧扩展变薄,成为指背腱膜的扩张部称腱帽。它与两侧的骨间肌和蚓状肌相连,协同完成伸指功能。腱帽近端与掌指关节关节囊和侧副韧带紧密相连,保持指伸肌腱位于掌指关节背侧的中央,保证掌指关节的正常屈伸功能。

2.临床表现与诊断

指伸肌腱腱帽近端一侧横行纤维损伤,则指伸肌腱将向掌指关节的另一侧滑脱(图4-14)。此时除非将指伸肌腱复位,掌指关节将不能伸直;并且即使用手法使指伸肌腱复位,一旦屈曲手指,指伸肌腱又将立即再次滑向一侧,严重影响手的功能。

3.治疗

新鲜损伤只要将断裂的腱帽相对缝合,伤指于掌指关节伸直位固定3周后进行功能锻炼,疗效良好。若损伤不久,腱帽组织尚完整,仍可直接缝合(图4-15)。病程较长的陈旧性损伤,因断裂的腱帽组织已瘢痕化,不能直接缝合,可采用一翻转的指伸肌腱瓣修复,纠正指伸肌腱的滑脱(图4-16)。术后用石膏托将患肢掌指关节于中度屈曲位固定3~4周,然后拆除外固定,进行掌指关节屈伸功能锻炼。

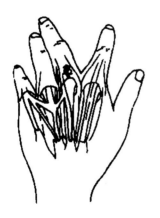

图4-14 腱帽损伤的手指畸形

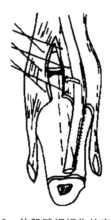

图4-15 伸肌腱帽损伤的直接缝合

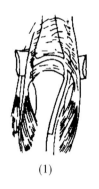 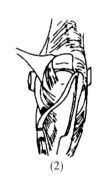 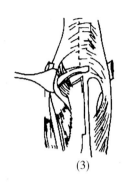 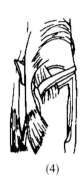

(1)　　　　　　　(2)　　　　　　　(3)　　　　　　　(4)

图 4-16　伸肌腱帽损伤的指伸肌腱瓣翻转修补法

(九)伸腕、伸指、伸拇功能重建手术

伸腕、伸指和拇指桡侧外展功能丧失,可用前臂屈肌移位重建其功能。临床上被公认是标准的和最好的肌腱移位组合方式,是用旋前圆肌移位重建桡侧腕长、短伸肌,尺侧腕屈肌移位重建指总伸肌,掌长肌移位修复拇长伸肌的方式。

其他的伸腕、伸指功能重建方式:①用旋前圆肌移位修复桡侧腕长、短伸肌,用中指的指浅屈肌移位修复指总伸肌,用小指的指浅屈肌移位修复拇长伸肌和示指伸肌,以及用桡侧腕屈肌移位修复拇长展肌和拇短伸肌。②用旋前圆肌移位修复桡侧腕短伸肌,用桡侧腕屈肌移位修复指总伸肌,用掌长肌移位修复拇长伸肌。

1. 伸腕功能重建术

(1)适应证　前臂屈肌移位,修复伸腕、伸指功能,要求手的屈肌功能良好,被移位的肌肉肌力正常或接近正常(达 4 级)。

(2)麻醉和体位　臂丛阻滞麻醉。患者平卧于手术台上,患肢置于上肢手术台上。

(3)手术步骤　①前臂中段桡背侧、肱桡肌与桡侧腕长伸肌间作 6～7 cm 长纵切口(图 4-17)。②肱桡肌与桡侧腕长、短伸肌腱间分离,显露旋前圆肌腱在桡骨中 1/3 桡侧面及背面的止点。将肌腱连同其止点处的骨膜从桡骨上切下,并向近端分离至肌腹与肌腱接合处。

③将旋前圆肌腱插入桡侧腕长、短伸肌腱内。腕背伸 30°～40°,用血管钳抽紧旋前圆肌腱,向近端抽紧桡侧腕长、短伸肌腱的近端,将肌腱牢固的缝合。然后将旋前圆肌腱反折后缝合于其肌腱的近端。　缝合后前臂在水平位腕关节处于 15°～20°位而不下垂为最理想的肌肉张力。如肌腱缝合后腕关节下垂,应拆除缝合线,重新调整肌张力并重新缝合肌腱。

(4)术后处理　如伸腕和伸指功能全部丧失,或伸指功能丧失,采用上述方式修复后,应用前臂掌侧石膏托将腕关节固定于背伸 30°～40°位,示指至小指掌指关节伸直 0°位,拇指背伸伸直位。如单纯伸腕功能丧失,肌腱移位重建伸腕功能后,仅用前臂掌侧石膏托将腕关节固定于背伸 30°～40°位,手指无须固定。上述石膏托固定 4 周,4 周后去除石膏托锻炼手部功能,并辅助物理康复治疗。

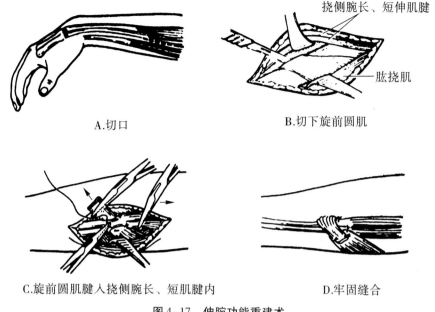

A.切口　　　　　　　　　　　　　B.切下旋前圆肌

C.旋前圆肌腱入挠侧腕长、短肌腱内　　　　　D.牢固缝合

图 4-17　伸腕功能重建术

2.伸指功能重建术

伸指功能重建术的适应证、麻醉、体位与术后处理与伸腕功能重建术相同。

手术步骤：

前臂下段背侧做弧形切口；前臂卜段尺侧做"L"形切口,再于前臂中远 1/3 交界处、掌长肌腱前面做一小横行切口(图 4-18)。

将掌长肌腱在腕横纹处切断,向近端游离 4~5 cm 后,在前臂中远 1/3 交界处的小切口内将其抽出。于掌横纹尺侧将尺侧腕屈肌腱切断,将肌腱与肌腹向近端游离至前臂中远 1/3 交界处。在分离尺侧腕屈肌时,主要勿损伤其深面的尺动脉和尺神经。

前臂远端背侧切口显露指总伸肌腱和拇长伸肌腱。切除覆盖肌腱表面的前臂筋膜,以减少术后肌腱发生粘连的机会。

前臂远端背侧切口,向尺侧腕屈肌分离处近端做宽松的皮下隧道;在切口的桡侧向前臂中远 1/3 处掌侧的小横切口做皮下隧道。然后将尺侧腕屈肌腱和掌长肌腱分别从尺侧和桡侧的皮下隧道拉至背侧切口。如尺侧腕屈肌肌腹低,体积大,需在移位越过皮下隧道之间切除过于臃肿的肌腹。止血后缝合前臂掌侧切口。

将尺侧腕屈肌腱插入指总伸肌腱内,将腕关节背伸 30°~40°,示指、中指、环指和小指的掌指关节伸直 0°位,用血管钳抽紧尺侧腕屈肌腱和向近端方向抽紧指总伸肌腱,然后逐一缝合肌腱。将尺侧腕屈肌腱远端剩余部分水平剖开,切除上面一半,将下面一半肌腱反折,与尺侧腕屈肌腱近端处缝合。肌腱移位缝合后,腕关节于背伸 15°~20°时,示指、中指、环指和小指的掌指关节处于伸直 0°位而不下垂,说明肌腱缝合时的张力适宜。如他们的掌指关节下垂,说明肌腱缝合时的张力过低,应拆除全部缝线,调整张力后重新缝合。如仅有一个手指的掌指关节在上述位置发生下垂,说明该指的指总伸肌腱的张力不足,或遗落了缝合,可于肌腱缝合处做缝缩缝合或补充缝合。

　　将掌长肌腱插入拇长伸肌腱内。将拇指放在伸直位置,抽紧肌腱做编织缝合。缝合后再将掌长肌腱反折,缝合于掌长肌腱的近端内。肌腱移位后,当拇指被动外展时,拇指被动伸直功能良好,说明肌腱缝合张力合适。如拇指伸直不足,应拆除缝线,调整张力后重新缝合。

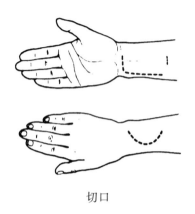

切口

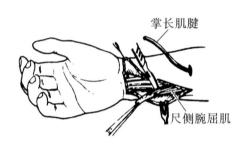

游离掌长肌腱、尺侧腕屈肌腱及其肌腹

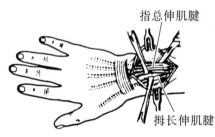

显露指总伸肌腱及拇长伸肌腱

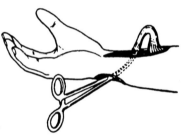

移位尺侧腕屈肌腱与掌长肌腱

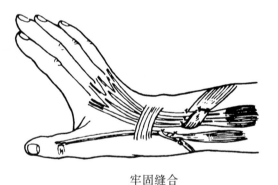

牢固缝合

图4-18　伸指功能重建术

二、指屈肌腱损伤

(一)概述

1.表现特点

◆当一个手指的指浅及指深屈肌腱完全断裂时,该手指既不能屈曲近节指间关节,又不能屈曲末节指间关节。

◆当指深屈肌腱单独断裂时,则末节指间关节不能屈曲;如未断裂,则在近节指间关节稳定的情况下末节指间关节能主动屈曲。

◆当指浅屈肌腱断裂而指深屈肌腱正常,检查者固定两相邻手指于完全伸直位,则受伤的手指不能屈曲近节指间关节。

◆当拇长屈肌腱断裂,则在拇指掌指关节稳定的情况下,不能主动屈曲拇指的指间关节。

◆当在腕部掌侧的开放性损伤,虽然已有手指的指屈肌腱断裂,在腕部。

各指屈深肌之间有相互交通,因此,虽然指屈肌腱已断裂仍能主动屈曲手指。

上述检查不能说明肌腱的部分断裂,在肌腱部分断裂时,可因疼痛而使活动完全受限,这时与肌腱的完全断裂相似。

2.处理

(1)Ⅰ区(前臂区)　从肌腱起始部至腕管近侧,即前臂下1/3处,此区屈肌腱较多,有腱周组织及周围软组织保护(图4-19),粘连机会较少。如条件合适,可在此区一期缝合屈肌腱,效果常较好。注意避免吻合口在同一平面,以减少粘连,必要时只缝合指深屈肌腱。

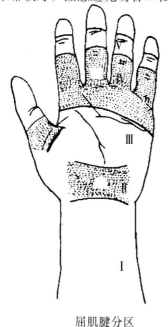

屈肌腱分区

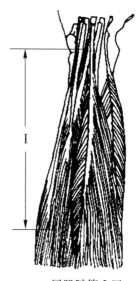

屈肌腱第Ⅰ区

图4-19　屈肌腱体表分区及其第Ⅰ区

（2）Ⅱ区（腕管区）　腕管内有9条肌腱及正中神经,空间较小(图4-20);正中神经位置浅,常与肌腱同时损伤。处理时,切开腕横韧带,只缝合指深屈肌腱,吻合口不可在同一平面,必须同时吻合正中神经。

（3）Ⅲ区（手掌区）　腕横韧带远侧至腱鞘入口部肌腱断裂后可限制其近端回缩(图4-21),蚓状肌段可同时修复深、浅肌腱,用蚓状肌覆盖深肌腱吻合处,防止与浅肌腱粘连。蚓状肌至腱鞘段,可一期吻合深肌腱并切开部分腱鞘。

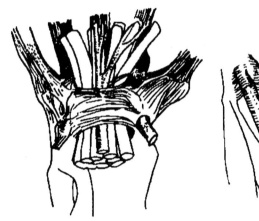

图 4-20　屈肌腱Ⅱ区

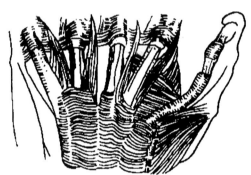

图 4-21　屈肌腱Ⅲ区

（4）Ⅳ区（腱鞘区）　从腱鞘开始至中节指骨中份指浅屈肌的附止处,在这一区域段内,深、浅屈肌腱被限制在狭小的腱鞘内,伤后易发生粘连,处理效果较差,故又称"无人区",过去认为此区内肌腱损伤应留待二期要用肌腱移植修复,由于显微外科及肌腱吻合技术的进展,在"无人区"早期做肌腱吻合的成功率已很高。目前一般认为,如系指浅屈肌腱单独断裂可不吻合,以免粘连;深、浅肌腱同时断裂,仅吻合深肌腱,同时切除浅腱及吻合口附近的腱鞘,但要保留滑车。现多主张在显微外科技术支持下同时修复指深、浅屈肌腱。

此区域的肌腱损伤,可有3种情况。①在鞘管的近端,浅肌腱在浅层,单纯的浅肌腱断裂,指屈功能障碍不大,断裂的肌腱无须缝合。②在鞘管的远端深肌腱位于浅层,深肌腱单独断裂后,在条件许可时,应予缝合,同时切除吻合点附近的鞘管。③若深、浅肌腱均断裂时,指屈功能完全丧失,应争取做早期肌腱修复。为了减少粘连,只应缝合深肌腱,将浅肌腱远、近端各切除一段,鞘管也应部分切除。切除的范围,以手指充分屈伸时,深肌腱吻合点接触不到切除鞘管边缘及浅肌腱断端为标准。虽然如此注意操作,术后仍不免发生粘连,晚期须做肌腱松解术,以恢复指屈功能。

拇指相当此区域内,只有1条拇长屈肌腱,断裂后处理虽然不像其他手指复杂,但亦有特点。①拇指在掌指关节掌侧有2枚并列的籽骨,中间形成一狭窄通路,很像两山之间一峡谷,拇长屈肌腱正从此"峡谷"通过,正常的肌腱可在其间自由滑动,肌腱断裂易致成牢固的粘连,等于在该处形成止点,而失去屈拇的作用。②拇长屈肌腱在掌指关节附近断裂,不宜做直接缝合,如条件许可,早期可做肌腱延长,将近端前移至拇指末节原肌腱止点处,以避免在籽骨的附近缝合肌腱。③拇长屈肌的肌腱起自肌腹的一边,从该处将肌腱做"Z"形切断并向远侧延长,将断腱远段从止点处切除,将近段断端固定在拇指末节掌侧基底原肌腱的止点处。

(5)Ⅴ区(深肌腱抵止区) 从中节指骨中份至深腱抵止点(图4-22),该区只有指深屈肌腱,断裂后应争取早期修复,切除该区腱鞘,直接缝合断端。若为抵止点1 cm以内的断裂,可将腱端前移,即切除远断端,将近断端重新附着在止点。

(6)延期修复 任何一区如合并有严重伤口污染情况或有软组织缺损,以及操作技术有困难等,则应做延期修复,在需要立刻做其他外科手术时,肌腱的处理也应延期进行,延期2~3 d,待创口清洁后及其他急需处理完成后再做肌腱修复,也不会增加手术后的并发症。

(二)指屈肌腱滑车重建

指屈肌腱的腱组滑车损伤时,做游离肌腱移植以前,指屈肌腱的A_2与A_4滑车应完整,一旦有滑车缺损时,则应先重建滑车后再进行游离肌腱移植。但要在患指无骨折及无神经血管缺损、皮肤无严重瘢痕时,才能进行此种手术。

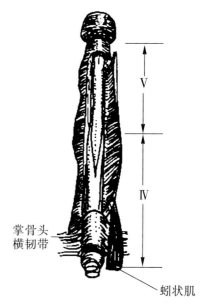

图4-22 屈指肌腱Ⅳ、Ⅴ区

年轻人的效果比老年人好,多次手术会导致关节僵硬、过多的瘢痕组织,以及老年人其他的并发症。滑车重建不应与游离肌腱同时进行,此2种手术应先做滑车重建,待3周后才能进行游离肌腱移植术。因游离肌腱移植后需做早期手指活动,但滑车重建后应与周围组织愈合后才能起滑车作用(图4-23)。

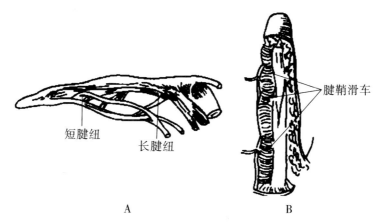

图4-23 指屈肌腱的腱纽、滑车

A.指屈肌腱的腱纽 B.屈指腱鞘滑车

1. 手术方法

做手指侧方正中切口或做掌侧多"Z"形切口,显露屈肌腱区域,切除瘢痕化的肌腱及周围瘢痕组织,特别是在远侧关节和在手掌中的 A_1 滑车系统,将肌腱在掌部切口处抽出,并予以切除。由指深屈肌腱蚓状肌起点开始至手指末节基底,置入一硅橡胶肌腱条(约 0.25 cm 宽,8~9 cm 长),近端与指屈深肌腱近蚓状肌处缝合,远端指骨末节基底部用一枚小螺丝钉固定。然后,应用一游离肌腱条在 A_2 与 A_4 滑车处进行交织缝合,重建滑车。不可交织在近侧指间关节上。此硅橡胶肌腱条近端可以缝于前臂或手掌部的无瘢痕组织中(图 4-24,图 4-25)。残留的深肌腱与蚓状肌相连结,以保持它的长度。然后,松松地缝合皮肤,在手背部放一背侧前臂石膏托。

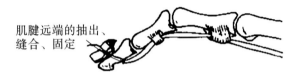

肌腱远端的抽出、缝合、固定

图 4-24　保留滑车的范围和部位

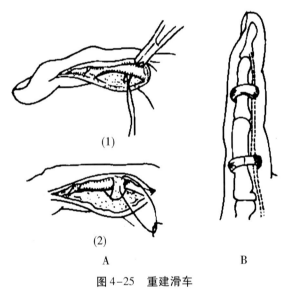

(1)

(2)

A　　　　　　　　B

图 4-25　重建滑车

A. 重建滑车的方法　B. 重建滑车的部位

2. 术后治疗

待术后手部肿胀消退,即可开始手指关节的被动操练,持续 6 周或更长一些时间,以后将硅橡胶条取出,而用游离肌腱移植来重建指屈深肌腱。

(三)指屈肌腱修复的两期手术

如病人有严重或广泛的瘢痕,关节有僵硬,或需要做神经吻合术的,在同时伴有指屈肌腱断裂时,应做肌腱二期重建术。

1. 第一期

第一期应包括切除指屈肌腱及肌腱床的瘢痕,但需要保留指屈肌腱的滑车系统。然后用涤纶交织的硅橡胶肌腱种植于肌腱鞘内,以维持肌腱切除后的通道,直至手指的被动活动和敏感性恢复。此腱条远端种植于末节指骨内,近端通过腱鞘及滑车下进入手掌部,如手掌部瘢痕多,则将吻合口缝合于前臂部,但不应缝合于肌肉或肌腱的近端,因这会使二期吻合的部位产生瘢痕。

做手指侧方正中切口或掌侧多"Z"形切口,暴露整个屈肌腱鞘。同时在手掌远侧横纹做一横切口,暴露指深屈肌及指浅屈肌腱。在手指末节残留 1 cm 长的指深屈肌腱,将多余的指深屈肌腱及指浅屈肌腱全部切除。仅保留无瘢痕的屈肌滑车系统,但 A_2 和 A_4 滑车必须保留。深入显露,切除瘢痕化的蚓状肌。将涤纶交织硅橡胶肌腱插至手掌部。如在手掌部瘢痕较多,最好将此硅橡胶肌腱拉向前臂腕关节以上平面。腱条的远端用一枚螺丝钉固定到末节指骨。腱条的近端缝在腕上或掌部的筋膜中。腱条安置妥后,被动屈曲手指,观察是否有弯曲倾向。

术后治疗:缝合伤口,患手用夹板固定。术后 2～4 周即可开始轻微地被动屈曲手指。如有滑膜炎现象存在,则应完全将手指制动。一般在术后 2 个月可进行第二期手术。

2. 第二期

第二期手术包括硅橡胶肌腱条的取出和移植肌腱的植入。

在末节手指侧方正中做切口,近侧手掌部或前臂做另一切口。取适当长度的游离肌腱,将它与硅橡胶肌腱的远端缝合,如需较长的移植肌腱,则应取跖肌,从近侧切口处抽出硅橡胶肌腱,按常规方法把移植肌腱植入末节指骨,然后,再将移植肌腱的近端与深肌腱相缝合。

术后治疗:与一般游离肌腱移植术后处理相同。

(四)指屈肌腱移植

1. 手术方法

切口由拇指的指甲基底部桡侧开始向掌骨中部,然后转向掌部,止于鱼际隆起的中部附近。将皮瓣向掌侧翻转,注意桡神经分支及其中伴行血管,不要被损伤,并随皮瓣翻转。继则分离在拇指前面的血管神经束,找出滑车,切开腱鞘。在掌指关节处留 1 cm 宽度的滑车,在近节指骨中1/3 处也应保留一斜行滑车。同时寻找拇长屈肌,注意不要进入指间关节或损伤它的掌侧软骨板。在腕横纹的近侧做一 2.5 cm 长横切口,找到拇长屈肌腱的近端,并将它抽出。取掌长肌腱一条,通过探条将此肌腱拉至拇指末节并种入末节指骨内。移植肌腱的近侧端在腕关节近侧平面与拇长屈肌腱上端缝合,维持张力在当腕关节于中立位时指间关节可微屈,用5/0 号尼龙线缝合伤口,应用石膏托将腕关节掌屈45°及指间关节在伸直位固定。

2. 术后治疗

术后 3 周拔除不锈钢丝,开始非辅助下的主动活动锻炼,术后 7 周可以在辅助下主动屈曲拇指及完全伸直拇指。

3.粘连松解

游离肌腱移植术后,因肌腱与周围组织粘连,而手指不能主动活动,但被动活动佳,则必须在术后 3 个月以后进行一次粘连松解术,如肌腱松解手术做的时间太晚,则关节会变得僵硬,千万不要使关节变为僵硬。肌腱粘连松解术,是一项精细的操作,暴露要比原来的切口还要大一些,要充分看清楚肌腱粘连在何处,同时应用锐性松解及彻底止血,最好应用局部麻醉或神经阻滞麻醉。在手术时可让病人自己主动活动,在直视下看到肌腱全部没有粘连,在伤口内注入醋酸氢化可的松以防止发生粘连。术后应立即活动,肌腱粘连后,造成肌腱断裂的发生率高于 10% ,目前认为,应用新方法进行肌腱游离移植,即一期应用人工硅橡胶肌腱,二期用肌腱游离移植,则可能不需要做肌腱粘连松解术。

(五)用作移植的肌腱

可用于作为肌腱游离的材料有掌长肌腱、跖肌腱、趾长伸肌腱、示指固有伸肌腱和指浅屈肌腱。

1.掌长肌肌腱

此肌腱经常作为游离肌腱移植的材料,主要是因肌腱的长度、直径能满足移植的需要;并且掌长肌取出后局部也不会出现畸形。但在正常人只有单侧掌长肌的为 85% ,两侧皆有的约为 70% ,故在术前应检查一下病人是否有掌长肌存在(图 4-26)。一般用拇指与小指做对掌动作或屈腕动作,即可清楚地了解此病人是否有掌长肌的存在。掌长肌腱扁平,有完整的腱周组织,最长可取到 15 cm,在前臂可以多做几个横切口,用皮钩将皮肤钩起,则可用长组织剪进行四周钝性分离,但不要破坏它的腱周组织,如此即可将掌长肌腱连同它的腱周组织一起取下,这样术后不会产生很大的瘢痕(图 4-27)。

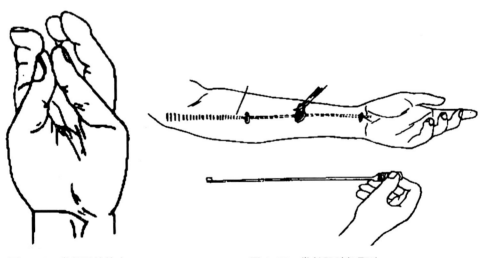

图 4-26　掌长肌的检查　　　　图 4-27　掌长肌腱切取法

2.跖肌腱

跖肌腱是全身最长的肌腱,它的肌腱组织比掌长肌长 1 倍,它的存在率为 93% ,位于跟腱的前内侧、足跟的近端。先在跟腱内侧做一纵向切口,正好在跟腱止点的前面,认清并与跟腱分开,将它在止点附近切断,然后用肌腱剥离器套入拉开,肌腱的远端用血管钳夹住,将它与别的肌筋膜分开,大约可取到25 cm长的肌腱,当遇到肌肉时则肌腱剥离器即遇到阻力,然后在阻力处做5 cm长的纵向切口,在直视下将此肌腱取出;如果没有肌腱剥离器,则可用数个横切口将此肌腱取下。一般在2个手指同时有指屈肌腱断裂,都需要做游离肌腱移植术时,可取此肌腱(图4-28)。

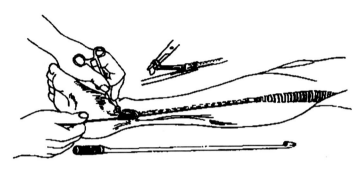

图4-28　跗肌腱切取法

3.趾长伸肌腱

此肌腱不同于掌长肌腱或跗肌腱那么容易取出,因为它们与周围组织相交接,特别在近侧的十字韧带,除小趾外,每一足趾都有趾短伸肌腱,所以切取后仍可伸趾,第2趾的趾长伸肌腱非常近足背动脉,因此,取第3趾的趾长伸肌腱比较简便。在足部做几个横切口,逐段分离可取出该肌腱。应用一长弧形切口,比较方便,但此种切口遗留的瘢痕较大(图4-29)。

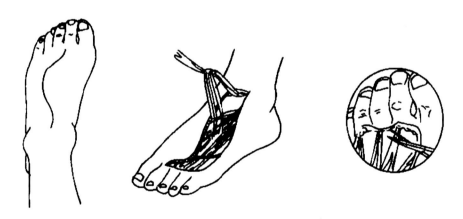

图4-29　趾长伸肌腱切取法

4.示指固有伸肌腱

此肌腱很少应用作为指屈肌腱移植的游离肌腱材料,因其肌腱较短,最长也只能取到8 cm。一旦应用时,可在指伸肌腱帽处做一切口予以切断,然后在腕背侧韧带的远端做一横切口,由近端将其取出,将肌腱的近侧断端缝至指总伸肌,有助于示指独立伸直。

5.指浅屈肌腱

指浅屈肌腱不能单独作为移植肌腱,但可结合截指或屈肌腱移植时采用。肌腱往往太厚,故移植时,中央部分会坏死,从而发生局部反应,导致粘连。肌腱可纵劈,使之变薄,但如此将有粗糙面,更易形成粘连,故很少使用,仅提供一种手术方式,以便选用。

(六)拇指掌指关节尺侧侧副韧带的完全性断裂

拇指掌指关节(图4-30)尺侧侧副韧带不完全断裂较为常见,虽然疼痛与肿胀可保持数周,但经过合适的休息后,功能可以得到恢复,通常采用拇指"人"字形石膏固定。尺侧侧副韧带完全性断裂较桡侧侧副韧带多见,由于它能造成捏夹动作不稳定,可导致较为明显的失用,临床上若有可疑,可与对侧拇指关节稳定性做比较,拇指亦可发生明显的病理性旋转,掌指关节在侧向应力下做正位X射线摄片并与对侧相比较,可以明确是否完全断裂。韧带亦可从指骨上撕脱一块小骨片,若该骨片无明显移位,可用拇指"人"字形石膏固定6周。

急性完全性断裂的韧带应做修复,若诊断延误已达1个月或更长一些时间,由于组织纤维性变,韧带修复就比较困难,若要进行修复,需在纤维组织内解剖出韧带,并将它重新附着到合适的位置。此时已分离的拇内收肌的腱性止点可向前移,并使其再附着于新的位置,以提供动力性的增强。若在伤后数月再做修复手术,应作移植术以重建韧带,可以用筋膜条或取掌长肌肌腱穿过韧带近侧和远侧附着处,或用拇短伸肌腱作移植,肌腱可襞裂一部分或用完整的肌腱,用丝线使其穿过骨组织,抽出后收紧缝合,重建韧带,若关节内已有关节炎病变或关节有较大的破损时,可施行掌指关节固定术。

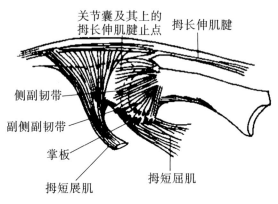

图4-30 拇指掌指关节

缝合术修复方法如下。

1.修复急性尺侧侧副韧带断裂

修复急性尺侧侧副韧带断裂可做一呈轻度弧形纵向切口,凸面在掌指关节的背侧、尺侧,或横径关节平面做枪刺状切口,保护桡神经浅支的终末支,此神经分布于拇指指腹外侧缘。辨明神经,由掌指关节背侧、外侧进入皮下脂肪层行向远侧,确定韧带部位,在撕脱处用最细的克氏针钻孔,穿过近节指骨的近侧部,在撕脱的韧带上做 Bunnell 穿出缝合,并将缝线的一端穿过指骨的钻孔(图4-31)。此时应将关节保持在轻度屈曲位,使缝线在桡侧有衬垫的纽扣上结扎,缝合创口之前,将缝线抽出钢丝拧成一股,穿出接近切口处的皮肤。此法也可用于韧带伴随有小骨片撕脱的完全性断裂或小骨片有移位者。

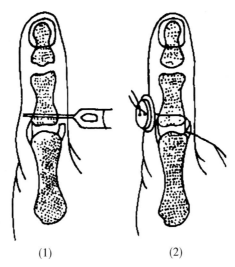

(1) (2)

图4-31 拇指掌指关节尺侧副韧带完全性断裂的一期修复

2. 应用拇短伸肌腱修复陈旧性尺侧侧副韧带断裂

在掌指关节处做一"Z"形切口,显露关节的背侧和尺侧,游离拇短伸肌腱,在肌腱附着处向近侧分离约5 cm至第1指骨基底部,切开拇收肌腱扩张部并显露关节,切除撕裂韧带处的纤维组织,使能较好地显露关节的尺侧。在拇短伸肌止点的桡侧向近节指骨尺侧掌面正常的韧带附着处钻一骨孔,将游离的肌腱穿过此孔,再在掌骨颈部相当于侧副韧带附着处钻一个横行的孔,将肌腱一端向近侧经过关节引入钻孔内,并用抽出钢丝使肌腱与骨组织相连结,钢丝结扎在桡侧的纽扣上。在肌腱进入骨孔之前应注意估计肌腱的长度并做穿出缝合,依次缝合关节囊和拇收肌扩张部,再缝合创口。拇指用石膏固定4周。石膏去除后,拇指还须用保护性敷料包扎或用可移除的夹板保护5周。

3. 拇指陈旧性尺侧侧副韧带断裂的修复

此法适用于韧带断裂至少已有1个月,因有瘢痕组织形成,撕裂的韧带识别困难者。若在关节活动时有摩擦感和疼痛,则宜施行关节固定术。

在拇指尺侧做一"V"形或倒"V"形切口,小心保护背侧和掌侧的感觉神经,翻开拇收肌腱膜,可见尺侧侧副韧带在关节囊内的起始处断裂并已被瘢痕组织取代。切断拇收肌腱,将尺侧侧副韧带形成一个基底部向近侧的"U"形瓣,在关节整复后,将"U"形瓣拉紧缝合。另在近节指骨尺侧相当于掌指关节远侧1 cm处钻孔,关节囊被收紧后,用抽出钢丝方法将拇收肌腱引入此骨孔内。缝合创口,手部用石膏固定至少4周,石膏去除后即可进行功能锻炼。

4. 拇指掌指关节陈旧性尺侧侧副韧带断裂的修复

尺侧侧副韧带断裂时常伴有拇内收结构损伤,因为尺侧侧副韧带掌侧面附连于近节指骨,故有掌侧不稳定的因素,易致近节指骨半脱位,应以早期手术为宜。若损伤已达 3 周或更长一些,则须施行肌腱移植术修复断裂的韧带(图 7-32)。

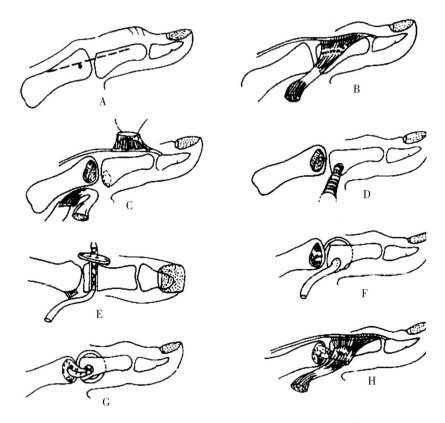

图 4-32 用游离掌长肌腱修复拇指掌指关节尺侧侧副韧带

取外侧中线切口,长约 3 cm,切口的中心位于拇指掌指关节尺侧(A),先辨别桡神经的感觉支,将它向背侧牵开,显露伸指结构背侧扩张部,在侧方中线切开,显露关节囊(B)。尺侧侧副韧带断裂的残端通常位于掌骨颈部。横经近节指骨基底部做一 2.8 mm 骨孔,仔细地使之出口于指骨尺侧掌面(C,D)。从掌长肌取得游离肌腱,其一端经"8"字形缝合后穿过指骨骨孔,将肌腱引出端缝合固定(E),另一端仍游离于尺侧(F)。再将移植肌腱的游离端拉向掌骨头平面,在尺侧侧副韧带残端两旁做平行的纵向切口,在切口之间将游离肌腱呈编织状穿过并穿入的肌腱与韧带牢固缝合(G)。如果副韧带残端不够牢固,可在掌骨头钻 2 个相邻的孔并形成隧道,将肌腱穿过缝合。移植肌腱的剩余游离端再回向远端掌面与移植肌腱平行部相互缝合(H)。使移植肌腱向掌侧附连有助于抵消指骨向掌侧半脱位的倾向。重叠缝合修复关节囊,缝合拇收肌扩张部,拇指石膏固定 4 周,接着用可移动的夹板保护 5 周。

(七)拇屈肌腱损伤

拇长屈肌起于桡骨掌面上 2/3 及骨间膜,止于拇指末节指骨基底部掌面,共分 5 区(图 4-33)。作用为屈曲拇指指间关节(图 4-34)。

新鲜肌腱损伤,如果没有特殊的理由都应该进行一期修复。对伤口污染严重、合并明显软组织血运障碍、断腱碎裂或有较大缺损等情况,不宜做一期修复(图4-35)。

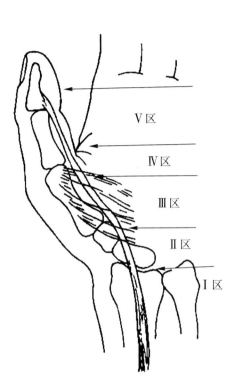

图4-33　拇长屈肌腱分区

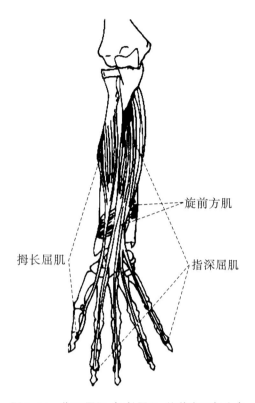

图4-34　指深屈肌、拇长屈肌、旋前方肌起止点

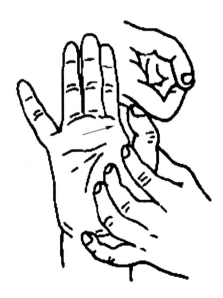

图4-35　拇长屈肌的检查

1. Ⅴ区

Ⅴ区损伤累及拇长屈肌腱,断裂后应争取早期修复。如果断裂处距止点在 1~2 cm 以内,可做一期缝合,采用断端前移的方法,将近端拇长屈肌腱向前移至末节指骨原抵止部,采用嘴式缝合,这样可避免粘连。断端距止点 1 cm 以上做直接断端缝合。

2. Ⅳ区

Ⅳ区为籽骨区,此区肌腱断裂直接吻合容易发生粘连。可在端端缝合后,加用周边连续缝合,并同时缝合腱鞘。也可将远侧段肌腱切除,在抵止部保留 0.5 cm,另外在腕上做切口,找出拇长屈肌,施腱延长术,将近侧断端前移缝合于该腱原抵止部,然后根据其张力缝合腱延长部分(图 4-36)。

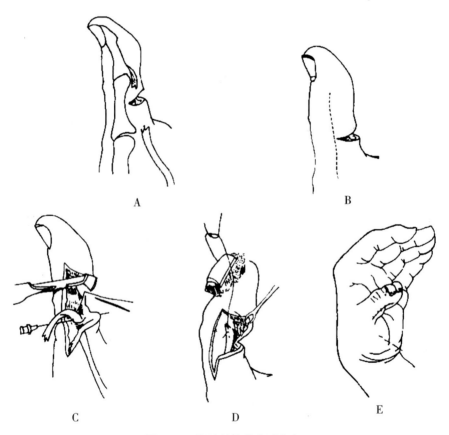

图 4-36 肌腱断端前移到止点

A.皮肤伤口及肌腱断裂部位 B.扩大原伤口 C.切除断腱远端 D.将断腱近端前移固定在原肌腱止点处 E.术后将拇指及腕关节制动在屈曲位

3. Ⅲ区

Ⅲ区为大鱼际区,该区拇长屈肌腱断裂其近端经常回缩至腕部。早期缝合时,应将腕关节和拇指间关节屈曲,寻找时应将肌腱顺原路将近端拉出使两断端对合,做简单的端端缝合;如肌腱近端需要在腕部另外做一切口才能找出,则要把肌腱在原位穿过拉至远端。此区肌腱损伤修复效果较好,拇长屈肌断裂应做一期缝合。

4. Ⅱ区

Ⅱ区为腕管区,在此区内9条肌腱和正中神经都可能损伤。修复的要求:①打开腕横韧带。②只吻合拇长屈肌腱、指深屈肌腱,切除浅肌腱,以增大空隙。③正中神经必须同时吻合。④各条肌腱不要吻合在同一平面。

5. Ⅰ区

Ⅰ区即前臂区,此区肌腱断裂均应一期缝合,特别注意不要将神经与肌腱错接。

屈肌腱修复后,须用一背侧石膏托从前臂至指端外固定。固定在腕关节和掌指关节屈曲、手指微屈或伸直位。4周去外固定,练习活动。

(八)指深屈肌腱损伤

1. 解剖与病因

指深屈肌腱在掌指关节以上呈卵圆形,位于指浅屈肌腱的深面。在指浅屈肌腱分裂成"V"形裂隙前,指深屈肌腱呈扁宽状,在"V"形裂隙尖处则明显变窄厚,其侧面与指浅屈肌腱相适应。在浅肌腱形成的裂沟中,深肌腱再度呈扁宽状,出裂沟后又变窄,其后腱又呈扁平扇状止于远节指骨底。指深屈肌腱的纤维束在近侧端呈平行排列,约在指浅屈肌腱分裂"V"形沟以上1～2 cm处,深腱掌侧的腱纤维束从腱的正中逐渐扭转,斜向下外先至腱的侧方再至背侧。在背侧,腱纤维束的排列方向由上外斜向下,深入背面中线,以后又继续斜行至掌面的正中线浅出,在同侧继续扭转。由此可见,深肌腱的纤维束在浅肌腱的纤维束发生扭转以前早已发生扭转,其纤维束除极少数交叉到对侧外,全部在同侧进行连续的扭转,原来在外侧的纤维束经过扭转形成内侧部分,而原来内侧的纤维束经过扭转形成外侧部分。从力学观点看,腱纤维的扭转使腱更为坚韧,也便于力的传递。指深屈肌腱的构造说明其在屈指活动中较指浅屈肌腱更强而有力(图4-37)。

指屈肌腱损伤很常见,除严重手掌面外伤外,手掌面锐器(如小刀、玻璃等)切割伤的皮肤伤口虽不大且整齐,却常伴有肌腱损伤;如果被忽视或漏诊,而仅缝合伤口,即造成陈旧性损伤。在某些特殊部位的肌腱损伤,如手指掌面Ⅱ区(无人区)的屈肌腱损伤,由于解剖结构复杂,初期修复比较困难,常仅缝合伤口,肌腱损伤留待二期修复。加之基层单位受技术能力的限制,使一些肌腱损伤失去了初期修复的机会。这些都可造成陈旧性屈肌腱损伤。

2. 临床表现与诊断

手部指深屈肌腱损伤主要引起手指屈曲功能障碍。当手处于休息位时,伤指呈伸直状态。它与手指因关节强直引起的手指屈曲功能障碍的区别是该指被动屈曲功能正常。如手指部单纯指深屈肌腱损伤,因指浅屈肌腱功能正常,仅出现手指末节屈曲功能障碍(图4-38)。

3. 治疗

新鲜的肌腱损伤,如果没有特殊的理由,都应该进行一期修复。因为晚期的肌腱修复手术,由于肌腱断端的粘连及断腱的回缩等,会给手术增加困难,而且还会使病人多增加一次手术的痛苦。不整洁的肌腱损伤,断腱碎裂或有缺损,不能做直接缝合,也不宜做一期修复。

肌腱断裂,合并有明显软组织血运障碍的,不宜做一期缝合。

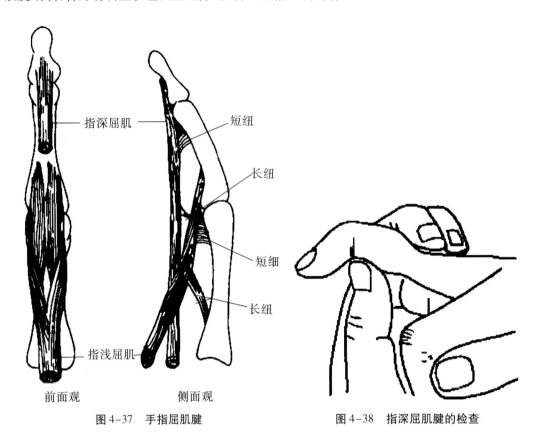

图 4-37　手指屈肌腱

图 4-38　指深屈肌腱的检查

(九)指浅屈肌腱损伤

在掌指关节水平,指浅屈肌腱呈扁平状,逐渐变薄加宽,至近节指骨中部时,分裂为两半,形成"V"形裂隙。以后分裂的腱板纤维经过扭转,围绕深肌腱的侧方而至其背侧,彼此交叉至对侧,又形成一个倒"V"形裂沟,经过交叉的纤维最后止于中节指骨底。

指浅屈肌腱在腕部分为 2 层,至第 3、4 指者位于浅层,至第 2、5 指者位于深层。至第 2、3、4 指的肌腱粗细相同,但到第 5 指者为一很薄的腱条。指浅层肌腱在腕部分散,彼此不连接,当其经过腕管到达手掌时,与其深面的指深屈肌腱伴行,直到手指腱鞘。指浅屈肌腱进入鞘管后,立即分成两半,合抱其下面的深肌腱。分成的两半在未附着第 2 节指骨掌面两侧之前,于近侧指间关节部位,有相当长的一段又重新连接。指浅屈肌腱的止点紧靠手指腱鞘附着处,位于手指皮肤的横纹或稍远侧的割伤,常伤及此腱。指深屈肌腱完全被离断后,缩回至指根部,而指浅屈肌腱的两半则在其线形附着的起点远侧被离断。指浅屈肌腱附着于近侧指间关节的关节囊及近侧指骨远端的三角形短腱组,可当作腱的真正附着一部分,结果是指浅屈肌腱保存了它的止点近侧部分,仍有相当功能,主要依靠关节部分残留的瘢痕(图4-39)。

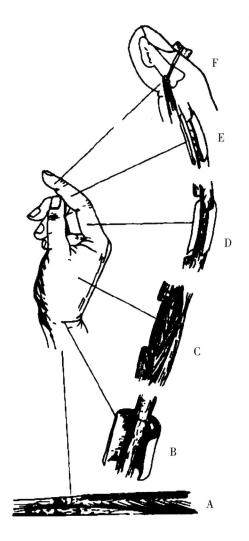

图 4-39　手部屈肌腱损伤后修复的原则

　　A.前臂区:一期缝合　B.腕管区:指深屈肌及拇长屈肌缝合,腕横韧带切开减压　C.手掌区:指深肌缝合后,蚓状肌覆盖吻合口　D.近节指骨区:指深屈肌缝合,指浅屈肌及附近的腱鞘切除　E.中节指骨区:指深屈肌缝合,附近的腱鞘切除　F.指深屈肌止端附近断裂,做肌腱前移

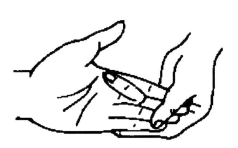

图 4-40　指浅屈肌腱检查

当腕关节伸直而手指从充分伸直位到各指间关节完全屈曲时,如指浅、深屈肌腱都完整,手指的屈曲应从近侧指间关节开始,继以远侧指间关节,如仅存在指深屈肌腱,运动的次序相反。诊断指浅屈肌腱是否损伤时,要注意排除指深屈肌收缩的影响。由于指深屈肌共用一个肌腹,故可握住2个邻指于完全伸直位,以固定指深屈肌腱于紧张状态,使4个手指的指深屈肌均不能发生屈指作用。如指浅屈肌腱断裂,则不能主动屈曲近侧指间关节(图4-40)。否则,如指浅屈肌腱未断,则能主动屈曲近侧指间关节。如果部分断裂,则该指活动时可因疼痛而受限。

指浅屈肌腱虽然对手指屈曲有一定作用,但切除后对手指屈曲影响较小,如果深、浅屈肌腱同时断裂,仅修复深肌腱比同时修复深、浅肌腱要好,因为在后一种情况下往往会引起粘连。

(十)屈指功能重建术

◆拇长屈肌腱——肱桡肌腱修复拇长屈肌。

◆示指、中指指深屈肌腱——将示指、中指的指深屈肌腱在腕上与环指和小指的指深屈肌腱行边对边缝合(图4-41),要求被缝合肌腱的张力相同。

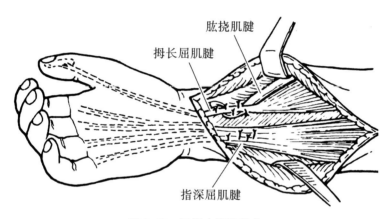

图4-41　屈指功能重建术

◆示指、中指、环指和小指的指深屈肌腱——桡侧腕长伸肌腱移位重建示指、中指、环指和小指的指深屈肌功能。

在所有的前臂屈肌群与手的内在肌功能全部丧失的情况下,通常用桡侧腕长伸肌腱移位重建示指、中指、环指和小指的指深屈肌功能,用肱桡肌腱重建拇长屈肌功能(图4-42)。虽然桡侧腕长伸肌移动范围只有30 mm,但指深屈肌的移动范围为50 mm,因此在肌腱移位时,可将4个手指都在同一屈曲角度且屈指幅度较大的位置进行缝合,并在做伸腕动作时,还能通过肌腱张力的作用,使手指获得更充分的屈指活动范围和力量。

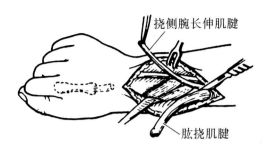

游离肌腱

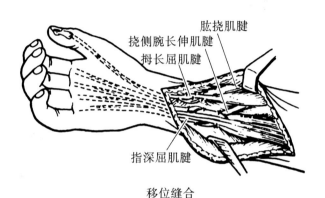

移位缝合

图 4-42　屈指功能重建术

(十一)拇指对掌功能的重建手术

拇指的对掌动作,是手部最重要的基本动作,手部之抓、握、拿、钳、夹等操作有赖于此。正由于有了对掌运动,人类的手动作才能极其灵巧精细,稳定有力。一旦对掌功能丧失,将会对劳动和生活带来很大困难。拇指对掌运动不是单一肌肉的动作,而是大鱼际肌组在个平面上运动的综合。完成对掌动作,要求在腕掌关节、掌指关节和指间关节 3 个运动部分同时进行活动。腕掌关节是一个鞍状关节,具有双轴运动的特点,可以进行屈伸,同时又能配合内收与外展运动进行旋转动作。掌指关节可以伸展和屈曲,兼有少量内收与外展活动。至于拇指之指间关节,则是一个只能伸屈运动的单轴关节(图 4-43)。

1. 作用于拇指的 3 个运动部分之肌肉

(1)经拇指掌腕关节作用在第一掌骨的肌肉

外展运动:拇短展肌,拇长展肌,拇短伸肌。

内收运动:拇收肌,拇长伸肌,第一骨间背侧肌。

屈拇运动:拇短屈肌,拇指对掌肌。

伸拇活动:拇短伸肌,拇长伸肌。

(2)经拇指掌指关节在第一指骨的肌肉

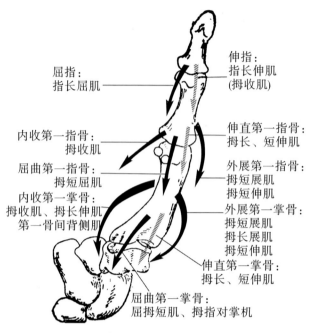

图 4-43　拇指对掌运动 3 个组成部分的肌力作用示意

图中标注：

屈指：指长屈肌

伸指：指长伸肌（拇收肌）

内收第一指骨：拇收肌

伸直第一指骨：拇长、短伸肌

屈曲第一指骨：拇短屈肌

外展第一指骨：拇短展肌　拇短伸肌

内收第一掌骨：拇收肌、拇长伸肌　第一骨间背侧肌

外展第一掌骨：拇短展肌　拇长展肌　拇短伸肌

伸直第一掌骨：拇长、短伸肌

屈曲第一掌骨：屈拇短肌、拇指对掌机

外展第一指骨运动：拇短伸肌(其伸拇作用少)，拇短展肌(还能伸第 指骨)。

内收第一指骨运动：拇收肌(又能伸直第二指骨)。

（3）经拇指指间关节作用在第二指骨上的肌肉

伸指动作：拇长伸肌。

屈指活动：拇长屈肌。

拇指在进行对掌运动时，必须从拇指休息位或内收、伸直位开始。首先拇长展肌与拇短展肌一起收缩，使拇指外展，进而，拇短屈肌和拇指对掌肌收缩，使第一掌骨屈曲。此时，腕掌关节之鞍状关节面赋予运动转向对掌位之弧形旋转，拇短展肌和拇收肌又作用于拇指背侧之伸肌腱帽上，使第二指节伸直，而拇长屈肌却对抗拇短展肌和拇收肌之伸指力量，稳定拇指第二指骨，对掌才有力。拇指对掌运动时，腕部之桡侧腕长、短伸肌也同时收缩，使第Ⅱ、Ⅲ掌骨伸展，固定腕关节于背伸位，便于示、中、环、小指各指之掌指关节与指间关节屈曲，并能灵巧地与拇指相对合，完善对掌功能的动作。可见对掌运动十分复杂，必须充分加以认识。

2. 对掌功能重建手术

对掌功能重建手术可以分为肌腱手术和骨性手术。只有丧失肌腱转位条件时，才考虑骨性手术。

肌腱转位重建对掌功能的手术方法很多，主要是随动力肌的选择、肌腱转位的方向和止点固定的不同处理而异。但是，肌腱转位的基本条件和要求却是相同的，它包括以下几个原则。

◆拇指之腕掌关节、掌指关节和指间关节的被动活动必须良好，关节或肌腱的任何粘连以及影响关节活动的皮肤挛缩瘢痕,必须在肌腱转位手术前给予纠正。

◆选择的动力肌肌力必须在"4"级左右,因为转位后肌力一般有所减退,容易遇到强有力的对掌运动,动力肌的肌力必须强壮。

◆要建立一个良好的滑车结构来调整肌力的方向。滑车结构要求:①部位固定不移;②必须与拇指距离较远,使对掌动作有较宽广的范围;③滑车的位置,尽量要求转位的肌腱与拇指对掌运动一致,把转位肌腱引向止点,以获得最强的拉力。

◆皮下隧道方向要准确,宽度合适,以保证肌腱活动时不致弯曲或偏移。

3. 环指指屈肌腱移位重建拇指对掌功能术

(1)手术步骤 ①前臂远端掌侧做弧形切口,另于环指掌指关节掌侧做一小横切口(图4-44A)。在上述两切口内显露环指的指浅屈肌腱。再在掌部切口处将指浅屈肌腱切断,并将其从前臂掌侧切口抽出(图4-44B)。②拇指掌指关节背侧做"S"形切口。用血管钳经此切口,沿拇短展肌的轴线,在鱼际部做皮下隧道。经此隧道将环指的指浅屈肌腱拉至拇指掌指关节背侧切口处(图4-44C)。③缝合掌部及前臂远端掌侧切口。在拇指掌指关节背侧切口处,在腕关节被动屈曲40°~50°位,拇指极度外展和伸直位下,将环指指浅屈肌腱先缝在拇短展肌腱上,然后将其远端穿经拇长伸肌腱下,与拇长伸肌腱缝合后再反折其残端缝回原

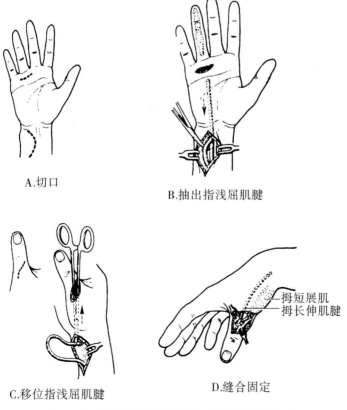

A.切口

B.抽出指浅屈肌腱

C.移位指浅屈肌腱

D.缝合固定

拇短展肌
拇长伸肌腱

图4-44 环指指屈肌腱移位重建拇指对掌功能术

肌腱上(图4-44D)。④缝合拇指掌指关节背侧切口。在术中,当肌腱移位缝合后,需检查其移位后效果,如将腕关节被动背伸,拇指被动对掌充分,说明肌腱缝合的张力适合,且肌腱通过拇短展肌轴线。如果当腕关节被动背伸,拇指内收不能对掌,说明移位肌腱在鱼际部的皮下隧道中偏离了拇短展肌轴线,偏于轴线背侧。如当腕关节被动背伸,拇指屈曲而不能对掌,说明移位肌腱在鱼际部的皮下隧道中偏于拇短展肌轴线的掌侧。

(2)术后处理 术后应用虎口"U"行石膏托,将拇指固定在屈腕40°~50°,拇对掌、伸直位。4周后拆除石膏托进行拇指对掌锻炼,并辅助物理治疗。

4.尺侧腕伸肌腱移位重建拇指对掌功能术

(1)手术步骤 ①前臂远端掌侧做弧形切口,显露和分离掌长肌腱。将掌长肌腱在腕横纹处切断,并从前臂中1/3掌侧小切口抽出,切取10~12 cm长掌长肌腱(图4-45A)。②前

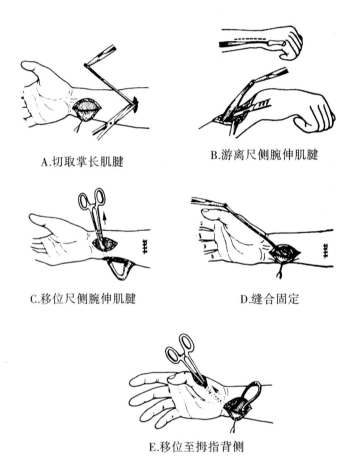

A.切取掌长肌腱   B.游离尺侧腕伸肌腱

C.移位尺侧腕伸肌腱   D.缝合固定

E.移位至拇指背侧

图4-45　尺侧腕伸肌腱移位重建拇指对掌功能术

臂背侧远端1/3处,沿尺侧腕伸肌腱桡侧缘做一个7~8 cm长纵切口,显露尺侧腕伸肌腱。将该肌腱在靠近止点处切断,然后向近端充分游离(图4-45B)。③将尺侧腕伸肌腱经皮下隧道从背侧拉至前臂远端掌侧切口内(图4-45C)。④将作为移植肌腱的掌长肌腱一端,与尺侧腕伸肌腱远端做编织缝合,以延长尺侧腕伸肌腱(图4-45D)。缝合背侧切口。⑤于拇

指掌指关节背侧做"S"形切口。经此切口,沿拇短展肌轴线做皮下隧道。将掌长肌腱经皮下隧道从前臂下端掌侧切口拉至拇指背侧切口(图4-45E)。⑥缝合前臂掌侧切口。于腕屈曲40°-50°位,拇指充分对掌、伸直位下,将掌长肌腱缝于拇短展肌腱与拇长伸肌腱上(图4-45D)。

(2)术后处理 本法的术后处理与环指指屈肌腱移位重建拇指对掌功能术相同。

5.小指展肌移位重建拇指对掌功能术

小指展肌与拇短展肌为协同肌,用小指展肌移位修复拇指对掌功能,移位后易于作功能锻炼,并可改善萎缩的鱼际外观。

(1)手术步骤 ①手尺侧沿小指展肌轴线做纵向切口,近端起自豌豆骨和尺侧腕屈肌腱止点处,远端至小指近节基底内侧(图4-46A)。②显露小指展肌,将其在伸肌腱扩张部和近节指骨底部的止点切断,并向近端游离至腕豆骨和尺侧腕屈肌腱的近端(图4-46B)。注意保护在腕豆骨远端越1 cm处进入该肌的血管神经蒂,避免损伤之。③拇指掌指间关节桡侧做纵向切口,长2~3 cm。从小鱼际近端向此切口用血管钳做一皮下隧道。④将小指展肌做180°翻转,将其远端从小鱼际切口拉至拇指桡侧切口内(图4-46C)。⑤将拇指置于对掌位,然后将小指展肌腱缝于拇短展肌腱与伸肌腱扩展部上(图4-46D)。

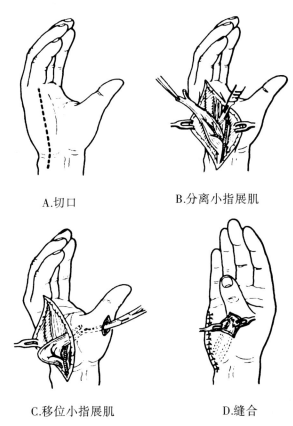

A.切口　　　　　　　　B.分离小指展肌

C.移位小指展肌　　　　　　D.缝合

图4-46 小指展肌移位重建拇指对掌功能术

（2）术后处理　术后用前臂至拇指背侧石膏托将拇指固定在外展位。4周后去石膏托进行功能锻炼，并辅助物理治疗。

6.拇短屈肌移位重建拇指对掌功能术

拇短屈肌和拇短展肌的起点约有1/2部分相互重叠，两肌腹近端约有1/3部分相互重叠，拇短屈肌主要止于近节指骨底掌侧，拇短展肌止点主要止于掌指关节桡侧为主（图4-47A）。拇短屈肌受尺神经支配率为100%。将拇短屈肌的止点向桡侧移位，使两肌纵轴作用力夹角增加7°～9°，用拇短屈肌移位重建拇指对掌功能，有利于拇短屈肌的对掌作用。

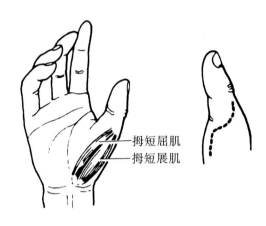

拇短屈肌
拇短展肌

A.解剖与切口

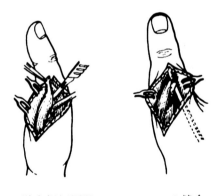

B.游离拇短屈肌　　　　C.缝合

图4-47　拇短屈肌移位重建拇指对掌功能术

（1）手术步骤　①拇指掌指关节桡侧做一"S"形切口，显露拇短屈肌和拇短展肌的止点处。将拇短屈肌从其止点远端1～1.5 cm处切断，并向近端稍作游离（图4-47B）。②近节指骨近端游离拇长伸肌腱。将拇指置于对掌位。然后将拇短屈肌腱从拇长伸肌腱下通过，再反折拉向拇短展肌止点并做牢固缝合（图4-47C）。

（2）术后处理　术后用虎口"U"形石膏托将拇指固定在对掌位。4周后去石膏托锻炼拇指外展功能，并辅助物理治疗。

7.掌长肌为动力肌重建对掌功能

选用掌长肌作为动力肌的理由,是因为该肌与拇指外展肌在功能上是协同肌,训练比较容易;在有其他屈腕肌存在时,掌长肌转位后屈腕的功能和力量不受影响;而且,连掌腱膜一起切取,有足够的长度。因此,当掌长肌肌力良好时,常被选用。

手术方法:多采用 Bunnell 法。将拇短伸肌腱在腕以上切断,从掌指关节背侧切口中抽出,通过大鱼际部皮下隧道和尺侧腕屈肌之腱环滑车,于拇指外展对掌位与掌长肌在一定张力下对端缝合(图4-48)。必须注意,有的人掌长肌先天性缺如,就不能选用此方法。

8.其他动力肌的选择

(1)尺侧腕屈肌　保留1/3腱缝合于豌豆骨止点,做腱环滑车,其余2/3从止点切断,通过此滑车与拇短伸肌腱对端缝合(图4-49)。

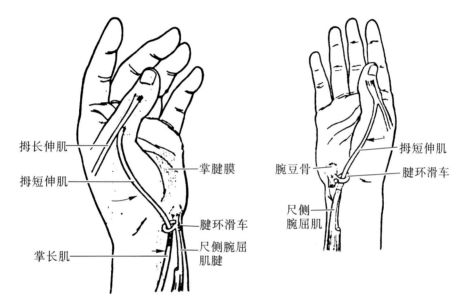

拇长伸肌
拇短伸肌
掌长肌
掌腱膜
腱环滑车
尺侧腕屈肌腱

拇短伸肌
腱环滑车
腕豆骨
尺侧腕屈肌

图4-48　以掌长肌为动力肌重建对掌功能

图4-49　以尺侧腕屈肌为动力肌重建对掌功能手术

(2)尺侧腕伸肌　切断游离此肌腱后,在皮下绕经尺骨下端尺侧缘,在掌面与拇短伸肌断端缝接(图4-50)。

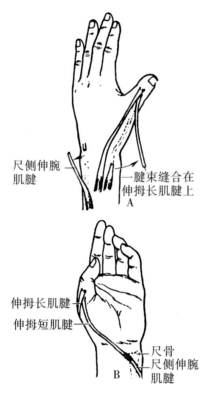

图 4-50 以尺侧伸腕肌为动力肌重建对掌功能手术

A. 切断伸拇短肌腱及尺侧腕伸肌腱　B. 把二肌腱断端经皮下隧道引至腕掌侧缝合

三、手内在肌损伤

直接外伤引起掌骨多发骨折或内在肌损伤,可使手内在肌发生瘢痕挛缩。诱发内在肌缺血性挛缩的原因,常常是由于局部石膏管型或绷带包扎过紧、血管损伤等造成。在断肢再植中,缺血时间在 6~8 h 内,也可能发生骨间肌、蚓状肌等手部肌的挛缩。

(一)骨间肌损伤

1. 解剖

骨间肌共有 7 条,背侧 4 条司手指外展,掌侧 3 条司手指内收。背侧骨间肌各起于掌骨的相对面,分别附着于示指、中指近节指骨基底的桡侧和中指、环指近节指骨基底的尺侧,以中指为中线,外展示指和环指。小指无背侧骨间肌,由小指展肌司外展功能。掌侧骨间肌分别起始于第 2 掌骨尺侧,第 4、5 掌骨桡侧,并分别止于示指近节指骨基底尺侧、环指和小指近节指骨基底桡侧,作用为使上述手指内收(图 4-51)。

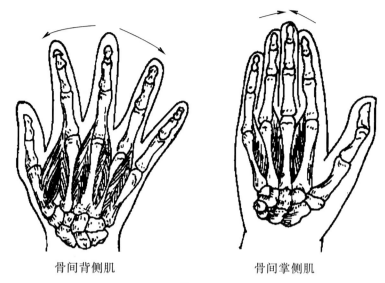

骨间背侧肌　　　　　　　　骨间掌侧肌

图 4-51　骨间肌及其作用

2.诊断

内在肌挛缩后产生的畸形是十分典型的,根据受累肌肉的部位不同,畸形也不相同,若骨间肌挛缩,即表现掌指关节屈曲、指间关节过伸畸形,掌横弓变大(图 4-52)。

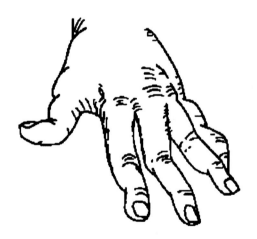

图 4-52　骨间肌挛缩的手的畸形

早期可出现全手肿胀,起水疱。临床检查,除外观畸形外,还可在挛缩的肌肉处触及瘢痕硬结、索条或整个肌肉瘢痕大的团块。这对确定诊断很有帮助。

此外,病史的询问对诊断也很重要,如局部压迫、外伤、药物注射等,也常常是诊断的有力依据。

3.治疗

早期要争取时间改善患肢血运,因为,肌肉缺血达6 h,内在肌挛缩有可能发生,应立即松解外固定及敷料,适当活动手指关节,以解除外在压迫因素。经短时间观察后,如仍不能改善血运,应即刻行减压和探查手术。

晚期须手术治疗,根据手术前对挛缩肌肉功能的检查,以及手术中探查所见,决定对挛缩肌采取做瘢痕切除、肌腱切断、肌腱延长或肌腱前移等手术。一般来说,如肌肉的瘢痕较局限,仍有一部分正常的肌腹,切除瘢痕后不仅可以消除畸形,而且仍散在地或在其浅层保留着一些正常肌肉,可以行肌腱延长术;或将肌肉自起点处剥离,行肌肉前移术。术中注意勿损伤支配该肌的神经分支。肌肉前移手术,因在剥离过程中使肌肉进一步损伤,效果常不好。

有些病例,由于内在肌挛缩,使掌指关节长期处于屈曲位,而继发掌指关节掌侧的关节囊挛缩。这类病例,仅仅松解挛缩的肌肉并不能矫正掌指关节的屈曲畸形,须进一步松解掌指关节的掌侧关节囊。

（二）蚓状肌损伤

1.解剖

第1、2蚓状肌起于示、中指指深屈肌腱桡侧,第3、4蚓状肌起于中、环指及环指、小指指深屈肌腱毗邻侧。肌腹均在相应手指屈肌腱的桡侧走行,止于伸腱扩张部及近节的骨基底部桡侧。作用为屈掌指关节,伸指间关节(图4-53)。

2.诊断

蚓状肌和骨间肌为手内在肌的3个主要组成部分之一,且以骨间肌为主,二者的主要功能,是使掌指关节屈曲、指间关节伸展。若发生肌挛缩,即表现掌指关节屈曲、指间关节过伸畸形(图4-54)。

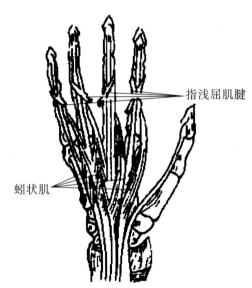

指浅屈肌腱

蚓状肌

图4-53　蚓状肌

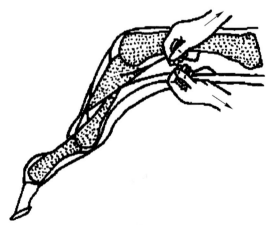

图4-54　骨间肌与蚓状肌挛缩示意

3.治疗

同"骨间肌损伤"。

(三)"蚓状肌亢进"手指

一般在指深屈肌腱断裂或在中节指骨的外伤性截指后,因指深屈肌松弛,造成近侧指间关节不能完全屈曲,这些病人先屈掌指关节,然后才能屈近侧指间关节,当掌指关节伸直时,近侧指间关节即不能完全屈曲,其治疗方法是在局部麻醉下将蚓状肌切断。

(四)大鱼际损伤

大鱼际肌包括拇短展肌、拇短屈肌、拇对掌肌、拇收肌等,不同的损伤,有着不同的临床表现。

1.解剖

(1)拇短展肌　起于舟状骨结节、大多角骨嵴及腕横韧带,止于拇指近节指骨基底的桡侧。该肌位于大鱼际桡侧最浅层,作用为使拇指外展(图4-55)。

(2)拇短屈肌　浅头起于大多角骨及腕横韧带,深头起于第1掌骨尺侧面。肌腹在拇短展肌的尺侧。浅头止于拇指近节指骨的桡侧,深头与拇收肌斜头一起止于拇指近节指骨的尺侧,拇长屈肌肌腱于两头之间的沟中通过,作用为屈曲拇掌指关节及内收拇指(图4-56)。

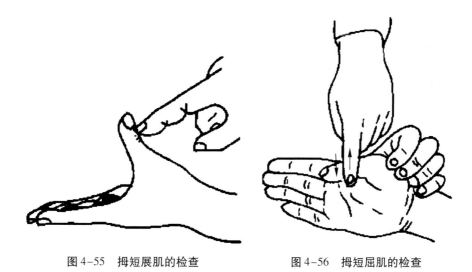

图4-55　拇短展肌的检查　　　　　图4-56　拇短屈肌的检查

(3)拇对掌肌　起于大多角骨嵴及腕横韧带,在拇短展肌的深面,止于第1掌骨桡侧缘全长,作用为屈曲、旋前第1掌骨(图4-57)。

(4)拇收肌　斜头起于头状骨、第2和第3掌骨基底部、腕横韧带及桡侧腕屈肌腱鞘,横头起于第3掌骨掌面,2个头及拇短屈肌内侧部分止于拇指近节指骨基底的尺侧。其作用为内收拇指(图4-58)。

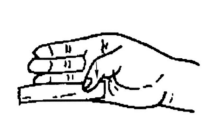

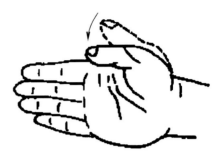

图 4-57　拇指紧夹小指,检查拇对掌肌　　　　图 4-58　拇收肌的检查

2. 诊断

大鱼际肌损害可产生拇指的畸形,如拇短屈肌挛缩,则产生拇指掌指关节屈曲畸形。拇内收肌病变则拇指可有内收畸形,有时还可有掌指关节屈曲及指间关节过伸畸形。

3. 治疗

◆拇收肌及拇短屈肌的挛缩,均使拇指处于内收位。松解这些肌肉后,有时因有拇指腕掌关节挛缩,拇指仍不能充分外展,可将其关节囊的尺侧切开,畸形矫正后,用不锈钢针贯穿1、2掌骨,以保持拇指的外展。

◆拇指长期处于内收位,不仅影响到腕掌关节的关节囊,拇指指蹼皮肤也常出现挛缩,当手术松解拇指充分外展后,拇指指蹼处常出现皮肤缺损。如用游离植皮修复,因为缺乏皮下组织,可使指蹼裂隙过深,外观较差,而且有时因为创面基底为瘢痕肌肉或有骨质外露,不能应用游离植皮,应以皮瓣修复。

(五)小鱼际损伤

1. 解剖

(1)小指展肌　起自豌豆骨远端及其附近的韧带和腕横韧带。止点有二,一部分止于近节指骨基底的尺侧,一部分止于伸腱扩张部,作用为外展小指,可作为拇对掌成形术的动力(图 4-59)。

(2)小指对掌肌　起于钩骨钩及腕横韧带,止于第 5 掌骨尺侧缘。该肌位于小指短屈肌深面,作用为将第 5 掌骨向前牵拉并加深掌心凹陷(图 4-60)。

(3)小指短屈肌　起于钩骨钩及腕横韧带,止于小指近节指骨的尺侧,作用为屈小指掌指关节及外展小指(图 4-61)。

2. 诊断

小鱼际肌损害时出现小指畸形体位,小指呈外展畸形,小鱼际处有硬索条,甚至发生小鱼际肌的挛缩。

3. 治疗

这类损伤的治疗可参考上述手内在肌损伤的治疗方法。

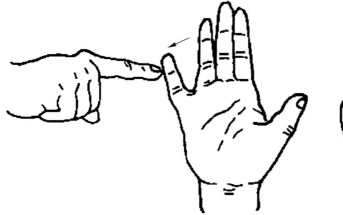
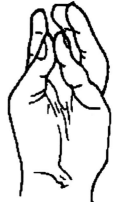

图 4-59　小指展肌的检查　　　　　图 4-60　小指对掌动作

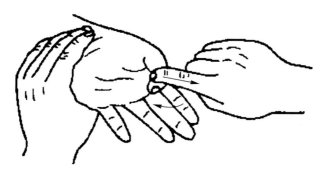

图 4-61　小指短屈肌的检查

（六）手内在肌瘫痪的功能重建术

手的内在肌功能复杂,解剖上有大小鱼际肌,掌、背侧骨间肌和蚓状肌三组。大鱼际肌的功能和重建手术前面已论述。掌侧骨间肌内收手指,背侧骨间肌外展手指,骨间肌和蚓状肌共同作用于伸指腱帽上,使掌指关节屈曲,指间关节伸直。骨间肌和蚓状肌的瘫痪,使掌指关节过伸,指间关节屈曲,出现"爪"形指畸形,手的对捏、夹物、平持、拧圆盘等精细动作由此均遭破坏。这三组手内在肌瘫痪时,拇指无外展,处于旋后位,与手掌同在一平面上,大小鱼际肌的萎缩使手掌呈现扁平状,加上"爪"形指畸形,整个手呈铲状,称"铲状手",又成"猿手"。

矫正"爪"形指及猿手的手术方法很多,但均不能完全恢复其原来的功能。

当上肢高位神经损伤,即使对损伤神经做了良好的修复,而手内在肌的功能恢复常不满意,或根本无恢复。手内在肌麻痹,严重得影响到手的肌肉平衡,出现掌指关节过伸和指关节屈曲畸形,形成"爪"形手畸形(图 4-62)。"爪"形手畸形的手术治疗方法如下。

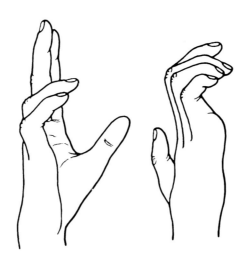

图 4-62　"爪"形手畸形

　　(1)"爪"形指之肌腱转位的手术方法　　在中指第一指间关节之桡侧做侧纵切口,以抽取指浅屈肌腱,其手术方法同对掌功能重建手术第一法相同。从手掌内平行远侧掌横纹的切口中抽出指浅屈肌腱,将肌腱分成 4 束备用。于示指第一指间关节尺侧,环指、小指第一指间关节桡侧,各做一个纵形切口,经皮下隧道分别与手掌内横切口相通。1 束腱条沿手指血管神经束引向示指尺侧切口,另 3 束腱条各经蚓状肌肌管到中指、环指、小指桡侧切口,均在掌骨头横韧带之掌侧缝合于伸指帽的侧束上。缝合要求在腕关节功能位、掌指关节屈曲位、指间关节伸直位,并有一定肌张力下进行。术后用石膏托固定此位置 3 周。

　　(2)指浅屈肌腱转位术(Bunnell 法,图 4-63)　　当中指之指浅屈肌肌力不足时,动力即可以选择环指的指浅屈肌,示指因功能重要,小指又太细小,一般不用。如果中指、环指本身屈指深肌力较差,为了不影响屈指功能,也不能采用指浅屈肌。Bunnell 手术的作用在于肌腱转位后,矫正掌指关节畸形,使从过伸位转向屈曲位,指总伸肌之收缩力量得以达到末节指骨,才能发挥伸指作用,矫正指间关节之屈曲畸形;若指总伸肌的肌力差,就发挥不了伸指作用,则采用此法治疗无效。手术时腱条若不是经过掌骨头横韧带掌侧缝合,而是在背侧缝合于伸指腱帽侧束上,拉力的作用点不准,就会引起手指同侧偏斜现象而无屈曲掌指关节的动作效果,同样使手术失效。此点必须注意。

　　(3)桡侧腕短伸肌转位术(Brand 法)　　在中指、环指指浅屈肌瘫痪,而伸腕肌力很强时,采用此法。

　　手术要点:先在手背第三掌骨基底止点处切断桡侧腕短伸肌腱,并从前臂桡侧距桡骨茎突 8~10 cm 之纵切口中抽出,转向掌侧,游离切取同臂掌长肌腱 12~15 cm,移植缝接于桡侧腕短伸肌上(图 4-64),然后将延长之肌腱经腕管和掌筋膜引向示指、中指、环指、小指与侧束缝合(图 4-65)。当肌腱之缝接部通过腕管有阻力时,可将腕横韧带部分切开,使桡侧腕短伸肌通过此管。一般认为,这样动力肌的牵引方向比较合理。但也有人采用 Brand 手术之另一方法,即桡侧腕短伸肌从第三掌骨基底切断后,不移向掌侧,直接以移植肌腱连接加长,分成 4 股腱条,即在手背各穿过骨间肌于掌骨头横韧带之掌侧,缝合于示指、中指、环指、小指腱帽之侧束上,效果也很好(图4-66)。当肱桡肌肌力强时,有时也被选用动力肌,重建手内肌功能。

不论是 Bunnell 法或是 Brand 法,4 股腱条缝合之张力应相同,动作才能协调一致。以上述之手指切口,缝合4 股腱条于侧束上,在手指伸直时各指将向中线靠拢。如果要求伸直时手指能稍微分开,可将转位之腱条缝合在示指、中指桡侧,环指、小指尺侧之腱帽之侧束上。肌腱之延长材料,除掌长肌腱外,还可选取足背趾长伸肌腱、跖肌腱、阔筋膜等。

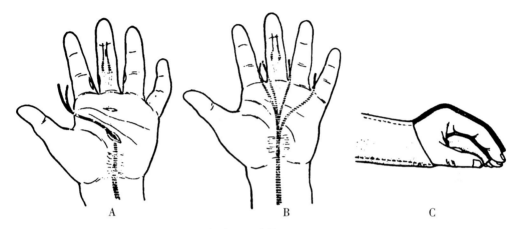

图4-63　指浅屈肌腱转位术(Bunnell 法)

A.中指指浅屈肌腱从手掌内切口引出　B.中指指浅屈肌腱分成4 股,从皮下引至示指、中指、环指、小指缝合　C.术后用石膏托固定掌指关节屈曲、指间关节伸直位

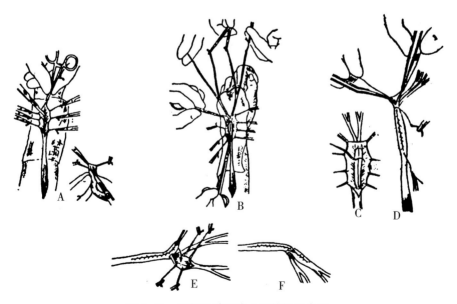

图4-64　延长肌腱形成4 股的操作步骤

A.切开桡侧腕短伸肌腱断端状　B.将游离的移植腱条引至桡侧腕短伸肌腱端　C.腱内缝合移植之腱条
D.腱片包裹移植腱条缝合　E.桡侧腕短伸肌腱残端再与移植腱包裹　F.延长肌腱并形成四股,手术完成

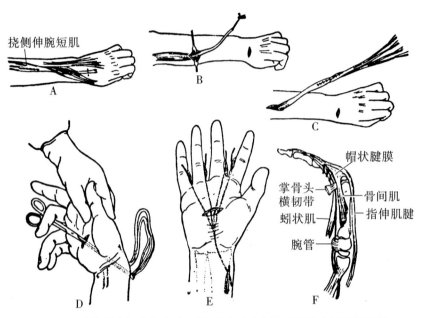

图 4-65　以桡侧腕短伸肌为动力肌,重建手内在肌功能手术(经腕管法)

　　A.腕部及前臂背侧切口位置　B.在第三掌骨基底切断桡侧腕短伸肌腱,并从前臂切口内抽出　C.移植掌长肌腱,加长桡侧腕短伸肌腱,并分成4股腱条　D.经皮下隧道及腕管,将前臂背侧之桡侧腕短伸肌腱引到手掌内横切口　E.4股腱条各经蚓状肌管引到示指尺侧,中指、环指、小指桡侧切口内　F.腱条在掌骨头横韧带掌侧,缝合于伸指腱帽上

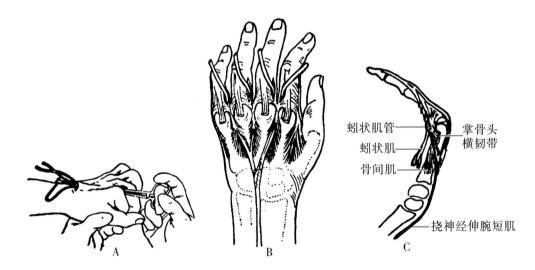

图 4-66　以桡侧腕短伸肌为动力肌,重建手内在肌功能手术(经骨间肌法)

　　A.将延长之以桡侧腕短伸肌腱从手背经骨间肌引至手掌内切口　B.4股腱条引至示指尺侧、中指、环指、小指桡侧切口内　C.腱条在掌骨头横韧带掌侧,缝合于腱帽侧束上

（4）掌指关节囊成形术（Zancolli 法） 当无条件施行肌腱转位手术时,可以应用缩短掌指关节囊的掌侧壁,来阻止该关节过伸活动,使指总伸肌得以发挥伸指的作用。一般步骤是平行掌远侧横纹做切口,切开腱鞘,牵开指深、浅屈肌腱后,暴露关节囊前壁,横切关节囊前壁,重叠缝合,以纽扣固定于掌骨头背侧;或部分切除囊前壁,缩短缝合;也可以纵切开关节囊前壁,折缝合固定掌骨头下骨孔上(图4-67);这些方法均能纠正掌指关节过伸畸形,达到关节囊成形的目的。术后石膏托固定掌指关节屈曲30°位4～6周,而后在弹性夹板屈曲位牵引下,进行功能锻炼活动。

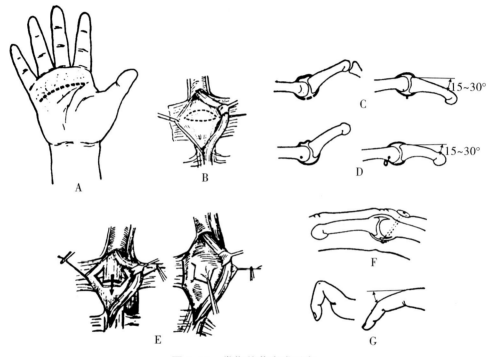

图4-67 掌指关节囊成形术

A.切口位置 B.掌指关节囊前壁切除范围 C.缩短缝合掌指关节囊前壁 D.另法:缝合掌指关节囊前壁于掌骨头骨孔上 E.掌指关节囊前壁游离一块 F.掌指关节囊前壁重叠缝合 G.掌指关节过伸畸形纠正

(七)骨间肌的功能重建手术

1.指浅屈肌腱移位重建骨间肌功能术

用环指的指浅屈肌腱劈裂成4束,经由蚓状肌管分别固定在4个手指近节桡侧指伸肌腱腱帽上。仅环指、小指出现"爪"形畸形,用环指的指浅屈肌腱劈裂成2束即可。如果低位正中神经和尺神经联合损伤,指浅屈肌腱作为动力肌腱功能良好,可以将环指的指浅屈肌腱劈裂成4束作为移位肌腱,或用环指和中指的指浅屈肌腱各劈裂成2束作为移位肌腱,重建4个手指的骨间肌功能。

（1）手术步骤 掌横纹处做横切口(图4-68A),分离牵出指总神经血管束,显露环指,或者环指和中指的指浅屈肌腱。

手指桡侧做纵切口,显露手指近节桡侧的指伸肌腱腱帽和侧腱束。于需要切取移位肌腱的环指和中指内侧切除一小段屈肌腱腱鞘,显露鞘内指浅、深屈肌腱,在靠近止点处将指浅屈肌腱切断,向近端游离,在掌部切口内抽出(图4-68B、C)。

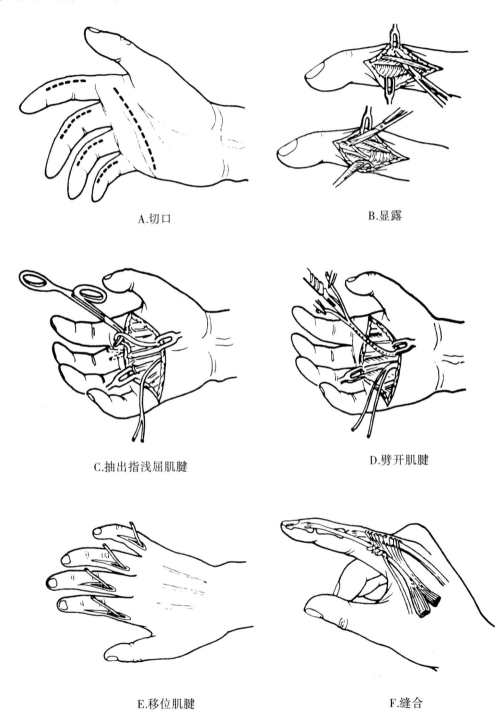

A.切口

B.显露

C.抽出指浅屈肌腱

D.劈开肌腱

E.移位肌腱

F.缝合

图4-68 指浅屈肌腱移位重建骨间肌功能术

　　将环指和中指的指浅屈肌腱各劈裂成 2 束,分别经示指、中指、环指和小指的蚓状肌管,从手指桡侧的切口抽出(图 4-68D、E)。

　　将手指的掌指关节屈曲至 80°～90°位,近、远端指骨间关节完全伸直位下,将移位肌腱束抽紧缠绕在近节指侧方的指伸肌腱腱帽和侧腱束上,做牢固缝合(图 4-68F)。

　　(2)术后处理　术后用石膏托将手固定于腕关节背伸 30°,掌指关节屈曲 80°～90°,近、远侧指骨间关节完全伸直位 5～6 周。去石膏后进行功能锻炼并辅助物理治疗。

　　2. 桡侧腕短伸肌腱移位重建骨间肌功能术

　　桡侧腕短伸肌腱移位重建骨间肌功能术:利用桡侧腕短伸肌腱移位,同时游离肌腱腱束移植来重建骨间肌功能。

　　(1)手术步骤　在腕部做三角形切口,显露桡侧腕短伸肌腱,并于其止点处切断,再将其从腕背侧支持带近端抽出(图 4-69A、B),以便于操作。

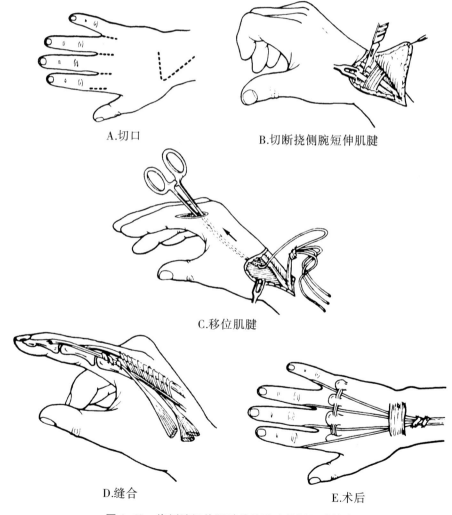

A.切口　　　　　　　　　　　　B.切断挠侧腕短伸肌腱

C.移位肌腱

D.缝合　　　　　　　　　　　　E.术后

图 4-69　桡侧腕短伸肌腱移位重建骨间肌功能术

将 4 条移植肌腱(可取自足部趾长伸肌腱,每条肌腱劈裂成 2 束)与桡侧腕短伸肌腱做编织、包埋缝合。然后将 4 束肌腱经由腕背侧支持带下,以及分别经由示指掌指关节桡侧第一背侧骨间肌腱下方,示-中指、中-环指、环-小指掌骨头间掌深横韧带掌侧,分别拉到手指桡侧切口内。在掌指关节 80°～90°位,指骨间关节完全伸直位下,将移植肌腱束缝于伸指肌腱腱帽和侧腱束上(图 4-69C、D、E)。

(2)术后处理　术后用石膏托将手固定于腕关节背伸 30°,掌指关节屈曲 80°～90°,近、远侧指骨间关节完全伸直位 5～6 周。去石膏后进行功能锻炼并辅助物理治疗。

3.掌指关节掌板固定术

用掌指关节掌侧关节囊掌板做成"U"形瓣,在掌指关节屈曲 20°位,用该瓣固定于掌骨颈处,起到限制掌指关节过伸,使指伸肌腱伸指的力量容易传到远端,达到伸直手指的功能。

(1)手术步骤　于掌指关节掌侧、掌横纹处做横切口,分离牵开屈肌腱两旁的神经血管束,切除 A₁ 滑车,显露分离指浅、深屈肌腱并予拉开,显露掌指关节掌侧关节囊以及掌板。将掌板及关节囊呈"U"形切开(图 4-70A、B)。将掌板"U"形瓣用钢丝做 8 字缝合,然后用钻头或小峨眉凿在掌骨颈处钻一骨窝(图 4-70C)。通过骨窝用 2 枚注射针头或细克氏针在掌骨颈处钻 2 个小孔,在将钢丝两端分别经 2 小孔拉至手背(图 4-70D)。将掌指关节屈曲 20°～30°,并将掌板近端关节囊部分塞入骨窝内,抽紧钢丝,手背部用纱布片由纽扣固定(图 4-70E)。拇指掌指关节囊掌板固定法与其他手指相似,可以将掌指关节囊掌板在其两侧做一平行切口,向侧方牵开中央部分。然后在掌骨颈处钻一骨窝,将拇指掌指关节屈曲 20°位用钢丝和克氏针固定(图 4-70F)。

(2)术后处理　术后用背侧石膏托固定于术中所设计的位置。术后 6 周去石膏托,拔除钢丝及拇指上的克氏针,开始功能锻炼并辅助物理治疗。

四、手部骨筋膜室综合征

手部骨筋膜室综合征常合并于前臂骨筋膜室综合征,累及大、小鱼际肌,骨间肌、蚓状肌等手内在肌,临床上常见,对手的功能损害较大,手部骨筋膜室综合征又称"手部骨间肌室综合征"或称"手内在肌综合征"。

(一)局部解剖

手部骨间肌分掌侧骨间肌和背侧骨间肌两组。按现在解剖资料掌、背侧各 4 块。掌侧骨间肌有使手指向中指靠拢,背侧骨间肌有使手指分开的功能。

掌侧骨间肌只有一个肌腹,起于掌骨体近 2/3 的掌侧,在近节指骨基部平面,其肌腱与指背腱膜侧翼相连。背侧骨间肌为双羽状肌,两羽分别起自邻近掌骨体的毗邻部,深头止于近节指骨的侧结节,浅头止于指背腱膜。

按骨间肌所在位置,分 4 个骨筋膜室,每两个相邻掌骨间为一室。每一室由掌骨和掌及背侧两面的固有筋膜构成。掌腱膜向深部发出垂直肌间隔,分别走向第 3 和第 5 掌骨形成大鱼际肌和小鱼际肌肌鞘。其纤维和深筋膜交织成网,使骨间肌、掌骨和固有筋膜所构成的骨筋膜室的壁得以加强。室内含有掌深动脉弓分支(骨间动脉)和尺神经骨间肌分支。

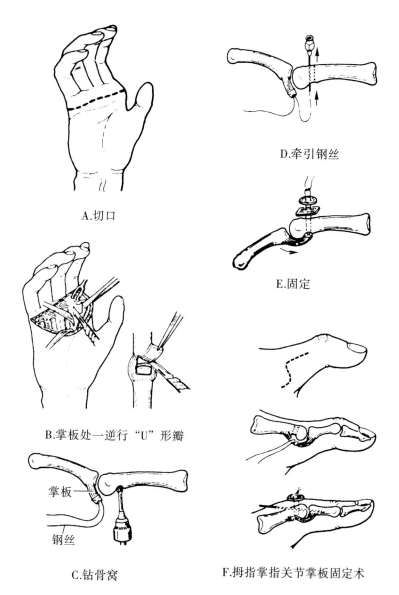

A.切口

D.牵引钢丝

E.固定

B.掌板处一逆行"U"形瓣

掌板

钢丝

C.钻骨窝

F.拇指掌指关节掌板固定术

图4-70　掌指关节掌板固定术

从以上解剖特点可见,手部骨筋膜室四壁坚实,室内间隙狭小,一旦发病,极易造成其内的骨间肌缺血坏死。

(二)病因病理

致病因素可分为手外和手内两类。

1.手外因素

①前臂、腕及手部损伤,固定或包扎过紧所致。②合并或并发于前臂骨筋膜室综合征。

③上肢的血管受压或损伤。④断肢热缺血时间过长或再植后供血不足。⑤昏迷、全麻或昏睡病人,上肢或手部受压缺血,临床上时有发生。

2.手内因素

①手部或腕部的闭合性骨折或软组织挫伤。②手部感染。③手部烧伤、电击伤常引起反应性骨筋膜室高压。④骨筋膜室内注射刺激性药物如海洛因、冬眠灵等,手部输液、输血外溢。⑤手部肌肉过度疲劳、缺血、水肿。⑥血友病人的手部刺伤、挫伤出血。

(三)临床表现

早期首先引起手背部肿胀,继而手掌增厚,胀痛难忍,触压张力大,手指功能障碍,牵伸手指时发生剧痛、局部潮红、发热,有时可发生张力性水疱或溃烂。指端发紫及感觉迟钝。

到了晚期可引起手内在肌缺血坏死、纤维化或瘢痕化而发生挛缩,出现内在肌阳性征,骨间肌萎缩,掌骨间内陷,掌指关节屈曲,指间关节过伸畸形。如有大鱼际肌发生挛缩则发生拇指的不同畸形:拇短屈肌挛缩为主者,发生掌指关节屈曲畸形。拇收肌挛缩为主者,发生拇内收畸形。临床上最常见拇短屈肌,拇收肌和第 1 背侧骨间肌同时受累。其表现为拇指内收,掌指关节屈曲,示指的掌指关节屈曲,近指间关节伸直和桡偏畸形,影响手指的对捏及虎口张开功能。如背侧骨间肌全部挛缩,则出现典型"鹅颈"畸形(掌指关节屈曲、外展,近指关节过伸,远指间关节轻度屈曲)。偶尔也会发生单纯第 1 背侧骨间肌挛缩,出现示指的掌指关节屈曲和桡偏畸形,小鱼际肌挛缩出现小指屈曲对掌畸形。如果骨间肌,蚓状肌全部受累。则发生典型的内在肌阳性征,临床极少见。

(四)诊断

◆具有手或严重的肘或前臂的损伤史。

◆典型的症状和体征,如:手背和手掌部的肿胀、疼痛和手指功能障碍,手指牵伸时发生剧痛及晚期的各种手内在肌挛缩畸形等。

◆手部骨筋膜室内压的测定>4 kPa 即可确诊。

(五)治疗及预后

1.早期

尽快解除病因,如仍不能缓解,应及早切开减压。其方法是在手背部相应掌骨间做纵向切口,切开筋膜,分离骨间肌和蚓状肌。必要时可切开肌外膜,置放橡皮引流条,5～7 d 后延期缝合切口。注意切勿显露伸肌腱,以避免粘连和裸露坏死。保持手的功能位,适当进行功能锻炼,以预防或减轻畸形。

2.晚期

以手术治疗为主,功能训练为辅。

◆如果挛缩肌肉少、轻,畸形不明显者,首先以功能训练为主,配合局部瘢痕切除,肌腱移位术或延长术,以调整其主要功能。

◆如果挛缩肌肉多、广泛,畸形明显者,可以行肌腱移位、延长术。甚至也可行挛缩肌腱切断或挛缩肌肉切除。同时行挛缩侧关节囊松解术。治疗目的主要为"矫正畸形,恢复部分功能"。

掌指关节屈曲畸形者,主要是松解挛缩肌肉,切断其肌腱,也可行蚓状肌替代术,同时松解掌侧关节囊。其手术方法是:沿掌横纹做横切口,切开皮肤、皮下和掌腱膜以及部分腱鞘起始部。被动牵引(伸直掌指关节)显露关节囊,并在其近端切开掌骨掌面的骨膜,在牵引下,用小骨膜剥离子在骨膜下向远端剥离骨膜和关节囊,使关节囊向远端滑移,逐渐使掌指关节伸直。注意操作要轻柔不可粗暴,术后维持掌指关节伸直位 3 周后进行功能训练。

近侧指间关节过伸畸形,可用 Littler 手术矫正。其手术方法是:在近节指骨背面行正中纵切口,切开皮肤,显露伸肌滑动装置及伸肌腱。沿伸肌腱一侧切开斜纤维,保护横纤维(防止掌指关节过伸),直至掌指关节可伸直,近指间关节能充分屈曲为止。一部分腱膜可缝回到伸腱上去。术后固定掌指关节伸直位,并允许指间关节充分活动,2 周后开始手指屈伸活动。施术者应特别熟悉解剖,操作要精细准确。

虎口挛缩是由于第 1 骨间背侧肌,拇短屈肌和拇收肌挛缩所致。其手术方法是:沿第 1 掌骨背侧的尺侧缘行纵切口,远端不超越指蹼,切开皮肤、皮下。首先松解第 1 骨间背侧肌在第 1 掌骨的起点。在其腱止点切断挛缩的拇收肌和拇短屈肌,使虎口开大,第 1 掌指关节伸直。这时虎口则出现一凹陷性软组织缺损,可用示指近节背侧皮瓣带蒂旋转移植来修复。术后维持虎口开大位 3 周,开始功能训练。

骨间肌、蚓状肌替代术,目前还没有疗效满意的手术方式供选择,有待进一步研究。

五、掌腱膜挛缩症

掌腱膜挛缩症是由于手掌皮下组织的增殖性纤维变性,形成许多结节和条索状结构导致手指关节的继发性挛缩(图 4-71)。其继发性改变可有皮下脂肪变薄、皮肤与病变组织粘连,后期阶段皮肤可呈橘皮样表现,在近节指间关节的背侧常存在指节垫。病变的程度和畸形的发生率在不同病人变化较大,偶尔手指在数周或数月之内发生明显的畸形,但一般需经过若干年之后才形成严重的畸形。部分病人进展缓慢,另一部分病人可迅速加重。反之,也可逐渐减轻,但极少有完全复原者。在掌腱膜挛缩症病人中,约 5% 可伴有一侧或双侧足底内侧跖筋膜挛缩,约 3% 可伴有阴茎硬化。掌腱膜挛缩症的发生率,男女比例约为 10:1。最多发生于白色人种,偶尔在黑色人种和东方人中发现。此症在我国并非罕见。

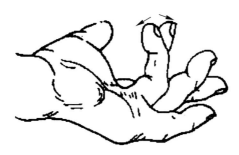

图 4-71 掌腱膜挛缩致手指屈曲挛缩

（一）病因

掌腱膜挛缩症的确切原因仍不清楚。有证据说明遗传因素与此症的病因有关，在一些家族中发病早，发生率高。外伤与此症的发生可能有一定关系，在病变组织中可发现含铁血黄素存在，表现曾经有过撕裂伤。癫痫病人和嗜酒者中，此症的发生率较高且较严重。典型病例一般在 40 岁之后发病，25 岁之前发病者极少。双侧性发病者约为 45%，但极少呈对称性。病变通常起始于环指的远端掌横纹处，逐渐发展蔓延及环指和小指，渐渐发生掌指关节和近节指间关节屈曲挛缩，其严重程度取决于掌腱膜纤维增殖的范围和成熟程度。除了手指关节屈曲挛缩外，较少不适感觉，有时有痒感，偶尔在结节处有痛感。环指和小指较其他手指更多累及。

（二）发病机制

掌腱膜挛缩症中的皮下结节和条索状结构是由增殖纤维组织和业已存在的手掌腱膜的肥大而形成。也有人认为病变组织仅属业已存在的手掌腱膜纤维变性，而不是新组织的形成；或者是先发生皮下组织的结节状改变，而后再发展成条索状结构；结节和条索状结构并非代表本症的 2 个阶段，而是起源于 2 种不同组织即皮下脂肪和掌腱膜的 2 种不同形式。皮下组织发生结节，而后又蔓延至掌腱膜和皮肤。掌腱膜纵向的肌腱前索受累，掌横韧带不受病变损害。

（三）治疗

掌腱膜挛缩症应选择手术治疗。任何手术只有在出现真正的挛缩时才考虑。病变早期，皮肤比较正常，这时进行较为容易。治疗掌腱膜挛缩症有 5 种手术方式：①皮下筋膜切开术（经皮筋膜切开松解术）；②部分（选择性）筋膜切除术；③全部筋膜切除术；④筋膜切除合并植皮术；⑤截指术。具体病人采用哪一类手术方法，应结合挛缩严重程度、年龄、职业、全身健康状况、手掌皮肤营养状况、是否存在关节炎等，各种情况综合考虑。病变严重，估计预后差的应考虑做筋膜广泛切除术（图 4-72）。

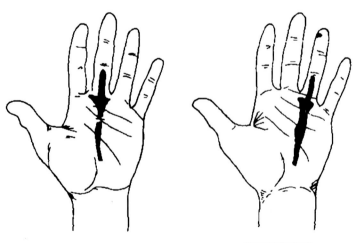

筋膜切断术　　　　　　病变局部切除

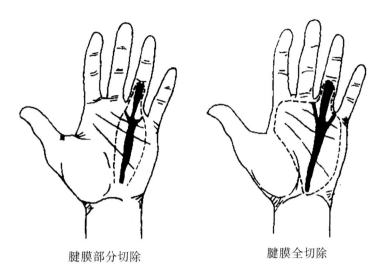

腱膜部分切除　　　　　　　　腱膜全切除

图4-72　掌腱膜挛缩手术范围

掌指关节和近节指间关节挛缩,手指中央索状挛缩组织可致神经血管束移位。腱前索几乎总引起掌指关节挛缩。它可附连到近节指骨或该平面的腱鞘上,尚可延伸到中节指骨基底部或皮肤。螺旋形索条可在掌指关节平面中线经过,止于近节指骨的远端或近端,可继续环绕血管神经束,再与肌腱前索汇合。在这个移行过程中,血管神经束可受到挤压而移至手指中线,使手术解剖感到困难,但为使屈曲挛缩的近节指间关节获得彻底的松解,必须解剖到它的止点。神经血管束往往移位到小指和中指的尺侧方。

1. 皮下筋膜切开术

皮下筋膜切开术是范围最小的手术,是通过若干个极小的皮肤切口,做皮下潜行的筋膜切开松解。适用于有关节炎的老年病人或全身健康状况不良的病人。那些病变较为致密、较为成熟的索条结构,切断后疗效比较持久,而那些呈弥漫性的病变术后疗效较差。病变处在退化期,手术后复发可能性存在。经皮筋膜切开术治疗掌腱膜挛缩症有72%病人复发,需要再次手术。不过此种手术可使手掌皮肤展开,可以作为一种暂时性措施,作为部分筋膜切除术前的一种准备性手术(图4-73)。

(1)皮下筋膜切开术(Luck方法)的操作方法　用尖头手术刀在掌腱膜的尺侧,自近端向远端在下列平面处分别做若干个3.2 mm长的小皮肤切口:①大鱼际和小鱼际隆起部之间,掌腱膜的顶端处;②近侧掌横纹附近;③远侧掌横纹处(此处指神经位置较浅,且可与病变胶原混杂,容易误伤指神经)。

用肌腱刀或Luck筋膜刀(类似鼓膜刀)依次插入掌部的各个皮肤小切口,刀锋与手掌平行,越经手掌皮下,但位于筋膜的浅层。然后旋转刀片使刀锋朝向筋膜,伸展手指使受累筋膜紧张,加压于筋膜刀,置紧张的病变筋膜上,至多做些轻柔的摆动,谨慎地将筋膜索条切断,刀片不宜如锯似地往复移动。一旦索条结构切断,坚韧的阻抗感即刻消失,表示刀锋完全通过筋膜。这时可将筋膜刀片置于与皮肤平行的平面,将皮肤与其下的筋膜分离。皱褶的皮肤有时可能很薄,若需要可作潜行分离和松解,皮肤坏死的可能性较少。在手指做皮下筋膜切开,只有当筋膜索条位于手指中线上时,才能安全进行。经皮肤小切口,插入筋膜刀,接近索条结构斜形切断。对位于手指侧方的索条,应作短的纵向切口,直视下切除一段。对手指或手掌部大的结节,也应在直视下切除。

(2)术后处理 厚敷料加压包扎 24 h,以后改换少量敷料覆盖创口,鼓励早期活动。

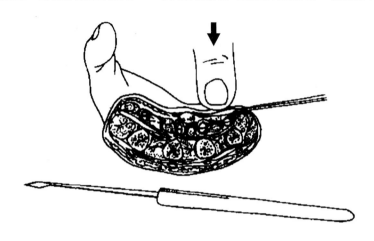

图 4-73 皮下腱膜切断术

2.部分筋膜切除术

部分筋膜切除术是一种常用的手术,较适宜于尺侧一指或二指的掌腱膜挛缩,这种手术与全部筋膜切除术相比,病废率低,并发症少。即使说部分筋膜切除术后复发率可达50%,但须再次手术的仅 15%。手术只是切除病变的和畸形的组织。图 4-74 显示部分筋膜切除术时可选用的若干种皮肤切口。在手指采用锯齿形皮肤切口能较好地显露病变组织。具体病人切口的选择要考虑皮肤挛缩、皮肤与皮下筋膜粘连等情况。紧张的手掌皮肤限制手指伸直,带有"Z"字形中线切口是适宜的,可在直视下较快地解剖组织,显露被筋膜牵拉移位的指神经。然后用手术刀正对其下紧张的筋膜索条加压并做羽毛状摆动,如此切开挛缩组织较为安全。有时候,筋膜切除术后近节指间关节仍不能完全伸直,可能为近节指间关节背侧的筋膜有挛缩病变之故,也需仔细切除松解。若关节屈曲极为严重,可考虑掌侧关节囊切开,施部分筋膜切除术,仅切除掌腱膜的肌腱前纤维索条。

在腱前纵向纤维索条与限制掌中区中掌横韧带之间有一明确的分界面,所以在掌腱膜挛缩症中肌腱前纤维能够与掌横韧带解剖分离。肌腱前纤维似乎可以附连于该韧带上,况且,指间韧带在掌腱膜挛缩症中可以受累,阻碍手指的展开。除了解剖位置上的差别,肌腱前纤维与掌横韧带是难以区别的。

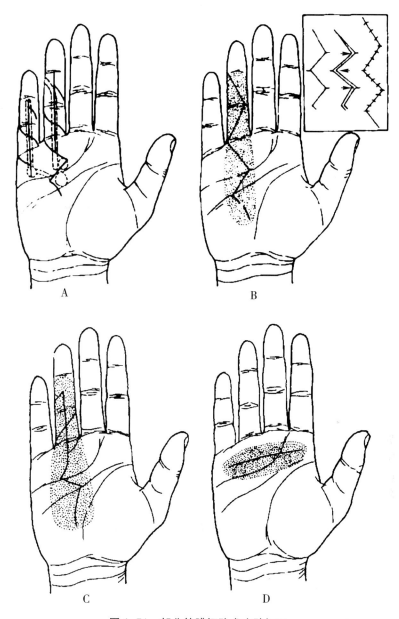

图4-74 部分筋膜切除术皮肤切口

A.多个"Z"字形皮肤切口显露掌腱膜,翻转垂直切口缝合"Z"字形皮肤切口 B.当皮肤牵缩不是主要问题时,"Z"字形切口可显露掌腱膜,并可如图所示延长"Z"字形的顶端切口,以利用富余皮肤 C.阴影部为皮下潜行松解的范围 D.当病变仅累及掌面时,仅需做一个横切口

(1)部分筋膜切除术的操作方法 在空气止血带充气之前,先用皮肤笔画好皮肤切口线(图4-75),切开皮肤,自近侧掌部至远端手指,在正常的皮下潜行分离,切除病变筋膜,仔细地电凝止血,避免伤及神经。不一定切除所有的横行掌筋膜纤维。不要进入腱鞘,以免血液进入腱鞘引起刺激反应。这点在掌指关节滑车近侧部分操作较困难。牵拉筋膜使它在紧张

状态下用锐刀加压于筋膜上将其切断,而不是移动切割。多次变换刀锋方向是有帮助的。小心辨认掌指关节平面每一脂肪垫内移位的指神经,不得损伤。若指间韧带挛缩,也予切断。认清所有挛缩筋膜索的远方止点,该止点可伸入腱鞘、骨和皮肤,偶尔达近节指间关节的背外侧方。在所有病变筋膜切除之后,手指各关节应能完全或接近完全伸直。修整皮瓣,在关闭伤口之前,应抬高患手创面加压,放松止血带,观察 10 min,再检查伤口出血情况,用 5/0 或 6/0 单股尼龙线缝合皮肤,掌部缝线可稀一些,放置橡皮引流片。伤口用凡士林纱布覆盖,厚棉垫加压包扎。腕关节、掌和手指置于适当位置,用掌侧石膏固定,但不要阻碍手指的活动。

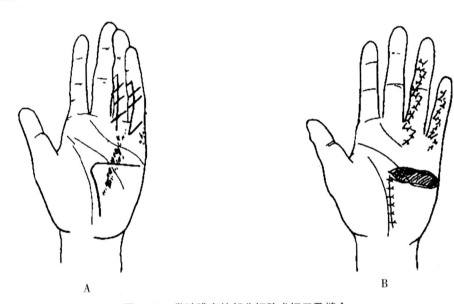

图 4-75　掌腱膜挛缩部分切除术切口及缝合
A. 手掌"L"形切口、手指多"Z"形切口　B.挛缩的掌腱膜及指筋膜切除术,手掌横形切口开放技术

(2)术后处理　48 h 内去除引流片。鼓励早期活动近节指间关节,患肢至少抬高 48 h,同时嘱早期活动肩关节预防粘连。若术后情况正常,则于术后 1 周更换敷料,腕关节继续用石膏托固定 1 周。术后 2 周拆除缝线,去除所有敷料。告诫病人休息时不要将手下垂,不用灼热的水浸手,可在温水中主动操练,但不宜被动牵伸。术后 3 周可中度使用患手,手部功能康复约需数月。在康复治疗计划中,辅以硅油治疗是有帮助的。假若术后 48 h,手部剧痛,发热,应立即检查伤口,是否有血肿形成。若有血肿存在,皮肤被掀起,必要时立即手术排除血肿,伤口受累区应予敞开。

(3)部分筋膜切除术(Skoog 法)的操作方法　首先在远端掌横纹处做一横行切口,长度要足以切除该部分掌腱膜,沿着诸索条结构将切口向远端延伸达指根部,在手指处作"Z"字形切口,再从掌部的横行切口开始,自掌中央的横纹处向近端延伸(图 4-56)。如此在近侧形成 2 个三角形皮瓣,至多在必要时显露掌腱膜的一侧或两侧边缘。切除受累的肌腱前索,但保留尚完整的掌横韧带和其下方的肌腱周围的隔。在诸手指的基部和邻近手掌处保护好血管神经束,切除所有此处病变的筋膜。间断缝合皮肤,掌部横行切口可加些褥式缝合以固定皮缘和掌横韧带,消灭无效腔,防止血肿形成。若畸形严重,调整皮肤切口,全厚层皮片覆盖可能是必要的。术后治疗同前。

3. 全部筋膜切除术

手术后血肿、关节粘连和切口延迟愈合等并发症很常见,所以全部筋膜切除术较少使用。即使全部筋膜切除术,仍不能完全阻止病变复发。

4. 筋膜切除合并植皮术

对那些年轻病人,尤其是癫痫病人、酒精中毒者、身体其他部位存在类似病损或手术后复发者,估计预后较差,可考虑采用此术式。皮肤及其下方异常之筋膜切除,全厚层或中厚层皮片覆盖。手掌区的掌腱膜挛缩症用此方法治疗可避免复发。

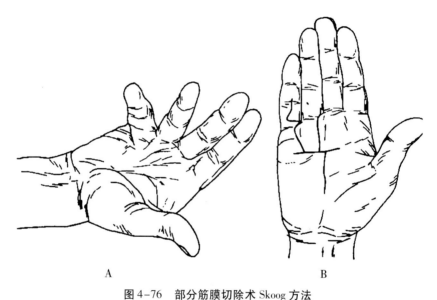

A   B

图 4-76 部分筋膜切除术 Skoog 方法
A.掌腱膜挛缩于 15 至 55 岁发病　B.手掌部横行切口、纵向切口和手指"Z"字形切口的位置

5. 截指术

当近节指间关节屈曲挛缩已无法矫正,尤其是小指,近节指间关节严重屈曲挛缩手术不能再恢复其有用功能,有时可考虑牺牲此无用的小指,利用它的皮肤及正常的血管神经束作一带蒂皮瓣,以覆盖手掌部皮肤缺失。近节指间关节严重屈曲挛缩的另一种选择,是切除近节指间关节,同时行关节固定术。如此小指在术后略有缩短,但可避免截指后可能带来的指神经痛。

（四）预后

1. 掌腱膜挛缩症的预后可能与下列因素有关

①遗传因素:具有家族性发病史的掌腱膜挛缩症病人较一般病人发病早,进展快。②性别,女性病人一般发病较晚,进展缓慢。③酒精中毒者或癫痫病人:发生掌腱膜挛缩症,病变

严重,发展迅速,术后复发率高。④病变部位与范围:双侧性发病者,尤其是伴有指节垫或伴有跖筋膜结节者,病变更快。⑤病变的行为:无论治疗与否,病变以往的发展情况提示将来的发展趋向。

2.其他

手指近节指间关节挛缩:常可发展为固定性畸形,要完全矫正畸形是困难的。中度的近节指间关节挛缩较严重的掌指关节挛缩矫正更为困难。

第五章 腕、前臂肌韧带损伤

一、腕部肌损伤

(一)桡侧腕长、短伸肌损伤

1. 解剖

(1)桡侧腕长伸肌 起自肱桡肌起点之下方,即肱骨外上髁嵴下 1/3。它与桡侧腕短伸肌相伴行,两者在前臂下端,穿过拇长展肌及拇短伸肌之深面。在腕部分进入由桡骨下端与腕背侧韧带所组成的同一腱鞘内(图 5-1)。桡侧腕长伸肌腱止于第 2 掌骨基底的背侧(图5-2)。其功能是伸腕,与桡侧腕屈肌协同作用,可以使腕关节产生桡偏活动。

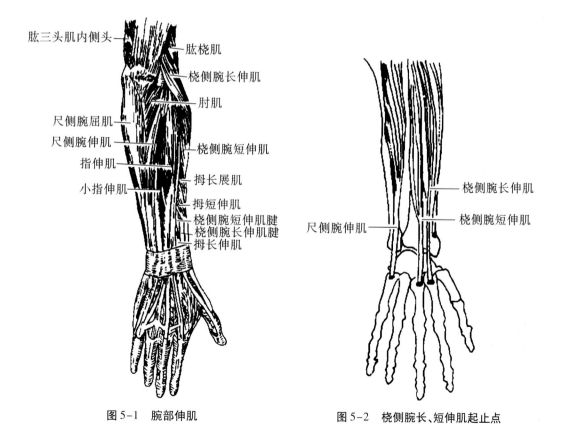

图 5-1 腕部伸肌　　　　　图 5-2 桡侧腕长、短伸肌起止点

(2)桡侧腕短伸肌 起于肱骨外上髁伸肌总起点,它伴随桡侧腕长伸肌,在腕部进入同一腱鞘,止于第 3 掌骨基底的背侧。其功能是伸腕。与桡侧腕长伸肌及桡侧腕屈肌共同作

用也可使腕关节桡偏。

2.诊断

检查时先使病人的手自然、松弛地放在桌面上,手背向上。检查者以手指置于该手第2、3掌骨基底部,然后嘱病人做握拳动作。由于指屈肌与腕伸肌有协同作用,所以,握拳时可清楚地触知腕伸肌腱紧张弓起。这种方法可以排除指伸肌腱的干扰,能够清楚地显示出腕伸肌腱的作用。

3.治疗

桡侧腕长、短伸肌肌腱断裂应给予一期缝合,效果较好。肌腱腕背部断裂时,须切开腕背相应部分的腕背侧横韧带和滑膜鞘,使肌腱直接位于皮下。

(二)尺侧腕伸肌损伤

1.解剖

尺侧腕伸肌一头起自肱骨外髁之伸肌总起点,另一头起自尺骨上1/2的后侧缘及深筋膜。在腕背部,其肌腱经过第6个纤维骨鞘管,止于第5掌骨基底背侧(图5-3)。主要功能:尺侧腕伸肌可伸腕,并可使腕尺偏。

2.诊断

嘱患者握拳,抗阻力向背、尺侧伸腕时,可在尺骨茎突的远方摸到此肌腱。若该肌腱断裂则伸腕力减弱,在尺骨茎突的远方也摸不到此肌腱。

3.治疗

同"桡侧腕伸肌损伤"。

(三)桡侧腕屈肌损伤

1.解剖

起自屈肌总起点,即肱骨内上髁部,以及前臂近端屈肌筋膜。其肌腱表浅,在腕部桡侧大多角骨处形成一单独腱鞘,其腱向前止于第2掌骨基底(图5-4)。主要功能是强有力的屈腕作用,同桡侧腕伸肌协同也有使腕关节桡偏的作用(图5-5)。该部位也是腱鞘囊肿的好发部位。

2.诊断

此肌腱表浅,抗阻力屈腕并桡偏,在腕部偏桡侧可触及此绷起的肌腱。该肌腱断裂后,屈腕时常有腕尺偏,并感屈腕无力。

3.治疗

此区屈肌腱较多,有腱周组织及周围软组织保护,粘连机会较少。如条件适合,可在此

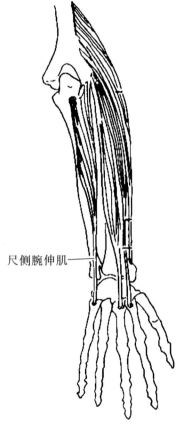

尺侧腕伸肌—

图5-3　尺侧腕伸肌起止点

区一期缝合桡侧腕屈肌腱,效果常较好。若合并有其他肌腱的断裂,应注意避免吻合口在同一平面,以减少粘连。

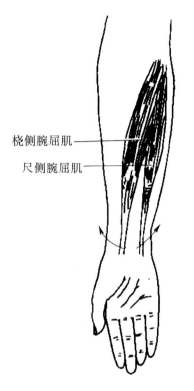

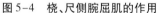

桡侧腕屈肌

尺侧腕屈肌

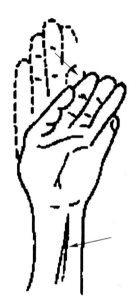

图5-4　桡、尺侧腕屈肌的作用　　　　图5-5　桡侧腕屈肌的检查

(四)尺侧腕屈肌损伤

1.解剖

尺侧腕屈肌之肱骨头起自屈肌总起点,即肱骨内上髁处前臂近端屈肌深筋膜及肌间隔;尺侧头起于尺骨鹰嘴的内侧缘,尺骨上部之后侧缘,其腱止于豌豆骨(图5-6)。主要功能是屈腕,尺侧腕屈肌与尺侧腕伸肌协同可使腕关节尺偏。

2.诊断

紧握拳,并抗阻力屈腕,在腕部尺侧可触及其绷起的肌腱(图5-7)。

3.治疗

同"桡侧腕屈肌损伤"。

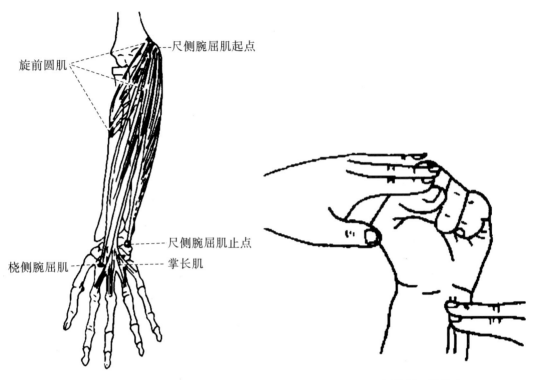

图 5-6　尺、桡侧腕屈肌起止点　　　　　图 5-7　尺侧腕屈肌的检查

(五)腕骨(掌)关节脱位

临床多指远排腕骨与掌骨近端关节面组成的关节,也就是通常所指的腕掌关节,闭合性腕掌关节脱位很少见,同样暴力主要引起桡骨远端或腕骨的骨折等损伤,少有单纯性腕掌脱位者,其大多见于手部开放性损伤中。在临床上,单纯发生此种脱位的病例,常与骨折、尤其是掌骨基底部骨折伴发。

1.诊断

此种损伤的早期诊断多无困难,但因局部肿胀剧烈,如未行 X 射线拍片,或 X 射线拍片角度不当,则有漏诊的可能,应多加注意,在读片时尤应认真观察,对腕骨、掌骨及掌腕之间关系不明确者,须再次 X 射线拍片,或更换角度拍片。

2.治疗

复位以闭合性为主.麻醉后牵拉手指即可还纳,复位后不稳定者可加用铁丝夹板固定,或在铁丝夹板上另加牵引维持之。晚期病例则需开放复位,已继发创伤性关节炎者,则考虑行关节融合术(功能位)或人工关节植入术、关节成形术。

(六)腕骨脱位

外力作用可致任何腕骨脱位,临床最多见的是月骨脱位和月骨周围脱位。

1.月骨脱位

(1)解剖 月骨呈半月形,远侧的凹面与头状骨和钩骨、近侧的凸面与桡骨远端、外侧面与舟骨、内侧面与三角骨分别构成关节。它的掌侧极高大,背侧极矮小,受纵向负荷时,具有内在的背伸趋势。月骨在掌、背侧面为韧带附着处,有滋养血管进入其内,在骨内分支并相互吻合成网。在一侧滋养血管缺如(8%~20%)或月骨完全脱位,掌、背侧韧带均撕裂时,可能发生月骨缺血性坏死。

(2)致伤机制及临床表现 当跌倒时手掌着地,手腕强烈背伸,月骨受到桡骨远端和头状骨的挤压,使其向掌侧脱出,由于所受外界暴力的大小不同,月骨出现不同程度的脱位(图5-8)。

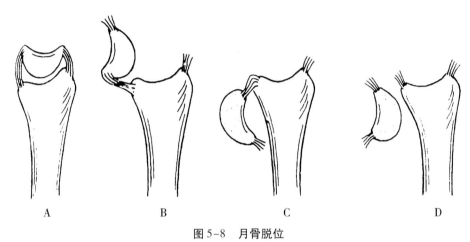

图5-8 月骨脱位

A.正常位置 B.前韧带断裂,月骨旋转90° C.前韧带断裂,旋转270°以上,影响血供 D.前、后韧带均断裂,血供中断

月骨脱位时,腕关节肿胀、疼痛、活动功能明显受限,腕部掌侧显得饱满,皮下可有隆起物感,局部明显压痛。由于脱位的月骨向掌侧顶压屈指肌腱,手指呈半屈曲状,被动伸展和主动屈曲手指,可引起明显疼痛。脱位的月骨可压迫正中神经,而出现手部掌面桡侧3个半手指麻木感。

(3)影像学改变 X射线拍片可以确诊,正位片可见月骨由近似正方的关节间隙不清晰;侧位片见月骨向掌侧脱位,月骨失去与桡骨远端和头状骨的正常关系,即月骨的掌屈角度增大,头状骨从月骨远侧的凹面脱离,而与其背侧极相对。

(4)治疗 新鲜的月骨脱位,应采用手法复位,以恢复月骨与桡骨和其他腕骨间的正常解剖关系。在良好的麻醉下,沿着手的纵轴方向牵引,牵开桡腕关节,以加大桡骨与头状骨之间的距离,双手握住并稳定腕关节使其背伸,用拇指按住月骨从掌侧向背侧挤压使其复位,再逐渐将腕关节屈曲。于腕掌屈约30°位用石膏固定1周后,再于腕关节中立位固定2周,即逐渐开始腕关节活动。手法复位失败或陈旧性脱位,可行手术切开复位。对于多次复位失败,月骨旋转脱位超过270°,其血液循环可能完全中断者,可考虑行月骨摘除术。即于腕掌侧自鱼际基部横过腕横纹向前臂远端做"S"形切口,切开皮肤、皮下组织、筋膜和腕横韧带。将掌长肌、桡侧腕屈肌、正中神经拉向桡侧,将指浅、深屈肌腱拉向尺侧,显露腕关节囊,即可见脱位的月骨向掌侧突起。切开关节囊显露月骨,切断其与周围组织的联系,摘除月骨。然后,逐层缝合切口。用前臂石膏托将腕关节于功能位固定3周,进行腕关节功能锻炼。

2. 经舟骨月骨周围脱位

(1)解剖 月骨周围脱位即月骨与桡骨远端的解剖关系正常,而月骨周围的腕骨向其掌侧或背侧移位;其中,经舟骨月骨周围脱位最为多见,即舟骨骨折,月骨及舟骨近侧骨块与桡骨远端的关系保持正常。舟骨远侧骨块与其他腕骨一起向其掌侧或背侧脱位:经舟骨月骨周围掌侧脱位十分罕见(图5-9),一般所见多为背侧脱位。

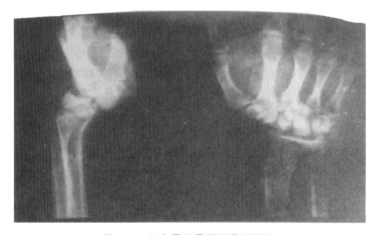

图5-9 经舟骨月骨周围掌侧脱位

(2)致伤机制与临床表现 舟骨是近、远两排腕骨间的连接杠杆,舟骨骨折时,腕部的稳定性遭到破坏。这种损伤绝大多数是跌倒时腕部过伸位手掌着地,外界暴力使舟骨骨折,继之使舟骨远侧骨块连同其他腕骨向背侧脱位。而舟骨近侧骨块仍保持它与桡骨和月骨的正常关系。由于对此缺乏认识,常致误诊。临床上有明显的外伤史,腕关节明显肿胀,尤以背侧为重,腕部疼痛、活动严重受限。正确诊断的关键是,正位X射线片显示舟骨骨折和头状骨向近侧移位,头状骨近端与月骨的阴影部分相重叠;侧位X射线片显示头状骨的位置脱向月骨背侧,而月骨保持它与桡骨的正常关系(图5-10)。

常易在正位片上仅诊断为舟骨骨折,而在侧位片上将头状骨向月骨背侧的脱位误诊为月骨半脱位,主要原因是忽视了月骨与桡骨的关系是正常的;也易与月骨脱位相混淆。月骨脱位时是月骨失去了与头状骨和桡骨的正常关系,脱向掌侧,而头状骨与桡骨的关系正常(图5-11);还有将其他腕骨向背侧的脱位误诊为桡腕关节脱位者。

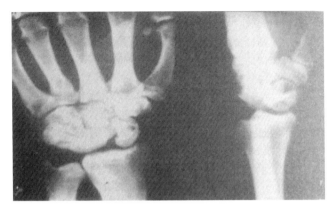

图 5-10　经舟骨月骨周围背侧脱位

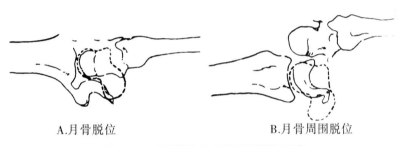

A.月骨脱位　　　　　　　　　B.月骨周围脱位

图 5-11　月骨脱位与月骨周围脱位示意

　　(3)治疗　新鲜的经舟骨月骨周围脱位,应先行手法复位,其复位方法与月骨脱位的复位方法相似。即首先行纵向牵引,双手压握月骨掌侧使之保持稳定,在腕关节先背伸后掌屈的过程中,放在腕关节背侧的拇指向掌侧按压脱位的腕骨,当头状骨回到月骨凹出现弹响时即已复位。用长臂石膏于腕关节屈曲30°位、前臂及手旋前位固定4~6周。必要时继续用前臂石膏于腕关节背伸、轻度尺偏位固定至舟骨骨折愈合。拆除石膏后积极进行腕关节活动功能锻炼,以利功能恢复。

　　经手法复位,舟骨骨折达不到解剖复位或陈旧性经舟骨月骨周围脱位应行手术切开复位。对于手术切开仍难以复位者,可行近排腕骨切除术,即于腕关节背侧做纵向"S"形切口,于皮下注意保护手背桡神经分支及手背静脉。纵向切开腕背韧带,将拇长伸肌腱及桡侧腕伸肌腱拉向桡侧,指总伸肌腱及示指固有伸肌腱拉向尺侧。横行切开关节囊,逐个切除舟骨(包括近、远侧骨折块)、月骨和三角骨,使头状骨与桡骨远端关节面形成新的桡腕关节。逐层缝合切口,石膏托将腕关节固定于背伸30°,手指90°屈曲位3周。术后可解除疼痛,并能保留一定的腕关节活动度。

(七)腕背侧韧带损伤

1. 解剖

前臂伸侧筋膜在腕背部增厚,形成腕背侧韧带,它包绕所有的伸肌腱,并与尺、桡骨远端构成6个间隔(图5-12)。腕背侧韧带在桡侧,绕经桡骨茎突与腕横韧带相连续;在尺侧,绕经尺骨茎突与豌豆骨和尺侧腕屈肌腱相连。腕背侧韧带与桡、尺骨远端形成的骨性纤维鞘管,容纳伸肌腱,由桡侧向尺侧依次为:拇长屈肌腱及拇短伸肌腱、桡侧腕长伸肌腱及桡侧腕短伸肌腱、拇长伸肌腱、指总伸肌(小指除外)及固有示指伸肌腱、小指伸肌腱及固有小指伸肌腱,以及尺侧腕伸肌腱(图5-13)。上述各间隔内均有滑膜包绕肌腱,滑膜鞘比腕背侧韧带长,因此在韧带的近端和远端均有滑膜鞘延伸出。

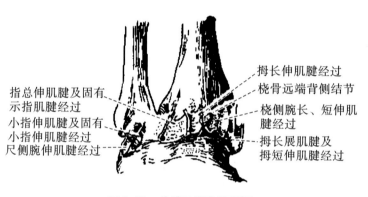

指总伸肌腱及固有
示指肌腱经过
小指伸肌腱及固有
小指伸肌腱经过
尺侧腕伸肌腱经过

拇长伸肌腱经过
桡骨远端背侧结节
桡侧腕长、短伸肌
腱经过
拇长展肌腱及
拇短伸肌腱经过

图5-12　前臂远端肌腱间隔

2. 诊断

局部肿胀、压痛,腕活动受限。或为慢性韧带损伤时,局部有广泛疼痛及放射痛,握力减弱,腕活动时可有响声,有时出现关节积液。

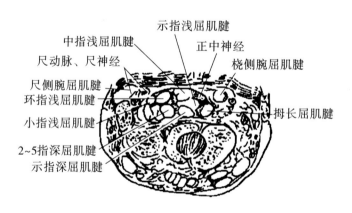

中指浅屈肌腱
尺动脉、尺神经
尺侧腕屈肌腱
环指浅屈肌腱
小指浅屈肌腱
2~5指深屈肌腱
示指深屈肌腱

示指浅屈肌腱
正中神经
桡侧腕屈肌腱
拇长屈肌腱

图5-13　腕管横断面

3.治疗

急性腕部韧带损伤,如无腕部骨折或脱位,用石膏托外固定10 d,然后配合理疗,练习腕部活动。慢性期除做理疗外,要用护腕,并减轻手的工作量。有腕部不稳感觉,可做腕内局部融合术。

(八)腕三角软骨损伤

1.解剖

三角软骨由纤维软骨构成,中央呈薄片状,顶点连于腕部尺骨茎突内侧面(腕尺侧副韧带也连于尺骨茎突上),底边连于桡骨远端尺骨切迹边缘,两腰在掌侧与背侧与关节滑膜相贯通(图5-14)。桡骨远端加上三角纤维软骨盘为关节窝,与腕舟骨、月骨、三角骨为关节突,构成桡腕关节。在三角软骨前为前腔,后为后腔,在中老年后,人的该软骨盘往往有裂孔,造影可内外相通(图5-15)。

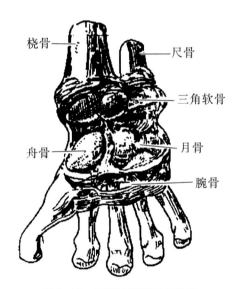

图5-14 桡腕关节及三角软骨

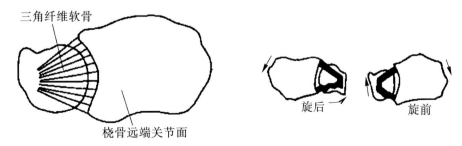

图5-15 三角软骨

三角纤维软骨的作用是使尺骨、桡骨远端靠紧,防止分离,以利于桡骨在尺骨上旋转。前臂中立位时其处于松弛状态,旋前位时其背侧部分紧张,旋后位时其掌侧部分紧张。

2. 病因

本病与扭转伤力,反复摩擦、牵拉,桡骨远端骨折移位有关。最主要是摔倒时手掌着地,桡腕关节背伸,前臂极度旋前(即腕略背伸时,外力使手向尺侧背伸扭曲与挤压),或桡腕背伸时旋后尺偏,挤压于尺骨和三角骨及月骨之间,使紧张的三角软骨盘破裂、撕脱或分离所致。

3. 临床表现与诊断

有明显外伤史,腕部伤后肿胀,尺侧疼痛,握力显著下降,持物掉落,背伸支撑及尺偏旋前疼痛加重,日久摇腕伴弹响声并有痛感,但无绞锁现象。

4. 检查

腕部做各个方向的旋转活动均有不同程度的活动受限,在关节间隙与尺骨茎突远侧有压痛,腕部自然凹陷消失,下尺桡关节背侧间隙松弛并有摩擦感,三角纤维软骨盘挤压试验阳性。

根据典型损伤史、临床症状与体征、X射线片、下尺桡关节半脱位等可诊断。关节碘水造影可透视流动情况,若对比剂从腕关节进入下尺桡关节,证明三角软骨盘破裂,有较大诊断价值。也可采用充气造影法检查。

5. 治疗

可采用内服、外敷活血化瘀药物,戴护腕保护等。疑有三角纤维软骨破裂时,可不做造影术而进行探查。三角纤维软骨破损嵌在关节间,影响关节活动,手术时只将嵌入部分切除。切勿损伤尺、月骨韧带及尺、三角骨韧带,不可任意将全部三角纤维软骨盘切除,因它有稳定腕部作用。术后用石膏托固定 10 ~ 14 d。

(九)下尺桡韧带损伤(下尺桡关节分离)

下尺桡关节的功能是稳定桡骨在尺骨远端的旋转。下尺桡关节脱位除可与 Colles 骨折、Smith 骨折及 Galazzi 骨折伴发外,亦有不少病例为单发者。下尺桡关节脱位对临床经验不足的医生常易漏诊。因此,对此脱位的诊断,必须强调以临床表现为主,同时还应尽量利用双侧对比 X 射线拍片来发现与解决疑难问题。

1. 解剖

下尺桡关节间隙正常为 0.5 ~ 2.0 mm,三角纤维软骨尖端附着于尺骨茎突上,其底边附着于桡骨远端尺骨切迹边缘,此一联系与下尺桡关节韧带共同维持了下尺桡关节的稳定性。前臂进行旋前、旋后动作时,尺骨小头始终稳定在生理位置上,不发生旋转,只是桡骨远端环绕尺骨小头进行旋转活动(图5-16)。下尺桡关节韧带实质是前臂筋膜在腕部的增厚,也是关节囊的加强部分,形成腕掌侧及背侧韧带。腕横韧带是掌侧韧带的延长,较坚韧肥厚。

2. 致伤机制

本损伤多见于跌倒及提携重物时扭伤,致使前臂发生强制性旋前运动;如下尺桡背侧韧带伸展断裂,则发生尺骨小头向背侧脱位;如发生前臂强制性外旋时,掌侧韧带伸展断裂则出现相反结果,且常伴有尺骨茎突骨折。另一种常见的下尺桡关节脱位,是由于桡骨下端骨折或桡骨干骨折而使桡骨短缩,此即所谓的纵轴脱位;在此基础上可并发尺骨小头的背侧脱位。

3.诊断

①外伤史:如前所述。②临床特点:腕关节上部疼痛,桡腕关节背尺侧肿胀、压痛,前臂旋转功能障碍,握力下降,常合并三角软骨损伤。慢性期,肿消痛缓,但肌力仍不能恢复正常,活动时出现障碍,前臂旋前时尺骨小头向背侧明显突出,有压痛,活动时伴弹响。③检查:以双手分握腕之两侧,并将尺桡骨远端上下错动,加大活动范围,可出现摩擦感觉及分离现象,腕背尺侧尺骨小头压痛,部位在小头与腕骨的间隙。X射线检查:下尺桡关节间隙可明显大于2 mm(图5-17),也可以无变化。

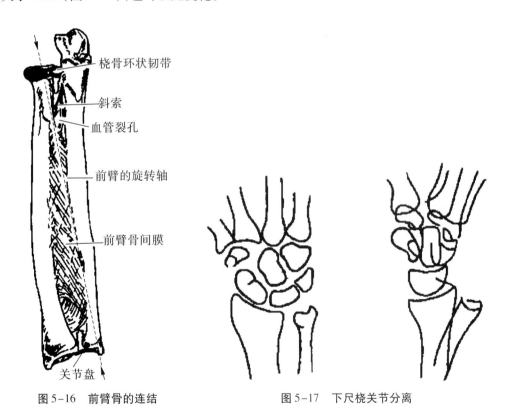

桡骨环状韧带

斜索

血管裂孔

前臂的旋转轴

前臂骨间膜

关节盘

图5-16　前臂骨的连结　　　　　　图5-17　下尺桡关节分离

4.治疗

局部麻醉或臂丛麻醉下行手法复位。如尺骨小头向背侧脱位,复位时挤压尺骨远端前臂旋后完成复位;当尺骨向掌侧脱位时,则前臂旋前复位;复位后以前臂石膏管型固定4~6周。

新鲜脱位病例如复位困难,或是复位不全,以及陈旧性病例,应行开放复位,并修复三角软骨盘及尺侧副韧带,然后将腕关节置于中立位,屈肘90°,用长臂石膏固定4周。如脱位已超过 2 个月则应考虑做尺骨小头切除,并重建远端韧带。

(十)腕管综合征

腕管综合征又称正中神经炎、正中神经挤压综合征、腕管狭窄性腱鞘炎、腕部正中神经损伤综合征,是由于腕部正中神经损伤所引起的一组症候群。1863 年由 Jaem 首先报道,多见于 30~60 岁的女性,男女之比为 1:(2~5)。

1.局部解剖

腕管在手掌的近端,从腕横纹水平开始到远侧 4 cm 左右。腕管是一个骨纤维管道——腕骨钩和腕横韧带,前者是由 8 块腕骨组成腕管的底和 2 侧面,后者是相当坚韧的致密组织。腕管的桡侧为舟骨及大多角骨;尺侧为豌豆骨及钩骨;背侧为头骨、舟骨、月骨及小多角骨;掌侧为腕横韧带。腕横韧带尺侧附着于豌豆骨及钩骨钩,桡侧附着于舟骨结节和大多角骨顶。腕横韧带很坚韧,近似梯形,大小如一般的小邮票(约 2 cm×2 cm),厚 1~2 mm,远端与掌腱膜相延续,近端与腕掌侧韧带(前臂深筋膜)相延续,其位置约在近腕骨与掌骨基底部水平。因此腕管的容量相对固定,在腕管内有 9 条屈指肌腱和 1 条正中神经,神经位置最浅,介于屈指肌腱和腕横韧带之间,位置较为恒定,正中神经总是直接与腕横韧带相接触,这一特定的局部解剖关系加之腕横韧带又是较为坚韧的纤维组织,弹力纤维少,所以任何原因引起的腕横韧带变性必将引起对正中神经的摩擦及卡压,尤其在腕背伸时更为明显。正中神经出腕管后发出运动支——正中神经返支,支配大鱼际肌的 2 块半肌肉(对掌肌、拇短展肌和拇短屈肌浅头),支配第 1、2 蚓状肌;发出感觉支支配手指桡侧 3 个半手指掌侧的感觉。

2.病因

任何导致腕管狭窄的因素均可使正中神经受压。正中神经受压不外乎有以下原因。

(1)局部原因 管道容量减少:①创伤引起桡骨远端骨折,腕骨骨折、脱位,掌骨骨折,骨折后对位对线不良、血肿、组织水肿、骨痂的形成等引起管道容量的减小。②腕横韧带增厚,由于刨伤等原因造成炎症、黏液水肿,造成结缔组织增生。

内容物体积增大:①造成内容物体积增大最常见的原因是屈肌腱滑膜增厚、纤维化。这主要是风湿或类风湿性关节炎所致。长期、过度的抓握运动,可致腕管内慢性滑膜炎。②赘生物形成如脂肪瘤、血管瘤、囊肿、痛风结节等均可致管内容量的减小。③解剖变异,迷走肌腱、肌腹进入腕管内。

(2)全身性因素 ①引起神经变性的因素:如糖尿病、酒精中毒、感染、痛风等。②改变体液平衡的因素:如妊娠、口服避孕药、长期血液透析、甲状腺功能低下。

(3)姿势因素 用腕过度劳动者,如计算机操作人员、扶拐杖走路的残疾人,手指及腕关节反复屈伸。Gellman 等人对 77 例截瘫患者调查发现,其中有 38 例(占 49%)患有腕管综合征。

但需指出的是,有一部分患腕管综合征的病人病因不清楚。

常见的如腕横韧带肥厚,桡骨下端骨折对位不佳,腕部感染及外伤引起的腕管内水肿或血肿,腕管内肿瘤、囊肿等,均可使腕管内容积减少,压力增高,致使正中神经受压(图 5-18,图 5-19)。

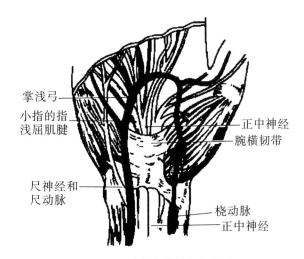

掌浅弓

小指的指
浅屈肌腱

尺神经和
尺动脉

正中神经

腕横韧带

桡动脉

正中神经

图 5-18　腕横韧带的解剖关系

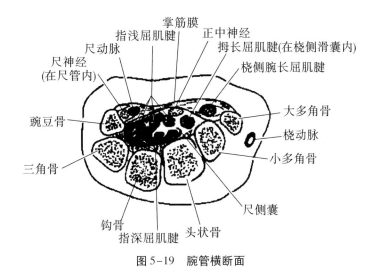

掌筋膜

指浅屈肌腱

正中神经

尺动脉

拇长屈肌腱(在桡侧滑囊内)

尺神经
(在尺管内)

桡侧腕长屈肌腱

豌豆骨

大多角骨

桡动脉

三角骨

小多角骨

尺侧囊

钩骨

指深屈肌腱

头状骨

图 5-19　腕管横断面

3. 临床表现与诊断

女性多于男性,右手多于左手,多为一侧,亦有双侧,一般见于 40 ~ 50 岁的中年妇女,尤其是常用手的职业女性或家庭主妇。主要表现为手桡侧 3 个半手指麻木、刺痛,尤以夜间为重,且影响睡眠,所以夜间痛是本病的一大特点,原因是夜间静脉回流差,神经血供差,神经缺血缺氧引起。拇指、示指、中指远端常有痛觉减退或消失。但腕部以上感觉无障碍。有夜间疼醒史。醒后连续挥动患手症状即可减轻或缓解。疼痛有时也可向肩部、前臂、肘部放射。病情严重者,大鱼际肌群可有萎缩或麻痹,有时有手指发冷、发绀,手指活动不灵,拇指外展力弱,手指皮肤发亮,甲床变厚,患指溃疡等神经营养障碍。Phalen 试验阳性,即极度屈腕并用力握拳 1 min,手部麻木感加重。上臂缚充气止血带后也可出现此症状。电生理检查可发现终末潜伏期延长或潜伏期速率减慢,而运动神经传导速度基本正常。正中神经的感觉神经传导速度也有改变。

4. 特殊检查

(1)感觉检查 是诊断腕管综合征的中心环节,简单易行的是两点间距离辨别检查。这是一种神经支配密度试验,可检测出周围感受器区的神经支配,对早期轻度的神经卡压诊断价值很小,对严重或慢性腕管综合征很有帮助。

(2)肌力检查 拇短展肌和拇对掌肌肌力减弱是神经卡压的晚期表现。

(3)屈腕试验(Phalen 试验) 双前臂垂直,双手尽量屈曲,一般在 30~60 s 中出现手部正中神经支配区麻木和感觉改变为本试验阳性。阳性率约为 71%。

(4)腕部叩击试验 在腕部正中神经处做轻叩诊,手部正中神经分布区有放射性痛或麻木为阳性。阳性率约 94%。

(5)腕背伸试验 腕关节背伸,1~2 min 出现症状为阳性。

(6)肌电图检查 对本征有特殊诊断价值,检查时可见潜伏期延长,常大于 5 ms。

5. 诊断与鉴别诊断

单手或双手桡侧 1~3 指的麻木或刺痛,夜间为甚,多发生于 40~50 岁的劳动妇女,挥动患手症状可缓解或消失,屈腕加压可使患指疼痛加剧即可诊断为本综合征。如果肌电图示腕部正中神经潜伏期延长即可确诊本征。

尽管腕部是正中神经最易卡压的部位,但也必须与其他部位的卡压相鉴别,如 C_6、C_7 神经根卡压,胸廓出口综合征,上臂远端、前臂近端部位正中神经卡压(如旋前圆肌综合征、骨间掌侧神经卡压综合征)。另外,还必须与周围神经炎、糖尿病性末梢神经炎、风湿性关节炎及类风湿关节炎、甲状腺功能减退、痛风等相鉴别。

6. 治疗

(1)保守治疗 早期症状较轻者,可行保守治疗,可采用休息腕部或用夹板短期固定。早期保持制动、理疗,也可用激素,如醋酸氢化可的松龙局部封闭。每周 1 次,用 3~4 周。封闭方法为:在远侧腕横纹紧靠掌长肌腱(如掌长肌腱缺如就在环指的延长线)尺侧进针,针尖指向中指,针管与皮肤呈 30°角,缓缓进入腕管约 2.5 cm。如果引起感觉异常,则需退出针头重新定位。有学者调查,封闭 3 次后,81% 的患者有缓解,持续 1 d 至 40 个月不等,但通常 2~4 个月后复发。如果第一次封闭后无效,则不能再次封闭。还有学者发现,局部封闭的效果和手术疗效密切相关,局部封闭效果好则手术治疗的效果必然好。必须注意的是,如果患者患有类风湿关节炎、糖尿病、甲状腺功能低下,则必须首先积极治疗原发病。

(2)手术治疗 非手术疗法无效或症状加重者,应及早行手术治疗。手术的原则是切开掌侧韧带和腕横韧带,切开要彻底,不许残留,显露正中神经。如果术中发现有增厚的滑膜则要切除。要探查腕管的后侧壁,如发现骨突、棘等压迫原因,则要彻底切除。手术切口一般采用小鱼际桡侧缘凸向尺侧的弧形切口,并向腕上延长,这样可以避免损伤正中神经掌皮支。将掌长肌腱与桡侧腕屈肌肌腱分别向两侧牵开后即可暴露正中神经及腕横韧带,沿正中神经的尺侧由近及远切开腕横韧带,以免损伤正中神经回返支,因为有约 23% 的人正中神经回返支穿过腕横韧带至大鱼际肌。腕横韧带切开后无须重建,只需止血彻底后缝合伤口。术后短臂石膏固定手于伸腕位 7~9 d,以免屈肌腱疝出,然后去掉石膏开始主动活动。

关节镜腕管切开减压术:这一新技术近年来才开始应用,应用关节镜进行腕管切开减压有手术创伤小、患者日常生活和工作恢复快、住院时间短等优点,受到病人的欢迎。有学者做过调查,其疗效和手术腕横韧带切开无明显不同,但关节镜腕管切开减压有正中神经或掌浅弓切断、血肿、腕部尺神经刺激等并发症,应注意避免。

7.注意事项

◆在手术过程中要注意避免损伤正中神经掌支和正中神经返支,一旦损伤则造成鱼际部感觉障碍及对掌功能障碍。

◆术后不缝合腕横韧带,间断缝合皮下组织及皮肤,然后加压包扎,避免血肿形成。

8.预后

本征如及时治疗,预后较好(图5-20)。

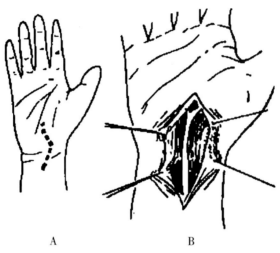

A   B

图5-20　腕管综合征手术示意

A.切口　B.手术野

(十一)掌腕横韧带损伤

掌腕横韧带在尺侧附丽于钩骨钩部及豌豆骨,在桡侧附着于大多角骨嵴部及舟状骨结节。它与腕骨在屈侧所形成一个较深凹陷,组成骨性纤维管道,即腕管(图5-21)。

其损伤原因主要是切割及劳损。切割可造成掌横韧带断裂及腕管内组织的损伤。劳损可致该韧带变性水肿,压迫管内组织,出现腕管综合征的表现。

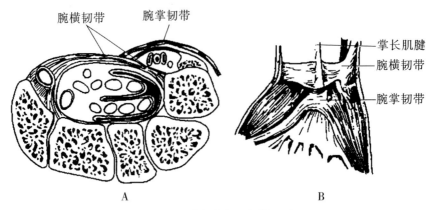

腕横韧带　腕掌韧带

掌长肌腱
腕横韧带
腕掌韧带

A

B

图5-21　腕部横断面与掌面观

A.腕部横断面　B.腕部掌面观

(十二)尺骨撞击综合征

尺骨撞击综合征是指由于因手术缩短的尺骨撞击桡骨远端,形成假关节而产生疼痛,表现为手腕疼痛、弹响和握力减弱。

1.病因及发病机制

本病是尺骨缩短引起的,尺骨缩短最常见的原因是尺骨头的切除,主要用于远尺桡关节的创伤性功能障碍、尺骨头半脱位、类风湿性关节炎及马德龙畸形的矫正,术后腕关节掌背的不稳定性是造成腕部疼痛和不适的原因。

当尺骨远端缩短后,尺骨在下尺桡关节处失去了支撑,尺桡骨的会聚现象必然产生。这种现象是由于拇短伸肌、拇长展肌,旋前方肌的作用和骨间膜的影响而产生的。

2.临床表现及诊断

(1)手腕疼痛和弹响　尺骨撞击综合征的患者都有腕部疼痛,手腕握力下降和前臂旋前旋后时腕部咔嗒声,部分有腕部畸形、大部分都不能从事正常工作。

(2)握力减弱　体检发现手腕变细,当尺、桡骨向一起挤压时,产生疼痛,当旋前旋后时,可听到伴疼痛的咔嗒声,抗阻力旋后时,疼痛更加剧烈,旋前位时,腕关节最不稳定,而旋后位时,稳定性有所增加,手腕握力明显下降。

(3)X射线检查　腕关节可发现:①尺骨缩短到桡骨"S"形凹陷水平。②尺桡关节的会聚现象,即在冠状面上尺骨向桡骨靠近。③部分桡骨远端尺侧的凹陷,是尺骨远端撞击桡骨所致。

根据手术后其典型临床表现和X射线特点,本病诊断并不困难。

3.治疗

◆一旦尺骨撞击产生,造成腕关节疼痛,进一步切除尺骨是不可取的。

◆通过将尺骨拴在桡骨上增加尺骨远端的稳定性可能会失败,因为这样会加剧尺桡关节的会聚现象。

◆应用尺侧腕肌伸腱做腱固定术来恢复稳定性较为合理。当尺骨缩短到不可能修复时,可以在尺骨远端加一个成形帽或延长尺骨或缩短桡骨或三者合并使用来重建尺桡关节。

目前尚无治疗该综合征的确切有效的方法。

4. 预防

①认识本病的目的,关键在预防。②对于青年人腕部损伤后远尺桡关节症状,最好的治疗方法是重建而非切除术,常用背侧关节囊折叠术等软组织重建术恢复其稳定性。③对于老年人和类风湿性关节炎病人,切除性的关节成形术已足够,因为他们的手和腕部不可能承受很大的负荷,当尺桡骨排列不齐时,必要时保留尺骨小头的截骨术能保证远尺桡关节的稳定。④尺骨小头切除术后,远端尺骨的不稳定性造成腕部疼痛和不适,可采取一些措施解决此问题,如尺侧腕肌屈腱移植术或在术中保留尺骨茎突,于骨膜下少量切除尺骨远端等。

(十三) 腕背隆突综合征

腕背隆突综合征又称腕凸症,发病于第2、3掌骨的腕掌关节背侧,是一种不多见的手部疾病,主要为腕背部隆起、疼痛和腕无力。

1. 解剖

第2腕掌关节由第2掌骨基底部和小多角骨组成,第3腕掌关节由第3掌骨基底部和头状骨组成,桡侧腕长伸肌附着于第2掌骨基底部背侧,桡侧腕短伸肌附着于第3掌骨基底部背侧,此二肌是主要的伸腕肌。

2. 病因和病理

本病可能与腕部劳损有关,当先天性第2、3掌骨基底发育异常,腕关节背伸用力时,受应力的作用,腕部第2、3掌骨基底部或两者与其相对应的小多角骨和头状骨反复碰撞、挤压,可造成急慢性损伤,局部受到反复刺激,继而缺血引起无菌性炎症,以致骨质增生,因此多见于手工劳动者。此外,某些用力伸腕动作,使桡侧腕长、短伸肌经常牵拉第2、3掌骨基底部,同样可造成此部位的慢性劳损,如击剑运动员反手对剑等。

3. 临床表现

主要症状为腕背部隆起、疼痛、手腕无力,特别是用手腕强劳动时疼痛加重。检查可见:第2、3腕掌关节背侧有局限性隆起,局部压痛明显,在腕部过度背伸支撑或抗阻力伸腕时疼痛加重,但腕关节一般活动不受限。

4. 诊断与鉴别诊断

本病诊断可根据其临床表现和 X 射线检查。

X 射线检查是诊断本病的主要依据。常规的腕部 X 射线片常不能发现病变或仅见局部密度增高;腕掌关节背侧切线位片,一般能看到第2、3掌骨基底背侧和头状骨远端背侧,即第2、3掌骨的腕掌关节处,有双唇样骨质增生,关节间隙狭窄、不平整,局限性骨质硬化。

本病颇易漏诊或误诊,许多腕部疾病可引起腕背部隆起,在诊断上应与腕部常见病如:腕背部腱鞘囊肿、骨肿瘤、腕关节结核,舟状骨无菌性坏死及陈旧性舟状骨脱位等鉴别,同时也不能轻易以腕关节劳损的诊断满足而造成漏诊。

5. 治疗

(1)治疗上可根据不同症状采用不同方法　①对于症状轻微,疼痛不重,骨隆起不大,病程较短,可采取非手术疗法,禁止在骨隆突处做按摩。②消结散加生川乌、生草乌、鳖甲醋调外敷或用软骨膏敷患处,做红外线照射,每日2次,每次20~30 min。③疼痛较甚者,用1%普鲁卡因2 mL,醋酸泼尼松12.5 mg,局部疼点封闭。④非手术疗法过程中要注意将腕关节功能位固定3~4周。

(2)手术治疗 对于病程长,骨隆起渐大,疼痛明显,对工作有妨碍,经保守治疗又无明显效果时,可以考虑手术治疗。①手术将增生的骨质切平,并刮除病变的关节面,关节缝隙中植入碎骨片,术后石膏托固定4周,一般可以解除症状,收到满意效果。②手术要求:用臂丛麻醉,气囊充气止血,做隆突部垂直或"S"形切口,保护指总伸肌腱,暴露第2、3掌骨基底部与头状骨、小多角骨,术后加压包扎,术后4周开始功能练习。

二、前臂肌损伤

(一)高位正中神经卡压症

正中神经由臂丛的内侧束和外侧束发出的分支组成。臂丛神经发出后,经上臂、肘部到达前臂、腕管和手部。近20年来,正中神经卡压所致的腕管综合征已成为临床常见疾病,但正中神经在其他部位的卡压常常被忽视。

为了加深对正中神经在其他部位卡压的认识,故将腕管以上及臂丛神经以下部位的卡压,命名为高位正中神经卡压(图5-22)。

虽然腕管综合征是最常见的正中神经卡压综合征,但由于对其他部位正中神经卡压缺乏认识,常常导致误诊和漏诊。一些腕管综合征患者同时存在高位正中神经卡压,多数在近端,如肘部等。文献中常将腕管综合征的并发症也归于腕横韧带松解不全或掌皮神经损伤,其实不然,一些患者腕管松解疗效不佳的原因可能是对正中神经卡压部位的定位有误,因此,临床疗效不佳,症状持续存在。加深对高位正中神经卡压的认识不仅有助于提高高位正中神经卡压症的诊治水平,而且也有助于提高腕管综合征的疗效。

1. 解剖

(1)上臂 在上臂,正中神经与臂部血管相邻,血管结构的变化可引起神经卡压。在肘部和前臂近端,可因骨骼肌结构的变化引起神经卡压。由于神经组织自身的变异,因此神经卡压的表现复杂,诊断常常比较困难。

正中神经由臂丛神经 C_5 ~ T_1 组成,下行中位于腋动脉前方,并与腋动脉下 1/3 伴行。神经在由臂部到肘部的行进中,与肱动脉始终保持紧密的联系。

(2)肘部 在肘部,正中神经周围被一系列重要结构环绕。在肘前,由外而内,肱二头肌肌腱、肱动脉和正中神经依序排列。神经位于肱肌前部,其深部为纤维束带。虽然,肱肌为正中神经提供保护,避免骨性结构的损伤,但是,肥大的肌肉也可发生变化,形成纤维束样卡压。正中神经进一步前行,穿过旋前圆肌浅、深头间,当穿越旋前圆肌深头时,尺动脉位于其外侧。正中神经继续前行,通过指浅屈肌浅、深头形成的腱弓。在前臂远端1/3处,正中神经浅出,由指浅屈肌的桡侧进入腕管。

正中神经在肘部的分支少见。肘部近端的第1个分支距肘部1~4 cm处穿出并支配旋前圆肌。很快,正中神经又发出分支,支配桡侧腕屈肌、掌长肌和指浅屈肌。在旋前圆肌区,距肱骨内上髁近端 5~8 cm,由正中神经后外侧发出一个重要的分支——骨间前神经。典型的骨间前神经由正中神经发出后,向远端走行,在指浅屈肌的近端与正中神经伴行穿过指浅屈肌腱弓,达骨间膜后,与骨间前动脉伴行到达腕部。骨间前神经主要为运动神经,支配拇长屈肌、示指和中指的指深屈肌以及旋前方肌。拇长屈肌和指深屈肌的分支在指浅屈肌的腱止点处,(距骨间前神经起点约 4 cm)。骨间前神经的终端止于旋前方肌,伴随发出感觉支支配腕部。

(3)正中神经走行和分支的变异与正中神经卡压有关　在上臂,最常见的变异是外侧束延迟分支。在尸解中,24% 的标本外侧束在近端发出一个小的分支,而肌皮神经在上臂近端发出一个分支进入正中神经。内侧束和外侧束的分支在腋动脉的后方形成正中神经。正中神经形成后,向后走行,到达肱动脉内侧。这些变异与肘部和前臂近端卡压无关。

1848 年,Struthers 注意到,尸解中 3% 的标本有肱骨髁上骨突。在肱骨内上髁 5 cm 处的骨突,发出一条韧带,在其与内髁间形成 Struthers 韧带。正中神经和肱动脉由弓下穿过。Struthers 弓常常不完全,但仍是正中神经和肱动脉卡压的潜在因素。近年来的研究认为,人群中 1%~2% 的人可出现 Struthers 弓(图 5-23)。

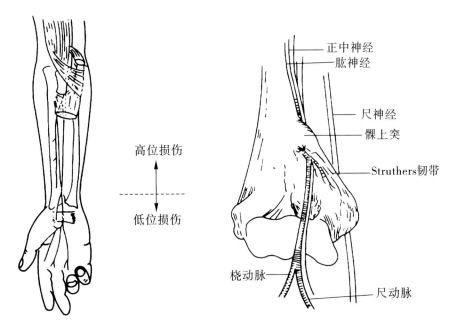

图 5-22　高位与低位正中神经损伤的分区　　　图 5-23　Struthers 韧带示意

(4)正中神经与旋前圆肌之间的关系变化较多　典型的解剖关系是,正中神经穿过肌肉后发出内侧支支配旋前圆肌。约 82% 的神经经旋前圆肌浅、深头间穿出。尸体解剖研究发现,约 9% 的旋前圆肌深头缺如,7% 的神经位于两头的深面,2% 的神经穿过旋前圆肌浅头。Dellon 注意到,旋前圆肌浅头常常出现异常。在约 20% 的尸解标本中,旋前圆肌浅头在肱骨内上髁近端 2 cm 处与纤维束混合,形成纤维束带。据此推测,当伸肘、前臂旋前时,正中神经与滑车出现挤压。Dellon 和 Mackinnon 报道的 31 例尸体解剖中,11 例出现旋前圆肌浅头下纤维弓,15 例出现旋前圆肌深头下的纤维束带。指浅屈肌腱的两个头(肱头和骨间膜头)也可形成腱弓联系。在 Dellon 报道的 31 例解剖研究中,还有 10 例出现桡侧头,其中 4 例指浅屈肌腱单纯由桡骨起源;11 例指浅屈肌两头间出现巨大纤维束带,当正中神经穿过时,将成为卡压因素。

(5)正中神经内部解剖结构的异常对近端正中神经卡压也十分重要　神经内浅表的神经束易于引起卡压。在骨间前神经发出前 2.5 cm 处,骨间前神经位于正中神经后外侧。虽然,解剖学资料多将骨间前神经描述为由正中神经后部发出,但近年来的解剖研究发现,60% 的骨间前神经由正中神经桡侧发出。这些变异可能是引起骨间前神经卡压的重要因素。

(6)神经外部异常也是上肢神经卡压的重要原因　常见的有两种类型:①神经间的异常交通支[如 Martin-Gurber(MG)交通支]。②神经少见的分支。这些异常是引起临床误诊的原因之一。例如,近端神经损伤可引起神经正常支配区肌肉的肌力减弱,而如果存在以上异常,则可能不出现神经正常支配区的肌力减弱,或某一神经损伤却出现未损伤神经支配区肌力的变化。MG 交通支在高位正中神经卡压中具有重要的意义。人群中约有 17% 的人存在正中神经和尺神经的异常交通支。肌电检查是鉴别异常交通支的有效手段。

2. 正中神经及分支卡压

(1)正中神经在上臂部卡压　正中神经在上臂近端引起的慢性疼痛主要因创伤所致,特别是直接的穿透伤和挤压伤诊断和定位相对简单。非创伤性卡压以血管性疾病引起为多,假性动脉瘤、动静脉畸形和血透引起的动静脉瘘是常见原因。介入性血管检查有助于诊断。

(2)正中神经在肘部卡压　①正中神经在肘部和前臂区最常见的卡压点有 4 个,在这些卡压点,正中神经易受到卡压,引起旋前圆肌综合征和骨间前神经卡压综合征的发生。旋前圆肌综合征的卡压发生于正中神经分支前。在分出骨间前神经后(旋前圆肌水平),正中神经卡压综合征所致的临床表现因损伤的程度、卡压的部位和神经分支情况的不同而发生变化。②创伤是肘部正中神经卡压的主要原因。因肱骨髁上骨折引起的正中神经损伤较多,其次是肘关节脱位。肱骨髁上骨折时正中神经损伤的发生率为 5% ~19%,骨间前神经损伤也有较高的发生率。一般认为,近端正中神经损伤不是近端上肢疼痛的主要因素。③旋前圆肌和指浅屈肌腱弓的纤维化使神经易于发生卡压。需反复使用前臂,特别是需反复旋转前臂或屈指的病人,前臂肌肉肥厚,正中神经也易受到卡压。除此之外,如果骨间前神经从正中神经桡侧发出,恰位于纤维腱弓之下,则发生卡压的可能性也较大。蓄积性损伤是引起神经卡压的因素之一。一些上肢疼痛的病例可因劳累性筋膜间室综合征引起。上肢重复性动作,加之相关的解剖变异、肿胀、肌肉肥厚等均可引起劳累性筋膜间室综合征的发生,前臂慢性疼痛也可因此而引起。Pedowotz 报道了因劳累产生旋前圆肌综合征的病例,经筋膜切开后,症状完全缓解。因此可以认为,手术切开筋膜对改善旋前圆肌综合征的症状是有益的,一方面松解了卡压因素,另一方面减轻了可能引起卡压的肌筋膜间室的压力。④Strutthers 韧带形态结构的变异较大。骨突长度和纤维束带常发生变化,有时有束带出现,而骨突却不存在。虽然 Strutthers 韧带的出现率为 1% ~2%,但实际上由此引发正中神经卡压者却少见。

(二)旋前圆肌综合征

1951年,Seyffarth首次报道了旋前圆肌综合征(pronator syndrome),17例病例均为正中神经通过旋前圆肌或指浅屈肌时神经受到卡压所致。当时其描述的旋前圆肌综合征并非都为旋前圆肌卡压,因此,临床命名并不确切。然而,由于临床长期将此类病变称为旋前圆肌综合征,所以,这一命名沿用至今。

1. 常见卡压部位

(1)Struthers韧带　为少见的结构,由此引起的旋前圆肌综合征较少见。

(2)肱二头肌肥厚或紧张　同样可以引起卡压。

(3)旋前圆肌纤维束带　重复性旋前动作可使卡压加重。

(4)指浅屈肌腱形成的浅腱弓　亦可引起同样症状(图5-24)。

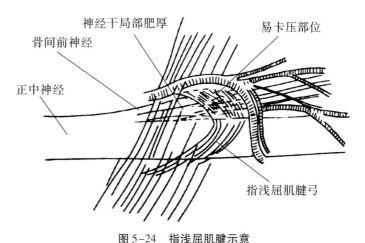

图5-24　指浅屈肌腱示意

2. 临床表现和诊断

旋前圆肌综合征的发病率远少于腕管综合征,发病年龄多在50岁左右,女性患者多于男性,为男性患者的4倍以上。早期症状比较复杂,从确诊到治疗的时间往往达9个月至2年。

(1)主要症状　①疼痛:前臂近端疼痛,以旋前圆肌区疼痛为主,抗阻力旋前时疼痛加剧。疼痛可向肘部、上臂放射,也可向颈部和腕部放射。一般无夜间痛史。此特点可与腕管综合征进行鉴别。②感觉障碍:手掌桡侧和桡侧3个半手指麻木,但感觉减退比较轻,反复旋前运动可使感觉减退加重。③肌肉萎缩:手指不灵活,拇、示指捏力减弱,拇、示指对指时拇指的掌指关节,示指的近节指间关节过屈,而远节指间关节过伸,鱼际肌有轻度萎缩。

(2)特殊检查　①旋前圆肌触痛、发硬。②Tinel征:阳性率较高,常于发病4～5个月后出现。③正中神经激发试验:旋前圆肌激发试验,即屈肘、抗阻力下使前臂做旋前动作,检查方法见图5-25,肌力减弱者为阳性。指浅屈肌腱弓激发试验,即中指抗阻力屈曲诱发桡侧3个半指麻木为阳性(图5-26)。

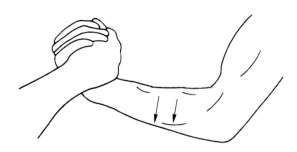

图5-25 旋前圆肌激发试验

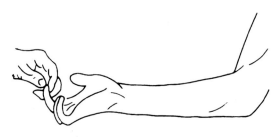

图5-26 指浅屈肌腱弓激发试验

肱二头肌腱膜激发试验,即前臂屈肘120°,抗阻力旋前,诱发正中神经支配区感觉变化为阳性(图5-27)。

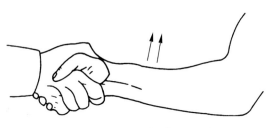

图5-27 肱二头肌腱膜激发试验

(3)肌电图检查 Morris 和 Peters 报道的7例旋前圆肌综合征病例中,6例出现运动传导速度减慢。曾在7例病例的观察中,有3例出现感觉传导的异常。然而,研究发现,在肘与腕间,运动和感觉传导的减慢对诊断近端正中神经卡压无诊断价值,因为腕管综合征与旋前圆肌综合征患者均可出现正中神经传导异常。

应用针电极对卡压区正中神经支配肌群进行电刺激反应诊断,通过判断肌肉失神经电位的变化,有助于诊断和鉴别诊断。

3.鉴别诊断

除需与腕管综合征进行鉴别以外,尚需与胸廓出口综合征、臂丛神经炎、神经根型颈椎病等鉴别。旋前圆肌综合征与腕管综合征的临床表现相似。两者的主要相同点为:腕部和前臂痛;大鱼际肌肌力减弱;桡侧 3 个半手指麻木或感觉异常。不同点为:旋前圆肌综合征无夜间痛,腕部 Tinels 征阴性,腕部神经传导速度正常,掌皮支区感觉减退。

4.治疗

(1)保守治疗　可根据病情选择不同的治疗方法。对轻度、较重上肢劳动后引起间断性发作的病例,可行保守治疗,包括避免重体力劳动、夹板固定、非类固醇激素类药物局部封闭治疗。有文献报道,约 50% 的患者经保守治疗后病情得以缓解和治愈。一般认为,对经 8 ～ 10 周保守治疗症状和体征不能改善者,应考虑手术治疗。

(2)手术治疗　①手术治疗原则:旋前圆肌综合征存在许多潜在卡压因素,由于临床定位往往比较困难,因此,手术中应尽可能检查所有可能的卡压点并进行松解。②手术切口:可根据临床表现和习惯选择不同手术切口,目前文献报道的手术切口有"Z"形切口、横向切口和纵向切口。Delkm 报道采用横跨肘部的"S"形切口较为理想。手术中应注意保护前臂中部和外侧皮神经。③关键步骤:沿肱二头肌腱膜间切开深筋膜,显露正中神经和肱动脉。术中一旦发现肱骨髁上突和 Struthers 韧带,应予切断。分离至旋前圆肌时,应将旋前圆肌浅头牵向中部,以保护尺侧旋前圆肌运动支,此时应松解各种卡压因素(图 5-28)。偶尔可行旋前圆肌浅头"Z"形延长,以防瘢痕和缺血性肌挛缩的发生。进一步向远端分离,如发现指浅屈肌腱弓,应予松解。④术后处理:屈肘位石膏固定 2 周,抬高患肢,鼓励手指活动。

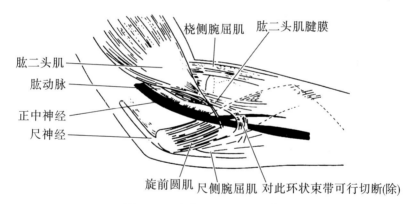

图 5-28　旋前圆肌松解术示意图

(三)骨间前神经卡压综合征

骨间前神经卡压综合征是由 Kiloh 和 Nevin 于 1952 年报道的。随后,有关病例不断见诸报道。其发病在前臂远端神经性病变中约占 1%(图 5-29)。

1.病因

骨间前神经卡压征的病因可分为 3 类:①直接创伤。②部分正中神经损伤致骨间前神经损伤。③卡压或骨间前神经炎症引起的神经病变。

还有其他一些原因可引起骨间前神经卡压,如表 5-1 所示。

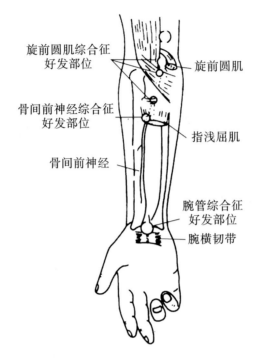

旋前圆肌综合征好发部位
旋前圆肌
骨间前神经综合征好发部位
指浅屈肌
骨间前神经
腕管综合征好发部位
腕横韧带

图 5-29　骨间前神经卡压综合征好发部位

表 5-1　近端正中神经部分损伤引起的假性骨间前神经卡压综合征

创伤	骨折:肱骨髁上骨折、前臂骨折
	脱位:肘脱位
	穿透伤:子弹伤、刺伤
	挤压伤
医源性因素	动静脉瘘:静脉造口、插管及穿刺
	肌肉松解术
	骨折开放复位和内固定
自发性因素	
卡压因素	肌肉和肌腱性束带——旋前圆肌、指浅屈肌腱弓
神经异常行径	相邻肌肉影响:指浅屈肌异常大、指深屈肌、前臂肿块肱二头肌肌腱滑囊增大
血管	异常的桡动脉
	尺侧副动脉栓塞
炎症	神经痛性肌萎缩
	感染:巨细胞病毒感染
	动脉炎:多发性动脉硬化结节

2. 临床表现

骨间前神经卡压征为纯运动神经性麻痹,表现为拇长屈肌、示指和中指的指深屈肌以及旋前方肌的肌力减弱。此外,骨间前神经有一终末感觉支支配腕部的部分感觉:因此,前臂和腕部的疼痛是本病的常见临床表现。

(1)典型体征　常有近端前臂掌侧、旋前圆肌区和腕掌侧的自发性疼痛,活动时症状加重,特别是前臂活动时症状更为明显。由于疼痛,限制了肢体的活动。疼痛可于数周或数月内自行减轻。典型的临床表现为拇长屈肌、示指和中指的指深屈肌以及旋前方肌的肌力减弱,患者主诉常为写字或拿小物品困难,但无手部感觉变化。

临床体征仍以拇长屈肌、示指和中指的指深屈肌以及旋前方肌的肌力减弱为主。拇指、示指捏握试验有助于诊断(图5-30)。

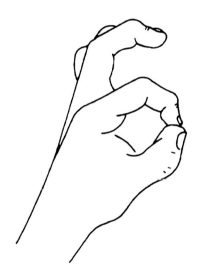

图5-30　拇指、示指捏握试验

(2)非典型性的解剖及临床特点　由于常出现解剖变异,骨间前神经卡压的临床表现常存在一定的变化。

中指指深屈肌:可由尺神经支配(约50%),因此有时临床表现仅为拇长屈肌和示指指深屈肌肌力减弱。

正中神经与尺神经 Martin-Gurber 吻合:约占17%,其中较常见的异常吻合支为骨间前神经与尺神经的吻合支。当骨间前神经出现卡压时,可引起手内肌肌力的减弱。

指深屈肌:可完全由骨间前神经支配,因此,临床可表现为所有指指深屈肌肌力减弱。

骨间前神经:可发出分支支配指浅屈肌。

3. 诊断

骨间前神经卡压的诊断中,最常见的误诊为拇长屈肌和指深屈肌肌腱的断裂。Hill 报道的33例骨间前神经卡压的病例中,10例曾诊断为腱撕裂。也有将腱撕裂误诊为骨间前神经卡压的报道。因此,临床应注意鉴别。本病应与胸廓出口综合征、神经根性颈椎病以及臂丛神经炎、正中神经部分损伤进行鉴别。

电生理检查对鉴别骨间前神经卡压具有重要的诊断价值。

4. 治疗

根据病因选择不同的治疗方法。对创伤引起的骨间前神经损伤,一般观察 3~4 个月,如果不能恢复,应进行手术治疗。对因穿透伤引起的神经损伤,应立即进行手术治疗。对因其他卡压因素引起骨间前神经损伤者,可根据具体情况进行处理。

(1)非手术治疗　可采用休息、固定、减少前臂活动和局部封闭治疗。对保守治疗 8~12 周无效者,可行手术治疗。有关保守治疗的时间,文献中有争议,应根据病因和病情具体确定。

(2)手术治疗　手术治疗与旋前圆肌综合征相似。手术应松解 Struthers 韧带,切除肱二头肌腱膜,对旋前圆肌进行松解等,并对骨间前神经存在的卡压因素进行松解。

(四)尺侧腕管(尺管)综合征

引起手部掌面尺侧疼痛的因素很多。当人们摔倒时,多以手腕过伸、手掌尺侧着地为主,可致掌部尺侧损伤。使用重锤或气钻的工人易发生手掌小鱼际区损伤。这些损伤可致钩骨钩或豌豆骨骨折,豌豆骨、三角骨脱位,月三角韧带撕裂,尺动脉瘤和动脉血栓形成,以及尺神经的损伤,这些损伤是腕部尺神经卡压的主要因素。除此之外,占位性病变、瘢痕挛缩、异常肌肉和神经瘤等也可引起尺神经卡压,从而出现尺神经受压的种种症状和体征,称之为腕部尺神经管综合征。

1. 解剖

在腕尺侧,尺神经及尺动脉和静脉经过豌豆骨及钩骨钩之间于腕横韧带的浅层进入手掌,诸骨及韧带构成骨—纤维鞘管称之为腕部尺管。

腕部尺管也称 Guyon 管,入口为三角形,近侧由豌豆骨至远侧的钩骨钩是稍斜行的隧道。其底面为坚厚的腕横韧带的尺侧附着处,上面为尺侧腕屈肌附着处的腱性结构,还由掌侧腕横韧带的一部分或小鱼际肌腱弓所覆盖。尺神经在这个隧道内分成感觉性浅支和运动性深支。浅支直向远侧走行;但深支绕过钩骨钩的尺侧于小指展肌和小指短屈肌的起始部之间开始与尺动脉同行,然后转向背侧,穿过小指对掌肌,进入手掌深部,行至桡侧。

Gross 和 Gelberman 进一步研究了尺神经解剖结构与临床症状的关系,并对尺管结构和分区的解剖特点进行了探讨。在 Guyon 管的底部,豆钩韧带位于中央,腕横韧带纤维位于桡侧,豆掌韧带位于尺侧和远端。其顶部由腕横韧带、掌腱膜近端的纤维束和掌短肌远端组成(图 5-31A)。Guyon 管在出口处由钩骨分为两个管道,其远端的裂孔由源自小指展肌和小指屈肌组成的纤维弓构成,将豌豆骨与钩骨连结在一起。尺神经运动支由裂孔深部穿出,感觉支由浅面穿出(图 5-31B)。

Shea 和 McClain 将尺管分为 3 个区。在 1 区,神经卡压位于近端或尺管内。由于神经的运动和感觉支均在此区内,因此,临床表现既有尺神经支配区手内肌肌力减弱或萎缩,又有小鱼际掌侧和尺侧 1 个半手指掌侧的感觉变化。在 2 区,出现运动神经卡压,解剖区域位

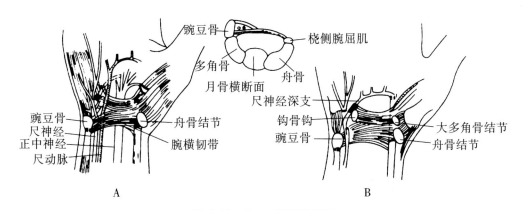

图 5-31 Guyon 管应用解剖
A. Guyon 管的主要结构及其横断面　B. Guyon 管与尺神经深支

于尺管出口处、钩骨钩部、小指展肌和小指屈肌起点之间。

在 2 区内尺神经的运动支位于尺管远端桡背侧。此区尺管的顶部由掌短肌组成(起自豌豆骨远端和小鱼际肌筋膜,止于掌腱膜尺侧界和腕横韧带);底部由豆钩韧带、近端的豆掌韧带和远端小指内收肌组成(豆掌韧带源自豌豆骨远端桡侧,止于钩骨钩掌面尺侧。豆掌韧带起于豌豆骨远端,止于第 5 掌骨基部掌桡侧);外侧壁由腕横韧带、小指屈肌和钩骨组成;内侧壁由小指展肌组成。在 2 区的出口处,小鱼际肌形成的纤维腱弓位于神经的掌面,小指对掌肌位于其背面,钩骨和小指屈肌位于外侧,小指展肌位于内侧。尺神经运动支发出分支支配小指展肌,然后穿过小鱼际腱弓,由钩骨绕向桡侧前,穿过小指对掌肌。

3 区内尺神经的感觉支位于 2 区的掌面尺侧。其顶部的近端由掌短肌组成,顶部的远端由尺动脉和纤维脂肪组织组成;底部为小鱼际筋膜;桡侧壁为 2 区;尺侧壁为小指展肌。尺动脉和尺神经均位于尺管内。Jabaley 认为,尺神经运动支位于尺背侧,感觉支位于桡掌侧。Gelber-man 注意到,从神经分支到分叉处长约 7 cm,通过 Guyon 时感觉支和运动支在同一鞘内。

尺神经深支支配所有掌侧骨间肌,以及第 1、2 骨间背侧肌和第 3 蚓状肌。神经进入肌肉的部位位于掌骨中 1/3 处。第 3、4 骨间背侧神经由掌骨的近 1/3 处进入肌肉。第 4 蚓状肌由掌骨远端 1/3 处进入肌肉。

2.尺管综合征的病因

腕尺神经卡压最常见的病因为结节性压迫。有文献报道,29% ~ 34% 的病例因结节压迫引起。其中无明显创伤的病例中,86% 的患者由结节性压迫引起,压迫神经的部位多数位于三角骨与钩骨的关节处。肌肉变异,如副小指屈肌、小指展肌以及掌长肌延伸至 Gunyon 管等引起的神经卡压也是尺管综合征的主要原因,约占患者总数的 16% 。其他因素,如脂肪瘤、巨细胞瘤、腱鞘囊肿、韧带增厚、豆状钩骨联合等,也可致尺神经卡压。

骨折导致的尺管综合征是主要的卡压因素。腕尺侧骨折,特别是钩骨骨折,约 14% 的患者可出现尺神经卡压。骨折片压迫、神经牵拉或瘢痕压迫等均可导致神经病变。尺动脉栓塞可单纯引起感觉障碍,此类因素占尺管综合征的 7% 。重复性创伤所致尺管综合征约占患者总数的 6%。类风湿性腱滑囊炎,特别是尺侧腕屈肌和指浅屈肌腱滑囊炎,也与尺管综合征的发生有关。

3. 诊断

腕尺管综合征起病缓慢,开始多表现为腕部向环指、小指放射性疼痛,夜间加剧,询问病史有夜间疼醒史。继而出现尺神经支配区感觉迟钝,中、晚期出现小鱼际肌及骨间肌力减弱、萎缩或麻痹。

根据尺神经受压的部位不同,所出现的尺神经损伤表现亦不相同,故分为三个类型。

Ⅰ型:混合型。尺神经在 Guyon 管近侧受压,深、浅支同时发生障碍,表现为尺神经麻痹,既有运动障碍,又有感觉变化。

Ⅱ型:运动障碍型。尺神经在 Guyon 管远侧受压,单纯深支发生障碍,表现为单纯深支受累,仅有大部分掌内肌(除掌短肌外)运动麻痹,感觉正常。

Ⅲ型:感觉障碍型。单纯浅支受压,仅表现为尺侧一个半手指掌侧感觉障碍。

(1)病史及临床表现　常以环指、小指麻木,手内肌无力为患者的主诉,手部尺侧摔伤史、长期使用振动工具、类风湿病史、骨性关节炎等病史对诊断具有参考价值。

(2)物理检查　①腕钩骨区压痛或肿块:1 区和 2 区卡压最常见的原因为钩骨钩骨折,因此,此类患者常有钩骨附近的压痛。②Tinel 征:腕尺管区 Tinel 征阳性对诊断具有一定的价值。③运动和感觉检查:小指及环指尺侧半掌面感觉异常和手内肌萎缩(图 5-32)。

(3)X 射线、MR 及肌电图检查　对临床诊断具有一定的参考价值。肌电图,尤其是尺神经的传导速度的测定对诊断非常重要。其传导速度的延迟对判定损伤部位有确诊价值。

4. 鉴别诊断

由于尺侧神经手背支在进入腕尺管前即发出,故尺管综合征仅表现为尺侧一个半手指掌侧感觉减退;若手指背侧感觉同时减退则说明尺神经手背支亦受累,神经卡压部位应在肘部而非腕部。若患者同时有前臂内侧皮肤感觉减退,说明前臂内侧皮神经受累,则以胸廓出口综合征可能较大。

5. 治疗

早期症状轻者,可行局部固定或泼尼松局部封闭;重者应尽早手术。手术应将腕掌侧韧带切断,去除占位性病变,松解压迫神经因素。一般预后较好。

手术步骤如下:①切口,经尺管间"Z"形切口(图 5-33)。②显露尺神经及其深、浅支:手术中应清晰显露尺管,然后将尺神经显露。③松解粘连:在手术显微镜下检查可能存在的卡压因素,并予松解,可同时注射曲安西龙和其他防粘连药物。

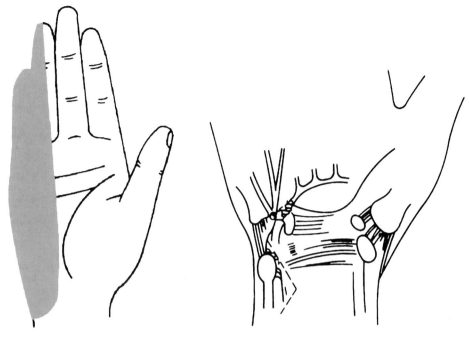

图 5-32　尺管综合征感觉异常示意　　　　　图 5-33　尺管综合征手术切口

(五)前臂骨筋膜室综合征

前臂骨筋膜室综合征系肢体创伤后发生在前臂筋膜间室内的进行性病变,即由于间室内容物的增加,压力增高,导致间室内容物主要是肌肉与神经干发生进行性缺血坏死。前臂缺血性肌挛缩(伏克曼挛缩,Volkmann contracture)是前臂骨筋膜室综合征的后遗症。前臂骨筋膜室封闭严实,可伸性又小,肌肉丰富,主要血管和神经均包含其内。因此发病率高,后果严重,已引起人们的高度重视。

1. 解剖

前臂筋膜厚实而坚韧,并与尺、桡骨牢固地结合在一起,和尺、桡骨及其骨间膜、肌间隔把前臂肌群分隔成前后两个封闭严实的骨筋膜室,即掌侧室和背侧室。

(1)掌侧骨筋膜室　掌侧骨筋膜室的背侧壁是坚韧的骨间膜;两侧壁是尺、桡骨;掌侧壁是前臂固有筋膜。前臂固有筋膜由于得到了肱二头肌腱膜的交织加强,显得特别厚实、坚韧。一旦室内压力增高时,周围均无多大伸展性,极易造成室内的肌肉、血管、神经的缺血坏死。

掌侧室内含有腕部及手部屈肌群的肌腹,尺桡动、静脉和骨间掌侧动、静脉,正中神经、尺神经以及桡神经浅支。

前臂掌侧室向上与上臂前侧室,向下与手部室相连,故以上三室常同时发病。

(2)背侧骨筋膜室　前臂背侧骨筋膜室的掌侧壁和侧壁是其骨间膜及尺、桡骨,背侧壁为前臂固有筋膜。该筋膜得到肱三头肌腱膜的交织加强,也特别厚实坚韧。背侧室内含有手及腕部伸肌群的肌腹和桡神经的深支和骨间背侧动、静脉。

2. 病因

(1)前臂及上臂部创伤尺 桡骨骨折和前臂肌肉严重损伤,如前臂严重软组织挫伤或挤压伤,局部出血多,肿胀严重,使前臂肌间隔内压力逐渐增高。

(2)压迫 不适当的外固定,如小夹板或石膏固定过紧或前臂肿胀严重未及时剖开石膏等;止血带或捆扎、自体压迫等时间过长。

(3)医源性 手法不当,反复多次手法复位,挤压肌肉损伤严重,造成局部出血肿胀;开放复位内固定手术粗暴,肌肉损伤多,止血不完善;输血或输液外溢,或注射刺激性药物,一方面占据了室内容积,另一方面导致肌肉水肿、坏死、渗出和恶性循环。

(4)血管损伤 上臂部肱动、静脉损伤或受压致前臂缺血。

(5)出血性疾病 血友病患者在针刺、猛烈抓物或其他轻微外伤,均可引起局部的大量出血。

(6)其他 并发于上臂或手部骨筋膜室综合征。

3. 临床表现与诊断

疼痛及活动障碍是主要症状,疼痛是进行性的,当手主动或被动活动时疼痛加剧。麻木是另一早期症状,只是由于剧痛而被掩盖。其次是手指苍白、发绀和发凉。肿胀、压痛及肌肉被动牵拉痛是其重要体征。由于前臂有较坚韧的筋膜包绕,肿胀不甚严重,但皮肤肿胀明显,常起水疱。肌腹处明显压痛是筋膜间区内肌肉缺血的重要体征。被动屈(伸)手指,则会引起屈(伸)指肌的严重疼痛,另外,由于动脉血管受压,常造成脉搏减弱或摸不清。

前臂骨筋膜室综合征可以单独在掌侧室或背侧室发病,亦可同时受累发病。

(1)掌侧骨筋膜室综合征 掌侧骨筋膜室综合征时,前臂屈肌群,正中神经,尺神经及桡神经浅支,尺动、静脉,桡动、静脉和骨间掌侧动、静脉受累。一般首先受累较重的是深层肌肉,如拇长屈肌、指深屈肌与旋前方肌,其次是指浅屈肌,最后是浅层肌肉如腕屈肌、旋前圆肌。

◆前臂疼痛与压痛:疼痛最早发生,呈持续性胀痛,逐渐如刀割样、针刺样或烧灼样剧痛,严重者难以忍受。疼痛部位在前臂掌侧或向手部放射性麻痛。伸指时前臂受累屈肌有牵拉痛,触压受累肌肉有硬条索样感觉并有压痛,尤其压迫肿胀部位更甚。

◆肿胀:受累肌肉区早期都有肿胀及紧张感,肿胀呈纵行条状,皮肤红肿。有时有张力性水泡。晚期肌肉萎缩和挛缩。

◆功能障碍:患手指屈曲无力,呈松弛休息位,这是由于受累肌肉不敢用力之故。到了晚期手指呈屈曲挛缩状,呈"爪"形或猿手畸形。

◆可有正中神经、尺神经和桡神经浅支损害的症状和体征:单纯正中神经损害者,可有手掌和手指桡侧半痛觉减退或缺失,大鱼际肌萎缩,桡侧腕屈肌,掌长肌,拇、示、中指屈肌无力。单纯尺神经损害者,尺侧腕屈肌,环、小指指深屈肌及手的内在肌无力,手尺侧和尺侧一个半手指的掌面感觉减退或缺失。单纯桡神经浅支损害,虎口背面感觉减退或缺失。如果3个神经均受害,手部感觉完全发生障碍;屈腕肌,屈指肌及手内在肌运动均有不同程度的麻痹。

◆畸形:严重类型的晚期,前臂所有屈肌,手内肌及旋前肌都发生挛缩和神经麻痹,患肢呈旋前位,患手呈"爪"形畸形,屈曲功能丧失,而伸指功能受限,患肢终成残废。

◆发育障碍:发生在少儿发育期,前臂缺血性肌挛缩可影响尺、桡骨的骨骺发育,前臂变细和变短,腕关节和腕掌关节畸形。由于长时间的屈腕,屈指挛缩,使腕关节的掌侧部变狭、变细,桡骨远端及腕骨背侧变长、变粗,而掌侧部由于受挤压而变小。X 射线侧位片显示,桡骨远端的掌倾角加大,腕骨呈基底面朝背侧的楔形变。

◆体温升高:急性期可有体温升高、血沉加快、白细胞增高、脉快、肌红蛋白尿,甚至可发生急性肾衰竭。

◆前臂掌侧骨筋室综合征的晚期即 Volkmann 挛缩。按临床表现及严重程度可分 3 型。①轻型:局限型,指深屈肌部分变性,仅引起 2～3 个手指的屈曲挛缩,无神经症状或极其轻微,多为局部压迫所致,多见于成年人。②中间型或缺血型:多为肱动脉损伤所致。几乎所有指深屈肌和拇长屈肌受累变性,亦可有部分指浅屈肌变性,常有不同程度的神经损害,以正中神经损害为重。③严重型:所有屈肌发生变性、坏死或波及伸肌群,神经功能完全或几乎完全丧失,关节挛缩畸形,皮肤瘢痕形成,骨关节变形。

◆室内压测定:可以明确诊断。

(2)背侧骨筋膜室综合征

主要累及伸肌群,首先累及深层的旋后肌、拇长展肌、拇短伸肌、拇长伸肌和示指固有伸肌,继而累及浅层的桡侧腕伸肌、指总伸肌、小指固有伸肌和尺侧腕伸肌。另外可使桡神经深支受损。

早期前臂背侧部位疼痛,呈持续性剧痛。受累肌肉区触压时有紧张感和压痛。屈指、屈腕时有背侧牵拉痛和对抗感。受累伸肌区有纵行硬索条隆起,背侧皮肤红肿,甚至可有张力性水泡。其功能障碍首先引起伸拇、伸示指、外展拇指发生障碍,继而前臂旋后、伸腕、伸指功能发生障碍。如桡神经深支受损,可出现伸肌群无力,但无感觉障碍。

晚期伸肌群发生挛缩,使掌指关节过伸,指间关节半屈及腕关节半伸畸形。主、被动屈指、屈腕受限。

少儿患者前臂变细、变短,桡骨远端掌侧变长,背侧缘变短变钝,腕骨掌侧粗大,背侧窄小,X 射线侧位片可明确显示。全身表现不如掌侧骨筋膜室综合征严重。

(3)掌、背侧同时发病　其结果更加严重,常造成终生残废。其表现也比较复杂严重。如果以掌侧受累为主,手部及腕部畸形处于屈曲状态,反之以伸直畸形为著。

4.诊断和鉴别诊断

(1)早期诊断　①有前臂外伤史或注射、受压史。②典型的早期症状和体征,但比较短。③骨筋膜室内压测定>4 kPa。

(2)中期诊断　①局部疼痛、肿胀、压痛明显加重,并有神经损害表现,如麻木或痛觉消失,肌无力或完全麻痹。②全身症状明显。如发热、肌红蛋白尿,说明肌肉已开始变性坏死,甚至发生急性肾衰竭。

(3)晚期诊断　这时坏死的肌肉已纤维化,出现典型的缺血性肌挛缩,不难做出明确诊断,但功能却很差甚至患肢残废。

典型表现是:受累肌肉萎缩、肢体变细、腕及手指关节僵直,肌肉硬化而无弹性,皮肤变薄,汗毛脱落,无毛孔,可有瘢痕或溃疡。

掌侧室发病呈典型 Volkmann 屈肌挛缩,前臂旋前,腕呈半屈,指间关节呈屈曲位。当腕关节伸直时,指间关节屈曲加重;当腕关节屈曲时,指间关节被动伸展。严重者手功能完全丧失,呈掌指关节伸直,指间关节极度屈曲,腕关节僵直即"爪"形手畸形。

背侧室发病时,前臂伸肌挛缩呈前臂旋后位;腕背伸、掌指关节过伸、指间关节半屈、拇指略呈外旋位畸形。

掌、背侧室同时发病,手的畸形比较复杂,如手的内在肌麻痹,呈"爪"形手畸形。如内在肌挛缩呈鹅颈畸形(即掌指关节屈曲,近指关节过伸,远指间关节屈曲)。这时尺、桡动脉由于瘢痕压迫,搏动可减弱。

本征应与正中神经、尺或桡神经损伤,肌腱粘连、急性蜂窝组织炎、腱鞘炎、血栓性静脉炎、腕管综合征、单纯软组织损伤等疾病相鉴别,测定室内压力是主要鉴别手段。

5.治疗和预后

(1)早期治疗 是治疗本征的关键。一旦诊断明确,应尽早去除外固定或敷料,不应顾惜骨折对位,而且力争在筋膜间室综合征发生8 h 以内做切开减压术,预防缺血挛缩所产生的不良后果。前臂筋膜间室综合征,一般掌侧重于背侧,一般仅切开掌侧筋膜,就可使掌背两侧得到减压。注意切开筋膜减压应达肿胀肌组的全长,切开长度不够,减压不彻底,可致减压效果不好(图5-34)。切开时应尽量保留皮下静脉,敞开伤口不缝合。等肢体肿胀消退后,再将开放的伤口进行二期或延期缝合。减压术中,发现肌肉坏死,应做彻底切除。全身治疗,除应用抗生素预防感染外,注意坏死物质吸收可引起酸中毒、高血钾、中毒性休克和急性肾衰竭等,可给予相应治疗。患肢严禁抬高和热敷,可以做颈交感神经封闭。

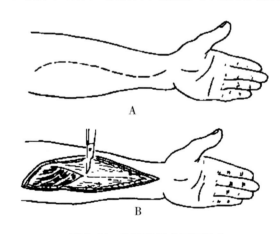

图5-34 前臂掌侧减压切开术
A.切口　B.手术野

手术方法:

◆掌侧骨筋膜室切开术:前臂掌侧正中纵切口,其长度占据前臂上 2/3,成人长 12 ~ 16 cm,沿桡侧腕屈肌的桡侧,切开深筋膜的全层,钝性分离指深屈肌肌腹,显露旋前圆肌,处理骨折和活动性出血,必要时探查正中神经、尺神经、尺动脉和桡动脉,清理坏死组织和积血。不缝切口,宽松包扎切口。术后及时更换无菌敷料,5~7 d 后可行二期减张缝合切口。

◆背侧骨筋膜室切开术:可采用单切口、双切口或多切口。在前臂背侧中上段,沿指总伸肌肌腹的桡侧做纵切口,上起于尺骨鹰嘴下 6 cm,长 12~14 cm。切开深筋膜,钝性分离指总伸肌,旋后肌,腕伸肌肌腹。其他处理同上。

(2)晚期治疗主要是改善功能障碍　到了晚期骨筋膜间室内肌肉发生缺血坏死和挛缩。在挛缩早期,可使用支架维持手和前臂于功能位,即腕背伸 20°~25°,拇指外展对掌位,余指呈分指半屈位,四指尖指向舟状骨结节。同时进行主、被动伸屈及分指锻炼,以减轻畸形的发生。一般需经半年至一年的观察治疗,使挛缩趋向稳定后,才可进行晚期功能重建术,如肌腱移位、延长或关节融合术等。

临床常用的手术介绍如下:

◆单纯骨性手术:其原理是缩短前臂骨支架,以相对延长挛缩肌腱,如尺桡骨缩短术;腕骨切除融合术:腕关节功能位融合术等。前两种现已很少应用。

◆骨性手术+肌腱移位术:目前常用腕关节功能位融合配合伸或屈肌腱互相替代术,如伸腕肌转位替代指(拇)屈肌;屈腕肌移位替代拇或指伸肌。也可以屈腕肌代指(拇)伸肌;伸腕肌代屈拇、屈指肌。

◆前臂肌肉起点下移术:将肌肉起点剥脱任其下移,以缩短起止点之间的距离,使挛缩的肌肉相对延长,以达到松解肌肉,纠正畸形的目的。但手术复杂,易伤及神经及其肌支,理论上合理,但不实用。

◆单纯软组织手术:包括肌腱止点移位替代术和肌腱延长术,临床上常用,仅适用于腕关节被动活动良好的患者。深浅屈肌腱交叉延长或伸屈肌腱交叉移位替代延长术,临床上实用而且疗效肯定。但动力肌腱肌力必须在Ⅳ级以上。

◆带血管、神经蒂的肌肉移植或游离移植术:适用于全部肌肉受损,试图解决一部分屈指功能。此术要求显微技术熟练,具备显微外科设备(手术显微镜和显微器械等)。

◆如有神经损害,可进行显微镜下松解术和神经内减压术:如离断伤或一段坏死者,可考虑行吻合或神经移植术,争取恢复部分神经功能。

◆其他:如前臂有瘢痕或坏死、溃疡,可先行皮瓣移植修复,再进行功能重建。

(六)骨间背神经受压综合征

骨间背侧神经受压综合征是由于该神经在前臂的行程中,由于解剖结构上的变异或外伤等,使其受到附近肌肉筋膜等的挤压或牵拉,所产生的一组神经麻痹症状。

1.解剖

桡神经在肱骨外上髁近侧约 10 cm 处穿过外侧肌间隔,到达前臂的前面。它位于肱肌、肱二头肌肌腱和肱桡肌,桡侧腕长、短伸肌之间。在肱桡关节上下 3 cm 之间的范围内,桡神经分成深支(骨间背侧神经)和浅支。在分出上述分支之前,桡神经有分支支配肱桡肌及桡侧腕长伸肌。桡侧腕短伸肌的神经支配常来自桡神经浅支。浅支主要为感觉纤维。深支即骨间背侧神经,进入旋后肌深、浅两层之间,其分支支配旋后肌,并绕过桡骨头前外侧,在穿出旋后肌下缘后,神经在前臂背侧,为伸肌群之浅层所覆盖,在此部位发出许多分支到指总伸肌、小指固有伸肌及尺侧腕伸肌。发出上述分支后,骨间背侧神经变细,位于拇长展肌表面,继而分出肌支支配深层肌肉,如拇长展肌、拇短伸肌、拇长伸肌和固有伸指肌。

骨间背侧神经在进入旋后肌处,有一半圆形的纤维组织,称为旋后肌腱弓(即 Frohse 腱弓)。这个弓在旋后肌浅层的近侧缘,有大约 1/3 的人是腱性的,神经在这里没有退让的余地。故在此,骨间背侧神经也最容易受压。

2. 病因病理

(1)外伤　由于解剖学因素,旋后肌腱弓邻近组织因外伤后水肿、炎性肿胀或瘢痕组织形成时,都可使神经被压在腱弓的边缘,产生神经麻痹症状。

(2)与职业的关系　长期、反复的腕关节伸、屈及前臂旋转活动,也是本征的常见原因之一。在本来已经有腱弓处狭窄的基础上,反复活动、旋转手部的劳动者,使本已紧张的腱弓进一步加重,造成局部水肿、炎性渗出,继而压迫神经。

(3)占位性病变　常见的有发生于桡骨小头附近的脂肪瘤、骨软骨瘤,另外还有血管瘤、腱鞘囊肿等。

(4)桡骨头脱位　常见为 Monfeggia 骨折脱位,由于桡骨头向前脱位,顶压骨间背侧神经,引起直接的神经受压和牵拉症状。

(5)类风湿性关节炎　可造成桡骨头脱位及肿胀增厚的滑膜组织压迫骨间背侧神经。

(6)其他　如解剖变异,一些不明原因的神经局部缺血瘢痕化。

(7)医源性损伤　主要是局部注射封闭药物、中药、静脉滴注葡萄糖酸钙等有刺激药物时,药液外渗、严重时可造成神经变性及神经内外致密瘢痕组织形成。

3. 临床表现

(1)疼痛　是早期症状,以肘部外侧疼痛为主,疼痛的特点是休息痛和夜间疼痛。疼痛的另一特点为放射痛,无明确定位,上可放射至肩部,下可至前臂下段。这与该神经的支配深部感觉纤维分布有关。

(2)无力　主要表现为骨间神经支配的功能障碍,即伸指、伸拇无力,前臂旋后无力。

(3)肌萎缩　晚期可表现为前臂伸肌萎缩。

(4)局部压疼　常局限在肱骨外上髁下方 4~5 cm 处。

(5)诱发痛　伸肘位,抗阻力前臂旋后,可诱发疼痛;伸肘位,腕平伸,抗阻力伸中指,指总伸肌起点处疼痛;屈腕位,反复旋转前臂可诱发疼痛。

(6)局部肿块　少数肌萎缩病例,可于 Frohse 腱弓处扪到条索样肿块。

4. 特殊检查

拍 X 射线片可证实由于肱桡关节脱位所致神经麻痹。神经电生理对神经损伤的部位有意义。

5. 诊断与鉴别诊断

(1)诊断要点　诊断依据有以下几点:①肘部夜间疼痛。②肱骨外上髁下方压疼。③抗阻力前臂旋后可诱发疼痛。④肌电图检查:伸指、伸拇肌纤颤电位;骨间背侧神经传导速度下降。⑤晚期出现拇下垂。

(2)鉴别诊断　主要与以下疾病鉴别:①顽固性网球肘:网球肘的病理是伸肌腱总起点处劳损,局部病理变化主要表现为充血、水肿,有渗出、粘连,部分筋膜纤维断裂且有淋巴细胞浸润。压痛点主要在肱骨外上髁,休息时疼痛明显好转,无夜间痛。肌电图无异常发现,局部封闭效果好。②高位桡神经损伤:多无疼痛、腕下垂,可有手背部感觉障碍。③颈椎病:疼痛呈放射性,有颈肩部不适,颈椎片常可证实。④旋前圆肌综合征:旋前圆肌综合征在体检中发现有正中神经支配区感觉障碍。⑤全身性疾病:如动脉结节性周围炎、糖尿病、铅中毒等。

6. 治疗

(1)保守治疗　适用于早期无明显功能障碍的病例,可行保守治疗、理疗、封闭等,同时口服 B 族维生素及地巴唑,在观察过程中要保持前臂休息、制动。

(2)手术治疗　手术的治疗原则与旋前圆肌的手术治疗原则一样,彻底解除有可能压迫骨间前神经的任何因素。

伸指无力或伸指不能,肌电图检查示前臂骨间背侧神经受压应考虑手术减压。虽仅有顽固性肘部疼痛,无明显功能障碍,保守治疗无效时,应考虑手术治疗。手术治疗的原则是:充分解剖显露桡神经深支,切开 Frohse 腱弓和旋后肌管,如桡侧腕短伸肌起始部的腱性部分对神经有压迫,应切除之。可在手术过程中充分旋转前臂,去除全部可能压迫神经的因素,然后在手术显微镜下仔细检查桡神经深支,必要时做外膜切开。如果神经损伤严重,肌肉萎缩明显,且时间超过一年半以上,可考虑做肌腱移位替代术。

(七)旋后肌综合征

1. 解剖

旋后肌起自肱骨外上髁、桡骨环状韧带及尺骨旋后肌嵴,止于桡骨中上 1/3 骨十的掌面及外侧面,功能为使前臂旋后(图 5-35)。桡神经穿过臂外侧肌间隔处,在桡神经沟通向下外方,经过肱三头肌腱腱性扩张部下方。与旋后肌关系如图 5-36。

(1)桡管上段　桡神经穿出肌间隔后,至肱骨外上髁嵴,在肱肌与肱二头肌(内侧)与肱桡肌、桡侧腕长伸肌(外侧)之间。

(2)桡管中段　桡神经由肱骨髁至桡骨小头的下缘,外侧为腕短伸肌,内侧为肱肌和肱二头肌腱,后侧为肱桡关节囊、环状韧带,桡神经自肱骨外上髁以上 4 cm 处,分前后 2 支,进入旋后肌等。

(3)桡管下段　桡神经深支经旋后肌浅头纤维弓进入旋后肌 2 层之间的神经间隔,因此弓厚狭窄,均可造成对深支的压迫。

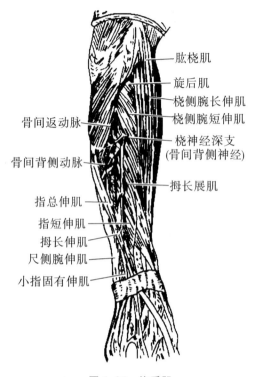

图 5-35　旋后肌

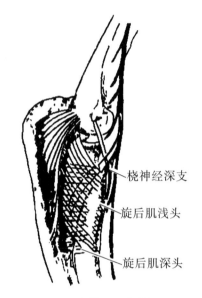

图 5-36　桡神经深支的解剖

肱桡肌
旋后肌
桡侧腕长伸肌
桡侧腕短伸肌
桡神经深支
(骨间背侧神经)
拇长展肌

骨间返动脉

骨间背侧动脉

指总伸肌
指短伸肌
拇长伸肌
尺侧腕伸肌
小指固有伸肌

桡神经深支
旋后肌浅头
旋后肌深头

2. 病因

桡管在通过旋后肌 2 层之间较固定,活动度小,容易受压迫,前臂旋前时,桡管下段容积更小。因外伤退变的炎症刺激,桡骨小头畸形与胚胎发生纤维弓增厚。桡骨上 1/3 骨折畸形愈合与顽固而经久不愈的网球肘均可成为桡神经受压的原因。不断旋转、旋后肌的肥大,也可使桡神经受压变扁。肌电图检查可出现病理电位,为神经源性损害。

3. 临床表现与诊断

桡神经通过上、中、下桡管时,在前臂的旋前、旋后过程中,神经可遭受反复损伤,临床症状表现不一,主要取决于受压的部位及病因。骨间背侧神经受压综合征较多见,拇指伸直受限最为突出,各指的掌指关节也不能伸直。旋后肌运动障碍,但无感觉障碍,为其显著特征,局部可摸到痛性结节。病史、症状、体征、肌电图,有助诊断。

4. 治疗

◆宜避免长期做前臂旋前、旋后动作,以减少神经重复受伤机会。可进行适当功能锻炼,并配合药物治疗及理疗。

◆非手术疗法治疗无效时,应行桡管桡神经松解术以减压,或打开神经外膜,或切开旋后肌,手术方法可根据受压时间与受压程度决定。

（八）疲劳性手臂综合征

手臂感觉神经障碍而引起的刺激症状,但常常无神经解剖学和组织学上的异常变化,称之为本综合征。又称为感觉异常性手痛;感觉性神经炎;坐骨神经样臂神经痛;夜间手臂感觉障碍;静止性臂痛综合征。

1.病因

大多为直接压迫刺激手臂感觉神经,特发型少见。间接原因亦可致本病如心脏病等。

2.临床表现

本病多见于中年女性,尤其是有慢性疾病患者,常卧位休息或夜间发病,表现为右侧手臂短暂性酸痛、麻木、感觉异常。晨起手僵硬,按摩活动后松弛。所以往往缺乏阳性体征,检查无阳性发现。

3.诊断

有上述症状,排除有器质性病变后,即可诊断。

4.治疗

对症治疗、理疗、按摩等有助症状消失。若为特发型者,症状可自行好转。

第六章　肘、上臂、肩部肌肉、肌腱损伤

一、肘部肌损伤

(一)肘关节解剖

1.关节囊

肘关节囊前面近侧附着于冠状窝上缘,远侧附着于环状韧带和尺骨冠状突前面;两侧附着于肱骨内、外上髁的下方及半月切迹两侧;后面附着于鹰嘴窝上缘、尺骨半月切迹两侧及环状韧带。其前后方较薄弱,又称为肘关节前、后韧带,分别有肱二头肌和肱三头肌加强。两侧有侧副韧带加强(图6-1)。

2.尺侧副韧带

尺侧副韧带呈扇形,行于肱骨内上髁、尺骨冠状突和鹰嘴之间。该韧带可稳定肘关节内侧,防止肘关节外翻,尤其是当肘关节屈曲30°以上时。

3.桡侧副韧带

此韧带起于肱骨外上髁下部,止于环状韧带,其作用为稳定肘关节外侧,并防止桡骨小头向外脱位。

4.环状韧带

环状韧带围绕桡骨颈,前后两端分别附着于尺骨的桡骨切迹前后缘,形成3/4 ~ 4/5 环。环的上口大而下口小,容纳桡骨小头,可防止桡骨小头脱出。

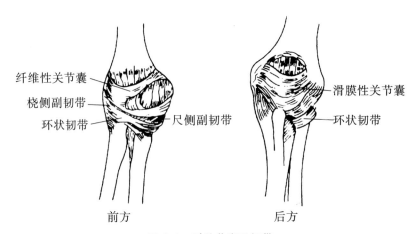

前方　　　　　　　后方

图6-1　肘关节囊及韧带

（二）牵拉肘（桡骨小头半脱位）

桡骨小头半脱位常见于 5 岁以下的小儿。

1. 病因

5 岁以下小儿环状韧带前下方附着点薄弱，桡骨小头后外侧边缘较低平，在旋前区用力牵拉前臂时，环状韧带前下方破裂，桡骨小头可滑出。当 5 岁以下小儿因穿衣、行走时跌倒，或上阶梯等被大人握住其手用力向上牵拉前臂并有旋转时，桡骨小头可向下自环状韧带内滑出，并可向前、向桡侧移位，将环状韧带夹在肱骨小头和桡骨小头之间，形成半脱位（图 6-2）。

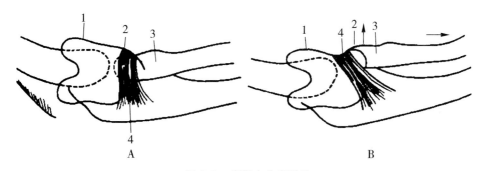

图 6-2　桡骨小头半脱位

A. 桡骨小头与环状韧带的正常关系　B. 桡骨小头半脱位

1. 关节囊　2. 桡骨小头　3. 桡骨　4. 环状韧带

2. 临床表现与诊断

有明确牵拉病史，患儿随后拒绝伤肢活动和使用，哭泣不止，肘部拒绝别人触碰。肘部疼痛，略屈，前臂略旋前。一般局部无肿胀或畸形，有时桡骨小头处略隆起，有明显压痛，前臂旋转时加剧。X 射线检查无异常发现。

3. 治疗

无须麻醉即可手法复位。术者一手拇指向后内方压迫桡骨小头，另一手执腕部，屈曲患肘，将前臂稍加牵引及前后旋转，大多数可感到或听到复位轻微弹响声，疼痛立即消失，患肘即可自由活动（图 6-3）。用颈腕吊带悬挂于屈肘位 3 d。注意避免再牵拉患肢，以免半脱位复发。

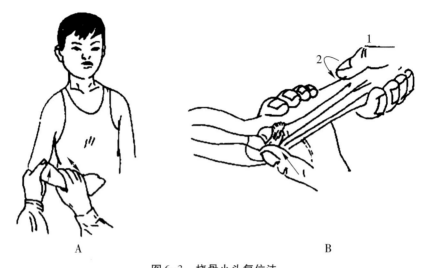

图6-3　桡骨小头复位法

A.桡骨小头半脱位复位法　B.桡骨小头半脱位复位方法示意
1.拇指直接按在桡骨小头处　2.将前臂做旋后、旋前活动

(三)肌腱韧带损伤

1.肱二头肌断裂

肱二头肌断裂可发生在肩胛骨盂上粗隆的长头腱起始部,肌腱上端的长、短头,以及肌腹肌腱联合部,其中以肱二头肌长头腱的结节间沟部断裂最常见,占50%以上。

(1)损伤机制　急性损伤多因屈肘位突然急剧收缩,或同时有暴力突然作用于前臂所致,多为拉断伤或撕脱伤。之所以于结节间沟部位或关节囊内易发生肱二头肌长头腱断裂,是因为该处肌腱经常受到磨损及挤压,逐渐发生退行性病变及瘢痕化,加速了肌张力的减退。

(2)临床表现及诊断　①发病年龄:急性断裂多见于青壮年,慢性磨损所致断裂多好发于中老年及运动员。②病史:多数有急性外伤史,突感上臂部剧痛并闻肌腱断裂声。③症状:臂前侧疼痛,屈肘力减弱。④体征:肩前侧肿胀、压痛,屈肘肌力明显下降,屈肘时可见上臂中下段有向远端退缩的肱二头肌肌腹隆起的包块,能左右推动,有压痛,包块近侧出现凹陷。

根据典型病史、症状及体征,急性断裂的早期诊断并不困难。但对慢性磨损所致的断裂,由于其他肌肉的代偿仍有一定屈肘力,易漏诊或误诊。

(3)治疗　一般采用手术治疗,效果良好。对长头肌腱断裂,由于肌腱本身多已有病变,常不能直接缝合,可视情况将其固定在肩胛骨喙突、肱骨结节间沟下方,肩胛下肌、肱二头肌短头或三角肌止点处等。固定时应有适当张力。术后屈肘90°固定4~6周后逐渐进行肘关节功能锻炼。对年老体弱或皮肤病损不宜手术者,可行非手术治疗。

2.肘关节内侧副韧带损伤

（1）损伤机制　一般情况下,肘关节屈曲时内侧副韧带后束呈紧张状态,此时做肘外翻应力不易集中于内侧副韧带,常分散至肱骨下端和尺骨上端;肘关节完全伸直时,内侧副韧带前束紧张,此时做肘外翻,应力常集中于内侧副韧带,易引起此韧带损伤;若内侧副韧带不断裂,则外翻应力转化为对肱桡关节的纵向压缩力而导致肱骨外髁骨折或桡骨头、颈骨折。

（2）临床表现及诊断　①病史:多有明确外伤史。②症状:肘部疼痛,活动时加重。③体征:肘关节周围压痛,以内侧关节间隙压痛最明显,并有明显肿胀、瘀斑;肘关节活动受限,难以完全伸直或屈曲;被动活动肘关节可致剧烈疼痛和异常外翻活动。一般外翻角达30°以上时表示肘关节内侧副韧带断裂。结合X射线摄片检查,诊断不困难。④X射线检查:正常情况下,肘关节内侧关节间隙无增宽,若外翻应力位X射线摄片显示内侧关节间隙明显增宽,则表明肘内侧副韧带断裂。同时,X射线摄片亦可明确是否有骨折等并发症。

（3）治疗　①保守治疗:对内侧副韧带损伤较轻,症状轻,被动外翻畸形较轻者,可屈肘位70°~90°石膏固定3周后进行主动功能锻炼。②手术治疗:对韧带损伤严重,症状明显,明显被动外翻畸形者,宜手术治疗。在修复内侧副韧带的同时修复撕裂的关节囊前部和前臂屈肌群起点。术后屈肘90°石膏固定3周后进行主动功能锻炼。

（四）肱骨外上髁炎

肱骨外上髁炎俗称网球肘,骨科门诊此类病人比较常见,是肱骨外髁部伸肌总腱处的慢性损伤性肌筋膜炎。

1.解剖

在肱骨外上髁处附着的肌肉有桡侧腕长、短伸肌,指总伸肌,小指固有伸肌和尺侧腕伸肌。这些肌肉的主动收缩和被动牵拉,都将在此伸肌总腱附着处发生一定应力。如果应力超出适应能力,则将损伤伸肌总腱。在此总腱深处有肱桡滑囊、肱桡关节、桡骨颈和环状韧带等结构。

2.病因与损伤机制

本病由慢性损伤引起,确切地说,肱骨外上髁炎是一种前臂伸肌起点,特别是桡侧腕短伸肌的慢性撕拉伤。这些肌肉反复收缩牵拉肌肉起点造成累积性损伤,其中也包括了伸肌总腱的慢性损伤性肌筋膜炎所引起的微血管神经束的绞窄。

职业:家庭妇女、砖瓦工、木工、网球和羽毛球运动员等需要用手和腕长期、反复、用力劳动或工作的职业,都容易发生此病。一些病人在产后发病,也可同时有弹响指等。

损伤机制:以网球运动员为例,正手扣球时腕关节须猛烈掌屈、尺屈,伸肌尤其总腱处将受到猛烈被动牵拉。反手扣球时,腕关节须猛烈背伸、桡屈,因此伸肌群须主动猛烈收缩,伸肌总腱又将受到猛烈牵拉。在紧张的比赛中,疲劳后或技术不熟练等情况下,可因腕的伸、屈肌收缩不协调而发生伸肌总腱的急性或慢性损伤。又以建筑工人为例,瓦工用右手不断铲灰浆,左手提砖砌砖;抹灰工,左手端沉重的灰板,右手来回抹灰浆。二者都需用手指和腕的伸、屈肌群的长期强烈收缩,其伤力集中于肱骨外上髁处的伸肌总腱。

3.病理

正常情况下,伸肌总腱附近有一根细小的血管神经束从肌肉、肌腱深处发出,穿过肌筋膜或腱膜,然后穿过深筋膜,进入皮下组织。血管是恒定的,直径为0.5～1 mm,神经不一定有。在采用手术疗法时,可以在压痛点下的深筋膜下方、肌筋膜表面找到这一细小的血管神经束。扩大腱膜和肌筋膜上血管神经裂孔,在裂孔下切断和结扎血管神经束。将其近端塞入肌肉肌腱,即能治愈网球肘。病理学检查可以证明裂孔周围的肌筋膜有淋巴细胞浸润。显微镜下常发现局部瘢痕组织形成及包裹在瘢痕组织中的微小撕脱性骨折块。从局部注射醋酸氢化可的松而言,压痛点只有针尖大小,正确注射此痛点时,疗效显著;注射部位不正确者无效或疗效不显。这些都说明本病病理是慢性肌筋膜炎所引起的微血管神经束的绞窄。

4.临床表现

病起缓慢,无急性损伤史。常诉肘关节外侧疼痛,有时波及两侧,常向前臂外侧远方放射。握物无力,容易掉落,握拳拧毛巾时疼痛尤甚。检查时,肘外侧不红不肿,肘的活动正常。在肱骨外上髁到桡骨颈的范围内,有一个极为局限、极为敏感的压痛点(图6-4)。伸肌腱牵拉试验(密尔斯试验)阳性。方法:肘伸直、握拳、屈腕,然后将前臂旋前,即可发生肘外侧部剧痛(图6-5)。诊断主要依靠临床表现,注意与肘部骨间背侧神经卡压症鉴别。

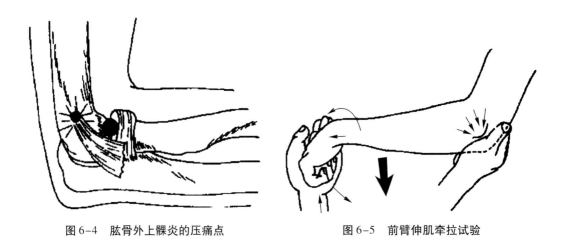

图6-4 肱骨外上髁炎的压痛点　　　　图6-5 前臂伸肌牵拉试验

5.治疗

症状轻微者,给予适当休息,避免有害活动,配合理疗和药物治疗可以缓解。常用的治疗方法是局部封闭,若注射正确,疗效较好。用12.5 mg醋酸氢化可的松、0.5%普鲁卡因若干毫升注射到压痛最明显的部位,直达骨膜。要求病人2～3周之内避免过重劳动。注射后1～2 d有些病人疼痛严重,可以服用止痛剂;有时需要重复2～3次,每周1次。复发的病人可以重新封闭治疗。但是少数病人症状顽固,对封闭治疗无效,可以理疗及石膏托制动以缓解无菌性炎症。理疗和新针疗法(主穴:列缺、曲池、阿是穴。配穴:合谷、尺泽、手三里)有一定疗效。磁疗也有较好的疗效。有些学者进行手法治疗(图6-6):全身麻醉后病人肌肉松弛,术者手握住其上臂,另一手抓住腕部,使腕关节掌屈,前臂完全旋前,肘关节屈曲。然后牵拉肘关节伸直数次,此时可听到肘外侧粘连断裂声。治疗必须结合预防,才能巩固疗效,避免复发。

对长期非手术疗法无效的个别病人,才考虑手术:切断从肌筋膜上穿出的微血管神经束;另一手术方法是将肱骨外上髁上的伸总腱剥离,实质上是不分青红皂白地将此血管神经束一起切断或剥离了。肱骨外上髁炎是一种自限性疾病,保守治疗常能奏效,手术方法很少应用,只用于症状严重、保守治疗无效的极少数病人。手术在臂丛神经麻醉下进行,从肱骨外上髁向后外做 7 cm 长切口,切开深筋膜后将外上髁的伸肌附丽向下剥离,宽约 1.5 cm,再将环状韧带的近侧半切断,外上髁凿去 0.5 cm 并锉平,然后将剥离的肌腱重新缝合到外上髁的软组织上(图 6-7)。术后肘关节屈曲 90°,前臂中立位石膏固定 2 周,以后逐渐主动锻炼。也有人主张在前臂远侧将桡侧腕短伸肌腱做"Z"形延长,以松解该肌起点张力。

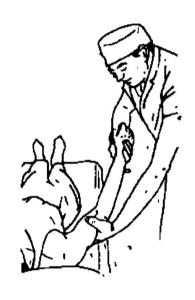

图 6-6　肱骨外上髁炎的手法治疗

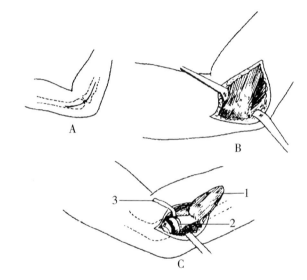

图 6-7　网球肘的手术治疗
A. 切口　B. 暴露　C. 手术步骤
1. 从外上髁切下伸肌腱的起点　2. 环行切开环状韧带
3. 切开之环状韧带瓣

(五)肱骨内上髁炎

肱骨内上髁炎又称高尔夫球肘,与网球肘的发病机制类似,但远不及网球肘那样常见,属前臂屈肌止点反复牵拉累积性损伤。主要表现为肱骨内上髁处压痛。如果前臂外旋腕关节背伸时,使肘关节伸直可引起局部疼痛加剧。临床处理也与肱骨外上髁炎相仿。

(六)肘部尺管综合征

肘部尺管综合征是指尺神经在肘部被卡压引起的症状和体征,又称为迟发性尺神经炎。

1. 解剖

肘部尺管是一骨纤维性管道,尺神经伴尺侧副动脉通过肘部尺管从肱骨后面至前臂屈侧。肘部尺管的底为肘内侧韧带,肘内侧韧带的深面即为滑车的内侧唇和尺神经沟;顶为连结肱骨内上髁和鹰嘴内侧面的三角形的弓形韧带,因而弓形韧带也就桥接于尺侧腕屈肌的肱骨头和尺骨头之间(图6-8)。

肘部尺管的大小随着肘关节的屈伸而有所变化。①伸肘时,弓形韧带松弛,肘部尺管的容积变大。②屈肘至90°时,弓形韧带紧张,而每屈曲45°肱骨内上髁和尺骨鹰嘴间的距离就会加宽0.5 cm;另外,在加宽0.5 cm状态下屈肘时,肘内侧韧带隆起也使肘部尺管的容积减小,因而尺神经易受压迫。有学者测定,肘关节伸直时肘部尺管内的压力为0.93 kPa,屈肘至90°时为1.5~3.2 kPa。③尺神经在经过肘关节时发出2~3个细支至肘关节,在肱骨内上髁以远4 cm内,尺神经发出支配尺侧腕屈肌的运动支,一般有2支,它们从肌肉的深面进入。支配环、小指指深屈肌的分支在尺侧腕屈肌支稍远侧,从肌肉的前面进入并支配此二肌肉。

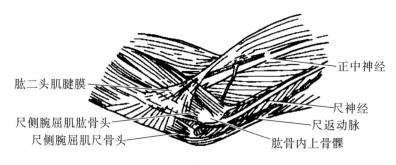

肱二头肌腱膜

尺侧腕屈肌肱骨头

尺侧腕屈肌尺骨头

正中神经

尺神经

尺返动脉

肱骨内上骨髁

图6-8　肘部尺管解剖

2.病因

任何使肘部尺管容积绝对或相对减小的因素均可引起尺神经的卡压,常见的原因有:

(1)慢性损伤　肱骨内、外髁骨折和髁上骨折以及桡骨头骨折都可因畸形愈合产生肘外翻或其他畸形,使提携角增大、尺神经相对缩短,从而使尺神经受到牵拉、压迫和摩擦。

(2)肘关节风湿或类风湿关节炎　风湿或类风湿病变侵及肘关节滑膜,使之增生肥厚,晚期引起肘关节变形、骨赘增生,从而亦可引起肘部尺管容积减小。

(3)肘关节陈旧性骨折　由于小儿肱骨外髁骨折治疗不当,如未正确处理移位骨折片等原因,阻碍了外髁部的骨生长,然而内髁部发育正常,由此发生肘外翻,继而发生神经受压致神经麻痹。

(4)肿块　如腱鞘囊肿、脂肪瘤等,但较少见。

(5)先天性因素　如先天性肘外翻、尺神经沟变浅而致的尺神经反复脱位、Strutllers弓形组织等(图6-9)。

(6)其他　长期屈肘工作,医源性因素引起的卡压,枕肘睡眠引起的"睡眠瘫"。

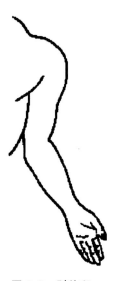

图6-9　肘外翻

3. 临床表现及诊断

本病多见于中年人,尤以屈肘工作者如键盘操作、乐器演奏者、投掷运动员,以及枕肘睡眠者。

(1)疼痛 患者可因尺神经卡压的轻重及病程的长短不同而表现为疼痛和一系列尺神经功能受损的症状。疼痛位于肘内侧,亦可放射至环指、小指或上臂内侧,疼痛的性质为酸痛或刺痛。感觉症状先表现为环指、小指的刺痛、烧灼感,随后有感觉减退,最终发展到感觉丧失。运动症状有手部活动不灵活、抓捏无力,手内在肌及小鱼际肌萎缩,形成"爪"形手。

(2)一般检查 检查时可见肱骨内上髁或其后方压痛,尺神经沟处 Tinel 征阳性,表现为在肘部尺管上、下各 2 cm 处轻轻叩击尺神经疼痛可放射到环指、小指。有的患者屈肘时可扪及尺神经前脱位,但并非所有尺神经前脱位的患者都有症状。两点间距离辨别力减弱或消失通常为最早表现。随着病情的进展可出现抓捏无力、夹纸力减弱,小鱼际肌及骨间肌萎缩、"爪"形手。

(3)特殊检查 ①Froment 试验阳性:正常拇、示指夹纸时,拇指掌指关节平伸,指间关节微屈,示指指间关节微屈、内收。但若尺神经损伤时,用拇、示指夹纸时,拇指掌指关节过伸,指间关节屈曲。这是由于尺神经麻痹致拇短屈肌无力,病人用拇长屈肌、拇长伸肌代偿麻痹了的尺神经支配的手内在肌,完成捏的功能。②骨间肌、蚓状肌麻痹试验阳性:掌指关节过伸,嘱其伸指,指间关节不能伸直或嘱掌指关节逐渐屈曲达 90°,若仍不能维持指间关节伸直,也表示骨间肌、蚓状肌麻痹。

(4)辅助检查 ①肌电图检查:对尺神经卡压的具体部位不定或诊断不清楚的患者进行肌电图检查是有帮助的,可表现为尺神经传导速度减慢、潜伏期延长,尺神经支配的肌肉有失神经的自发电位出现。②X 射线片:可发现肘关节周围的骨性改变。应对怀疑或诊断为肘部尺管综合征的患者常规应用。

4. 鉴别诊断

需与肘部尺管综合征鉴别的疾病很多,包括其他部位的尺神经卡压、全身性疾病及肉芽肿样疾病,如颈椎病(神经根型)、胸廓出口综合征、糖尿病、麻风、肘关节结核等。

(1)颈椎病(神经根型) 低位颈神经根卡压极易与本病相混淆,但颈椎病的疼痛、麻木以颈肩背部为主,疼痛向上臂及前臂内侧放射,椎间孔挤压试验多能诱发疼痛。另外,颈椎 X 射线片及 CT 片上可见相应椎间隙狭窄、骨赘增生等改变。

(2)Guyon 管综合征 为尺神经的手掌支在腕部的 Guyon 管受压引起,表现为小鱼际肌、骨间肌、蚓状肌萎缩,"爪"形手,但支配小指短展肌的肌支多在 Guyon 管近侧发出,故功能多正常,部分患者尺神经手掌支的浅支也不受累而无手部感觉障碍。

(3)麻风 尺神经多受累,尺神经异常粗大,手部感觉障碍区不出汗。

5. 治疗

(1)保守治疗 适用于患病的早期、症状较轻者。可调整臂部的姿势、防止肘关节长时间过度屈曲,避免枕肘睡眠,带护肘。非类固醇消炎镇痛药物偶尔可缓解疼痛与麻木,但不提倡肘部尺管内类固醇激素封闭。

(2)手术治疗 适用于保守治疗 4~6 周无效,或有手内在肌萎缩的患者。手术的方法可分为局部减压和神经前置两大类(图6-10)。局部减压分肘部尺管原位切开减压和内上髁切除,因分别有尺神经前脱位、术后复发、肘关节不稳等缺点,现已很少应用。尺神经前置包括皮下、肌间、肌下前置3种。肌间前置因术后并发症少而应用最为广泛。

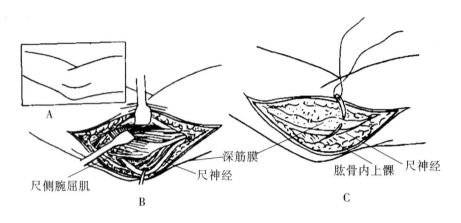

图6-10　肘部尺管综合征手术
A.切口　B.显露和松解尺神经　C.尺神经前移并深筋膜固定

(七)桡神经管综合征

桡神经管是桡神经走行过程中的一段膜性鞘型管道。在该管道段内受压所引起的症候群,即桡神经管综合征。早在1883年,就有人认为桡神经或桡神经分支的卡压可能是引起网球肘的原因之一。1905年,Guillain报道了1例病例,一位管乐师因前臂反复的旋后和旋前,引起骨间后神经卡压。以后,对骨间后神经卡压的病例不断有临床报道。动脉瘤、肿瘤以及肘部骨折等均被认为是骨间后神经卡压的原因。然而,多年来,网球肘一直是前臂近端外侧疼痛的主要诊断。1956年,Michele和Krueger描述了桡侧旋前肌综合征(radial pronator syndrome)的临床症状和体征。1960年,他们进一步报道了近端旋后肌松解治疗顽固性网球肘的临床疗效。1972年,Roles和Maudsley提出了桡管综合征(radial tunnel syndrome)的概念,并对解剖区域、结构特点、可能卡压的神经以及引起网球肘的原因进行了分析。1979年,Werner和Listet首次通过详尽的资料,证实了桡管神经卡压与肘外侧、前臂近端外侧疼痛的关系,并提出与肱骨外上髁炎的鉴别要点以及与网球肘的联系。近年来,随着对桡管综合征研究的不断深入,认识日臻完善。

1. 解剖

桡神经源于臂丛神经后束,其神经纤维来源于$C_5 \sim T_1$。据Sunderland研究,桡神经干内运动支占71%,感觉支占29%。在腋窝,桡神经位于腋动脉的后面,肩胛下肌、背阔肌和大圆肌之前,斜向下外,经背阔肌下缘与肱三头肌长头腱所形成的"臂腋角"的前方,与肱深动脉伴行,先行于肱三头肌长头与内侧头之间的肱肌管,紧贴肱三头肌长头与内侧头二肌的表面,旋向外下方。在外侧头起始部的下方,桡神经通过外侧头起始部形成的肌纤维环进入外侧肌间隙,此环约在肱骨外上髁近侧10cm处。肌间隙为肱桡肌与肱肌之间的间隙,随后是肱桡肌与桡侧腕伸肌之间的间隙——桡神经顺肌间隙越过肱骨外上髁的前方进入前臂,分为深、浅两支:浅支为桡神经浅支,深支为骨间后神经。桡神经浅支继续前行,位于肱桡肌之下。骨间后神经向后走行在肱桡关节水平,进入桡管。桡神经主要支配肱桡肌、桡侧腕长伸肌和肱肌的桡侧部。

一般桡神经向这些肌肉发出 1~3 个分支。桡神经向桡侧腕短伸肌发出单一分支,但发出分支的部位变异较大,由骨间后神经发出者占 60%,由桡神经总干发出者占 24%,由桡神经浅支发出者占 16%。

桡管位于桡骨近端前侧,长约 4 cm,起于肱桡关节的近端,其远端的止点位于旋后肌浅面,桡神经由其深部穿过。外侧壁由肱桡肌和桡侧腕长、短伸肌构成,桡侧腕短伸肌的筋膜边界向内侧与前臂深筋膜相邻,与骨间后神经保持紧密接触,这些肌肉跨过神经形成桡管的前壁。桡管的底部由肱桡关节囊构成。内侧壁由肱肌和肱二头肌肌腱构成。

桡管综合征引起骨间后神经卡压的解剖结构有 5 个,其中 4 个在桡管内(图 6-11)。

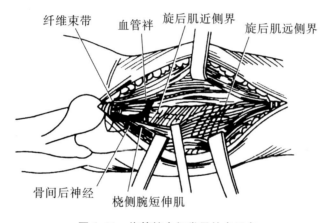

图 6-11　桡管综合征常见的卡压点

第 1 个神经卡压点位于桡骨小头水平,为肱肌和肱桡肌之间的筋膜束带或两肌之间的组织粘连引起。由于该束带变异较多,因此在此部位的压迫临床较少见。

第 2 个神经卡压点位于桡骨颈水平,由 Henry 血管袢卡压神经所致。Henry 血管袢由桡动脉返支和静脉的属支组成,跨越神经。这些血管有时与神经缠绕,向旋后肌、肱肌和前臂伸肌群发出分支。

第 3 个神经卡压点是桡侧腕短伸肌近端内侧引起的功能性神经卡压。桡侧腕短伸肌源于伸肌群止点和肘关节的侧副韧带。它的起点为筋膜,与旋后肌的起点相连续,这一结构具有一定的临床意义。当松解 Frohse 弓时,同时可减小桡侧腕短伸肌对外上髁的张力,可对外上髁炎起到一定的治疗作用。然而,松解桡侧腕短伸肌不能缓解 Frohse 弓的卡压。

第 4 个神经卡压点为 Frohse 弓,是桡管综合征的最常见原因。Frohse 弓为反折型弓形结构,距桡侧腕短伸肌边界远端 1 cm,距肱桡关节 2~4 cm(图 6-12,图 6-13)。

弓形结构为旋后肌浅头的近端边界,神经由此穿出。该结构的外侧起自外上髁的最外端,为腱性结构。纤维结构向远端形成弓形结构前,回旋并与内侧纤维合并。内侧纤维起自外上髁内侧,恰位于肱骨小头关节面的外侧。内侧纤维为腱性或膜性结构,使腱弓更为坚硬。

纤维腱弓的厚度和大小存在明显的变异。Spinner 对尸体解剖的研究发现,约30%的成年尸体存在 Frohse 腱弓的增厚和内侧纤维坚硬。由于新生儿尸体标本旋后肌浅头近端总是肌性结构,由此可以认为纤维结构的形成与后天前臂旋前和旋后活动有关。

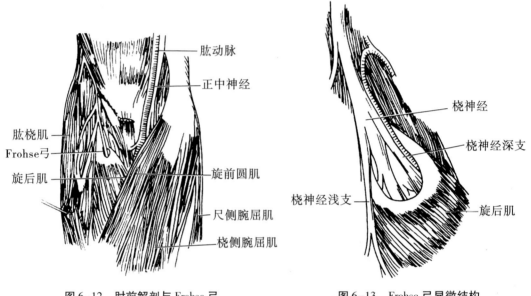

图6-12　肘前解剖与 Frohse 弓　　　　图6-13　Frohse 弓显微结构

神经穿出桡管后,沿桡骨近端 1/3 行向后方,位于旋后肌两头间的为 4 cm。两头止点间存在一裸露区,位于桡骨的后部肱二头肌结节的水平。在此处,前臂旋后时,神经与骨膜可直接接触。当该区域发生骨折、桡骨小头脱位和进行内固定时,易损伤桡神经。当神经穿过旋后肌浅头下后,还有许多束带可引起神经卡压。束带偶尔在旋后肌中部形成。桡管内的变异,如桡侧腕短伸肌起点腱性化和止点分裂可致桡管综合征的发生。

桡神经出旋后肌后,在前臂背侧,骨间后神经分出浅支和深支。浅支支配尺侧腕伸肌、指总伸肌、小指伸肌。深支支配拇长展肌、拇长伸肌、拇短伸肌、示指固有伸肌。最后神经通过第4伸肌间室支配腕背侧关节囊和指间关节。

2. 病因

桡管综合征以优势手常见。手工劳动者及需反复用力旋转前臂的运动员易发生此病。患者以 40～60 岁较多见,男女比例相似。发病前无明显创伤病史,症状逐渐出现。这些资料支持"微创理论",即桡管综合征的发生以重复性前臂慢性损伤为主。据认为,网球肘患者中约5%为桡管综合征。其他引起桡管综合征的原因如下:

(1)外伤　spinner 报道了 10 例桡管综合征的病例,其中 9 例有前臂外伤史。外伤所致的前臂损伤,可在桡神经易卡压部位形成瘢痕和粘连,引起神经卡压的发生。

(2)肿瘤　旋后肌管内的腱鞘囊肿和脂肪瘤。

（3）骨折和脱位 桡骨小头脱位和孟氏骨折易致桡神经损伤。

（4）类风湿关节炎 类风湿病变可使滑膜增厚，晚期可破坏肱桡关节囊，致桡骨小头脱位，损伤神经。

（5）局部瘢痕 炎症和创伤后，逐渐出现局部瘢痕，可致神经卡压。

（6）病毒性神经炎 发生症状3个月者，大多可问及"感冒"史，不能追问到其他有关病因。病毒感染后，也可造成神经内外结缔组织增生。

（7）医源性损伤 主要是局部注射局部封闭药物、中药等，可致神经周围瘢痕形成和神经的损伤。

3. 临床表现及诊断

（1）起病缓慢 该征起病缓慢，桡神经呈进行性麻痹，也可事先无任何先兆，剧烈运动后突然出现桡神经麻痹。

（2）疼痛 早期出现疼痛，疼痛部位在肱骨外上方，疼痛与邻近肌肉及关节活动有关。运动后疼痛加重，但静止时也可发生持续性疼痛。晚期可出现桡神经支配区感觉障碍。

（3）肌力减弱 感觉迟钝和麻木较少见。伸指、伸拇肌力减弱常因疼痛所致。晚期亦可发生肌肉萎缩。

（4）物理检查 ①桡管压迫试验：可在一些患者的距肱骨外上髁约5 cm触及一可滑动的小束，此为骨间后神经穿过Frohse弓的部位，轻触可有压痛（图6-14）。检查时应进行双侧对比。②中指伸指试验：伸中指使桡侧腕短伸肌筋膜绷紧，压迫骨间后神经。检查方法：肘部旋前位、前臂完全伸直时，使患者中指对抗阻力伸指，桡管区疼痛者为阳性。局部封闭治疗有助于鉴别诊断。

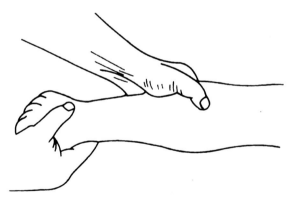

图6-14 桡管压迫试验

4. 鉴别诊断

（1）桡管综合征需与骨间后神经卡压综合征相鉴别 桡神经在肘部受卡压可引起两种卡压征：桡管综合征和骨间后神经卡压综合征。二者病因相似，卡压部位相近，病理上无明显区别，临床上仅以临床表现加以区分，即桡管综合征以感觉障碍为主，运动障碍不明显，而骨间后神经卡压综合征以运动障碍为主。

（2）桡管综合征须与肱骨外上髁炎相鉴别 见表6-1。

表 6-1　桡管综合征与肱骨外上髁炎的鉴别要点

鉴别	桡管综合征	肱骨外上髁炎
压痛点	定位困难	外上髁
疼痛特点	钝痛,夜间痛	锐痛
中指伸指实验	++	+
神经传导速度	+-	-
桡管局部封闭	-	+
外上髁局部封闭	+	-

5. 治疗

(1)保守治疗　早期可进行保守治疗。保守治疗的方法包括:将患者前臂固定于伸腕、屈肘、前臂后旋位,最大限度地减轻桡管的张力,达到减轻神经卡压的目的;局部封闭,每周 1 次,连续 2~3 次为一个疗程;同时口服 B 族维生素或甲钴铵。如果保守治疗无效可行手术治疗。

(2)手术治疗　对早期患者,如有伸指无力或不能、肘部顽固性疼痛,可行松解手术;对晚期患者,如伸肌明显萎缩,时间超过 1 年半,可考虑直接做肌腱移位术。

手术方法:手术常采用肘前方 Henry 切口(图 6-15),起于肘关节上,止于肘关节下 7 cm。在肱肌、肱桡肌间隙找到桡神经(图 6-16),向下追踪直至旋后肌管处,可见桡侧返动脉有多个分支呈扇形覆盖于桡神经深支上,结扎该血管,将 Frohse 弓和旋后肌管切开,去除所有可能压迫神经的因素。然后,在手术显微镜下仔细检查桡神经深支,必要时应切开外膜,检查每一根神经束,如神经变性明显,可切断重新吻合,必要时可考虑行肌腱移位术。

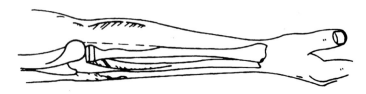

图 6-15　Henry 手术切口

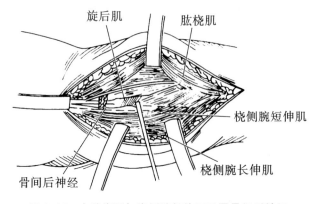

图 6-16　由肱桡肌与桡侧腕长伸肌显露骨间后神经

(八)投掷棒球者肘

因投掷棒球引起的肘关节损害总称投掷棒球者肘,可有肱骨内上髁骨骺分离及碎裂。

1. 病因及发病机制

做投掷棒球动作时,肘关节在始动期屈曲,前臂内旋,然后外旋并完全伸展肘关节。在加速期被强制于肘外翻位,而在减速期则强制于极度外翻位。反复进行该动作,即可造成肘关节损伤。

(1)内侧张力性损伤　投球时肘关节强制外翻,由于屈腕和屈指肌群的收缩,肘关节内侧反复遭到张力而致损伤。包括尺侧副韧带钙化、肱骨内上髁骨刺形成、内上髁炎、内上髁骨骺分离。

(2)外侧压力性损伤　投球时肘关节强力外翻时,桡骨小头和肱骨小头之间产生压迫和旋转造成损伤。包括肱骨小头骨折、剥脱性骨软骨炎、创伤性关节炎、肱骨外上髁炎、桡骨小头变形、关节内游离体等。

(3)伸直损伤　球投出时刻及球出手后动作的短时继续,肘关节急剧伸直,肱三头肌的收缩以及尺骨鹰嘴与肱骨鹰嘴窝的撞击,可造成肱骨的投掷骨折、尺骨鹰嘴骨折、鹰嘴骨骺分离、鹰嘴窝发育异常等。

2. X 射线检查

骨骺未愈合之前的少年患者最多见的 X 射线改变是肱骨内上髁骨骺分离和碎裂。这是该病的典型表现。肱骨小头的坏死虽然少见,但危害性大,可造成肘关节长期的功能障碍。

3. 临床表现和治疗

该病发病于青少年棒球选手,特别是投球手。经过相当时间训练、比赛后,患肘发生疼痛和局部压痛。压痛部位最多在肱骨内上髁部、其次在肱骨外上髁、鹰嘴部,投球发力时疼痛加重。X 射线片检查见典型改变,即可确诊。早期病例,如停止投球动作一定时期以后,通常可痊愈。但是,恢复投球动作后,症状常可复发,病情更为严重。随着创伤的反复,肘关节的功能障碍更加严重,并出现骨骺的撕脱骨折、尺神经沟的钙化和肘外翻,后者可引起尺神经麻痹。肱骨小头骨骺坏死如能早期发现,停止投球动作 1 年,通常可治愈,但再度恢复运动,病变将演变为离断性骨软骨炎而必须进行手术治疗。有的发展为骨性关节炎。发现该病后,经过一段时间停训,根据 3 个月以上 X 射线复查结果,决定是否恢复运动的做法是否恰当,还须进一步探讨。

(九)肘关节紊乱

肘关节紊乱的发生明显少于肩关节紊乱,肘关节紊乱的发生主要是由于肘关节表浅及结构较为简单之故。

肘关节系由肱骨的下端与尺骨及桡骨的上端组成的复合关节。这一复合关节包括肱尺关节(由肱骨滑车和尺骨的半月切迹组成)、肱桡关节(由半球形的肱骨小头和圆凹的桡骨头组成)和近侧桡尺关节(由桡骨头的环状关节面和尺骨的半月切迹组成)三组关节。肱尺关节为仅能做屈伸运动的绞链关节,其运动范围为自过伸10°至中立位 0°,再屈曲达150°。

近侧桡尺关节可做自旋运动,范围为旋后80°至中立位0°,再旋前100°。三组关节由统一的关节囊包被,其内、外侧有侧副韧带加强,近侧桡尺关节还有围绕桡骨头的环状韧带与尺骨连结(图6-17)。

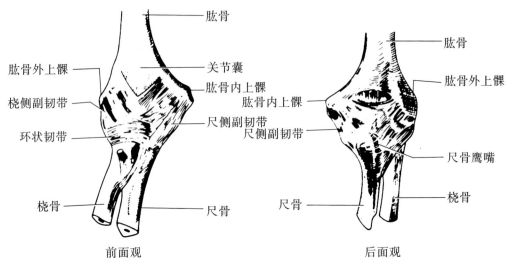

图6-17　肘关节解剖结构示意

肘关节紊乱表现为:①多呈现为肱骨外上髁炎及肱骨内上髁炎表现(有专章节描述)。②肘部其他疾患,包括鹰嘴滑囊炎、桡管神经卡压征、肘内翻与肘外翻畸形等,均已在本书其他相关章节中阐明,本节不再赘述。

1. 桡骨环状韧带损伤

桡骨环状韧带损伤的临床表现就是桡骨小头脱位。

(1)解剖　由桡骨环状关节面和尺骨桡切迹构成的桡尺近侧关节,在桡骨环状关节面周围有桡骨环状韧带,附着于尺骨桡切迹的前、后缘,与尺骨共同构成一个上口大、下口小的骨纤维环,容纳桡骨头在环内旋转而不易脱出(图6-18)。

(2)病因病理　单纯桡骨小头外伤性脱位极少见,多数与尺骨上端骨折并发或与尺骨一起脱位。它可以向前、向后和向外侧移位,向前脱位最常见。向前脱位的原因不明,很可能是由于肱二头肌牵拉桡骨小头,使桡骨环状韧带撕裂,桡骨小头从关节内脱出。后脱位和外侧脱位一般均伴有环状韧带撕裂,同时有外侧副韧带或斜韧带撕裂。

(3)临床表现　由于桡骨环状韧带损伤,桡骨小头脱位,所以肘关节的活动受限,急性期有肿胀。若伴有骨折,可引起关节较大血肿。

(4)治疗　大多数桡骨小头脱位可用手法整复成功,在牵引下,用手法使桡骨头向脱位的相反方向复位。若破裂的环状韧带嵌插,桡骨小头不能复位,这就需要手术治疗。将桡骨小头纳入环状韧带,并修复破裂韧带。术后用石膏或三角巾固定2周,开始活动。桡骨环状韧带陈旧性损伤、桡骨小头陈旧性脱位者,应手术复位并同时用阔筋膜重建环状韧带。对成年病人,损伤较久而不能修复的,可做桡骨小头切除术,并进行早期主动活动锻炼。

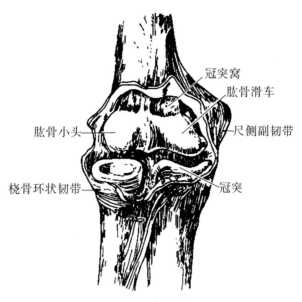

图 6-18 肘关节解剖

2. 肱二头肌远侧端肌腱断裂

肱二头肌止部损伤(断裂)比较罕见。其断裂多见于年轻人,有明显的外伤史,局部有压痛、肿胀、淤斑和功能障碍。肱二头肌远端附着在桡骨结节。由于退行性改变和磨损可发生断裂。当抗阻力屈肘时可突然发生二头肌远止点处断裂。此时病人感到疼痛,听到噼啪响声,然后出现肿胀和压痛。屈肘和前臂外旋乏力。在屈肘时肱二头肌肌腹形成球形肿块,这和肱二头肌长头断裂相似。

如果肱二头肌力有明显丧失,应手术进行肌腱修补。由于肱二头肌使前臂旋后的力量比旋后肌大 2 倍以上,所以断端应重新附着于桡骨结节上,重建旋后功能。若断端长度不够,可将断端缝合于肱肌上。一般可做 Boyd 和 Andars 手术(图 6-19)。对肌力还满意的老年患者,可保守治疗。

3. 肱三头肌止部损伤

肱三头肌止部损伤多是由于肱三头肌的强力收缩所致。如果比较严重的往往将尺骨鹰嘴撕脱造成尺骨鹰嘴骨折。单纯肱三头肌止部撕裂的比较少见。

表现为局部肿胀,伸肘功能受限,尺骨鹰嘴压痛明显。临床上无断裂的损伤可以非手术治疗,将伤肘固定于伸肘 135°位 3 周,然后逐渐进行功能锻炼即可恢复。肱三头肌止部断裂可做手术修补。

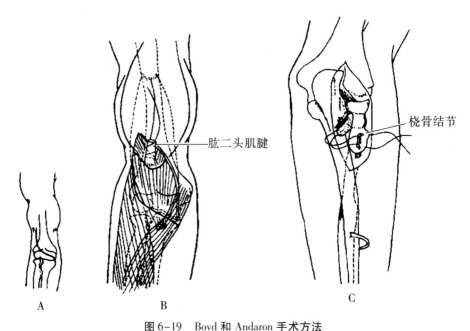

肱二头肌腱

桡骨结节

A   B   C

图 6-19　Boyd 和 Andaron 手术方法

A.切口　B.肱二头肌腱近侧断端 Bunnell 缝合　C.肱二头肌远端肌腱缝合固定于桡骨结节处

(十)屈肘功能重建

1.背阔肌移位修复替代肱二头肌术

背阔肌肌力强大,血管神经蒂粗大、恒定且易于显露和保护,切口隐蔽,常作为肱二头肌的肌肉动力替代选择。

(1)应用解剖　背阔肌为扁平的三角形阔肌,位于腰背部和腋部,起自下 6 个胸椎、全部腰椎以及骶椎的棘突和棘间韧以及髂嵴后部,还有部分纤维起自肋骨和肩胛下角。背阔肌肌腱扁平,从前下方包绕大圆肌腱,止于肱骨结节间沟。

背阔肌主要的血管、神经为胸背动、静脉和胸背神经。胸背血管和神经伴行。其末端均恒定的分为内、外侧支(图 6-20)。

内、外侧支在肌肉内又有明显的分布范围。胸背动、静脉和胸背神经外侧支支配的外侧缘肌肉较肥厚,收缩力较强,宜于作移位修复屈肘功能;内侧缘肌肉较薄,肌力较弱。背阔肌的血管神经蒂约于上中 1/3 交界处进入肌肉内。在进入肌肉前、胸背动脉与胸侧壁的胸外侧动脉有交通支相连结,手术时需结扎该交通支。

(2)手术步骤　全身麻醉,患者取侧卧位。

背阔肌移位体代肱二头肌功能通常采用双极移位法,即将背阔肌游离后,其起点缝于肱二头肌止点的肌腱上,其止点缝于喙突下肱二头肌短头的起点处。这种带血管神经蒂的背阔肌双极移位法,使移位的肌肉在一直线上,从而使肌肉收缩的力量容易发挥,同时在手术时容易调整肌肉的张力。其手术的效果明显较只将背阔肌的起点游离,直接移位至肱二头肌腱止点,保留背阔肌止点的单极移位法好。但双极移位较单极移位的操作稍复杂,对血管神经蒂的分离和保护要求也比较高。

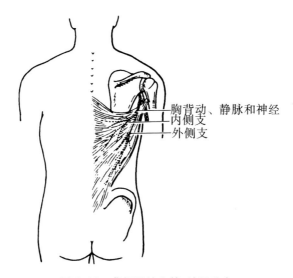

胸背动、静脉和神经
内侧支
外侧支

图6-20 背阔肌的血管、神经分布

此外,背阔肌移位的行程有两种方式,一种是移位肌肉通过腋部和肘部切口之间的皮下隧道,另一种是背阔肌带着其表面的梭形皮瓣,以肌皮瓣的形式直接从肱二头肌表面通过。实践证明以肌皮瓣形式做移位的方法好,它不受肌肉体积大小的限制,不会因隧道狭窄使肌肉通过困难。不少手术考虑到第一种形式通过隧道时的困难性,手术时有意缩减游离肌肉和体积,其结果将会影响肌肉的力量。①切口:关于背阔肌双移位法切口的设计应在手术前完成。先测量从喙突下肱二头肌短头起点至肘部肱二头肌腱止点的长度,根据长度的需要,再测量背阔肌止点至背阔肌肌力较强部位所需的长度,用甲紫标出。因为肌肉移位后其起止点需做编织或反折缝合,所以切取肌肉的长度需要比测量的实际长度长 6～8 cm。此外,尚需根据肱二头肌肌腹中部的位置和长度,在背阔肌上标出梭形皮瓣的位置(图6-21A)。一般梭形皮瓣宽 5～6 cm,长 12～14 cm。②于背阔肌外侧缘切口分离进入,在背阔肌与前锯肌之间分离背阔肌。从远端至近端用钝性分离的方法掀起肌肉,在肌肉下可以看到支配肌肉的胸背血管和神经外侧支的末梢。继续用逆行法分离肌肉,注意保护肌肉下的血管和神经。于腋下 5～6 cm 处显露进入肌肉处的胸背动、静脉和胸背神经。分离显露胸背动、静脉内侧支。以及胸背动、静脉与胸外侧动、静脉的交通支,分别予以切断结扎。然后在安全保护血管神经蒂的情况下,切开梭形皮瓣的内侧缘,切断带有腰背筋膜和肌膜的肌肉远端(图6-21B)。一般肌肉切取的宽度应比皮瓣的宽度大 2～3 cm。③于腋部做横切口,于肱二头肌肉中央做纵切口,至肘部时做向桡侧的横切口(图6-21C),以显露肱二头肌。分离切口两侧的皮肤,在肘部显露肱二头肌腱(图6-21D)。于结节间沟处切断背阔肌止点。此时整块移植肌肉只有血管神经蒂于腋部与机体相连。注意保护血管神经蒂,避免其受损伤或发生扭转。④缝合背部切口。⑤将背阔肌皮瓣覆盖于肱二头肌表面。在肘部将其起点穿入肱二头肌腱,并反折后牢固缝合。然后将肌皮瓣在臂的远端部分做皮下以及皮肤缝合。将肘关节被动屈曲至 60°～70°,再将背阔肌止点移至喙突下肱二头肌短头,抽紧肌肉后再反折缝合(图6-21E)。⑥缝合肌皮瓣及腋部切口。

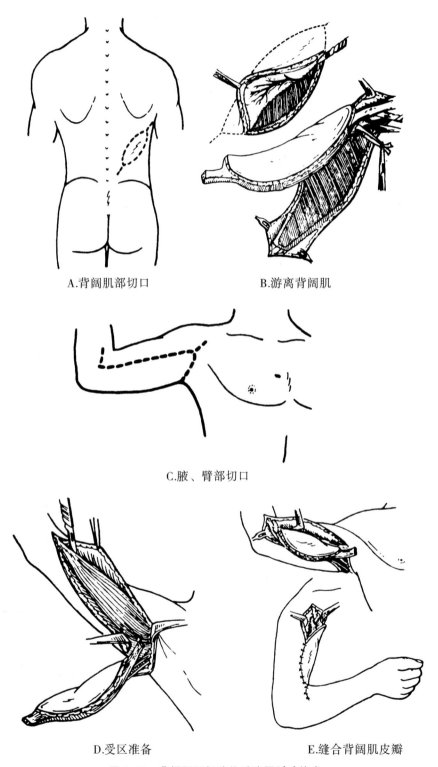

A.背阔肌部切口　　　　　　　　B.游离背阔肌

C.腋、臂部切口

D.受区准备　　　　　　　　E.缝合背阔肌皮瓣

图6-21　背阔肌双极移位重建屈肘功能术

（3）术后处理　术后用颈腕吊带和胸带将患肢固定在屈肘60°~70°,2周后拆线。术后6周用颈腕吊带控制肘关节在90°位,锻炼屈肘功能。术后8周去除颈腕吊带,锻炼肘关节的屈、伸功能,并辅助物理治疗。

2.胸大肌移位修复替代肱二头肌术

胸大肌的胸肋部分移位修复替代肱二头肌术,以双极移位的效果好,主要是因双极移位易于调整肌肉的张力。

该手术适应于肱二头肌麻痹,胸大肌肌力在4级以上者。由于移位肌肉需要通过腋部至肘部切口间的皮下隧道。因此,胸大肌如过于丰厚,通过皮下隧道将发生困难。术前估计到这种情况,可改用其他重建方法。肩关节周围肌肉严重麻痹,胸大肌移位重建屈肘功能后,当屈肘时前臂发生严重内收、内旋时,需在下一期手术实施肩关节固定术。

（1）手术步骤　全身麻醉。患者取侧卧位。①切口:取胸大肌-三角肌间沟与胸大肌胸肋部、腹直肌鞘上部的弧形切口(图6-22A)。②沿胸骨外侧、上6个肋软骨、胸大肌下缘与腹直肌鞘的连结处,将胸大肌胸肋部肌肉的起点切开。然后轻轻切开胸大肌锁骨部与胸肋部之间的肌沟,钝性分开这两部分肌肉。约于锁骨中外1/3垂直线的肌沟处显露支配胸大肌胸肋部的血管神经蒂。该蒂主要为胸肩峰动脉的上胸肌支,以及与之伴行的静脉和胸前内侧神经(图6-22B)。注意保护血管神经蒂,避免受损伤。③将胸大肌的胸肋部游离掀起至腋部(图6-22C)。然后将其卷成筒状,并用细线缝合(图6-22D)。再缝合胸前切口。④于胸大肌—三角肌间沟至肘部切口间做一宽大的皮下隧道。⑤将筒状的胸大肌自胸大肌-三角肌间沟的切口,经皮下隧道拉至肘部切口内(图6-22E)。注意保护血管神经蒂,避免受损伤或发生扭转。⑥将胸大肌远端与腹直肌鞘部分穿入肱二头肌腱,反折后予以牢固固定。然后将肘关节被动屈曲至60°~70°,将胸大肌胸肋部在肱骨大结节嵴处的止点切下,抽紧胸大肌,将其止点肌腱穿入喙突下肱二头肌短头,反折后做牢固缝合(图6-22F)。⑦缝合所有切口。

（2）术后处理　与背阔肌移位修复替代术相同。

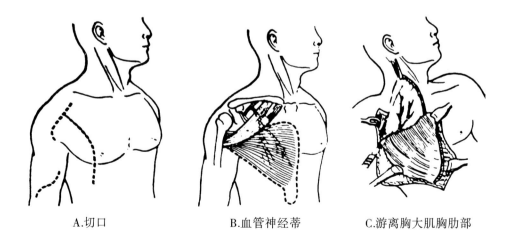

A.切口　　　　　　　B.血管神经蒂　　　　　　C.游离胸大肌胸肋部

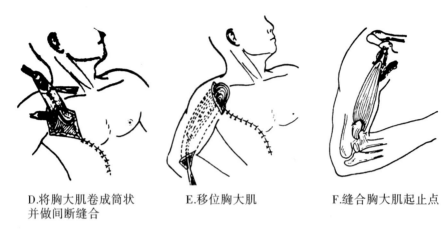

D.将胸大肌卷成筒状　　　　E.移位胸大肌　　　　F.缝合胸大肌起止点
并做间断缝合

图6-22　胸大肌移位重建屈肘功能术

3. 屈肌群起点上移修复替代肱二头肌术

原始手术方法是将屈肌群起点上移,固定在臂的内侧肌间隔上。改进后的方法是将屈肌群(包括旋前圆肌、桡侧腕屈肌、掌长肌、尺侧腕屈肌和指浅屈肌)起点连同肱骨内上髁的一块骨骼,上移固定在肱骨下端稍偏外侧,使固定处更为牢固。

屈肌群起点上移修复替代肱二头肌术,用于肱二头肌功能丧失,无条件应用背阔肌、胸大肌或其他肌肉移位重建屈肘功能,同时患者手功能良好者。

(1)手术步骤　臂丛阻滞麻醉。患者平卧于手术台上,患肢置于上肢手术台上。①经臂下端内侧肌间隔、肱骨内上髁、肘前与前臂上段掌侧做"S"形切口(图6-23A)。②切开肱二头肌腱膜(图6-23B)。③于臂下端内侧肌间隔处显露肱动脉及其伴行的静脉、正中神经和尺神经,将血管、神经做充分游离。注意保护正中神经和尺神经支配屈肌群的分支。将肱动脉、肱静脉、正中神经向外侧保护牵开,将尺神经向内侧牵开。在肱骨外上髁处,用骨凿将屈肌群起点连同一小块骨骼凿出(图6-23C)。④将旋前圆肌、桡侧腕屈肌、掌长肌、尺侧腕屈肌和指浅屈肌连同骨片向远端游离;起自尺骨鹰嘴内侧缘和尺骨上部后侧缘的尺侧腕屈肌尺侧头,应在其附着处剥离(图6-23D)。于肱骨下端掌侧将肱肌向侧方牵开,显露肱骨下端掌侧骨质。将肘被动屈曲至90°位,将屈肌群起点的骨块上移。根据屈肌群在屈肘90°拉紧的情况下骨块在肱骨下端掌侧的位置,凿一个与屈肌群起点骨块面积相同的骨孔。于此孔上方再钻两个小孔,然后将屈肌群起点处的骨块,在屈肘90°位用钢丝固定在肱骨下端的骨孔内(图6-23E)。⑤将尺神经做肘关节前移。

(2)术后处理　术后用长臂石膏后托固定在屈肘80°位。术后6周去石膏托活动,锻炼肘关节屈、伸功能,并辅助物理治疗。

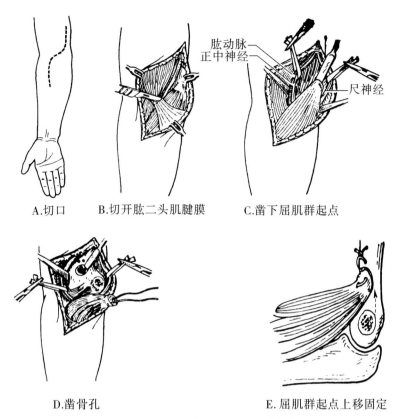

A.切口　　B.切开肱二头肌腱膜　　C.凿下屈肌群起点

D.凿骨孔　　　　　　　　E.屈肌群起点上移固定

图 6-23　屈肌群起点上移重建屈肘功能术

4.尺侧腕屈肌倒转修复替代肱二头肌术

原始方法是将尺侧腕屈肌自其肌腱部向近端游离至前臂近中 1/3 处,然后将肌腱以及肌肉倒转,在屈肘 90°位,将肌腱用"U"形钉固定在肱骨中段粗糙的骨面上。

经杨志明等对尸体解剖中的研究。发现尺侧腕屈肌的动脉血供来源于尺动脉、尺侧返动脉和骨间前动脉。一般有 4~6 个动脉分支供应该肌,其中 3 个分支位于整个前臂近端 1/3 段内。静脉属支与动脉分支伴行。尺神经有 1~3 个分支支配尺侧腕屈肌,以 2 支为最多,均位于前臂近侧 1/3 段内。此研究阐明了逆向游离尺侧腕屈肌可至前臂近中 1/3 交界处(即第 3 动脉分支处),此时整块肌肉的血液循环和神经支配不会受到影响。杨志明等还在临床实践中改进了 Ahmad 的方法,将尺侧腕屈肌腱缝合固定于三角肌止点的肌腱上。临床实践证明这种方法简单,创伤小。尽管其术后肌力不如背阔肌移位重建屈肘功能的方法好,但对于没有条件实施背阔肌移位的病例,只要手部功能良好,尺侧腕屈肌的肌力正常,采用此法修复替代肱二头肌,都能获得较满意的效果。

尺侧腕屈肌倒转修复替代肱二头肌术适用于肱二头肌功能丧失,无条件实施背阔肌或胸大肌移位修复,同时手部功能良好,肘关节被动屈曲好,尺侧腕屈肌肌力正常者。

(1)手术步骤　臂丛阻滞麻醉。患者平卧于手术台上,患肢置于上肢手术台上。①于前臂内侧,沿尺侧腕屈肌轴线,自腕横纹至肘下 7~8 cm 处做纵切口(图 6-24A)。②显露尺侧腕屈肌远端2/3部分。自腕横纹处将其肌腱切断,逆行将肌腱及肌腹向近端游离。切断结扎远端2/3部分的动、静脉分支。约于前臂全长近中1/3交界处见第3个动脉分支进入肌肉,可向近端游离该分支1～2 cm(图6-24B)。要避免损伤该动脉分支。③于肘部做一横行切口。自该切口至前臂切口近段做一宽松的皮下隧道,将尺腕屈肌腱经此隧道从肘部切口抽出。注意勿将肌腹扭转。然后于肱二头肌与三角肌间沟处做一纵切口显露三角肌止点;从该切口向肘部切口再做一宽松的皮下隧道,通过该隧道将尺侧腕屈肌腱从肘部切口拉至臂上方切口三角肌止点处(图6-24C)。④将逆行的尺侧腕屈肌的肌膜,在肌腹逆转处与邻近肌肉的肌膜间断缝合数针固定(图6-24D)。缝合前臂和肘部切口。然后将尺侧腕屈肌腱穿入三角肌止点处的肌腱,将肘关节被动屈曲至80°位,抽紧尺侧腕屈肌腱,反折后与三角肌肌腱做牢固缝合。缝合后肘关节自然伸直至90°,此张力最为适宜。最后缝合臂部切口。

(2)术后处理　术后用长臂石膏托将肘关节固定于屈曲至80°位。术后4周去石膏托使用颈腕吊带,将肘关节置于90°位,锻炼肘关节主动屈曲功能。术后6周去除颈腕吊带,锻炼肘关节屈、伸功能,并辅助物理治疗。

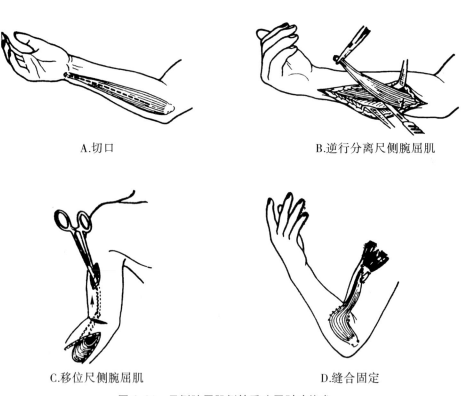

A.切口　　　　　　　　　　　　　　　B.逆行分离尺侧腕屈肌

C.移位尺侧腕屈肌　　　　　　　　　　D.缝合固定

图6-24　尺侧腕屈肌倒转重建屈肘功能术

二、臂、肩肌损伤

(一)肩关节不稳定

肩关节的活动范围很大,因此肩关节的稳定性也相对较低,由于发育、损伤导致的骨结构异常改变、盂唇病变、关节囊或韧带过度松弛以及肩周围肌肉麻痹等诸多原因都可能造成肩关节不稳定。

1.肩关节的解剖特点

◆广义的肩关节是指盂肱关节(第一肩关节)、肩峰下关节(第二肩关节)、肩肋胸壁间连结、喙肩锁间连结、肩锁关节及胸锁关节6个部分构成的关节复合体,前三者是肩关节复合体的主要运动部分,后三者属于微动部分。

◆通常泛指的肩关节是指盂肱关节,盂肱关节是由肩盂(关节盂)与肱骨头组成的杵臼关节,肱骨头较大,近似球形,肩盂关节面近似卵圆形,其面积仅为肱骨头关节面的1/3,其盂较浅,呈碟状,周边有纤维软骨环绕形成盂唇。肩关节囊壁较松弛且富有弹性,在前、后部及腋部形成皱襞,使肩关节保持了最大的活动范围。肩关节不稳定通常是指肩肱关节的失稳。

◆肩关节依靠其韧带组织、关节囊以及周围的肌肉保持其稳定性,主要的稳定结构除了纤维关节囊、肩肱韧带、喙肱韧带以及加深关节盂的盂唇等关节内稳定装置以外,还有肩袖肌群(冈上肌、冈下肌、肩胛下肌及小圆肌)、三角肌、肱二头肌、肱三头肌以及连结躯干和肩胛带的肌群(胸大肌、胸小肌、菱形肌、肩胛提肌、背阔肌、斜方肌、前锯肌等)。

◆肩关节内稳定装置、肩袖肌群、三角肌、肱二头肌及肱三头肌对肩肱关节的稳定性最重要。这些肌肉既是肩关节的稳定结构,又是肩关节运动的动力装置。

2.肩关节不稳定的病因及病理

肩关节不稳定的病因分为如下五大类。

(1)先天性或发育性　骨骼因素:肩盂发育过小、臼面过深、肩盂过度后倾(后张角过大)、肩盂后下缘缺损等均是盂肱关节不稳定的重要因素。

肱骨头发育异常、后上方缺损(西洋斧状畸形)、肱骨逆向扭转畸形使肱骨头前倾角过大等往往是复发性肩关节脱位的基础。

软组织因素:见于胚层发育缺陷所致的全身性关节囊及韧带松弛征。

(2)麻痹性　肩周主要肌肉及支配肌肉的神经可因麻痹而致肩关节不稳定。臂丛神经损伤(包括产伤)、腋神经损伤、肩胛上神经卡压症、副神经损伤以及新生儿脑瘫后遗症等均可造成肌肉瘫痪,发生肩关节不稳定。

(3)外伤性　青壮年的外伤性肩关节脱位可造成关节囊的撕脱、盂唇剥离以及盂肱中、下韧带损伤及松弛,是导致复发性肩关节脱位和半脱位的常见原因。盂唇撕脱很难愈合,前下方盂唇撕脱可造成复发性肩关节脱位,前方盂唇剥离则易造成复发性肩肱关节半脱位。

肩袖的功能不仅关系到肱骨近侧端的运动,而且对盂肱关节的稳定至关重要。肩袖广泛撕裂使盂肱关节在前后方向及上下方向出现不稳定。老年患者发生肩关节脱位的同时常合并肩袖损伤,以致日后出现肩关节不稳定。

肩袖间隙分裂是肩袖损伤的一种特殊类型。冈上肌腱与肩胛下肌的肌间隙分裂使完成臂上举时二肌的协同作用,以及肱骨头固定于肩盂上的合力作用明显减弱,造成关节失稳,以及上举过程中的肩肱滑脱现象。

(4)特发性肩松动症 特发性肩松动症为一种无明确原因、无解剖形态异常的肩关节多向性不稳定,可发生于单侧或双侧。X射线检查见在上位出现盂肱关节滑脱现象,向下牵引上臂时出现肱骨头向下松动。本症在英美的文献中被称为多向性肩关节不稳定或多向性盂肱关节半脱位,在日本则被称为动摇性肩关节症。有些学者认为,本症患者的肩盂后下缘有缺损,肩盂后张角过大,是一种严格局限于盂肱关节内的不稳定。

(5)精神因素 随意性盂肱关节脱位及半脱位因肌肉随意收缩所致。Rowe在1973年强调指出了本病病因中精神因素的重要性。

3. 肩关节不稳定的类型

①按根据肩肱关节不稳定的程度可分为完全脱位及半脱位两类。②复发性肩关节脱位及半脱位又有随意性和非随意性两种。③按肱骨头脱位方向可分为前、后方向,上、下方向,内、外方向等不稳以及轴向的旋转不稳。④麻痹性、损伤性或骨发育不良性等原因往往造成非单一方向的不稳定,即多向性混合型不稳定,如:复发性肩前方脱位表现为前方及下方不稳定;广泛性肩袖撕裂表现为上、下、内、外以及前后方向的不稳定。此外,广泛性肌肉麻痹、Ehlers-Danlos症以及特发性肩关节松动症等也均属于多向性不稳定的范例。

4. 肩关节不稳定的诊断及复发性肩关节脱位

全身性关节及韧带松弛症或有明显麻痹原因等的明显肩关节不稳定的诊断并不困难。但是,盂肱关节松弛所致的半脱位及特发性肩松动症的临床诊断较困难。肩关节不稳定的诊断应根据发病年龄、病史、临床症状,详细的物理学检查、X射线检查、关节造影、CT检查以及关节镜检查等方法做出病因诊断并确定不稳定的类型及程度。

5. 临床表现

(1)病史及发病年龄 先天性或发育性肩关节不稳定在儿童或青少年时期即出现症状。Ehlers-Danlo症患者则可能有遗传史或阳性家族史。特发性肩关节松动症多见于20岁左右的青年,女性明显多于男性。外伤后复发性肩关节脱位及盂唇损伤(Bankart lesion)多见于青壮年,且有急性外伤史。对青壮年因运动或作业损伤造成的肩关节半脱位也需除外肩袖损伤。对老年人损伤性盂肱关节不稳定也应考虑到在退变基础上发生肩袖破裂的可能性。

(2)症状 疼痛:表现为肩部钝痛,在运动或负重时加重。

弹响及失稳:关节失稳及弹响感;70%的患者自觉盂肱关节失稳及有弹响,常在上举或外展到某一角度时出现失稳感,并在负重时症状更明显。

疲劳感:约半数以上患者有疲劳及乏力感,尤其是不能较长时间提举重物。约1/3患者有肩周围麻木感。

畸形及功能障碍:在盂肱关节复发性前脱位,脱位发生时有典型的畸形及功能障碍等表现,在外旋、外展位后伸时易发生,且复位较易,但症状不如急性肩关节脱位明显。

(3)体征 检查时使患者充分暴露双肩,端坐于检查者对面,检查内容应包括:

肌肉有否萎缩:观察三角肌、冈上肌、冈下肌、小圆肌以及上肢带其他肌肉的情况。

关节活动范围:包括上举、外展、后伸以及被动内、外旋(和健侧同时进行,以便对比)的范围。在被动伸屈运动时及主动外展、上举时按触其关节前方以探知有无弹响或失稳振动感,如肩肱关节各方向均有过度活动则应进一步检查四肢其他关节。

关节稳定性检查:前后方向推压肱骨头,以探知有无过度松动现象。在内旋位及外旋位分别向下牵引上臂,如肱骨头明显下移,肩峰与肱骨头之间出现明显凹陷,则说明有向下方向失稳。特发性肩松动症及肩袖间隙撕裂具有上述表现。肩前方及下方的不稳定是最常见的类型。少见的复发性肩后方脱位,存在后方不稳定,肱骨头易被推向后方。

压痛部位:复发性肩前方脱位或 Bankart lesion 肩盂前方及前下方可存在压痛;肩袖损伤压痛常位于肩峰下和大结节近侧。肩袖间隙分裂于喙突外缘有压痛,被动外旋时疼痛加重。先天性发育不良以及麻痹性、随意性肩关节半脱位所致的肩肱关节不稳定往往无固定性压痛点。

6. X 射线检查

◆常规 X 射线前后位片上发现肱骨头后上方缺损(西洋斧状畸形)支持复发性肩关节脱位的诊断。

◆患臂上举位的前后位 X 射线片若有肱骨头滑脱现象则说明有侧方不稳定存在。如向下牵引患臂时,肱骨头有明显下移现象,则为肩关节下方不稳定的 X 射线表现。

◆轴位 X 射线片有助于发现肩盂形成不良或后下缘缺损,并了解肱骨头与肩盂的关系(肱骨头中心点有否偏离肩盂中心轴线),轴位摄片还能测量肩盂后张角和肩盂倾斜角。

◆上举前后位摄片可以测定肱骨头游离关节面。肱骨头游离面中心角(>80°为不稳定)和肩盂指数(肩盂长径和肱骨头长径的比值)的测量均对肩关节不稳定的病因诊断有参考意义。

◆关节造影目前仍是诊断肩袖撕裂及肩袖间隙分裂比较可靠的方法。前者可见对比剂自肩肱关节腔经肩袖破裂口溢入肩峰下滑液囊,后者则见对比剂在喙突外侧冈上肌和肩胛下肌之间溢出形成乳头状或带状的异常影。在关节造影时行肩肱关节的轴位或后切线位投照,可以观察到肩盂前、后缘的盂唇影像。

在对习惯性肩关节脱位与半脱位所致的关节囊松弛及特发性肩松动症行关节造影时,在内旋位向下牵引患臂可见对比剂积聚于肱骨头上方,形成"雪帽征"。

7. 特殊检查

(1)CT 检查　可发现肩袖损伤以及肱骨干旋转不正常所致的肱骨头前倾角过大。如合并低浓度双重对比剂造影有助于发现前关节 Hill Sachs lesion 以及 Bankart lesion。

(2)B 超检查　对完全性肩袖断裂及重度撕裂的诊断有帮助。

(3)肌电图检查及肩关节运动解析方法　对麻痹所致的肩关节不稳定有诊断价值,对特发性肩松动症及肩袖间隙分裂的诊断有一定参考意义。

(4)关节镜检查　对关节内不稳定的一些病理因素,如肩袖损伤、盂唇撕脱及肩肱韧带松弛、关节囊壁弛张等,以及继发于不稳定的肱骨头软骨剥脱都是一种直观的诊断方法。

8. 治疗

(1)非手术治疗　①主要用于非外伤性的随意性及非随意性半脱位。上述类型肩关节不稳定对康复治疗和心理治疗有较好疗效,改善率分别可达到75%及87%,而手术重建的疗效很差,常常失败。②肌肉功能训练,包括加强三角肌、冈上肌、胸大肌、肱二头肌及肱三头肌的力量,以及应用肌肉运动生物反馈性复位的原理,利用肌电图检查反馈的结果进行长时间肌肉抗阻性康复训练,能取得良好反应。

(2)手术治疗 主要用于骨骼发育缺陷及损伤性肩关节不稳定,手术方法可分为下述7种。①前关节囊紧缩及加强关节前壁的手术:如 Bankart 及 Putti-Platt、Magnuson 等方法,常用于习惯性肩前方脱位及特发性肩松动症。②利用肌肉移植构筑防止肱骨头脱位的肌肉防线:如 Boythev 法、Bristow 法及 Nicola 法等。③利用骨阻挡肱骨头脱位:如 Oudard 手术及其改良式,Eden-Hybbinette 法也是治疗复发性肩关节脱位时经常被采用的方法。④肩盂及肱骨头下截骨术:肩盂后下截骨术用于治疗肩盂发育不良及特发性肩松动症能取得较好效果。而肩盂水平方向旋转截骨术或肱骨头下旋转截骨术则被用于肱骨逆向旋转畸形(前倾角过大)的矫正术。⑤肌腱修复术:继发于肩袖撕裂及肩袖间隙分裂的肩关节不稳定,在上述肌腱修复后稳定性得到恢复。⑥肌肉移植术:主要用于麻痹性肩关节不稳定,如以胸大肌或背阔肌肩胛下角移植用于治疗特发性肩松动症。⑦神经手术:神经吻合、移植及松解等手术用于臂丛及副神经损伤、肩胛上神经卡压征等。

由于肩关节不稳定的多病因性,因此需从病史、临床检查入手,根据 X 射线摄片及造影等有关盂肱关节不稳定的资料,明确病因及相关的病理特点,选择合理有效的治疗方法。

(二)冈上肌损伤

1.病因

(1)急性损伤 可见运动员在猛力投掷时而造成冈上肌的急性损伤。

(2)慢性损伤 多见于中老年人,由于局部反复遭受摩擦,日久形成劳损,稍受轻微外力即可发病。

2.临床表现与诊断

急性患者有明显的外伤史,慢性的患者外伤史不明显。症状均可见肩外侧及三角肌止点部疼痛,冈上肌腱止点压痛明显,用力肩外展时疼痛明显加重,可出现疼痛弧综合征,即当肩外展60°~120°时发生疼痛,甚至可因疼痛不能完成外展及上举动作,但可被动外展及上举。肩外展小于60°或大于120°时,则疼痛不明显(图6-25)。慢性的患者可有发生肩部肌肉萎缩。

3.治疗

末完全断裂者可采用非手术治疗,将肩关节固定在外展90°位,3周后解除固定逐渐开始功能锻炼。完全断裂者可行手术修复,术后处理同非手术治疗。老年人冈上肌慢性损伤不必手术,症状较重的可短期制动,症状缓解后仍需进行功能锻炼。

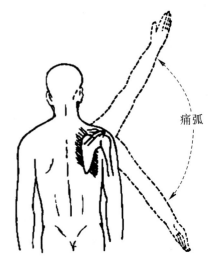

痛弧

图6-25 痛弧(外展60°~120°)

(三)牵拉肩

牵拉肩不是脱位,其发生机制及表现与桡骨小头半脱位相似,两者容易混淆。此病也发生于幼儿,常因上台阶、穿衣服或跌倒时其腕部被突然向上提拉所致,为一种肩部的急性扭伤。被提后幼儿啼哭、拒绝用手取物、肩部不能做外展活动,但肘部、前臂及腕部仍能正常活动,X射线检查无异常,凡诊断为桡骨小头半脱位而按前述方法治疗无效时,应考虑此病。

治疗:无须麻醉,术者站在患肩同侧,一手置于患肩上方固定肩部,另一手握患肢部稍加牵引,然后用轻柔的手法,将患肩由前下方向前、向上,再向后、下方做约360°的大圆弧旋转活动。此时常可听到响声,表示复位成功,疼痛即可消失,肩部即可外展。复位后用颈腕吊带悬吊患肢于屈肘位3 d即愈。

(四)肩胛肋骨综合征

位于肩胛骨与胸壁之间的滑膜囊及软组织可因异常摩擦及挤压而出现肥厚与增生,以致当肩关节运动时产生疼痛,此种状态称为肩肋综合征,其是肩痛的常见病症之一。

此种症状的产生,主要是由于肩胸间组织及肩胛骨悬吊组织受到异常应力及磨损之故,包括姿势不良、过度劳损及肩部骨折与脱位等所造成的异常应力改变等诸多因素。

1.病因及发病机制

本病病因是多方面的,一般认为外伤是主要原因之一。肩关节常处于过度外展位,频繁的肩关节活动,致使在肩胛骨内上角和内侧缘附着的肌肉、筋膜反复摩擦而发生急慢性劳损。Maigne认为,其损害症状发生于下颈椎区,该区所在的脊神经背侧支具有特别重要的意义。M. Eder,H. Tilschey观察100例颈肩臂区间疼痛的患者中,35例肩胛骨脊椎间最痛点与根性损害的关系表明:下颈椎神经根(C_5,C_6,C_7,C_8)损害有肩胛骨脊椎间最痛点最多,占24例,而没有者仅5例。由于下颈椎段神经根遭受损害,相应节段肌张力持续增高,局部刺激通过传入神经传给大脑皮质,感觉伤害变为受损神经根支配区域的放射痛,因而出现肩深部疼痛。还可伴有颈、枕、胸、臂及手等不同部位疼痛。Cyrian认为主要的刺激传感器为椎间盘损害,并在相应部位引起肌肉的并发反应。Lewit提出肋骨横突关节功能紊乱可引起这种综合征。Bergsmanu发现胸部慢性器质性病变如肺结核,其压痛点也增加。此外局部关节炎、滑囊炎、肌炎也可引起本病。

2.临床表现

①本病大多为隐性发展,开始痛在肩后,之后逐渐向颈部、前臂、三角肌止点、胸壁及手部放射。除疼痛外,患者常主诉麻木或刺痛,且反复发作。②临床检查可发现肩胛骨活动时疼痛及受限,在肩胛内侧缘与脊柱间有压痛点;以肩胛内上角及肩胛冈基底部为多见,轻压即可诱发或加重疼痛;以质量浓度为10 g/L盐酸利多卡因5 mL局部封闭可缓解。同时应注意临床及X射线检查,以求排除颈椎病、胸壁肿瘤及胸内脏器疾病等。

3.诊断及鉴别诊断

本病临床上并不少见,有些在原发病损治疗后,疼痛还可能持续存在。

(1)诊断其诊断依据　①中青年体力劳动者多见,隐性渐进性起病。②肩胛骨间三角区压痛,并可向颈、枕、胸、臂及手部放射,或上肢出现不自主牵伸甩动现象。③肩胛骨内侧缘找到固定的压痛点。④肩关节功能无障碍。⑤X 射线检查未见异常,排除肺部、肩胛骨、脊椎和肋骨病变。⑥局部疼点封闭常能奏效。

(2)鉴别诊断 本病须与肩周炎、肋间神经痛相鉴别。①当肩深部疼痛为主时,易误诊为肩周炎。但后者发病年龄多在 50 岁左右,压痛点位于肩关节周围,伴有肩关节外展、外旋严重受限。X 射线摄片可见肩部骨质疏松、肩峰下钙化阴影等间接现象。②当疼痛伴有胸部疼痛及紧缩时,易误诊为肋间神经痛。肋间神经痛多为带状疱疹引起或邻近器官组织病变所致,表现为沿肋间神经分布区疼痛,相应的皮肤区有感觉过敏现象等。

4.治疗

本病的治疗主要是消除病因,包括改善姿势等,亦可口服消炎镇痛药物。对病情较重或病程较久者,应采用质量浓度为 10 g/L 盐酸利多卡因+泼尼松龙给予痛点局部封闭,每周 1 次,3~4 次为一疗程。缓解期注意康复锻炼。

(五)死肩综合征

死肩综合征又称复发性肩关节前脱位,分为两型,即损伤性前半脱位和非损伤性前半脱位。该病是指在外展、外旋肱骨时,病人感到肩关节好像死掉或有错位的感觉。这是由于关节囊、韧带等软组织的松弛,使肩关节处于不稳定状况所造成的。可以有前不稳定,后不稳定和下不稳定之分,统称为肩关节不稳定综合征或者肩关节移动。

1.病因

根据多发性前半脱位情况,将其分为两类。

(1)损伤性 表现为病人在外旋位扔东西或强迫上举上肢时,感到肩关节暂时性半脱位。一般有外伤性肩关节脱位病史,系由于首次脱位未能很好固定或固定时间不够,以致关节囊裂口,盂唇剥离或肱骨头损伤未能很好愈合。

(2)非损伤性 即病人扔东西时没有肩关节脱位的感觉,但有突发的痉挛性的短暂的疼痛。这往往是肩关节的肌肉痉挛牵拉向下移动的肱骨头造成的。从事投掷、游泳的运动员,肱骨头在关节盂内的滑动度常常增加,但多数无症状。但是高强度的训练比赛,反复的牵拉磨损可造成关节囊尤其是盂唇损伤,结果引起症状,主要为疼痛。

2.病理

肩关节前半脱位也引起一系列较大范围的肩关节病理损伤,包括关节囊破裂、盂唇软骨自肩盂前缘剥脱,影像学表现呈现所谓"短柄小斧畸形",肩盂前唇象牙变性及肱骨头后外侧压缩骨折。

3.临床表现

(1)病人的症状 常常含糊不清,大部分没有急性脱位的病史;病人常常告诉当肩关节向外侧活动时,有一个滑动的感觉或者他不知道肩关节不稳定,只觉得像有腋神经被牵拉的感觉。

典型的症状是,当外旋位过伸上肢或上举时,肩关节突发锐痛和上肢控制的丧失。

(2)检查肩关节前方不稳定的方法 ①病人取坐位,检查者站于后方,示指在肱骨头前方,中指扣及喙突,拇指在肱骨头后方并将其向前推,同时,检查者用手握住患者左腕轻轻地使肱骨外展及外旋。正常时,肱骨头无移动,食、中二指应在相同水平。如有肩关节前半脱位,示指可能达到一横指宽。再将患肢回放到体侧,此时示指又恢复到同一水平,对侧肩应进行检查,以作对照。②"忧虑试验"常常阳性,即使肩关节外展外旋活动,把肱骨头向后向下推挤,患者有肩关节疼痛感,并表示忧虑。③X 射线检查十分重要,可了解其病理改变。

4.诊断

本病诊断病史及体检是十分重要的,以下几点可提供诊断线索:①病人常常是年轻的运动员,尤其从事投掷、游泳运动员。②有肩关节外伤性脱位病史或肩关节强有力的过伸史。③投东西的姿势可以诱发症状,肩部突发疼痛和不稳定使上肢控制丧失。④病人在提东西或在肩以下水平用前臂时并无症状。⑤检查发现肩关节不稳定。⑥忧虑试验阳性。⑦X 射线检查常常阴性。

5.治疗

(1)非手术疗法　非手术疗法主要为正确的肩关节锻炼,包括抗阻力外旋、内旋及外展,以加强稳定肩关节的肌肉。

(2)手术疗法　非手术疗法效果欠佳,即可考虑手术。手术疗法众多,但皆不理想,没有一种手术能解决全部复杂的病理变化。

关节囊盂缘缝合术(Bankart 手术):将已剥离的盂缘和关节囊重新缝至盂前缘,闭合关节囊和关节盂前缘的缺损。但这种手术只能纠正关节囊和盂缘剥离的病理变化,不能解决肱骨头后外侧的缺损。

肩胛下肌和关节囊折叠缝合术(Putti-Platt 手术):将关节囊切开,重叠缝合,将肩胛下肌和关节囊拉紧,限制外旋,但以后肩关节外旋将受限。

骨块阻滞术(Briston 手术):在盂前缘,肩胛颈或喙突处植入骨块,以增加盂前缘的高度或喙突的长度,防止肱骨头向前脱出。

(六)肩过度外展综合征

1945 年 Wright 首先注意到肩过度外展综合征。亦称喙突下-胸小肌综合征,常见于举臂工作者,亦可见于乒乓球和游泳运动员。国内曲绵域也报道过本征并分析了有关发病机制和上述的描述不同,认为运动员发生的肩外展综合征主要是暴发式用力动作造成的,称为运动员肩过度外展综合征。

1.病因病理

从解剖学讲,胸小肌起于第3,4,5 肋骨,终止于肩胛骨的喙突,而臂丛神经和腋动、静脉在腋窝处被胸小肌所覆盖。当一侧或双侧上肢较长时间的过度外展时,如睡眠或麻醉时上肢较久地外展或上举。胸小肌被牵拉伤或处于痉挛状态,造成臂丛神经及腋动、静脉的压迫所致。

◆本综合征的发生与解剖学结构密切相关,尤其与肩胛骨的形态与角度有关。李汉云、钟世镇等对 74 例尸体标本进行了模拟试验,并对 80 例成人肩胛骨的喙突做了观测,认为肩过度外展综合征的发生与解剖结构关系密切;认为肌皮神经的喙突上分支和靠近喙突的臂从外侧束,当肩过度外展后伸时容易受到喙突的压迫和摩擦,是综合征肌皮神经和正中神经受损伤的部位。少数锁骨上分支的胸前外侧神经,在肩过度外展后伸时,该神经与锁骨的摩擦,可能是肩过度外综合征患者出现胸大肌劳累症状的物质基础。

◆支配上肢的主要神经和血管在上肢下垂时是接近直线通向前臂的,既没有压力的增加也没有明显的摩擦。当上肢外展时,上肢血管、神经束将出现以喙突为轴心的角度改变,同时逐渐贴近锁骨,因此,锁骨和喙突这两个骨性结构,就有可能对上肢血管、神经束产生压迫和摩擦,因而出现相应的症状和体征。

◆上臂外展与后伸的角度越大,这两个部位出现的压力和摩擦也越显著。如游泳运动员和乒乓球运动员,肩外展可达140°以上,且用力较大,易患此征,因此,临床上常称之为运动员肩过度外展综合征。

2. 临床表现

早期症状是屈曲肘关节时酸疼、无力,少数病人有前臂外侧皮肤浅感觉减退,说明主要是肌皮神经的症状。以后可能出现正中神经症状,表现为前臂浅层屈肌及旋前下降,也可能出现尺神经症状。以上症状在休息一段后可以缓解、消失,但再次频繁用力外展伸上臂后,症状将复发与加重。

3. 诊断

根据发病前有频繁的上臂过度外展后伸史,出现典型临床表现以及上臂超外展试验阳性即可诊断此病。其诊断要点:①有上肢长期过度外展工作史或过度训练史,或夜间睡眠时常有上肢过度外展姿势者。②早期有臂部不适感,随之可出现沉重、酸胀、麻木感,以后可逐渐出现正中神经及尺神经麻痹表现,进一步可出现肌肉萎缩,多以小鱼际肌为显著,手握力明显减小,部分患者有手发凉,怕冷等血管症状。③超外展试验阳性,方法为患者取坐位或立位,检查者将患肢被动外展至最大限度,有桡动脉搏动减弱或消失,受损神经的相应支配区有麻木感加重,则为阳性征。④泰勒征阳性,即叩击肩前喙突部,有触电样感觉,沿受损神经所支配的指尖放射。

本病需与桡神经麻痹、臂丛神经损伤及胸大肌劳损相鉴别,后述疾病不同点十分显著,只要详细检查患者,鉴别也不难。

4. 治疗

治疗此症关键在于消除致伤原因。①封闭疗法:用醋酸曲安奈德做关节腔内注射加1%盐酸利多卡因做痛点或喙突封闭,每周1次,3次为一个疗程,激素类药有一定疗效,但应严格在医生指导下用,控制疼痛后逐渐减量和停药。②避免长期频繁举臂或弯腰提物使肩经常处于外展位。③改变训练方式,限制肩过度外展活动,要求肩外展活动在140°以内,尽量减少过度频繁的外展后伸活动。④训练前充分做好准备活动,一旦出现症状,给以肩关节的按摩、推拿及理疗,即可治愈。⑤手术治疗,对非手术疗法无效且症状严重者,可行胸小肌腱切断术。

本病治疗的关键是严格限制肩关节活动范围,肩关节外展活动应控制在140°以内,尽量减少过度外展后伸的频率和次数,增加活动间歇的休息时间,服用适量消炎镇痛剂可解除肌肉痉挛的药物。锻炼前后应做些准备动作以增加耐受压力和抗摩擦的适应性。如能及时而合理的治疗,能得到良好恢复。

(七)第一肩关节(肩肱关节)

第一肩关节就是通常所指的肩关节(也称盂肱关节、肩肱关节),是由肩盂与肱骨头组成的杵臼关节。

◆肱骨头关节面较大,近似圆形,肩胛盂关节面呈卵圆形,仅为肱骨头关节面面积的1/3。

◆肩胛盂较浅,关节囊较松弛又有弹性,使肱骨头具有最大的活动范围。盂肱关节也是人体大关节中最不稳定的关节。

◆盂肱关节的滑膜及纤维关节囊具有较大的面积,在腋部形成皱襞使肩肱关节能够充分外展及上举。

◆发生"冻结肩"时,滑膜腔粘连,皱襞消失,关节容量明显减少,关节僵硬,活动范围明显受限。

◆正常情况下,盂肱关节滑膜腔与肱二头肌长头腱腱鞘相通,并通过关节囊前壁的肩肱上韧带和中韧带之间的 Weltbrecht 孔与肩胛下肌下滑囊相通。

◆第一肩关节与"冻结肩":"冻结肩"常常是多滑囊病变,肩肱关节滑膜粘连,关节腔容量明显减少,由正常的 20~35 mL 降至 5~1.5 mL,滑膜皱襞闭锁,肱二头肌长头腱腱鞘充盈不良或闭锁,肩胛下肌下滑囊因炎症粘连及 Weltbrecht 孔闭锁而在造影时不显影。这些都是"冻结肩"的典型特征,是肩关节造影诊断"冻结肩"的主要依据。

(八)第二肩关节(肩峰下结构)

1. 第二肩关节的命名

1934 年,Pfuhl 曾把肩峰与肱骨头之间的解剖关系称为"肩峰下副关节"。1947 年,Deseze 和 Robinson 等通过对大结节在肩峰下通路运动轨迹的研究,提出"第二肩关节"的命名,把盂肱关节称为"第一肩关节"。Mclaughlin 和 Bosworth 则称上述第二肩关节为"肩峰下关节"。多数学者认为肩峰下的解剖结构具有近似典型滑膜关节的构造,在肩的运动中具有重要作用,因而主张用"第二肩关节"命名。

2. 第二肩关节的构成(图 6-26)

(1)穹隆状结构 喙突、肩峰及喙肩韧带所组成的区域称穹隆状结构,它类似关节的臼盖部分,起关节盂的作用。

(2)肱骨大结节 类似杵臼关节的髁突部分,肩关节做前举、后伸运动时,大结节在肩峰下的弓状结构下呈弧形轨迹运动。

(3)肩峰下滑液囊 位于肩峰下,其下壁位于冈上肌腱的表面。此滑囊能缓冲大结节对肩峰的压力,减少冈上肌腱在肩峰下的摩擦,起类似关节滑液囊的作用。

(4)冈上肌腱和肱二头肌长头 前者在肩峰与大结节之间通过,后者位于关节囊内,在肩喙韧带下移动。

3. 第二肩关节的临床意义

①第二肩关节在肩的运动中起重要作用。②由于解剖的特点,肩峰下结构容易发生损

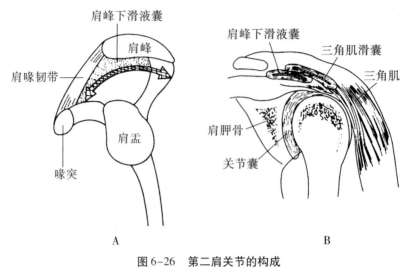

图6-26 第二肩关节的构成

A.第二肩关节及肱骨大结节的运动轨迹　B.肩峰下滑囊

伤、退变和炎性反应。③冈上肌肌腱病变、肩峰下滑囊炎是肩关节周围炎病变中的重要组成部分,在临床诊断和治疗方面不应予以忽视。

4.第二肩关节与肱二头肌长头腱的滑动结构

肱二头肌长头腱起始于肩胛盂上方的粗隆部。其长头腱在解剖和功能上的特点使该肌腱易发生劳损、变性、部分断裂或断裂。肌腱炎和腱鞘炎的发生率也较高。

当肌腱和腱鞘发生粘连或鞘管发生狭窄时,肱二头肌长头腱的滑动功能丧失,肩的外展、上臂下垂位,肱二头肌长头腱在肱骨头的外侧呈直角方向进入肱骨上部的大、小结节间沟。结节间沟构成了肌腱的内、外、后侧壁,其前壁则由坚韧的纤维组织——横韧带所覆盖。肱二头肌长头腱在这个骨性纤维鞘管中滑动。

肱二头肌长头腱的近侧段(由起点至骨性纤维鞘管的入口)称为关节内段,位于骨性纤维鞘管内的部分称为鞘内段。但随着上肢的外展、上举或下垂活动,肱二头肌长头腱在不断滑动,鞘内段和关节内段不断改变其相对的长度。由下垂位至最大上举位,关节内段可向鞘内滑动4 cm长。上臂呈下垂位时,关节内段和鞘内段几乎呈90°(图6-27)。上举及旋转运动均受到限制。

肱二头肌长头腱炎或腱鞘炎是肩关节周围炎中较常见的病变,约占肩关节周围炎中的15%。

综上所述可以看出,肩关节周围炎的病变部位、发病特点与解剖结构有密切的关系。对肩关节解剖及功能的了解有助于更深入地探讨肩关节周围炎的发病规律、临床特点及防治方法。

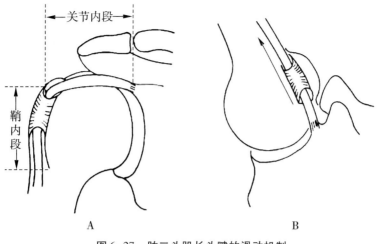

图 6-27 肱二头肌长头腱的滑动机制

A. 下垂位　B. 上举位

(九)冈上肌综合征

本征为肩袖,尤指冈上肌腱损伤破裂引起的肩部疼痛等症候群。其特征性表现为患肩主动外展60°～120°范围内肩峰下疼痛加重,而被动活动可以无痛。因此本征亦属于肩峰下疼痛弧综合征。后者所包括的病变还有肩峰下或三角肌下滑囊炎、冈上肌腱炎、肱二头肌长头腱炎、冈下肌病变等。该征的同义名有肩袖破裂;冈上肌腱破裂等。

1. 局部解剖

◆肩袖为冈上肌、冈下肌、小圆肌和肩胛下肌4个肌腱联合而成,附着于肱骨头大结节和肱骨解剖颈的边缘。其内侧面与关节囊的纤维愈合,外侧面为三角肌下滑囊。

◆肩袖对肩肱关节有稳定作用,其中冈上肌尤为重要。只有在冈上肌收缩稳定了肱骨头后,三角肌才能充分发挥其外展功能。

◆肩袖的运动功能为:冈上肌外展及轻度外旋肱骨头;冈下肌和小圆肌以外旋肩关节为主;肩胛下肌则为主要的肩关节内旋肌。

◆冈上肌起始于肩胛骨冈上窝,其肌腱在喙肩韧带及肩峰下滑囊下方、肩关节囊上方通过,止于肱骨大结节。由于冈上肌腱处于肩峰及肱骨头之间,易受到摩擦和挤压。又因该肌在肩部肌群中解剖位置居中,是各肌力集中交叉点,比较容易劳损,因此肩袖破裂损伤主要发生于冈上肌。

2. 病因

(1)肩袖随年龄增长可发生退行性改变　在此基础上,急性损伤或慢性劳损均可造成肩袖损伤。因此该病多发生在中年劳动者,其中男性居多。近年来的研究认为该病是肩峰下间隙内结构与喙肩弓之间反复摩擦和撞击的结果。

(2)肩峰下间隙是一个前窄后宽的结构　其前部位于喙突和喙肩韧带前2/3下面;中部位于肩峰前半,肩锁关节及喙肩韧带后1/3下面;后部最宽,位于肩峰后半下面,因此撞击和摩擦主要发生在该间隙的前、中部,而冈上肌腱及其止点位于间隙的中部。

3. 病理

①病变初期为局部出血及水肿为主的无菌性炎症,此后肌腱发生慢性炎症改变,很易发生硬化、变性及钙化。②当肌肉突然收缩时,即可造成肌腱的不全或完全断裂。部分断裂可有滑膜侧(深层)破裂、腱纤维破裂(中层)、滑囊侧破裂(浅层)、纵行破裂;完全断裂断端回缩或撕脱等。

4. 临床表现

(1)病史   急性损伤者有受伤后肩顶部剧烈疼痛。并向三角肌止点及整个上肢和手指放射、可有局部肿胀及皮下淤斑、肩关节活动受限、主动外展受限最为明显。

(2)体征   以下阳性体征有重要诊断价值:①肱骨大结节处有明显压疼,因断裂多发生在腱止点附近。②疼痛弧征阳性。当主动外展肩关节 $60° \sim 120°$ 时,冈上肌腱恰抵于肩峰和肱骨头之间,因此诱发疼痛加重;外展超过 $120°$ 后,疼痛立即减轻。而被动活动时,疼痛明显减轻。③外展肩关节时,腱破裂部在超过间隙狭窄部时,可出现弹响。④外展受限。正常情况下肩关节外展时需冈上肌收缩将肱骨头下压并稳定在肩盂内作为支点,三角肌才能发挥作用。如冈上肌腱完全断裂,当试图肩外展时,可看到三角肌收缩但不能外展上臂,越用力肩越高耸。但只是在开始外展 $30° \sim 60°$ 时有困难,被动外展超过这个范围以后,三角肌便完成外展动作。⑤撞击试验和封闭试验阳性。病人取坐位,检查者位于其背后,一手扶肩,另一手将患肢向外上方冲击,产生疼痛者为撞击试验阳性。该体征的意义是肩袖损伤后肱骨头在肩盂内的稳定性下降,施力后肱骨头向外上移位和肩峰发生撞击。撞击试验阳性者,肩峰下用普鲁卡因局封后,疼痛消失,即为封闭试验阳性。⑥被动外展大于 $90°$ 时可维持上举位。如令病人内收上臂,当肩由完全上举位内收至水平位时,上肢可突然落于体侧。⑦冈上肌或冈下肌失用性萎缩,三角肌正常。

5. X 射线检查

①X 射线照片检查大多数病人正常,少数病人可见肱骨大结节硬化、囊样变,肩峰下骨刺、肩峰下间隙变窄($<0.7 \text{ cm}$)。②肩关节充气造影或碘剂造影,主要用于鉴别冈上肌腱是否完全断裂。如发现肩关节腔和肩峰下滑囊相通,是为肩袖完全破裂的表现。

6. 诊断

依据典型的临床表现,外伤后肩部疼痛、局部压痛、肩关节外展受限、疼痛弧阳性、撞击试验阳性可确定诊断。

7. 治疗

冈上肌综合征应早期诊断和及时治疗,否则容易后遗慢性肩疼和功能障碍,治疗比较困难。

(1)非手术治疗   适用于早期不完全破裂者。局麻下将患肩用肩"人"字石膏固定于外展、前屈、外旋位 $4 \sim 6$ 周。拆除石膏后积极进行功能训练。

(2)手术治疗   完全破裂者应及时手术修补;经非手术治疗法而不能恢复患肩有力、无疼、主动的外展活动者,也须考虑手术修补。一般认为晚期患者手术效果不理想。术前应进行认真的鉴别诊断。常需肩关节造影检查。手术采用经由肩峰的肩关节马蹄形切口,从切口前侧分开三角肌用骨刀切断肩峰,向外并向下翻转肩峰和三角肌,即可显露三角肌滑囊和肩袖的大部。如冈上肌完全破裂,切开滑囊后即可看到肩袖呈三角形或半月形破裂,需切除破裂口的边缘,将破裂口修整为尖端向内的"V"形缺损。从"V"形缺损的尖端开始,用鞋带式连续缝合,直到缝合能力相当大时停止缝合,打结。此时原"V"形缺损已缩小为一个小的缺损,切除缺损处的关节软骨,并在缺损两侧各钻 2~3 个小骨孔,将缺损的两则连缘褥式缝合固定在骨孔中,使边缘和骨的粗糙面接触,从而获得腱的附着点而坚强愈合。当肩袖大块破裂,范围包括冈上、冈下、肩胛下肌时,可用下述方法修补,即修整破裂口边缘,凿去外侧关节面后,横行钻一排骨孔,用褥式缝合法将破裂边缘拉拢缝合于骨孔中。术后患肩用石膏或支架外展固定 4~6 周,拆除石膏后积极进行肩关节功能训练,功能训练需在医师严格指导下进行。约需半年才能获得较为满意的效果。肩袖不完全破裂者应在术中仔细检查确定,深层破裂者表面完整,但破裂处常有椭圆形隆起,修补时常用"V"形肌腱缝合办法,亦须钻骨孔,使破裂边缘和骨粗糙面接触,牢固缝合。

(十)肩关节周围炎

Duplay 1872 年首次报道本病,所以本病也称为 Duplay 综合征。病理变化包括冈上肌腱炎、肱二头肌长头腱炎及腱鞘炎、肩峰下滑囊炎、喙肱韧带及盂肱上韧带炎,并累及盂肱关节腔。本病是一种多滑囊、多部位病变,好发于 50 岁前后,又称为"50 肩",表明多发病于 50 岁左右的人。该病在粘连期肩关节活动明显受限,故亦有"冻结肩"或"凝肩"之称。祖国医学称其为漏肩风,则表明发病和风寒侵袭有关。本综合征多发,国内有学者调查 40 岁以上 4 676 人,发病率为 20.6%。女性的发病率略高于男性。约 40% 一侧肩周炎患者会在 5~7 年内发生对侧的肩周炎。

1. 局部解剖

(1)肩关节一般指盂肱关节　广义概念还包括肩锁关节、胸锁关节以及"肩胛胸壁关节",后者不是真正的关节,但具有关节的活动功能。本病不累及关节的骨性结构。

(2)肩关节附属组织　①滑囊:主要有肩峰下滑囊、三角肌下滑囊、喙突下滑囊。滑囊病变是肩周炎病理变化的一部分。②关节囊:肩关节囊比较松弛,覆盖着肱骨头的大部。本症常有关节囊内外的炎症粘连。

(3)肩关节周围的肌肉　外层有三角肌,内层为冈上肌、冈下肌、小圆肌和肩胛下肌,这4 块肌肉的腱纤维与关节囊紧密交织,形成袖状附于肱骨上端,称之为肩袖,主要功能是旋转肩关节。肩袖的损伤、炎症在肩关节周围炎的发病上有重要意义。肱二头肌长头腱起于盂上粗隆,经由肱骨结节间沟这一骨纤维管道进入上臂。肱二头肌长头腱鞘炎以及继发性粘连在肩关节周围也很常见。

2. 病因及发病机制

一般认为该病属于慢性劳损性疾病,在非体力劳动者发病率并不低,可能因其肩部肌肉不发达,肩周缺乏弹性的软组织更易劳损有关。多数病例为慢性发病,隐袭进行。也可因轻度肩部拉伤、扭伤或受风寒侵袭而诱发。该症发病于 50 岁左右,提示肩周组织退行性改变可能是发病的基础。女性高发,是否和内分泌改变有关也应考虑。另有一部分病例继发于肩关节创伤性疾病,则主要因为患肩较长时间制动。

本症可分为急性期、粘连期及缓解期。

(1)急性期 又称为冻结进行期,急性期约历时 7 个月,亦可再延续 2～3 个月。以疼痛为主,疼痛剧烈,肌肉痉挛,夜间加重。系因肩部滑囊、关节囊、肩袖、肌腱等软组织急性无菌性炎症所致肩周肌肉痉挛所致。经关节镜观察,可见滑膜充血,绒毛肥厚增殖,充填关节间隙及肩胛盂下皱襞,关节腔狭窄,容量减少,肱二头肌长头腱关节内段表面为血管翳覆盖。颈丛封闭可明显减轻症状,随之肩活动恢复。

(2)粘连期 又称慢性期,疼痛减轻,挛缩及关节运动障碍渐趋明显。本期的主要病理改变为肩周软组织广泛粘连,包括关节囊内外粘连、肱二头肌长、短头肌腱腱鞘粘连。关节囊增厚及纤维化,滑膜粘连,皱襞间隙闭锁,容量明显减少,关节镜可观察到关节内有小碎片漂浮于腔内。肩的各方向活动度明显受限,僵硬的肩关节呈"冻结"状态,形成"冻结肩"。患者梳头、穿衣、举臂、向后结带均感困难。压痛范围广泛,喙突、肩峰下、结节间沟、四边孔等部位均可发现压痛点。普通 X 射线片可发现肩峰和大结节骨质稀疏,囊样变。关节造影可见肩胛下肌下滑囊消失,肩胛盂下滑膜皱襞闭锁,肱二头肌长头腱腱鞘充盈不良,关节腔容量从正常的 20～35 mL 降至 5～15 mL。关节内压力增高。实验室检查对本病诊断无直接帮助。

(3)缓解期 缓解期内症状逐渐消失。随着疼痛的减轻和消失,在治疗和日常生活、工作中,肩关节逐渐增大功能活动,粘连得以解除。

安达卡夫把"50 肩"的病理过程分成 3 个阶段。①第二肩关节滑动机构障碍。②肱二头肌长头腱障碍。③"冻结肩"。

3. 临床表现

(1)疼痛 肩部疼痛在急性发作期尤为严重,可以放射至上臂、肘部和前臂。疼痛以夜间为甚,病人往往诉说"胳膊不知往哪里搁",力图寻找一舒适体位以缓解疼痛。有时于睡眠中因翻身撞触患肢而疼醒。

(2)压痛 压痛点多为肩峰下、结节间沟、肩胛骨冈上窝、喙突。有的有压痛向远部放射,但有不少病人查不到具体压痛点。

(3)肩部功能障碍 肩部功能障碍在早期多因疼痛所致,如疼点局部封闭有效,肩关节活动几乎正常。进入粘连期以后,功能障碍非常明显,肩活动范围极小,从外展、内旋、后伸尤其受限,可查到"肩-胸关节"代偿性的活动。

4. X 射线检查

本病为软组织病变,故 X 射线检查常无阳性发现。病程长的可见局部骨质失用性疏松,冈上肌腱钙化影和大结节骨质硬化。然而 X 射线检查有鉴别诊断价值。作者曾有 1 例长期诊为本症,后经 X 射线照片及手术后病理检查证实为肩关节结核。后者属于干性结核,临床表现常缺乏骨关节结核的特征。另有 1 例也诊为肩周炎,经多方治疗无效,后经 X 射线检查发现肱骨头溶骨性破坏,以后确诊为肝癌骨转移。

5. 诊断

依靠临床表现,发病于 40 岁以上,一侧、两侧或两侧相继肩疼及功能障碍,有压疼点等即可诊断本症。应注意鉴别诊断,以避免漏诊重要病变。因骨折、脱位或感染而后遗肩关节僵硬不属此征。颈椎病也有肩臂疼但肩关节活动好,肩通常无压疼点,而且具有阳性体征,如肌力下降、腱反射减弱和感觉障碍等。颈椎 X 射线片可发现相应的改变。

6. 治疗

肩关节周围炎是一种自限性疾病,大多可自愈,自然病程长达 6 个月至 3 年。但由于病程长,病人痛苦大常需积极治疗,以加速痊愈,恢复最大功能。

(1)功能锻炼　在各病期都是重要的治疗。功能锻炼可在早晚进行,应忍受轻度疼痛坚持做内旋、外旋、外展、屈曲和正、反时针的"划圈"活动。"爬墙"锻炼是一种有效的,并可增进病人信心的锻炼方式。

(2)按摩治疗　按摩治疗有舒筋活血止痛、松解粘连的作用。

(3)局部封闭治疗　常选用质量浓度为 10 g/L 普鲁卡因 10 mL 加地塞米松 5 mg 或泼尼松 1 mL,作喙突部、肩峰下和结节间沟部的局部封闭,每周 1~2 次,2 周为一疗程。

(4)理疗　可采用蜡疗、红外线照射和热敷等。

(5)针灸　可取穴肩、肩外俞、巨骨、曲池等。

(6)药物　疼痛严重者可口服非激素类消炎止疼剂,如吲哚美辛、布洛芬、双氯芬酸、塞来昔布、芬必得等。中药可外用麝香止疼类等。汤剂宜用补气血、益肝肾、温经络、祛风湿方剂。

(7)麻醉下手法松解粘连　对严重粘连、肩部僵硬、积极治疗无进步,但已无疼痛者,可在麻醉下用手法轻柔准确地松解粘连。被动恢复最大活动度。手法后疼痛及肿胀一旦消失,即进行积极的功能练习。手法松解时有可能造成骨折、脱位等并发症,故必需严格掌握其适应证,动作需轻柔,严禁采用粗暴的手法。

(8)第二肩关节松解手术　手术仅适用于少数粘连和挛缩严重、保守治疗无效的病例。

(十一)喙突炎

1. 解剖

喙突是肩部肌腱和韧带的重要附着点。喙突为喙锁韧带、肩喙韧带、喙肱韧带,以及肱二头肌短头、喙肱肌、胸小肌等附着处。喙突和肌腱间有滑液囊组织,肌腱、韧带、滑囊的损伤、炎症和退变均可累及其附着点——喙突,肩关节周围炎患者中 40% 具有喙突部压痛。

2. 病因

喙突炎常见的原因是肱二头肌短头的肌腱炎或喙突部滑囊炎、喙肱韧带炎。

3. 临床表现

除局部疼痛、压痛外,肩的外旋功能往往受限,而上举和内旋功能一般正常。

喙突炎为主的"冻结肩"的喙突部疼痛和压痛,常因喙肱韧带病变累及喙突所致,是"冻结肩"病理变化的一个组成部分。一般"冻结肩"的肩关节运动明显受限,压痛广泛,鉴别诊断并不困难。

4. 治疗

喙突炎治疗上应按"冻结肩"进行,局部封闭有明显效果,理疗和按摩也有一定疗效,治疗期间应减少患臂的活动,一般预后良好。

(十二)冈上肌腱炎

冈上肌在上臂外展、上举的起动运动及稳定肩肱关节方面都有重要作用。

1.发病机制

肱骨头中心点为上臂外展运动的旋转轴心,因冈上肌腱的力臂甚短,使冈上肌在上肢外展和上举时必须做巨大的功,以致冈上肌腱易发生变性、劳损及损伤。

在臂上举时,冈上肌被夹挤于肱骨大结节和肩峰之间,反复的冲撞使已变性的肌腱发生破裂。冈上肌腱炎又常常和其表面的肩峰下滑囊炎并存,肩峰下滑囊在急性炎症时,可发生肿胀、渗出和积液。如有钙盐沉积则形成钙化性冈上肌腱炎或钙化性肩峰下滑囊炎。肿胀、退变的冈上肌腱与肩峰反复碰撞,发生完全性或不完全性破裂。

2.临床表现及诊断

为肩峰下及三角肌周围剧烈疼痛,臂上举、外展、旋转均受限制。患者有肩痛、冈上肌萎缩,患侧臂上举、外展受限,在上举 60°~120° 范围内出现疼痛(疼痛弧综合征)。大结节内侧有压痛,被动伸展运动时可扪及肩峰下区摩擦感。臂坠落试验阳性。X射线片显示肩峰下区有钙化影。盂肱关节或肩峰下滑囊造影可发现冈上肌腱破裂。经盂肱关节腔或肩峰下滑囊关节镜观察也有助于冈上肌腱病变的诊断。近年,B型超声和CT、MR等无创性诊断方法也被引用于病变的诊断,但还有待于进一步累积经验。对所有冈上肌腱病变患者均应除外肩峰下撞击症的可能性。

由于对本病的认识不足及鉴别诊断上的困难,误诊及漏诊不在少数,应予重视。

3.治疗

①对单纯性冈上肌腱炎可采用制动、休息、物理疗法及局部封闭疗法,并可给以口服消炎镇痛剂以使症状缓解。②在钙盐沉着性肌腱炎或滑囊炎的急性期可行穿刺抽吸或行冲洗疗法,疼痛可得到明显缓解。③对陈旧性钙化性肌腱炎也可手术摘除钙化斑块。④对可疑冈上肌腱破裂,可行零度位皮肤牵引或肩"人"字石膏固定。⑤对保守治疗无效的病例或有广泛撕裂的病例,应行手术修补,对小型撕裂也可行关节镜内缝合法。

(十三)肩锁关节病变

1.病理

肩锁关节在剪式应力作用下最易发生关节软骨面损伤。职业性反复劳损或运动损伤喙锁韧带引起松弛或撕裂,使肩锁关节出现松动和不稳定(又称半脱位)。关节的不稳定导致关节软骨面的损伤和退变。软骨面磨损,软骨下骨硬化,肩锁关节的上方或前方边缘形成骨赘。锁骨端和肩峰侧往往均被累及,尤其是锁骨端更为明显。肩锁关节病变在临床上易被忽略。

2.临床表现

疼痛常常局限于肩锁关节顶部稍偏前方或后方,不向他处放射,患者能正确指出疼痛部位。肩锁关节肿胀,局部压痛,充分上举达 120°以上时疼痛加重。Lipmann 把上肢上举超过 150°时出现的肩上方疼痛称为肩锁关节疼痛弧。肩关节被动极度内收时,也能使疼痛加重。肩锁关节炎主要由小的累积性损伤、职业性劳损、运动损伤及退行性骨性关节炎等原因引起。

3.诊断

根据上述的症状和体征不难做出诊断。普通前后位 X 射线片因骨影重叠,不易显示肩锁关节间隙,应以肩锁关节为中心,使 X 射线球管由垂直位向尾端旋转 20°~25°,由下往上投照。摄片可见关节面不规则、边缘骨质增生及硬化、关节面下骨吸收或囊样变以及半脱位等变化。由对侧向患侧冈上窝做 X 射线投影,显示冈上肌腱出口的"Y"形像,也能清晰显示肩锁关节向下增生的骨赘,可能是导致撞击的原因。肩锁关节造影对诊断也有帮助。

4.治疗

减轻患肢负荷及活动频度,肩峰关节封闭、超声波或短波透热均可使症状减轻或缓解,对肩锁关节不稳定、顽固性疼痛保守治疗无效者可采用锁骨外侧端切除,效果良好。

(十四)冈下肌综合征

冈下肌综合征系指和冈下肌病损有关的肩疼和肩部活动受限等症候群,报道较少。

1.局部解剖

冈下肌起自肩胛骨冈下窝内侧 3/4 的骨面,肩胛冈的下面及冈下筋膜深层内侧的上部和卜部,以及少量肌纤维起于人、小圆肌肌间隔,斜行向外形成一圆形肌腱,止于肱骨大结节中部。主要功能是外旋肩关节。在肩胛冈中点下方 3~4 cm 处,在某些人有骨性隆突,局部没有滑囊结构,致使冈下肌在收缩时在该部产生较大的摩擦,这可能是发生冈下肌慢性劳损的解剖基础,冈下肌由来自颈 5、6(C_5、C_6)神经的肩胛上神经支配,该神经经冈盂切迹进入冈下窝,在切迹处转折时可能形成嵌压,致使冈下肌萎缩。

2.临床表现

①肩疼、肩背疼、肩臂疼,疼痛可放射到拇指,疼痛性质不一,多为酸胀痛,与劳累及天气变化有关。一般没有肩周炎那样的夜间疼痛加重表现。②肩部活动受限,上举及伸摸背部困难,肩关节外旋肌力下降。③冈下窝处有压疼点,局部亦有压疼。④病程长,有反复发作者,于冈下窝可触及痛性筋束。冈下肌可有萎缩。

3.诊断

主要依靠特有的临床表现进行诊断,实验室检查及 X 射线检查多无特殊发现,应注意和颈椎病、肩周炎等相鉴别。

4.治疗

于压痛点进行局部封闭、强刺激、推拿或针刺疗法都可取得良好效果。

(十五)肩胛骨弹响综合征

肩胛骨弹响综合征也称弹响肩胛症在临床上并非少见,是一种可由多种原因引起的肩胛肋骨间运动紊乱。临床表现为随着肩胛骨在胸壁上的运动,可以听到明显的弹响声或不太明显的摩擦声,但有时仅能靠触诊来感觉这种改变。部分病人伴有疼痛。

1. 局部解剖及生理

肩胛骨周围有 15 块肌肉包裹,肋面为肩胛下肌和前锯肌,脊柱缘为大小菱形肌和肩胛提肌,背面为斜方肌、背阔肌和冈上、冈下肌,外侧缘为大、小圆肌等。肩胛骨在胸壁上有较大的活动度。上肢从躯干旁休息位到正常的抬高活动中,肩胛骨在胸壁上的运动是肩肱、肩峰下、胸锁、肩锁诸关节以及肩胛骨的一体化协调运动的主要组成部分。肩胛骨脊柱缘是主要的肌肉附着区,大菱形肌止点位于肩胛骨脊柱缘,上自肩胛冈根部,下至肩胛骨 T 角,直接贴近胸壁,其功能是上提和内移肩胛骨。

2. 病因及病理

肩胛肋骨间出现异常的骨性或软组织结构,即可导致发生该综合征。这些异常的结构一般可归纳为三大类。

(1)骨源性 由于骨质结构变化引起的,包括肩胛角内侧先天性弯曲度增大,肩胛骨肋面外生骨疣;其他肩胛骨肿瘤或骨折畸形愈合等改变。Luschka 结节为一个豌豆大的骨性或纤维软骨性的突起,位于肩胛骨上角的深面,此结节的前方常有一滑囊存在。

(2)肌源性 位于肩胛骨与肋骨之间的肌肉产生类似狭窄性腱鞘炎的改变或外伤后瘢痕形成。

(3)滑膜源性 指肩胛骨下滑囊炎。肩胛骨深面有三个滑囊:其一在前锯肌的深面;其二在前锯肌与胸壁上部之间的结缔组织内。另外,在肩胛骨下角处可出现附加滑囊。一些学者强调该病和劳损或损伤的关系。Bateman 认为由于肩部机械结构的慢性反复性有力活动,产生了沿着肩胛骨内缘骨膜的微小撕脱,由于出血、机化、骨化而在附着于肩胛骨的肌肉中产生了唇状骨刺,因而产生了肩胛骨的弹响和锤击声。Strizak 报道 1 例左肩部慢性、周期性疼痛 4~5 年的病人。在遭到一次肌肉损伤后的几个月,肩胛前、后运动时,内上角疼痛剧烈。X 射线照片发现左肩胛骨内上角一骨刺,一年多后因疼痛加重,颈部和肩部运动时产生弹响,而行骨刺切除术。手术证实左肩胛骨内上角稍有不规则,表面成骨活动明显,切除肩胛骨上角三角形部分,组织学检查为被一层厚骨膜覆盖成熟的软骨,表明肩胛提肌附着点损伤处有成骨活动。正是这种肩胛骨肋面内上角的成骨块产生了弹响。还有学者认为附着于脊柱缘的大菱形肌一旦发生损伤或慢性劳损,较易在肩胛下角脊柱缘位与肋骨之间产生无菌性炎症,进而痉挛或挛缩,纤维增生或瘢痕形成,于是增生的肌肉组织或纤维包块在肋面滑移摩擦而产生弹响。

3. 临床表现及诊断

肩胛弹响综合征发病缓慢,多无明显诱因,少数病人曾有外伤史。患者上肢在某种活动姿势(角度)下可出现钝性或清脆的响声及弹跳感,此时可伴有疼痛或不适感等一般症状;其中约半数病例在静止时亦有异常感觉,以致患者常常故意活动肩胛骨而使其出现摩擦声。有时伴有肩胛骨脊柱缘的疼痛,局部可有压痛点,但严重疼痛和功能障碍者少见。体检时肩被动活动一般不出现弹响。

肩胛骨 X 射线照片检查应包括侧位和斜位,确定肩胛骨本身有无病变。

4.治疗

本病的治疗主要是除去造成弹响肩胛的病理因素包括手术疗法。对病因不明者,可做局部封闭疗法,其中无效者须行进一步检查,包括 CT 及 MR 检查,并与对侧对比。必要时,可在局部麻醉下进行手术探查。①对于有弹响但不伴有疼痛者,一般无须治疗。可向患者解释清楚弹响症状的原因,以解除其顾虑。②对于弹响伴有疼痛者应给予治疗,可先行封闭或理疗,多数症状能缓解或消失。③对于非手术治疗无效者以及病因明确者,如肿瘤或骨疣可行手术治疗。

手术方法:沿肩胛骨内侧缘,自上而下做纵向行切口。沿皮肤切口方向切开斜方肌显露肩胛骨内侧缘,从肩胛骨上分离菱形肌,显露肩胛下肌。自肩胛骨内侧缘行骨膜下剥离,至少向外侧剥离 2.5 cm,寻找弹响原因,切除引起弹响的病变或异常的骨组织;若找不到引起弹响的原因,可以切除肩胛骨体内侧缘的 2.5 cm 骨组织,再缝合肩胛骨的肌肉。这样手术既能切除了引起弹响的骨性病变,又切除了大小菱形肌、提肩胛肌止点处增厚的纤维组织,解除了由肌附着处无菌性炎症引起的肌痉挛或肌挛缩。

术后用 Velpeall 绷带固定上肢 2 周。然后开始功能锻炼,术后肩胛带肌肉的强壮有力和姿势的改善是十分重要的。

(十六)肩胛骨不稳肩胛骨间筋膜移植术

本移植术适用于菱形肌不同程度的瘫痪,导致肩胛骨不稳,又有上段胸椎侧凸畸形的患者。

1.手术方法

通常用沿两侧肩胛骨内上角的弧形切口,横行切开斜方肌纤维,并于深部进行剥离,以暴露肩胛骨脊柱缘的肩胛冈内侧端,在该处骨钻钻孔后,将事先由大腿外侧切下的宽 4 cm、长 26 cm,且已缝成管状的阔筋膜条,穿过此骨孔,经过皮下隧道,将阔筋膜条引向对侧,在穿过对侧肩胛骨之骨孔,在双肩极度后伸、内收、上提的情况下,将两肩胛骨向内侧牵拉靠拢,紧结阔筋膜条,牢固缝合。术后用"∞"形石膏固定 3~4 周后,逐步开始活动(图 6-28)。

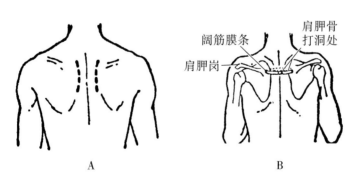

A　　　　　　　　　　　B

图 6-28　肩胛骨间筋膜移植术

A.切口位置　B.在双肩极度后伸、内收、上提下,以阔筋膜条牢固缝合二肩胛骨

2. 注意事项

如系一侧菱形肌瘫痪,也可采用胸椎棘突与患侧肩胛骨间筋膜条移植固定术,可改用棘突一侧的弧形切口,分别暴露肩胛骨脊柱缘与胸椎 1 ~ 4 棘突,然后用阔筋膜条贯穿棘突与肩胛骨孔,紧密缝合固定。

在剥离肩胛骨内上角时,要注意保护肩胛提肌止点,并尽量减少对原菱形肌止点的剥离。在肩胛骨上钻孔,既要选择骨质厚实部分,又要防止骨孔劈裂和损伤胸背部深层组织。

(十七)肩部撞击综合征

肩部撞击综合征又称肩峰下疼痛弧综合征,是肩峰下间隙内组织与喙肩弓之间反复摩擦和撞击所致的慢性劳损疾病。病变主要包括肩峰下或三角肌下滑囊炎、冈上肌腱炎、冈上肌钙化、肩袖撕裂、肱二头肌长头腱鞘炎或断裂、冈下肌腱炎、下肩锁韧带扭伤、肩峰变异等,其中最主要的是冈上肌的病变,由于肩峰下间隙中组织撞击而产生一系列症状。其共同特征是肩关节主动外展时有一个 60° ~ 120° 的疼痛弧,而被动活动可以完全无痛,撞击试验阳性。多发于经常需要手上举工作的人或运动员,中年以上者常见。

1. 局部解剖

肩峰下结构具有近似典型滑膜关节的结构。①喙突、喙肩韧带、肩峰构成穹隆状结构,类似关节的臼窝部分,起关节臼的作用。②肱骨大结节形成杵臼关节的髁状突部分。在肩关节的前举、后伸以及内收、外展运动中,位于喙肩穹下的大结节做矢状面或冠状面的弧形轨迹运动。③肩峰下滑囊位于肩峰和喙肩韧带下方,滑囊下壁紧贴冈上肌腱表面,可缓冲大结节对肩峰的压力,减少冈上肌腱在肩峰下的摩擦,起着类似关节滑囊的作用。④冈上肌腱在肩峰与大结节之间通过。肱二头肌长头位于冈上肌深面,越过肱骨头上方止于盂唇顶部或肩盂上粗隆。肩关节运动时,这两个肌腱在喙肩穹下移动。

De Seze 和 Robinson 等(1947 年)对肩峰下的特殊构造以及大结节的运动轨迹进行了研究,提出了第二肩关节的命名。欧美文献中又称其为肩峰下关节(图 6-29)。

肩峰前外侧端形态异常、骨赘形成,肱骨大结节的骨赘形成,肩锁关节增生肥大,以及其他可能导致肩峰-肱骨头间距减小的原因,均可造成肩峰下结构的挤压与撞击。这种撞击大多发生在肩峰前 1/3 部位和肩锁关节下面。反复的撞击促使滑囊、肌腱发生损伤、退变,乃至发生肌腱断裂。

2. 病因与发病机制

本征病因诸多,但近年来研究认为是肩峰下间隙内结构与喙肩弓之间反复摩擦和撞击的结果。Neer(1972 年)通过解剖 100 个肩胛骨尸体标本,发现撞击主要发生在肩峰前 1/3,喙肩韧带及肩锁关节前下部,而不在肩峰外侧。由于正常肩峰下间隙前窄后宽,病变主要发生在前部和中部。手术中的发现支持这种学说。Neer 于 1965 年至 1983 年共做前肩峰成形术 400 余例次。观察到肩峰形状及其倾斜度有不同程度的变异,这些均有利于产生撞击综合征。Watson 报道 103 例患者由其增厚所致,他认为喙肩韧带在撞击综合征中有重要作用。但是 Whthoff 通过对 17 例患者的手术所见认为喙肩韧带过紧是造成肩部撞击综合征的原因。

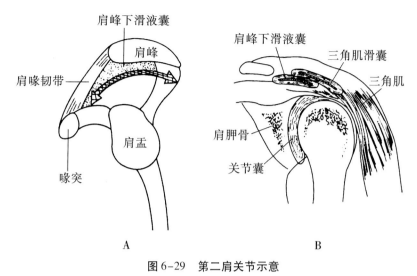

图 6-29　第二肩关节示意

A.第二肩关节及肱骨大结节的运动轨迹　B.肩峰下滑囊

肩峰下间隙中软组织结构可单独或联合发生病变。这些病变包括肩峰下滑囊炎、冈上肌腱或肱二头肌腱腱鞘炎、肩袖不完全或完全撕裂、冈上肌腱或肱二头肌腱长头断裂。造成这些损害的原因主要有以下 3 点。

（1）血供不足引起的肩袖组织退行性变　血管造影表明,在冈上肌腱远端接近止点内侧 1.0 cm 处,有一明显的血管稀疏区,Lodman 把这个区域称为肩袖撕裂危险区,缺血使冈上肌腱易发生退行性变而撕裂。Rathbum 和 Macnab 注意到肱骨内旋或外旋中立位时,肩袖的这个危险区最易受到肱骨头压迫,挤压血管而致血供减少。在肱二头肌腱内亦有缺血区,而这些"危险区"又正好是受撞击的部位,因此这些部位的肌腱易变性及断裂。肩关节过度活动,肩峰下组织的过度负荷及血供不良,均可造成肌腱炎症,反复的刺激又可造成局部组织的代谢紊乱,是造成冈上肌和肱二头肌长头撕裂的组织学基础。

（2）慢性摩擦、撞击　Neer 认为半数病人无明显外伤史。肱二头肌腱退行性变主要由于肱骨结节间沟的浅窄或骨赘形成,将肱二头肌腱长头抬起,易受到喙肩弓撞击的缘故。肱二头肌有阻止肱骨上移,维持其与关节盂正常关系的作用,一旦肱二头肌长头断裂,这种阻止肱骨头上移的作用就减弱或消失,肱骨外展时,肱骨头不能保持与关节盂正常的解剖关系,使肩峰下间隙变窄,更易发生肩峰的撞击。

（3）外伤是肩袖撕裂或其肌腱断裂的主要原因　肩峰下滑囊炎为继发性。其炎症使滑囊肿胀、增厚,又进一步使肩峰下间隙变窄而加重撞击程度,进而肌腱发生断裂。

在正常情况下,由于肩袖对肱骨头的稳定作用,肩关节外展30°,肱骨头关节内移动不到 1.5 mm,当肩袖受损,肩关节活动时,由于三角肌的作用,肱骨头可上移发生半脱位,使肩肱间隙变窄,小于正常最小值,使肱骨头与肩峰间撞击增加,久之可使肩峰、肱骨头大结节发生囊状变和硬化,肱骨外科颈上面可出现切迹。

3.临床表现

无论处于哪一期的病人,肩痛是最主要的症状。疼痛主要在肩峰周围,夜间为甚,严重者需长期服用止痛药;其次为上肢外展受碍,有特征性疼痛弧。上肢外展 60°～120°时感觉疼痛,而在未进入或出这个弧后疼痛消失。冈上肌腱、肱骨大结节处有压痛,活动时有摩擦感,以后病人逐渐感到肩无力甚至抬起上肢亦发生困难。

该病在不同的病期可产生不同的临床症状。

(1)第一期 为水肿出血期。主要由于肩关节的过度外展所致,由于连续的撞击摩擦,肩袖组织和肩峰下滑囊水肿,有时可出血。患者多见于运动员和从事经常性上举活动的劳动者。这是最早期,病变呈可逆性,这期患者通常不存在肩袖的明显撕脱。开始是在剧烈的肩活动后发生肩部隐痛,以后发展到影响工作及睡眠。

体检发现:①肱骨大结节、冈上肌止点处和肩峰前缘有压痛。②有疼痛弧,当上肢外展至 60°～120°时发生疼痛,如在 90°时给予阻力则可使疼痛加重。③撞击征及撞击试验阳性。Hawkin 等介绍当患者上肢屈曲 90°时用力内旋可使肩袖的"危险区"直接撞击在喙锁韧带而产生疼痛。肱二头肌腱腱周炎的疼痛发生在肩袖的下面,有时不能区分两者的症状,但前者的疼痛会向肱二头肌放射。当抗阻力伸屈肘关节及前臂旋后位伸肘时均会产生沿肱二头肌间沟的放射痛,称 Speed 征;在肘关节屈 90°时抗阻力旋转亦会产生疼痛,称 Rergason 征。本期保守治疗效果好,可望肩关节功能完全恢复。

(2)第二期 为肩峰下软组织纤维变性及肌腱炎期。由于撞击性损害的累积,肩袖组织、滑囊呈纤维变性并增厚,病人症状愈来愈明显。年龄多在 25～40 岁之间。症状仍为肩部的隐痛不适,已影响睡眠和工作。

体征有第一期的发现再加上:①由于肩峰下间隙内组织有瘢痕形成,肩活动时可听到摩擦音。②在肩上举后回复到 100°时会有一种被锁住的感觉,这可能是由于肩峰下瘢痕组织卡住所致。③肩的主动和被动活动轻度受限。此期已不能用改变运动方式或缩短运动时间使病变得到恢复。若保守治疗达 18 个月,病人仍疼痛,上举无力,肩关节活动受限无好转,就要考虑手术切除增生、变性的肩峰下滑囊,切断喙肩韧带,切除肩峰前缘或其前下部的骨突,因多在 40 岁以下,故一般不做前肩峰成形术。

(3)第三期 为肩袖撕裂、肱二头肌腱断裂和骨性改变期。随着进一步的撞击磨损,肩袖、肌腱退行性变加快,肩袖发生部分或大块撕裂,冈上肌腱和肱二头肌腱发生自发性断裂。骨性结构也发生变化,多见于肱骨大结节硬化,外形不规则和肩峰前缘硬化,肩峰下间隙变窄,肱骨头上移等。冈上肌腱断裂多发生在肱二头肌腱长头的断裂之前,其比例为 7:1。Post 按照肩袖撕裂程度将其分成 4 类:裂口小于 1 cm 者为小撕裂,1～3 cm 者为中度撕裂,3～5 cm 者为大撕裂,5 cm 以上者为特大撕裂。本期病人在 50～60 岁,有长期的肩痛史,特别是在晚间伴肌无力。

体征除有前二期者外还可有:①肩主动活动受限更明显。②冈下肌萎缩。③肩外展及外旋无力。④肱二头肌受累的体征。可在肩关节内注射利多卡因,如为肱二头肌病变,疼痛可消失或明显减轻;如为其他部位的病变,则疼痛无改变。⑤肩锁关节压痛。此期病人在肩峰下局封后已不能改善肩无力和肩活动度。本期各种保守治疗效果均欠佳,须手术治疗。

4.辅助检查

(1)X 射线检查 X 射线摄片应常规包括上臂中立位、内旋位、外旋位的前后位投照及轴位投照,显示肩峰、肱骨头、肩盂及肩锁关节。X 射线平片可以识别出肩峰下钙盐沉积、盂肱关节炎、肩锁关节炎、肩峰骨骺发育异常和其他骨疾患。

冈上肌腱出口部 X 射线投照(Y 位相)对了解出口部的结构性狭窄以及测量肩峰至肱骨头间距是十分重要的,其方法为:将患臂向下牵引,使其肩胛冈呈水平位,X 射线球管从健侧往患侧向下倾斜10°,指向患肩肩峰下间隙投照。

X 射线摄片对Ⅰ期、Ⅱ期及Ⅲ期撞击征的诊断无特异性,但在具有下列 X 射线征象时,对肩峰下撞击征诊断具有参考价值:①大结节骨疣形成。因大结节与肩峰反复冲撞所致,一般发生于冈上肌止点嵴部。②肩峰过低及钩状肩峰。③肩峰下面致密变、不规则或有骨赘形成。喙肩韧带受到冲撞,或反复受到拉伸而使肩峰前下方骨膜下形成骨赘。④肩锁关节退变、增生,形成向下突起的骨赘,致使冈上肌出口狭窄。⑤肩峰-肱骨头间距(A-H 间距)缩小。正常范围为 1.2~1.5 cm,<1.0 cm 应为狭窄,≤0.5 cm 提示存在广泛性肩袖撕裂。肱二头肌长头腱完全断裂,失去向下压迫肱骨头的功能,或其他动力性失衡原因也可造成A-H间距缩小。⑥前肩峰或肩锁关节下方骨质的侵蚀、吸收;肱骨大结节脱钙、被侵蚀和吸收或发生骨的致密变。⑦肱骨大结节圆钝化,肱骨头关节面与大结节之间界线消失,肱骨头变形。

上述 1~3 点 X 射线表现结合临床肩前痛症状和阳性撞击试验,应考虑撞击征存在。第 4~7 点 X 射线征象属于撞击征晚期表现。

除了采用不同位置的静态 X 射线摄片及测量外,还应做 X 射线监视下的动态观察。在出现撞击征的方向、角度,使患臂做重复的前举、外展等运动,观察肱骨大结节与肩峰喙肩弓的相对解剖关系。动态观察法对于诊断动力性撞击征尤为重要。

(2)肩关节造影　对撞击征晚期阶段并发肩袖断裂,造影术仍为目前完全性肩袖断裂特异性最高的诊断方法。

撞击征进行肩关节造影的指征:①年龄在 40 岁以上,临床表现支持撞击征合并肩袖损伤,经非手术疗法 3 个月以上无效者。②肩峰下冲撞性损伤伴突发性外展、外旋肌力丧失者。③慢性肩前痛伴肱二头肌长头腱断裂。④顽固性肩痛,伴盂肱关节失稳。

肩关节造影时若发现对比对比剂自盂肱关节溢入肩峰下滑囊或三角肌下滑囊,即可诊断肩袖完全性破裂。可观察肱二头肌长头腱的形态及腱鞘的充盈度判断肱二头肌长头肌腱有否断裂。小型的肩袖断裂及不完全性肩袖断裂在造影时难以显示。肩峰下滑囊造影也有助于完全性肩袖撕裂的诊断,但由于肩峰下滑囊形态的变异以及显影的重叠性,其实用价值受到限制。

(3)MR 检查　无创诊断方法 MR 检查对软组织病变有很高的敏感性,随着经验的积累,MR 检查对肩袖损伤诊断的特异性也在不断增高,已逐渐成为常规诊断手段之一。

(4)超声诊断法　属非损伤性检查法,具有可重复性,对肩袖水肿、出血,以及腱内断裂和完全性断裂均有一定的诊断价值。目前超声诊断肩袖损伤尚无统一标准,超声图像解释还存在一定困难,还有待进一步探索和总结。对于肩袖内部分肌腱断裂的识别和诊断,超声检查术也许是今后应重视的一个方向。

(5)关节镜　关节镜检查术是一种直观的诊断方法,能发现肌腱断裂的范围、大小、形态,对冈上肌腱关节面侧的部分断裂及肱二头肌长头腱病变也有诊断价值,并能从肩峰下滑囊内观察滑囊病变及冈上肌腱滑囊面的断裂。此外,在诊断的同时还能进行治疗,如肩峰下间隙的刨削减压、病灶清除和前肩峰骨赘切除,并可进行前肩峰成形术。

5. 诊断和鉴别诊断

慢性长期肩部疼痛病人出现部分如下症状、体征时,考虑本病。①以肩峰周围为主的肩部疼痛,有时涉及三角肌,夜间为甚。②肩关节主动外展活动时有60°~120°的疼痛弧,即开始外展时无痛,达60°时开始疼痛,超过120°时又消失,而被动外展活动时疼痛明显减轻,甚至无痛,也可有休息痛存在。③被动活动肩关节可闻及明显碎裂声或称捻发音。④冈上肌腱区压痛。⑤病程长者肩关节可有不同程度的活动受限,主要为外展、外旋、后伸受限。

对于怀疑撞击综合征者需检查撞击征和撞击试验。检查时,患者取坐位,检查者站其背后,一手扶住患者肩胛骨防止其旋转,另一手将患者上肢向前上方抬起并向肩峰方向加压,肩峰前下方出现疼痛时则表示存在撞击征。此时用1%的利多卡因5~10 mL做肩峰下封闭,再次做上述检查,肩峰下疼痛消失者,为撞击试验阳性。其他原因所致的肩部疼痛,如"冻结肩",肩前方半脱位,肩关节炎,冈上肌钙盐沉积以及骨性病变也可以存在撞击征,但撞击试验阴性。所以撞击试验是本病特异的诊断和鉴别诊断依据。

本病需与下列疾病鉴别:颈椎病、肩周炎、臂丛神经病、肩关节炎及原发性肩锁关节病等。此外须与肩关节不稳定相鉴别。肩关节不稳定其病史中可找到肩"不稳定性"表现,恐惧试验(又称"领悟试验")常阳性。肩峰下封闭不能解除疼痛。在应力作用下X射线照片检查可发现有肩不稳定。如关节镜内看到Hill-Sach病变(肱骨头压迫性骨折),则更支持肩不稳定的诊断。

6. 治疗

(1)非手术疗法 其治疗目的有三:使疼痛消失,产生正常活动度,有正常的肌力和功能。非手术疗法包括休息、理疗、按摩、局部封闭、功能锻炼等。

(2)手术疗法 手术的目的是使肩峰下间隙得到减压,解除疼痛,改善功能和控制病变发展。

影响疗效的因素与病人年龄、疼痛持续的时间、对治疗的反应及病人的要求有关。手术方法众多,常用的有以下几种。

◆前肩峰成形术:自从Neer(1972年)提出部分切除肩峰前下缘的前肩峰成形术以来,Neer(1983年)、Post(1983年)、Hawkine(1987年)等报道大量病例取得满意效果,已成为治疗肩部撞击综合征的首选术式。

手术指征:①肩袖已完全撕裂者;②40岁以上保守治疗1年无效、撞击试验阳性(即便造影阴性)者;③40岁以下的第二期病人、切除肩峰下滑囊时见肩峰有骨赘者;④肩痛已久,各种保守治疗无效或已做过其他手术者。

手术疗法:平卧,术肩垫高。切口至肩峰前外侧至喙突,分开三角肌但不应超过5 cm,再将其于肩峰上切断1 cm即可暴露肩峰下滑囊。用骨刀将肩峰前下面凿下一楔形骨片约2 cm长,前缘0.9 cm厚,同时切除喙肩韧带以及肩峰下滑囊。碎骨片必须清除彻底,否则又会成为新的压迫因素。如肩锁关节已有退变并有症状或需扩大暴露修补肩袖,可切除锁骨外端2.5 cm。如大结节上有骨赘或隆起过高,应予以修平,肩袖如有撕裂同时应修补好。仔细修补三角肌的止点,内侧肌瓣与肩锁关节囊残端缝合,外侧肌瓣与肩峰前上缘的残端缝合。其他各层依次修补好。如存在未愈合的肩峰骨骺(发生率为7%),骨片小者可切除,但骨片大者切除后会使肩峰缩短太多,使三角肌无力。可将骨片转向背侧及植骨内固定,以免除其产生撞击。

有下述情况者需切除肩锁关节:①肩锁关节呈骨关节炎,且有症状者;②需要更大范围暴露冈上肌,以修复肩袖者;③肩锁关节增大,磨损冈上肌时,可仅斜行切除肩锁关节下边,增大其间隙,减少其磨损。由于保留肩锁关节上半,亦保留了三角肌止点和维持了肩部外形。

注意事项:①术前有肩关节活动受限,均应通过体疗使其完全恢复正常,否则又因术后过度被动活动而使症状复发。②术后康复十分重要。术后应立即做被动活动,强调做肩前及旋转活动。3周后开始做主动练习。

◆滑囊切除术:当有慢性滑膜炎时,做滑囊切除术可予减压。

◆肩胛盂缘切骨移位术:Slamm 主张以此术治疗由肩峰下滑囊或冈上肌炎引起的撞击综合征,目的使盂肱关节(肩关节)下移,增大肩峰下区。

◆肩峰移位术:有人主张以此术式治疗陈旧性肩袖撕裂所引起的撞击综合征。

◆肩袖撕裂的手术治疗:对于不完全撕裂的治疗,一种认为石膏固定肩关节外展、外旋、屈曲位8周,然后肩关节行屈、转动功能锻炼;另一种认为制动时,老年人会导致"冻结肩",故主张早期开始主动功能锻炼。

对于完全撕裂者的治疗,Mclaughlin 将其分4类:①完全横行破裂;②在肩袖纤维内完全纵行撕裂;③卷缩撕裂;④袖的巨大撕裂。对于完全性撕裂者主张早期修复,以恢复肌肉的原有张力,防止其萎缩和软组织病变的发展。

肩袖损伤的修复原则为:①切除撕裂边缘坏死腱性组织;②恢复肩袖解剖连续性;③恢复肩峰下滑动功能。

对于陈旧性肩袖撕裂无法直接修复者,目前有以下几种肩袖重建术:①游离肌腱移植术;②冈上肌、冈下肌推移术;③肩胛下肌、小圆肌联合转移术。

◆肱二头肌长头腱鞘炎或断裂的手术治疗:行前肩峰成形术,而不行腱固定术,以减轻肩峰撞击。对于陈旧性断裂,若无症状,不必手术;对于急性断裂,以前若有肩关节疼痛的患者,应行肩关节造影检查,如显示冈上肌断裂,应手术修复冈上肌,前肩峰成形术,并将肱二头肌长头固定于结节间沟,而不能将长头转至喙突,否则将加重肩峰撞击,加重临床症状。

7. 术后康复

临床随机对照研究表明,持续被动活动(CPM)能改善所有患者的关节活动范围,并对女性和60岁以上的患者的疼痛缓解有较大帮助。但另一项临床随机对照研究证实,自我训练与理疗师指导下的康复结果无显著差别。

术后康复重返日常工作的时间从2周至6个月不等。而 Budoff 等认为,过度的术后治疗一定程度上延迟了患者的康复。在他的一组病例中,最长的恢复时间是8个月。

(十八)三角肌骨筋膜室综合征

三角肌骨筋膜室综合征极少见,国内未见报道。Mubarak(1978年)报道2例,其中一例测压达16.7 kPa。可能与此部位遭受创伤机会少,间室封闭性差,伸缩余地大有关。

1. 解剖

①三角肌位于肩关节的外侧,起于锁骨外 1/3,肩峰和肩胛冈外 1/3,止于肱骨三角肌粗隆。②固有筋膜分深浅两层包裹该肌。③三角肌骨筋膜室由固有筋膜、肱骨上端、肩关节前侧构成。④浅筋膜坚韧而厚,分出许多间隔膜分隔三角肌,室内有腋神经三角肌支和旋肱前、后动脉吻合支。

2. 病因

常见于肩部严重挫伤和挤压伤。Mubarak 报道的两例,都是因服用过量麻醉安眠药后昏睡时间过长,侧卧压迫肩部所致。

3. 临床表现

①肩部持续性剧烈胀痛。触压三角肌处,被动内收、后伸患肢或主动肩外展时有明显疼痛。②肩关节外侧明显肿胀,紧张坚硬,三角肌失去弹性。③室内压严重增高时,偶尔可致腋神经受损,引起三角肌无力或麻痹。肩后外侧感觉障碍。一般无血液循环障碍,与该部位血管网丰富有关。④全身症状和实验室检查一般无明显变化。

4. 诊断和鉴别诊断

(1)诊断要点　①有肩部严重挫伤或挤压伤史。②三角肌区肿痛和压痛。③三角肌牵拉痛和主动收缩痛。④三角肌区紧张感。⑤测骨筋膜室内压>4 kPa。

(2)鉴别诊断　①肩部单纯性骨折。②肩部单纯软组织挫伤。③肩关节炎症。主要鉴别依靠 X 射线拍片及测骨筋膜室内压。

5. 治疗与预后

一经确诊,立即行筋膜切开减压术。切口自肩峰下沿肌纤维向下切开筋膜约长 10 cm 减压。疗效快而好,只要三角肌不变性坏死,一般不留后遗症。

(十九)上臂骨筋膜室综合征

临床上,上臂骨筋膜室综合征的病例较少见,因上臂骨筋膜室的容量大,结构也不够坚韧封闭,可伸展性大,故较少发病。

1. 解剖

上臂的固有筋膜包绕整个上肢一周,在上臂的内、外侧,筋膜各发出一个肌间隔。

肌间隔隔板垂直和肱骨骨膜相连,把上臂分成前后两个骨筋膜间室。①前室内有肱二头肌、肱肌、肌皮神经、桡神经、头静脉、肱动脉、肱静脉、前臂和臂内侧皮神经以及贵要静脉。②后室内有肱三头肌,尺神经和尺侧上副动、静脉。③上臂筋膜室封闭不全、筋膜较薄,对室内压限制小,故极少发病。

2. 病因

①上臂压迫,长时间捆绑伤如止血带、绳捆、小夹板,石膏等,时间过长或压力过大。②上臂创伤,如软组织严重挫伤或挤压伤、骨折等。③并发于三角肌或前臂骨筋膜室综合征。

3.临床表现和诊断要点

①有肩或上臂或前臂部压迫或创伤史。②局部肿胀、紧张和疼痛症状明显。肢体肿胀呈圆形,受压处可能有张力性水泡、压痛剧烈。③牵拉受累肌肉时有明显撕裂痛。④神经血管症状极少出现。尺、桡动脉搏动可以正常存在,末梢循环可完全正常。⑤骨筋膜室内压测定可>4 kPa。⑥实验室检查可以正常或稍有改变。⑦全身检查可正常,全身症状不明显,因为很少有肌肉变性坏死。

4.治疗和预后

①早期症状轻者可采用制动、冷敷等保守疗法,禁用抬高患肢、热敷和按摩。②严重者或骨筋膜室内压力较高或进展较快者,应立即筋膜切开减压。沿内侧肌间隙做自腋窝到肘的纵向行切口,切开固有筋膜,可同时对前、后骨筋膜室进行减压。如治疗及时、得当,可不遗留任何功能障碍和畸形。

(二十)肱二头肌长头腱断裂

1.解剖

肱二头肌长头腱起始于肩胛盂上方的粗隆部。在上臂下垂位,肱二头肌长头腱在肱骨头的外侧呈直角方向进入肱骨上部的大小结节间沟,大小结节间沟构成了肌腱的内、外、后侧壁,前壁则有坚韧的纤维组织(横韧带)所覆盖,肱二头肌长头腱在这个骨性纤维鞘管中滑动,肱二头肌长头腱的近段(由起点至骨性纤维鞘管的入口)称为关节内段,位于骨性纤维鞘管内的部分称为鞘内段,但随着上肢的外展、上举或下垂活动,肱二头肌长头腱在不断滑动,鞘内段和关节内段不断改变其相对的长度,由下垂位至最大上举位,关节内段可向鞘内滑动4 cm长,上臂呈下垂位时,关节内段和鞘内段几乎呈90°(图6-27),肱二头肌长头腱在解剖和功能上的特点使该肌腱易发生劳损、变性、部分断裂或断裂。肌腱炎和腱鞘炎的发生率也较高。当肌腱和腱鞘发生粘连或鞘管发生狭窄时,肱二头肌长头腱的滑动功能丧失,肩的外展、上举及旋转运动均受到限制。肱二头肌长头腱炎或腱鞘炎是肩关节周围炎中较常见的病变,约占肩关节周围炎中的15%。

肱二头肌是强有力的屈肘肌,同时也是前臂的旋后肌,在遭受强烈外伤或在肌腱退变的基础上,可发生断裂。主要临床特征是突然肩痛和屈肘功能减弱。

2.病因病理

肱二头肌长头腱断裂多发生在40岁以上的患者,年轻患者可见于运动员在未做好准备活动情况下,突然抗阻力屈肘时,由于肱二头肌强烈收缩而引起肌腱断裂,断裂部位往往发生在肌腱与肌腹连结部。而中年以上患者,由于肱二头肌长头腱在长期肩部活动中,反复遭受肩峰下撞击或在肱骨结节间沟由于长期遭受摩擦,使肌腱发生退行性变。断裂发生前,肌腱在关节囊外往往已粘连,当受到轻微外伤或肱二头肌用力收缩时,肌腱即可发生病理性断裂,断裂部位多在结间沟上面,肱二头肌长头腱与肩关节囊交界处(图6-30)。

3.临床表现与诊断

①年轻患者在抗阻力下突然强力收缩肱二头肌时,可发生肌腱断裂,此时,可听到肌腱

断裂声,并感到肩部剧烈疼痛。②中年以上患者,常无明显外伤史或仅有轻微外伤,有时在治疗肩部疾患中,突然感到肩部无力与不适。③当肱二头肌长头腱在上部完全断裂时,由于肌肉收缩下移,在上臂中下 1/3 处出现一软组织包块,当用力抗阻力屈肘时,包块显得更为明显。④近期断裂者,结节间沟处有压痛,屈肘无力,肌张力较健侧低,检查时应两侧比较。⑤慢性撕裂者,可无明显功能障碍,或仅感肩部轻度酸痛,当断裂发生在下部肌腹与肌腱交界处,则肌腹上移,下 1/3 是平坦的。

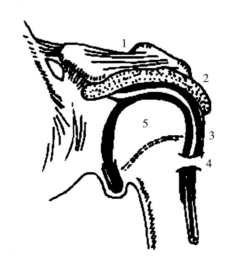

图 6-30　肱二头肌长头腱

1.喙肩韧带　2.肩峰下滑囊　3.肱二头肌长头腱　4.结节间沟横韧带　5.肱骨头

4.治疗

年轻患者肱二头肌腱断裂将影响前臂的屈曲及旋后功能,应及时修复,而老年人由于断裂肌腱已严重变性、退行性变,无法直接缝合修复,如功能影响不大,则不必手术;少数症状严重、功能障碍明显者,应手术治疗,将断裂腱移至喙突或固定在结节间沟,同时行前肩峰成形术(图 6-31),以消除撞击因素。

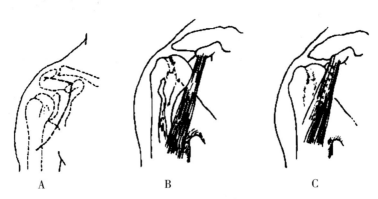

图 6-31　肱二头肌长头腱修补术

A.切口　B.断裂的肱二头肌长头腱　C.断裂的长头腱重新附于喙突

手术方法:采取臂丛神经阻滞麻醉或全身麻醉,病人取仰卧位,术侧肩下垫一薄枕,采用肩关节前内侧切口,探查肩峰下间隙,如伴有肩部撞击征,需切除喙肩韧带及肩峰前下部,并相应处理肩峰下间隙内病变。如切口下方显露不够,可部分切断胸大肌上缘,以显露肱骨结节间沟及断裂的肱二头肌长头腱。沿结节间沟外缘切断横韧带和喙肱韧带,从关节盂上缘切断腱的近侧。如断腱远侧有足够长度,可将其固定在喙突上,在喙突上凿一条骨槽,将肌腱缝在骨槽内,并和肱二头肌短头与喙肱肌的联合肌腱做边边缝合。如断腱远侧长度不够,可在结节间沟内做一骨槽,将断腱固定在骨槽内(图6-32)。

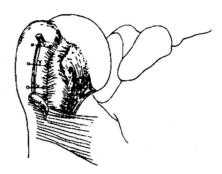

图6-32 Hitchcock 肱二头肌腱长头埋入固定法

(二十一)肱二头短头腱断裂

肱二头肌腱短头损伤临床上不多见。肱二头肌短头在长头内侧,起自肩胛骨喙突。其作用是屈肘关节,当前臂处于旋前位时,能使其旋后。此外还能协助屈肩关节。它的损伤多见于青年,有明显的外伤史。症状可见:局部压痛、肿胀,有瘀血斑和功能障碍。如果撕裂可不做手术,经固定休息后再适当锻炼一般可恢复功能。如果断裂且长头亦损伤时可做修补手术。

(二十二)肱二头肌长头腱内脱位

肱二头肌长头腱内脱位是指肱二头肌长头腱滑离结节间沟,停留于肱骨小结节或肩胛下肌之上。结节间沟的内侧为小结节、肩胛下肌和胸大肌,外侧为大结节、冈上肌和冈下肌,沟顶为覆盖横韧带的喙肱韧带,底部为肱骨。肱二头肌长头腱就处于此骨纤维管内。若肱骨小结节发育不良,喙肱韧带变性或长头有腱鞘炎或肱骨外科颈骨折后,都能使骨纤维管变浅,加上外力使上臂外展、外旋,喙肱韧带破裂,肱二头肌长头腱向内脱位。

1.病理

完全脱位时,喙肱韧带和横韧带破裂,长头腱位于肩胛下肌之上。肌腱失去腱鞘的保护,使受摩擦而增厚。瘢痕组织填充于结节间沟。肱骨小结节因肌腱摩擦而变小,致使结节间沟变平。半脱位是长头腱仍处于结节间沟内,仅在外展、外旋时,长头腱越出小结节,向内滑入喙肱韧带形成的筋膜悬带内;当上臂内收时,肌腱可滑回结节间沟。

2.临床表现与诊断

病人常有外伤史,如从高处跌下,上臂被迫外展、外旋。伤后肩关节前有压痛,抗阻力下屈肘或屈肩时,疼痛加重。急性损伤时结节间沟有压痛、肿胀可明确诊断。

3.治疗

可按肱二头肌长头肌腱断裂的手术治疗处理。

(二十三)肱二头肌长头腱炎

肱二头肌长头腱炎多见于老年人,女性多见。

1.病因

肱二头肌长头肌腱炎多在肌腱变性的基础上因轻度外伤或肩部受冷而引起,也可因邻近组织,如冈上肌腱炎而引起。也有人认为短头的过度牵拉,常引起慢性劳损,是肩周炎发病的主要原因之一。

2.病理

过度摩擦或劳损后,可引起肌腱肿胀、充血、水肿等现象。反复刺激可导致腱鞘肥厚和肌腱粘连。

3.临床表现与诊断

主要表现为结节间沟处有持续性疼痛,凡引起肱二头肌长头腱滑动的动作,如肘关节伸直时前屈肩关节,都可使疼痛加剧。检查时发现结节间沟处有明显压痛。当肘关节伸直而前臂旋后,并抗阻力前屈肩关节时,可引起结节间沟疼痛。由于疼痛和肩部肌肉痉挛,可限制肩关节活动,造成肩周炎。

4.治疗

(1)非手术治疗　绝大多数病人可用非手术治疗,其方法:可用三角巾悬吊,或将患肢固定于70°展、20°前屈的外展支架上3周;同时局部可用透热理疗,以减轻疼痛,促使炎症吸收。另还可以局部注入质量浓度为5 g/L普鲁卡因5~10 mL,加25 mg醋酸氢化可的松,每5~7 d注射1次,每3次为一疗程。

(2)手术治疗　如非手术治疗无效,病人疼痛持续或反复发作,可手术治疗。常用的手术方法是在结节间沟处切断长头肌腱,将远端固定于结节间沟内或喙突上(图6-33)。

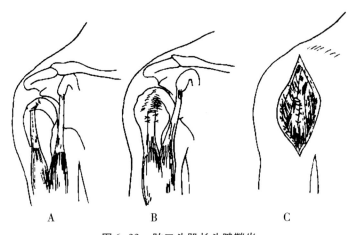

图6-33　肱二头肌长头腱鞘炎

A.切口　B.肱二头肌长头固定于结节间沟底部　C.将肱二头肌长头缝于短头上

(二十四)肱二头肌短头腱炎

本病临床并不少见,多发于老年人,女性居多。

肱二头肌短头腱炎的病人一般无外伤史,主要表现为喙突处疼痛,喙突外下部有明显压痛,肘关节伸直时,抗阻力内收上臂,可引起喙突部疼痛。

对于肱二头肌短头腱炎可用手法治疗,如用拇指弹拨、压平、舒顺肱二头肌短头,可减轻疼痛和改善功能。

(二十五)冈上肌腱钙化

冈上肌腱钙化是引起肩部疼痛不适和僵硬的常见原因,好发于 40～50 岁从事轻体力劳动的患者,本病可发生在肩袖组织的任何部位,约 90% 发生在冈上肌腱。

1. 病因病理

冈上肌腱的钙化,目前对其发病原因仍不清楚。一般认为是在冈上肌腱退变的基础上,由于局部异常钙盐代谢,发生钙盐沉积,形成钙化性肌腱炎。临床观察发现肱骨大结节上方 1 cm 处冈上肌腱最易发生退行性改变,也是最易发生冈上肌腱钙化的部位;肉眼观察钙化物为白色或淡黄色,呈泥沙样或牙膏样沉着;位于冈上肌纤维内小而分散的钙化物,可不引起任何临床症状,往往在拍 X 射线片时偶然发现,当钙化物缓慢增大而造成对肩峰下滑液囊的刺激时,即出现症状。此时,当上臂外展活动位时,可因钙化物撞击喙突处而引起肩部撞击症,如钙化物直接位于滑囊底面,滑囊被钙化物顶起来而发生急性炎症反应,临床上呈急性发病,症状严重。一旦穿破滑囊,囊内液外溢,由于压力骤减,炎症反应减轻,症状也就随之缓解(图 6-34)。

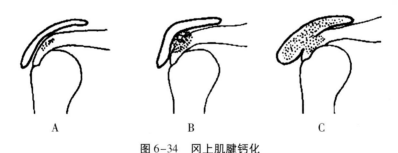

图 6-34　冈上肌腱钙化

A.钙化物位于冈上肌腱内　B.钙化物位于肌腱与滑囊间　C.钙化物穿破滑液囊

2. 临床表现与诊断

冈上肌腱钙化临床表现可分为慢性、亚急性、急性 3 种类型。慢性期症状轻微,仅主诉在上臂抬起和内旋时有轻度针刺样感觉,无肌痉挛和关节活动受限。由于肩关节过多、过度活动或受到创伤可使症状加剧,呈现亚急性或急性临床表现,病人肩部针刺样疼痛逐渐加剧,有肌痉挛,冈上肌、冈下肌和三角肌呈不同程度萎缩,肩关节活动范围逐渐减少,肩外侧严重疼痛,可放射到三角肌止点、前臂甚至手指,轻微活动可使疼痛加剧。急性期发病突然,病人肩部持续剧痛,局部红肿、皮温增高、压痛明显,压痛点主要位于大结节处,肌肉痉挛明显,肩关节外展活动受到严重限制。由于肩部剧痛影响睡眠和饮食,服用止痛片或镇静剂均不能达到止痛的作用,急性期病程持续 1~2 周,然后逐渐减轻、消退。但肩部肌肉痉挛运动受限仍较明显,需继续练习肩部活动,直至肩关节功能恢复,但症状可复发。

X 射线检查:在肱骨大结节附近可见不同类型的钙化阴影,常见有以下几种。①绒毛形:边缘粗糙不齐,形如卷曲的绒毛,密度深浅不匀,沿冈上肌腱长轴分布。②长条形:边缘整齐,密度高,沿肌腱长轴分布。③球块形:边缘整齐,呈圆形或椭圆形,密度高,多分布在冈上肌腱附着部(图 6-35)。

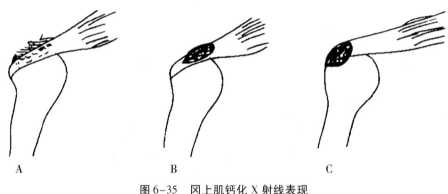

图 6-35　冈上肌钙化 X 射线表现
A.绒毛形　B.长条形　C.球块形

3.治疗

(1)非手术治疗　急性发作者,应先止痛,卧床休息,患肢置于外展约30°位并以枕头垫起,以减轻肩部肌肉痉挛,局部冷敷及口服止痛类药物。若症状不缓解,可用下述方法治疗。

◆冲洗法:在严格无菌操作下,用一粗针头穿入压痛区下部,另取一针头穿入压痛区上部,从上部针头注入0.25%普鲁卡因液,可见乳白色液体自下位针孔流出,反复冲洗直至流出液清晰为止。拔去针头前,局部注入1%普鲁卡因5 mL加醋酸氢化可的松25 mg,必要时1周可重复1次。

◆可的松局部封闭法:取8号针头经皮穿入钙化物,穿入时有针刺样感觉,然后拔出针头,改变方向反复穿刺3~4次,最后注入上述可的松利多卡因溶液,每周1次,一般3~4次可获良好效果(图6-36)。

◆捣碎法:对较硬化的钙化物,用上述方法不能清除时,可在局部麻醉下先用针头将钙化物捣碎,造成局部急性充血,然后注入上述药物,促进钙化物吸收,使疼痛缓解。

(2)手术治疗　有以下情况时,可选择手术治疗:①急性期钙质沉着范围较大或钙质较硬,采用局部封闭、冲洗和捣碎法治疗效果不满意者。②疾病反复发作,非手术治疗无效者。③钙质块机械地影响肩关节运动并有疼痛者。

手术方法:自肩锁关节向下做6~8 cm纵切口,沿切口方向纵向分开三角肌,显露并切除喙肩韧带以扩大肩峰下间隙,除非肩峰前下方有骨刺形成影响肩袖通过者,一般不做前肩峰成形术;旋转上臂,在大结节上方冈上肌腱内找到钙化块,将其切除或刮除(图6-37),用生理盐水反复冲洗术部,正确闭合冈上肌。

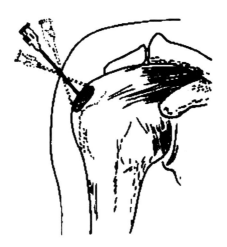

图 6-36　冈上肌钙化可的松局部封闭法

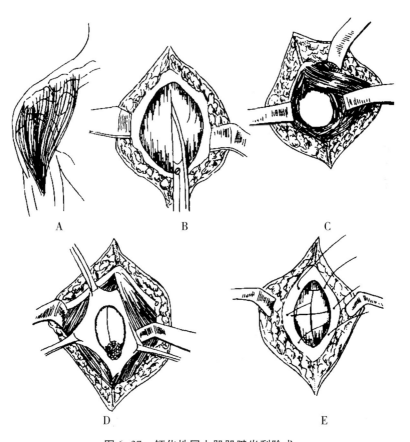

图 6-37　钙化性冈上肌肌腱炎刮除术

A.切口　B.分离三角肌　C.显露钙化部　D.分离出钙化块　E.缝合腔壁

(二十六)肩袖损伤

肩袖亦称旋转袖,是覆盖于肩关节前上后方之肩胛下肌、冈上肌、冈下肌、小圆肌等肌腱组织的总称(图6-38)。与关节囊紧密相连,附着在肱骨上端形成袖筒状组织,肩袖上方为喙肩弓,其间有肩峰下滑囊相隔。肩袖功能是在上臂外展过程中,使肱骨头向关节盂方向拉紧,维持肱骨头与关节盂的正常支点关系,肩袖损伤将减弱甚至丧失这一功能,而严重影响上肢外展功能。

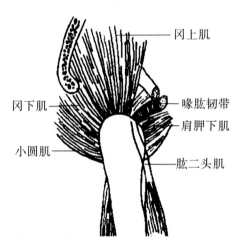

图6-38 旋转腱袖的附着处,犹如衣袖口

1.病因病理

①创伤是青少年肩袖损伤的主要原因。当跌倒时手外展着地,或手持重物,或肩关节突然外展上举或扭伤而引起,外力越大,肩袖损伤越严重。②血供不足,引起肩袖组织退行性变。血管造影表明,在离冈上肌腱止点1 cm处有一个明显的血管稀疏区,这个区域称为肩袖撕裂区。将肱骨内旋或中立位时,这个区域最易受到肱骨头的压迫,挤压血管而使该区相对缺血,使肌腱发生退行性变。临床上肩袖完全断裂,大多发生在这一区域。③肩部慢性撞击性损伤,中年以上患者,其肩袖组织因长期遭受肩峰下撞击、磨损而发生退变,95%的肩袖断裂是长期肩部撞击、磨损的结果,而不是循环障碍或创伤所致,创伤可扩大裂口,但不是主要原因,临床上50%的肩袖断裂病人无明显外伤史。④肩袖损伤按损伤程度可分为挫伤、不完全断裂及完全断裂3类(图6-39)。

肩袖挫伤使肌腱充血、水肿乃至发生纤维变性,是一种可复性损伤。肌腱表面的肩峰下滑囊伴有相应的损伤性炎性反应,滑囊有渗出性改变。部分断裂仅发生在肩袖某一部分。完全断裂是整个肌腱袖的断裂,关节腔与肩峰下滑囊直接相通,有4种损伤类型(图6-40):①肩袖关节面的断裂。②肩袖滑膜囊的断裂。③肩袖组织内部平裂成几层。④肩袖组织内部的纵行破裂。⑤肩袖滑囊面断裂者可穿破肩峰下滑囊而产生肩峰下疼痛弧综合征。根据断裂程度分为4类:断裂口小于1 cm者为小撕裂;1~3 cm为中度撕裂;3~5 cm为大撕裂;5 cm以上为特大撕裂。

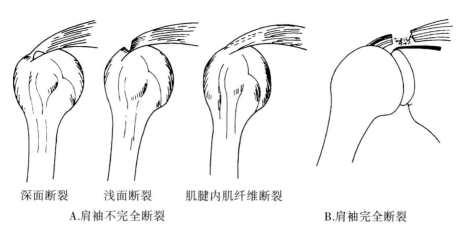

深面断裂　　浅面断裂　　肌腱内肌纤维断裂

A.肩袖不完全断裂　　　　　　　　　　B.肩袖完全断裂

图 6-39　肩袖损伤示意

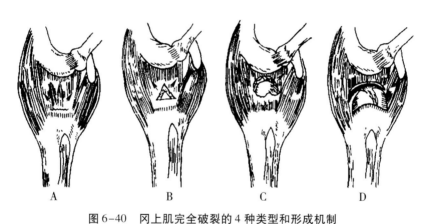

A　　　　　　B　　　　　　C　　　　　　D

图 6-40　冈上肌完全破裂的 4 种类型和形成机制

A.横行破裂,反复损伤和肌肉痉挛可使一端发生纵裂　B.继而发生三角形破裂
C.以后形成半月形破裂　D.最后成为大块撕脱或完全撕脱

2.临床表现与诊断

(1)外伤史　急性损伤史,以及重复性或累积性损伤史,对本病的诊断有参考意义。

(2)疼痛与压痛　常见部位是肩前方痛,位于三角肌前方及外侧。急性期疼痛剧烈,呈持续性;慢性期呈自发性钝痛。在肩部活动后或增加负荷后症状加重。被动外旋肩关节也使疼痛加重。夜间症状加重是常见的临床表现之一。压痛多见于肱骨大结节近侧,或肩峰下间隙部位。

(3)功能障碍　肩袖断裂者,肩主动上举及外展功能均受限,活动范围均小于 45°,但被动活动范围无明显受限。

(4)肌肉萎缩　病史超过 3 周以上者,肩周肌肉有不同程度的萎缩,以三角肌、冈上肌及冈下肌较常见。

(5)关节继发性挛缩　病程超过 3 个月者,肩关节活动范围有程度不同的受限,以外展、外旋及上举受限较明显。

(6)特殊体征　①用质量浓度为 10 g/L 普鲁卡因 10 mL 封闭压痛点,麻醉后病人可主动外展肩关节,表明肩袖未撕裂或部分撕裂;若封闭后肩关节仍不能主动外展,则表明肩袖严重撕裂或完全断裂。②肩坠落试验:被动抬高患臂至上举 90°～120°范围,撤除支持,患臂不能自主支撑而发生臂坠落和疼痛即为阳性。③撞击试验:向下压迫肩峰,同时被动上举患臂,如在肩峰下间隙出现疼痛或伴有上举不能时为阳性。④疼痛弧征:患臂上举 60°～120°范围内出现肩前方或肩峰下区疼痛时即为阳性,对肩袖挫伤和部分撕裂有一定诊断意义。⑤盂肱关节内摩擦音:即盂肱关节在主动运动或被动活动中出现摩擦声,常由肩袖断端的瘢痕组织引起。

(7)X 射线平片检查　常无明显异常。

(8)关节造影　在盂肱关节造影中出现肩峰下滑囊或三角肌下滑囊的显影,则说明其隔断结构——肩袖已发生破裂,导致盂肱关节腔内的对比剂通过破裂口外溢,进入了肩峰下滑囊或三角肌下滑囊内(图 6-41)。盂肱关节腔的造影对肩袖完全断裂是一种十分可靠的诊断方法,但对肩袖的部分性断裂则不能做出正确诊断。

(9)CT 检查　单独使用 CT 检查对肩袖病变的诊断意义不大。CT 检查与关节造影合并使用对发现肩胛下肌及冈下肌的破裂以及发现并存的病理变化有一定意义:在肩袖广泛性撕裂伴有盂肱节不稳定时,CT 检查有助于发现肩胛盂与肱骨头解剖关系的异常及不稳定表现。

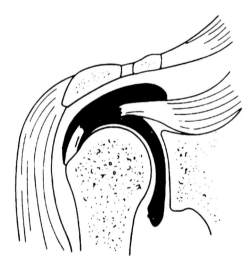

图 6-41　肩袖破裂时,盂肱关节造影术对比剂进入三角肌滑囊

(10)磁共振成像　磁共振成像对肩袖损伤的诊断是一种重要的方法,能依据受损肌腱在水肿、充血、断裂以及钙盐沉积等方面的不同信号显示肌腱组织的病理变化。磁共振成像的优点为非侵入性检查方法,具有可重复性,而且对软组织损伤的反应灵敏,有很高的敏感性(达 95% 以上)。但是高的敏感性导致较高的假阳性率。进一步提高诊断的特异性还有待深入进行影像与病理对照研究以及病例数量和实践经验的积累。

(11)超声诊断方法　超声诊断也属于非侵入性诊断方法,简便、可靠,能重复检查是其优点。超声诊断对肩袖损伤能做出清晰分辨,高分辨率的探头能显示出肩袖水肿、增厚等挫伤性病理改变。其在肩袖部分断裂时显示肩袖缺损或萎缩、变薄;在完全性断裂时则显示断端和裂隙,并显示肌腱缺损范围。超声诊断对肌腱不全断裂的诊断优于关节造影。

(12)关节镜诊断　肩关节镜技术是一种微创性检查方法,一般用于疑诊为肩袖损伤、盂唇病变、肱二头肌长头腱止点撕裂(SLAP)病变以及盂肱关节不稳定的病例。肩袖损伤的关节镜诊断通常采用侧卧上肢外展70°牵引位或半坐卧位(沙滩椅位)。由后方入路,以肩峰后外侧角顶点下2～3 cm处为入口,以喙突尖为标志,经冈下肌与小圆肌之间插入关节镜,并在关节镜引导下由前方插入排水导针。内镜于关节腔内观察的顺序依次为,关节前方:包括肩盂、前缘盂唇、前下缘、盂肱韧带、肩胛下肌腱和冈上肌腱,以及肩袖间隙;上方:冈上肌腱及其大结节近侧止点,肱二头肌长头腱及其肩盂上粗隆起点与周围盂唇(对于肩胛下肌的损伤,关节镜宜由前方入路进行观察);后方:肱骨头关节面及头后上方,以及肩盂下后方与盂唇。必要时可从肩峰下间隙插入内镜,观察肩袖滑囊面有否损伤或部分性肌腱断裂,同时可以观察肩峰下面是否存在骨赘或其他撞击性因素。在内镜观察的同时做盂肱关节不同方向的推拉、牵引,可以了解关节的稳定性。

3.治疗

(1)肩袖挫伤的治疗　包括休息、三角巾悬吊、制动2～3周,同时局部施以物理疗法,以消除肿胀及止痛。对疼痛剧烈者可采用1%利多卡因加皮质激素做肩峰下滑囊或盂肱关节腔内注射。疼痛缓解之后即开始做肩关节功能康复训练。

(2)部分断裂　大多不需要手术,可用石膏或支架将肩关节固定在外展、前屈、外旋位3～4周,以使肩袖断裂部分接近而获得愈合,然后进行肩关节练习。但制动对老年人导致"冻结肩",应在疼痛许可情况下即开始主动功能练习。经4～6周非手术治疗仍不能恢复肩关节有力、无痛、主动外展活动者,则需手术治疗。

(3)肩袖完全断裂者　除年迈体弱、对功能要求不高或伴有严重内科疾患不宜手术外,均应争取早期手术,伤后3周内手术效果最好,早期手术可恢复肩袖厚度、张力,防止肌肉萎缩和软组织病变的发展。手术原则是切除撕裂口边缘坏死腱性组织,恢复肩袖解剖连续性,恢复肩峰下滑动。

手术方法:因95%的肩袖破裂发生在肩峰前部及肩锁关节下面,通常无须切除全部肩峰来修复肩袖,在肩胛下肌和冈上肌之间的喙肱韧带处做一直而稍弯的切口,做肩峰成形术;切除喙肩韧带及肩峰前下部,扩大肩峰下间隙;若肩锁关节有严重退变,磨损肩袖时,应切除锁骨外端,以消除撞击因素。切除肥厚肿大的肩峰下滑囊,即可较充分地显露肩袖撕裂部。若为不完全横行破裂,可沿撕裂口两端掀起"U"形肌腱皮瓣,切除破裂口边缘坏死腱性组织,在肌腱破裂处的肱骨外科颈上凿一骨槽,钻2个骨孔,通至大结节创面,通过骨孔,褥式缝合法将掀起的肌腱瓣缝予骨槽内,两侧边缘分别缝于肩胛下肌腱和冈上肌腱上。若为肩袖纵行撕裂,用边边缝合方法进行修复(图6-42)。少数肩袖广泛撕裂,需要更大范围暴露冈上肌时,可切除锁骨外端,用手指分离肩袖裂口周围粘连,切除破裂边缘严重病变、无血运肩组织,使其变成远端向内的三角形裂口再缝。在残余裂口下方大结节邻近,切去肱骨头一部分软骨造成粗糙面,通过粗糙面向大结节外下方钻4～6个骨孔。在上臂外展90°位,断腱固定在滑槽内,使其获得新的肌腱附着点(图6-43)。若为涉及冈上肌、冈下肌与肩胛下肌大块完全破裂,可将撕裂口边缘修齐,凿去外侧关节面,钻一排骨孔,用褥式缝合法将肩袖破裂口缝于骨孔中(图6-44)。术后用外展架固定肩关节外展90°、前屈30°、内外旋中立位4~6周。除去外展架即开始肩关节功能练习,先做肩关节无重力钟摆活动,每小时1次,每次5 min,运动范围以能忍受疼痛为度,待肩部肌力增强后,做爬墙及主动上举运动并辅以理疗,一般约需6个月时间才能恢复为满意的肩关节运动。

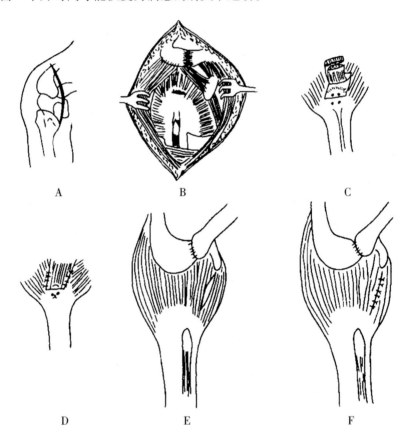

图6-42　冈上肌腱不完全破裂的修补术

A.切口　B.显露破裂口　C.切除破裂口,外科颈上凿一骨槽,钻2个孔　D.修补
E.纵行裂口　F.边边缝合修补

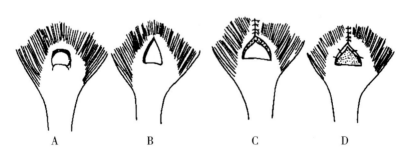

图6-43　冈上肌腱完全破裂修补术之一

A.破裂口　B.改成三角形裂口　C.缝合顶部　D.缝合两边

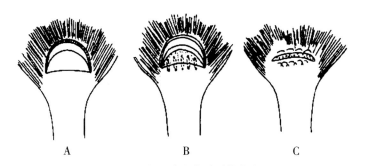

图 6-44　冈上肌腱完全破裂修补术之二

A.涉及冈上、冈下、肩胛下肌大块完全破裂　B.将边缘修齐,凿去外侧关节面,钻一排骨孔　C.用褥式缝合法将肩袖破裂口缝于骨洞中

(二十七)代肱二头肌修复替代手术

1.前臂屈肌起点上移术

前臂屈肌起点上移术是一种常用、操作简单、疗效较好的方法。对前臂肌力尚好(屈腕、屈指肌力在 4 级以上,旋后肌力在 3 级以上),而胸大肌、背阔肌等瘫痪者,尤为适用。也可用于肱二头肌功能重建后,屈肘力量不足的患者,以加强屈肘功能。这种手术的优点是不损害原有微弱的肱二头肌的功能。主要缺点为术后伸肘受限,前臂旋后受限,屈肘时有旋前动作,要握拳,有时必须屈腕。

(1)手术方法　做一长 10~12 cm 的肘前内侧弧形切口,自肘上 6 cm 开始至前臂中上 1/3 处;切口绕过肱骨内上髁,并沿旋前圆肌走行,游离并保护尺神经。将屈肌总腱由内髁切断并向下游离 4~5 cm,然后于肱骨下端内侧距内上髁 4 cm 处的肱三头肌与肱肌间切开骨膜,并在此用骨钻钻孔,在肘关节屈曲 90°,前臂完全旋前,腕关节掌屈位,将屈肌总腱贯穿缝合于该骨孔中。也可将屈肌总腱连同肱骨内上髁骨质凿下,用螺钉固定于该处新鲜化的骨创面上(图 6-45),将尺神经前置,缝合切口。用石膏托固定于上述位置 4~6 周。拆除固定后,逐步锻炼肘关节的主动伸屈功能。

(2)注意事项　①肘部浅静脉、肱动脉及正中神经、屈肌的神经分支,应保护,避免损伤。②分离前臂屈肌及剥离肱骨下端骨膜时,应防止关节囊损伤。屈肌总腱移位,除作腱与骨固定或骨与骨固定外,应再行骨膜与腱加强缝合,比较牢固可靠。③要根据肱二头肌瘫痪的程度和前臂屈肌力的大小,恰当地掌握起点上移的距离。上移越多,屈肌力量越大,但将来伸肘的障碍也越严重。上移距离的大小,对肘关节伸直功能影响不大,但对屈肘功能的改善也不明显。伸肌同时上移,虽可同时增强屈肘力量,但肘关节的伸直受限更为显著。

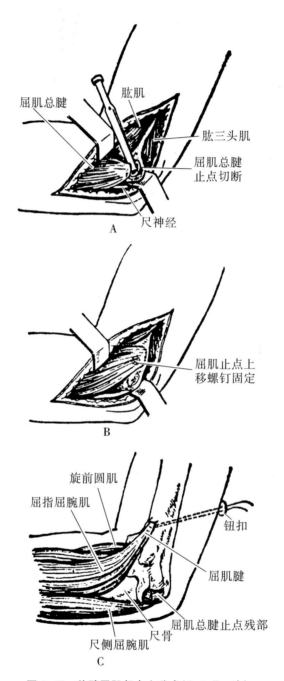

图6-45 前臂屈肌起点上移术(Steindler法)

　　A.凿断带有骨片的屈肌止点　B.屈肌止点上移,螺钉固定在肱骨干上　C.另一方法,屈肌止点种植于肱骨干上,纽扣固定

2.胸大肌移位术

临床上较多使用胸大肌移位术,修复肱二头肌有明显疗效。目前常用的有胸肋部全肌移位术及止点移位术两种。前者虽然创面比较大,操作复杂,在技术不熟练及较小的病儿,有可能招致手术失败。但术后效果较好,仍为人们所推荐。当胸大肌胸肋部瘫痪或缺如,而锁骨部正常,可采用止点移位术,其手术方法简单,但疗效较全肌移位差。

胸大肌在发生学上,系由两块各有单独的神经血管支配的肌肉合并而成。根据这一解剖特点,将其胸肋部分在起点连同部分腹直肌前鞘切断,经腋部及上臂的皮下隧道,移至肱二头肌腱或桡骨结节即 Clark 胸大肌胸肋部移位术(图6-46)。这种方法最大的缺点是胸大肌处于扭曲状态,当肩外展时,支配胸肋部的胸前内侧神经的分支及伴行的血管会受到牵拉。若再将胸肋部在肱骨结节间沟外缘的止点切断,然后移至喙突,则不仅可以避免肌肉扭曲,影响血运,而且肌肉的方向变直,有利于发挥更大的功能。此即为胸大肌胸肋部全肌移位术(图6-47)。

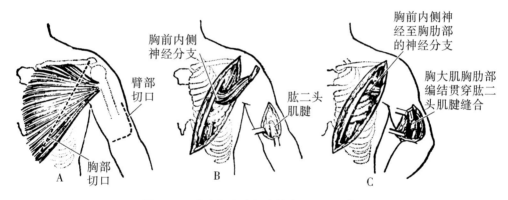

图6-46 胸大肌胸肋部移位术(Clark 手术)

A.切口位置 B.游离胸大肌胸肋部,注意保留神经血管支配 C.胸大肌胸肋部缝合于肱二头肌腱远端

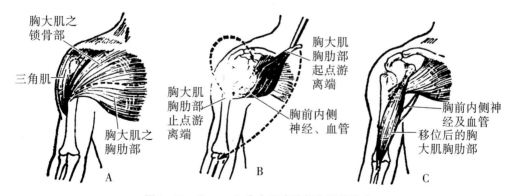

图6-47 Chotstsedt 胸大肌胸肋部全肌移位术

A.胸大肌胸肋部与锁骨部的分离线 B.胸肋部起止点均已切断,保留神经、血管的支配,游离全肌

C.胸肋部缝合固定于肩胛喙突与桡骨结节上,完成全肌移位

◆手术方法1(图6-48):把从起点切断的肱二头长头肌腱和从肱骨上游离的胸大肌止点腱做伴绕缝合的一种方法。其肌纤维的方向与作用方向不一致,牵引腱的部分过长,胸大肌的胸肋部作用不能充分发挥,是影响这种手术疗效的重要因素。

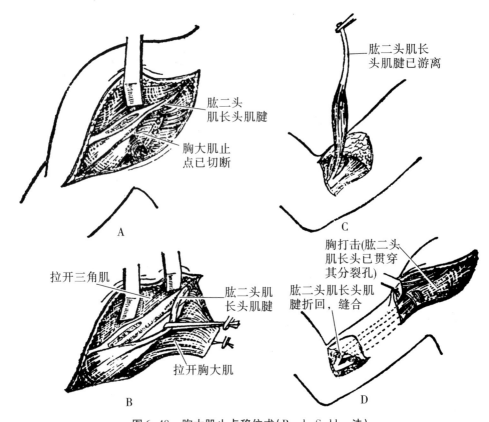

图6-48 胸大肌止点移位术(Brook-Seddon 法)

A. 肩部切口,切断胸大肌肉止点 　B. 暴露肱二头肌长头肌腱,并切断其止点 　C. 在肘部切口内抽出肱二头肌长头肌腱 　D. 肱二头肌长头肌腱与胸大肌止点端伴绕缝合

　　胸大肌胸肋部移位术:一般自喙突下5~6 cm 开始,沿锁骨中线外缘,绕乳头外侧,至季肋部下3~4 cm,相当于腹直肌前上1/3 部做弧形切口,长24~26 cm(或用沿胸骨外2 cm,上起第3肋向下外方弯曲,绕过乳头下方,止于腋前线的弧形切口)。锐性分离皮瓣,内至胸骨中线,下至腹直肌前鞘的上部,以显露胸大肌全部。从胸大肌的外下缘向内剥离,至腹直肌鞘,在远端应连同约4 cm 长、2~3 cm 宽的腹直肌前鞘一并切下。然后向上翻转,继续分离并切断胸大肌的第6、5、4肋软骨处的附着部,及胸骨部附着纤维,结扎乳房内动脉(胸廓内动脉)的胸壁穿通支。在第3肋间隙附近,可找到支配胸肋部的胸前内侧神经的分支及伴行的血管,多是从胸小肌下缘穿出,紧贴胸大肌深面分布。仔细分离、妥善保护后,即将胸大肌胸肋部与锁骨部、胸小肌、胸壁完全分开。在三角肌前缘自喙突起作长约12 cm 的斜切口,分离请切断胸肋部在肱骨干上的止点。将宽6~8 cm 的胸肋部肌肉,用细线间断缝合,卷成管状,经过皮下隧道,并将该肌移入肩部切口内备用。在肘窝部作"S"或"L"形切口,游离肱两头肌止点,在腱部凿洞;当肩肘两切口间形成宽敞的皮下通道后,便将原止点腱牵至

喙突处,将腹直肌鞘端引入肘部切口中,使移位的肌腹置于肱二头肌的前方。腹直肌鞘剪成两半,分别由两侧交叉贯穿肱二头肌止点腱上的裂孔,向上翻转牢固缝合。必要时也可以切除瘫痪的肱二头肌。残留肌腱 2~3 cm,以供胸大肌编织缝合用。检查血管神经束无牵拉过紧及扭转现象,即可缝合胸部和肘部切口。做胸大肌胸肋部全肌移位时,应在肘关节完全屈曲至最大限度的情况下,缝合固定原止点腱于肱二头肌短头的起点处,或嵌入于劈开的喙突中,关闭肩部切口。术后石膏托固定于45°屈肘位,并让上肢完全紧贴胸壁上,4~6周后逐步开始主动锻炼。

◆**手术方法 2**:经胸大肌三角肌间作 6~8 cm 的斜切口,上起喙突,下至上臂中上1/3 交界处。游离并保护头静脉,解剖胸大肌止点,在骨膜处切断止点,并沿其远端向上充分剥离,至锁骨缘上。牵开三角肌,暴露肱头肌腱长头,在其进入肩关节囊处拉出并切断之,继续向远端剥离,直至肘部。进入其肌腹的血管——结扎,于肘前内侧"L"形切口中抽出肌腱;肩肘切口间的皮下隧道充分扩大后,便将肱二头肌长头肌腱穿入胸大肌止点腱部的二侧裂孔中,折回拉紧,在极度屈曲位;在长头腱二端接触处及长头腱穿过胸大肌止点裂孔处,均应缝合,加强固定。术后用石膏托固定在肘关节屈曲45°位,4 周后,开始功能锻炼。

◆**注意事项**:①实施胸肋部全肌移位术时,若损伤支配该肌肉的胸前内侧神经以及伴行的血管,或在止点移位术时胸前外侧神经遭受损伤,都可致手术失败,应予重视,认真保护。做上臂皮下隧道,或切除萎缩变性的肱二头肌时,勿伤其深面神经血管束。②胸大肌移位术后,主动屈肘时,由于肌肉牵引方向和止点位置关系,一般常伴有肩内收、上臂内旋、手触胸壁现象;若在连枷肩患者,则又产生明显的耸肩,同时屈肘力量减弱,故常需二期作肩肱关节固定来弥补上述缺陷。也有的认为,对屈肘肌瘫痪的治疗,如肩周肌肉广泛瘫痪,可先行肩肱关节固定,若同时手术,由于推迟了移位肌肉的锻炼,恐弊多利少。③移位肌肉的紧张度宁可掌握偏大,因胸大肌肉活动范围较肱二头肌为小,张力大,虽然伸肘活动可能略受限,但对肘关节屈曲活动更为有效;并且前臂本身的重量,也有牵拉移位肌肉,使之松弛的可能。④如整个胸大肌肉虽未瘫痪,但力量较弱,则单纯利用胸肋部移位,也不能达到重建屈肘功能的目的。当肱二头肌为不全瘫痪,尚有部分功能时,又不适宜采用胸大肌止点移位术。有些学者主张,将前臂屈肌起点上移和胸大肌肉移位术合并使用,所获得的疗效,可比二者单独实施为佳。

3. *背阔肌移位术*

背阔肌转位术,代替瘫痪的肱二头肌(图6-49)。采用部分或全部背阔肌转位术重建屈肘功能,取得了一定的效果。

(1)手术方法

◆**部分背阔肌转位术**:取第10胸椎棘突向外至腋后线的弧形切口,暴露背阔肌上缘及7~12胸椎的棘突,游离该肌棘突上约10 cm 的起点,并连同部分腰背筋膜沿肌纤维向外侧掀起,直至喙肱肌腱在肱骨干的附着点;支配背阔肌的胸背神经及伴行动脉,约在距中线10 cm处由深面进入该肌,从肘前切口经上臂皮下隧道引出背阔肌肌瓣,直接缝合固定与肱二头肌腱,或以阔筋膜延长缝合在屈指深肌上。术后肩肱石膏肩关节于轻度外展,屈肘45°位,4~6周后,开始主动锻炼。

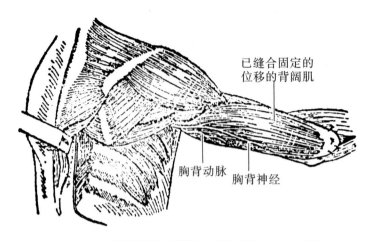

图 6-49　背阔肌移位替代肱二头肌术(Hornanian 法)

　　◆背阔肌全肌移位术：一般作胸外侧腋后部沿背阔肌外缘的斜切口，游离背阔肌外缘，于此处深面可见到神经血管束，仔细解剖，妥为保护后，即将肱骨小结节处的止点切断，相继切断该肌在棘突、腰背筋膜和下肋部的起点，切断结扎与胸外侧血管的吻合支，和来自肋间动脉的交通支。通过喙突部斜切口，暴露喙突和喙肱肌附着点，并在胸大肌止点腱后进行分离，以便游离之背阔肌通过。从肘部切口分离肱二头肌腱，然后将背阔肌的上横部与下斜部起点缝成管状，固定于肱二头肌腱；将止点处的扁平腱在充分屈肘及前臂完全旋后的情况下，移至喙突，牢固缝合。术后同样以肩肱石膏固定 4～6 周，随后开始功能锻炼(图 6-50)。

　　(2)注意事项　①游离背阔肌起点时，要尽可能地多带一片筋膜，以延长其长度，便于在转位后直接缝合于肱二头肌腱或指深屈肌上，从而改善屈肘和屈指功能。由于上横部肌束较下斜部更短，因此在部分背阔肌转位术时，尤应引起注意。②对神经血管束的分离，必须充分，一般应解剖到腋部，才有足够的长度(因背阔肌的神经束来自臂丛后束，血管来自旋肩胛动脉)，方可防止肌肉转位后发生嵌顿，扭转和过度紧张所产生的不良后果。③背阔肌转位的多少，取决于原背阔肌厚度和上臂的皮下容量，为避免神经血管蒂扭曲，移至臂部之背阔肌胸壁面对面皮下。④背阔肌虽薄，但很大，特别在施行全肌转位手术时，上臂皮下隧道，一定要足够宽敞，便于活动；臂部之皮下深筋膜必须全长切开，瘫痪纤维化的肱二头肌是否切除，可根据容量而定。

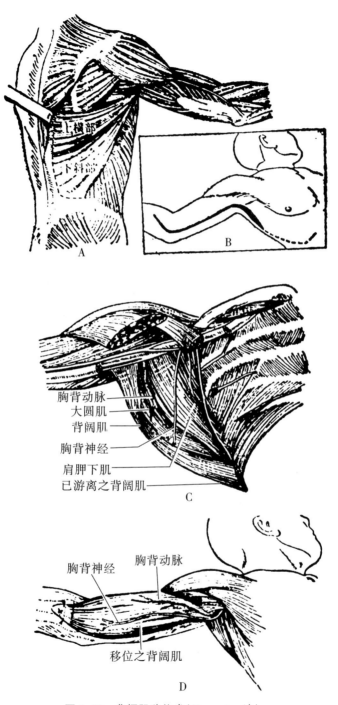

上斜部

下斜部

A

B

胸背动脉
大圆肌
背阔肌
胸背神经
肩胛下肌
已游离之背阔肌

C

胸背神经　胸背动脉

移位之背阔肌

D

图 6-50　背阔肌移位术(Hornanian 法)

A. 背阔肌解剖示意图　B. 切口位置　C. 背阔肌的神经、血管支配
D. 背阔肌全肌移位替代肱二头肌手术完成

(二十八)肩外展功能重建

1.斜方肌(股筋膜)移位替代三角肌术

游离斜方肌在肩部的止点,用股阔筋膜延长斜方肌,将筋膜远端缝合固定于三角肌止点处。要求斜方肌肌力正常、功能良好,肩关节周围其他肌肉如胸大肌、肩胛提肌、菱形肌的肌力良好者,目的是用斜方肌来替代三角肌丧失的功能,仅斜方肌肌力正常,而肩关节周围肌肉严重麻痹,肩关节呈脱位或半脱位者不宜行三角肌替代术。

(1)手术方法 采用全身麻醉。患者取侧卧位。①肩上方沿斜方肌在锁骨和肩峰止点处及其前后缘作"U"形切口,并于肩外侧自肩峰至三角肌止点作一垂直切口(图6-51A)。②将肩部"U"形皮瓣掀起,显露斜方肌(图6-51B)。将斜方肌从其锁骨及肩峰止点以及肩胛冈8~10 cm处剥离。将分离的斜方肌向上掀起,直至看到支配该肌的神经、血管从肌肉穿出处(图6-51C)。③分离肩外侧三角肌上的垂直切口,显露整块三角肌。于三角肌止点、肱骨干三角肌粗隆处凿一2~3 cm长、1 cm宽的骨槽(图6-51D)。④在同侧股外侧作纵向切口,取8~10 cm宽、22 cm长的阔筋膜(图6-51E)。⑤把取下的阔筋膜如图所示剪成两部分。将大的部分阔筋膜的一端放在斜方肌下面,用细线间断缝合(图6-51F)。⑥放下斜方肌,将剩余小的一块阔筋膜覆盖于斜方肌表面,缝合其边缘(图6-51G)。此时斜方肌完全包裹在两层筋膜之间。⑦肩关节外展135°、前屈20°,紧抽移植的阔筋膜。将筋膜的边缘缝在三角肌的前后缘。最后将筋膜远端用粗线或钢丝做"8"缝合,将粗线的两端或钢丝的两端自肱骨干骨槽处穿入,从其远端的两个小孔穿出,将阔筋膜末端塞入骨槽内,抽紧粗线或钢丝后打结固定。也可以不在肱骨干上凿骨槽,而是将阔筋膜远端插入三角肌的腱膜中,反折抽紧后牢固缝合(图6-51H)。

(2)手术后处理 术后用管型石膏将肩关节固定于外展135°、前屈20°。4周后去石膏,改用肩外展架将肩关节固定于同样位置(图6-51I)至术后8~10周。如肩外展架制作牢固可靠,也可以在术后立即应用而不用管型石膏。8~10周后需由医生指导患者做主动肩外展锻炼。在开始时可让患者在屈肘位下练习肩关节外展,以减少斜方肌负荷,以后逐渐在伸肘位锻炼肩外展。如在锻炼过程中发现斜方肌无力或稍有松弛,则在锻炼后仍需应用肩外展架固定数周,以起保护作用。

2.斜方肌移(截骨片)位替代三角肌术

同样是用斜方肌移位来替代三角肌的功能,不同的是将斜方肌连同其肩峰、肩胛冈止点处的截骨片,在肩关节外展90°位下,用2~3枚螺钉固定于肱骨大结节附近。

三角肌功能丧失,斜方肌肌力正常功能良好,其他肩关节周围肌肉如胸大肌、肩胛提肌、菱形肌的肌力良好者;仅斜方肌肌力正常,而肩关节周围肌肉严重麻痹,肩关节呈脱位或半脱位者不宜用本法。

(1)手术方法 采用全身麻醉。患者取侧卧位。①肩上方沿斜方肌在锁骨、肩峰和肩胛冈止点处作"U"形切口,并于肩外侧自肩峰至三角肌中部作一7~8 cm长的垂直切口(图6-52A)。②掀起肩关节"U"形皮瓣,显露斜方肌以及其锁骨、肩峰和肩胛冈止点。于斜方肌在肩峰和肩胛冈止点作斜形截骨,向上分离斜方肌直至神经、血管从肌肉穿出处(图6-52B)。

③游离肩外侧垂直切口,显露三角肌。将三角肌从其锁骨、肩峰和肩胛冈起点处作横形切开,然后垂直切开三角肌,将三角肌劈裂成两半。翻开三角肌显露肱骨上端。在肱骨大结节附近用骨凿凿一粗糙面,其面积与斜方肌止点的截骨面相同(图 6-52C)。④肩关节外展90°,然后用 2～3 枚螺钉将斜方肌远端的截骨片固定至肱骨大结节上(图 6-52D)。⑤把劈裂的三角肌覆盖于斜方肌表面,缝合数针固定。

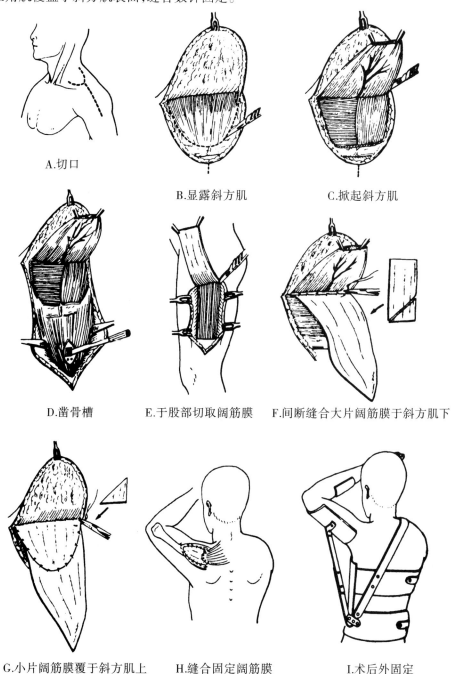

A.切口

B.显露斜方肌

C.掀起斜方肌

D.凿骨槽

E.于股部切取阔筋膜

F.间断缝合大片阔筋膜于斜方肌下

G.小片阔筋膜覆于斜方肌上

H.缝合固定阔筋膜

I.术后外固定

图 6-51 Mayer 法斜方肌移位重建肩外展功能

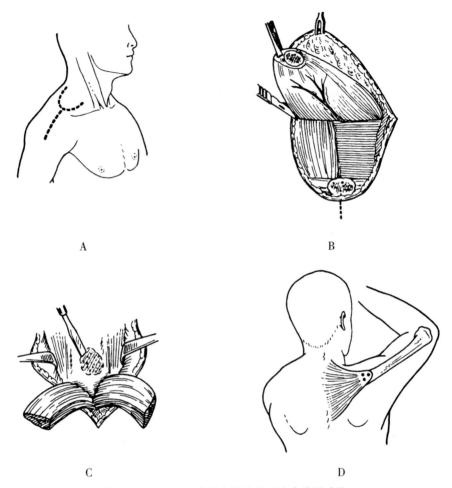

A   B

C   D

图 6-52 Bateman 法斜方肌移位重建肩外展功能
A. 切口 B. 游离掀起斜方肌 C. 劈开三角肌，在肱骨上凿一骨粗糙面 D. 固定斜方肌

（2）手术后处理 术后用管型石膏将肩关节固定于外展 135°、前屈 20°。4 周后去石膏，改用肩外展架将肩关节固定于同样位置至术后 8~10 周。如肩外展架制作牢固可靠，也可以在术后立即应用而不用管型石膏。8~10 周后需由医生指导患者做主动肩外展锻炼。在开始时可让患者在屈肘位下练习肩关节外展，以减少斜方肌负荷，以后逐渐在伸肘位锻炼肩外展。如在锻炼过程中发现斜方肌无力或稍有松弛，则在锻炼后仍需应用肩外展架固定数周，以起保护作用。

第七章　颈、背、臂肌肌肉、筋膜等损伤

一、颈项部肌、筋膜等组织损伤

(一)急性颈部软组织损伤

1.急性颈部软组织损伤的致伤机制

急性颈部软组织损伤除在日常生活、运动及工作中因突然旋颈引起外,多发现于早晨起床时,或因其他暴力等所致,主要有以下4种情况。

(1)急性扭伤　指在日常生活工作中,因颈部突然向某一方向转动或屈伸时引起颈部软组织撕裂、扭曲或变位而出现的一系列病理改变,一般以椎旁肌肉附着点处为多发。在运动场上,如准备不充分即行颈部运动如体操动作等,亦可引起。

(2)高张力体位　夜晚睡觉或从事某种特殊工作,使头颈部某组肌肉长时间地持续处于紧张状态时,可使该组肌群的肌纤维受损,并引起局部水肿、渗出,甚至肌纤维撕裂(图7-1)。

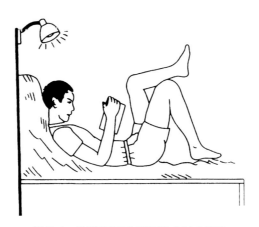

图7-1　姿势不正致颈部肌肉过度牵拉

(3)直接暴力　外力直接作用于颈部,引起其下方各层软组织损伤,一般以肌肉挫伤为多见。锐性外力可引起开放性损伤,因颈部血管丰富,失血量较多,如处理不及时亦可引起休克或死亡。

(4)医源性致伤因素　对颈椎进行推拿或推搬操作时,如手法过重,亦可引起此种不良后果。其中轻者仅仅出现软组织扭伤或挫伤;重者则可引起骨关节韧带受损,甚至脊髓损伤,其中高位者可引起死亡。

2.急性颈部软组织损伤的分类与诊断

(1)颈部扭伤　十分多见,好发于晨起时,多因枕头位置不当所致,故又称为"落枕";亦可见于在无准备情况下突然转动颈部,因用力过猛而引起肌肉附着点处的撕裂。颈部扭伤易与颈型颈椎病相混淆,以至在治疗时难以收效。对其诊断主要依据病史与症状。

病史:包括外伤史及晨起后发病史等。

颈痛:较明显,尤其是在早期。

活动受限:因软组织损伤所引起的疼痛使颈椎活动明显受限,尤其以向健侧弯曲时为甚(弯向患侧可减轻)。

压痛:多较局限,以棘突旁及肩胛骨内上角处为明显。

局部封闭试验:用1%普鲁卡因5~10 mL做局部封闭后疼痛消失或明显减轻者为阳性,表明系局部扭伤所致;反之,则多因椎管内病变引起。

牵拉试验:检查者双手分别持于患者下颌及后枕部向上牵拉其颈椎,如诉疼痛,则为阳性,表明局部肌肉或韧带扭伤;如诉舒适感,则说明多系颈椎间盘突出症病变或颈椎不稳定所致。

影像学检查:常规X射线平片检查,除颈椎生理弯曲受影响消失外,大多无其他特殊所见。一般无须行CT或MR检查。

(2)棘上及棘间韧带损伤　由于头颈部本身的重量较轻,加之局部的解剖生理特点,在颈部少有棘上韧带及棘间韧带单独损伤者。对其诊断一般多无困难,主要依据两个棘突之间疼痛、压痛及前屈受限等症状;亦可选用封闭试验或头颈牵拉试验等。必须注意除外颈椎间盘突出症及小关节损伤(包括脱位)等疾患。

(3)开放性损伤　颈椎开放性损伤虽不多见,但大多发生于斗殴及各种意外场合,因而伤情多较复杂、严重。加之局部出血较多,应及时诊断,并判定伤情的范围及深度;尤其应注意有无伤及脊髓、肺尖、大血管、气管、食管及其他重要组织,并决定何者危及生命而优先处理。因早期未能及时诊断及处理而引起意外者,临床上并非罕见。

3.急性颈部软组织损伤的鉴别诊断

除开放性损伤外,本病应主要与颈型颈椎病相鉴别,因两者发病相似,症状类同;但治疗时,对颈型颈椎病患者以牵引疗法为主,而对颈部扭伤者牵引不仅无效,且反而可使病情加剧。两者可依据以下4点进行鉴别。

(1)压痛点　颈型颈椎病患者的压痛点多见于棘突部,程度多较轻,用手压之患者可忍受。而落枕者的压痛点则见于肌肉损伤局部,以两侧肩胛内上方肌肉附着处为多见,且于急性期疼痛剧烈,压之常难以忍受。

(2)肌肉痉挛　颈型颈椎病患者一般不伴有颈部肌肉痉挛,而颈部扭伤者则可触及伴有明显压痛的条索。

(3)对牵引试验的反应　检查者用双手稍许用力将患者头颈部向上做提升牵引时,颈型颈椎病患者有症状消失或缓解扭伤者的疼痛反而加剧。

(4)对封闭疗法的反应　用1%普鲁卡因5 mL做痛点封闭时,颈型颈椎病患者多无显效,而扭伤病例的症状则立即消失或明显缓解。

4. 急性颈部软组织损伤的治疗

（1）局部制动　任何外伤局部的固定与制动都是其康复的基本条件。颈部扭伤后无论是为减轻创伤反应，还是为了有利于损伤处的修复，均应将颈部加以制动。一般病例可选用颈围或卧床休息，严重者则需用颌-胸石膏固定。

（2）消除疼痛　颈部制动的本身即可使疼痛得以缓解。此外，除止痛药物外，尚可采用局部封闭疗法，多选用1%普鲁卡因10~15 mL对痛点进行封闭，每3~4 d重复一次，4次为一疗程，具有解痉止痛的疗效.

（3）手术疗法　对一般病例无须施术，但对开放性损伤及诊断明确的棘间韧带断裂者，则需酌情选用相应的术式。

（4）其他疗法　冷敷或热敷：早期，为减轻局部的创伤反应，一般多采用冷敷，尤其是在夏天；对后期病例，则选用热敷，以促进创伤性炎症消退。

理疗：可酌情选用各种离子透入疗法及超短波疗法等。

针灸：针刺阿是穴具有暂时性止痛效果，可同时配合谷、曲池及足三里穴等。

风寒砂外用：对后期病例具有一定疗效，可选用。但使用时应注意勿引起局部烫伤。

急性颈部软组织开放性损伤：对单纯性开放性损伤者主要行清创缝合术；对伴有附近脏器或血管、神经等重要组织损伤者，则需慎重对待，并依据具体情况酌情处理，其中尤应注意肺尖或大血管受伤者，应在抢救状态下送手术室处理，以求减少意外的发生。

急性颈部棘间及棘上韧带断裂：对不完全性断裂者以仰颈位颌-胸石膏固定即可；对完全性断裂者可酌情行韧带修补术，尤其是对伴有其他损伤者。

5. 急性颈部软组织损伤的预后

除伴有重要脏器损伤的开放性损伤外，其他病例预后均佳，少有后遗症残留者。

多种暴力作用于颈部时，可引起颈部软组织急性损伤，它包括小关节面的磨损、小关节紊乱等病理改变，还包括个别神经根的损害，内容比较广泛。脊髓的损害及X射线片上可见的骨折则不在本节内容之列。

（二）颈项部肌、筋膜等组织慢性损伤

1. 病因

临床上以软组织劳损多见，往往是因急性软组织外伤、肌筋膜挫伤或撕裂伤后，没有得到及时的处理和恢复所致。也常见于长期工作体位不良、习惯性非生理性姿势养成的后果。如长时间坐位或站立性低头工作、文牍和阅读工作等；又如新工人在开始操作前，精神紧张，技术不熟练，没有在最佳生理工作体位养成良好习惯，引起颈部肌肉疲劳，失去控制肌肉平衡能力，终至劳损。作者曾见过不少因长期非生理性姿势工作久而成疾的病人，如油漆工、电工（长期仰头工作或装饰天花板工作）、钟表修理工、刻字工（需低头和颈部长期扭转）、汽车或机械修理工（需侧身或卧位，在非生理体位下屈颈工作）等，他们都因职业而有特殊的体位，又没有及时注意纠正。患者若再有眼睛视力的缺陷及工作采光不良、座椅高矮不称等环境条件不足，更加速了颈部软组织劳损的发病机会。颈部肌肉劳损，往往还因气候寒冷等影响，使颈部肌肉痉挛而失稳。此外必须指出，这种劳损的结果，可因在短期及时纠正上述病因而获得痊愈,否则长期下去,会发展至骨与关节的损伤、退行性病变,最后导致颈椎病(图7-2)。有时由于颈椎骨关节病所表现的颈部软组织痛,可误认为颈部软组织病,也应及时区分和进行不同的处理。

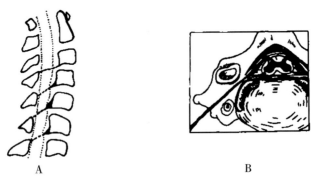

A   B

图7-2　颈椎退变增生对脊髓和神经根的影响

2. 临床表现

临床表现主要为单纯性颈部肌肉酸痛与不适,无传导或放射他处,也无急性闪电性锐痛,大多由于工作疲劳反应所致。如稍作休息或对抗性反方向肌肉活动(如长期低头转变为仰头活动),即可迅速消除疲劳而症状消失。疼痛程度与调节肌肉活动的效果、病程长短成正比。大部分患者劳损症状来自颈后部肌肉及韧带,如颈椎旁肌、斜方肌、棘上韧带、项韧带等;一部分患者来自颈前部肌肉,如斜角肌、胸锁乳突肌等。肌肉痉挛和紧张是引起颈、咽喉部不适的主要原因。病情初期仅集中于单纯肌肉的失衡和肌肉生理代谢的紊乱,晚期则可引起一系列神经血管症状,有时与骨关节疾患也混杂在一起,应注意区分。

3. 治疗

详细询问病史和检查,做出正确诊断。对单纯颈部肌肉劳损,应从工作和生活习惯、体位和姿势平衡来纠正,提倡工作方法和最佳工作效益的同时,注意经常接受医务人员的检查和指导。认真执行工间操,注意与工作体位反方向的肌力调节操练,使之形成制度,并持之以恒。防止过度超负重姿势疲劳或寒冷刺激(尤其是冬季睡眠时颈肩部保暖)。对严重症状与职业有关的患者,不能在上述处理中收到疗效时,必要时应考虑改变工种。此外,适当的理疗、热疗、系列体疗、按摩等,都是有益的治疗方法。由于视力、斜颈、驼背等所致的颈部劳损,应及时检查和纠正。

(三) 颈肌筋膜炎

1. 病因

颈肌筋膜炎真正的原因尚不明了,甚至有学者怀疑本症是否成立。但临床上的确存在特有的症状,长期应用了"颈肌筋膜炎"的诊断名称,被传统地代表着某种病情的反应。有学者称此为"肌肉风湿性痛",认为发病前常有受凉吹风史或睡潮湿沼泽地过久而引起,与损伤、组织病理退变、炎症与粘连的后果有关;也有一部分病人由于未明确诊断的潜在颈椎病所造成的颈部(以后可到肩臂部)神经营养性障碍或刺激所致;有时与体内存在某种慢性病灶(如龋齿、中耳炎、鼻旁窦炎、慢性胆囊炎等)的毒素作用有一定联系。作者认为,颈部的活动反应和功能需要,是处于高度体位平衡及肌肉紧张调节的特殊部位,颈部肌筋膜层次多、深浅重叠,在频繁的活动中相互摩擦和日久的牵扯性伤害,再加气候、环境、职业、体质等各种不同因素,最后发生一系列的颈部症状,也是易于理解的。目前尚不能明确其真实原因。

2.临床表现

主要在颈下部背侧肌肉及其软组织处发生疼痛(图7-3),有时可传导至单侧或双侧肩关节处。其临床特点甚多。①多见于中年以上、长期从事坐站不良性体位工作且肌肉缺乏锻炼者。②疼痛的性质与发生时间变化甚不一致,有时为非持续性的钝痛,也可为突然性锐痛。发生的时间长短不一。一般来说,疼痛越敏感,其疼痛传导区域也就越大,但并不符合周围神经或神经根的解剖分布。③疼痛可发生于任何肌肉或结缔组织,颈后及肩部为最常见的好发部位,也可见于颈前部,如胸锁乳突肌、咽喉部肌筋膜等。④疼痛与天气变化及空气湿度、温度的升降多有一定关系,如冷热、风湿的刺激,有时甚至热疗时,疼痛可加重。⑤颈部患处有特定的压痛点,一般位置较浅,对触压甚为敏感。触压及此点时,可立即引起剧

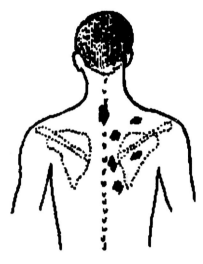

图7-3　颈肩痛压痛点

烈的疼痛,甚至痛得使病人跳起来,并以此点出发,可惹激起远处的传导性疼痛。在临床上称此特殊的压痛点为"激发点"。激发点的好发部位在肌、肌筋膜附着处,如斜方肌、下部颈后椎旁肌。一般的规律,激发点位于肌肉时,传导距离可以很远;位于结缔组织时则否。这可能由于肌肉受刺激后十分敏感,发生强烈肌肉痉挛及收缩冲动的反应所致,但其确认的发生机制尚不十分清楚。这种激发点一般为1个,或1个最为敏感点,但也可有几个。⑥疼痛的同时,可伴有自主神经系统变化,尤其是血管收缩反应,如肢体发凉、皮肤竖毛肌反应,甚至引起血压增高。⑦在疼痛非常剧烈、患者十分痛苦时,若在该"激发点"局部应用10 g/L普鲁卡因封闭或氯乙烷喷射时,该疼痛立即消失,有时效果可以维持很久,甚至是长期的。⑧一般无皮肤感觉障碍,肌腱反射正常。症状十分明显,但体征却很少。X射线片检查无特殊发现,并不能解释或符合临床症状。⑨颈后部有时可摸到皮下结节、索条肿块。组织学的改变为一般性的脂肪浸润、粘连、肌纤维核细胞数增加,而无特有的病理组织结构。⑩长期发作性肌痉挛,失去外周平衡,晚期导致的肌挛缩,可使关节处于失衡状态而影响关节功能。

3.诊断

①病史及上述临床症状特点。②来自关节处的压痛点,并不具备这种敏感性"激痛点"的特性。其压痛部位位置较深,靠近关节部,压迫时可以引起传导或放射痛,但不如软组织那么敏感或传导得那么远,其引发的疼痛区并无压痛。③若因颈椎病、颈椎间盘突出造成神经根压迫时,除有典型的放射外,且其放射区域与神经根分布一致。同时咳嗽及颅、胸内压力增高时,可再次出现类似的放射痛。④疼痛对封闭、氯乙烷喷射治疗效果不大。⑤患者往

往存在皮肤感觉障碍等症状,并同时有明确的阳性体征,符合病情改变。

4.治疗

主要为支持治疗及对症治疗。前者包括适当休息,注意体位调节及改变工作不良习惯,注意营养,提高机体免疫力,多服维生素类药物,尤其以维生素 C、维生素 B 及维生素 E 较多应用,其他如能量合剂、三磷酸腺苷、辅酶 A 等,均可采用。后者除服用适当止痛、祛风药物外,还可在激发点用氯乙烷喷射或质量浓度为 5～10 g/L 普鲁卡因封闭,再配合梅花针、局部按摩、揉捏等手法及理疗等。对存在的皮下结节或索条状物,可以手术摘除。虽然摘除后效果并不是完全一致地满意,但对患者并无后遗症等损害。此外体疗、气功、太极拳等强身方法,对此也十分有益,必须坚持应用,时间久后,可以自愈。

(四)颈棘间韧带损伤

1.病因

第 2～7 颈椎棘突尖部呈分叉状并较长,易于在皮下摸到。各棘突尖有棘上韧带联系,而在棘突尖与椎板之间的棘突骨质,有棘间韧带联系。棘上韧带在颈项部(枕外隆凸至第 7 颈椎)最为坚强,为呈三角形的弹性膜状韧带组织,并在中线移行于棘上韧带,后缘有斜方肌附着(图 7-4)。此韧带对协助颈项部肌肉收缩、维持颈部姿势和协助颈部后伸、对抗颈部屈曲,有很大作用。当发生暴力性过度颈椎屈曲,而超出肌肉和上述韧带的保护作用时,则可

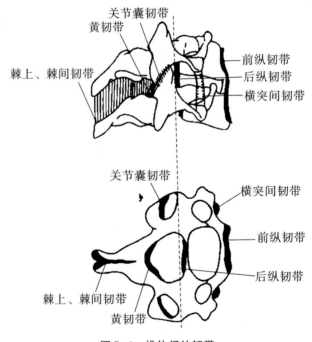

图 7-4 椎体间的韧带

引起棘上韧带、项韧带及棘间韧带损伤,造成部分或完全断裂,甚至骨关节骨折脱位。临床上常见的,如屈曲性颈外伤、骨折脱位合并棘上韧带等损伤,往往在骨折脱位前,先有韧带断

裂或瞬间同时损伤,还可合并棘突骨折。若在引起棘上韧带、棘间韧带损伤后,暴力即终止,则可发生单纯韧带损伤。还有一部分所谓"挥鞭"损伤,常见于高速车在前进中,突然刹车,在惯性冲力下,乘车人在瞬间发生屈曲性颈部损伤,致使椎体后软组织棘间韧带、棘上韧带、项韧带、关节囊等断裂,有的还同时发生颈椎脱位或半脱位。随着颈屈曲后又受反力作用,使关节脱位又复位。因此,在 X 射线片等检查后,未见骨性或关节损伤,仅有韧带损伤或已经截瘫,棘突间距离增宽、棘突排列紊乱或伴有棘突骨折。

除上述直接损伤外,还可由于慢性劳损及退行性变化所致。颈部肌肉和韧带在功能活动中,应是相辅相成,互为平衡,但由于长期工作中,没有注意生理性体位平衡而致活动中累积性劳损。头颈部前屈过久,颈后方棘上韧带、棘间韧带、项韧带、黄韧带等所承担的重力增大,韧带长期处于拉长紧张状态,负担过重,日久出现组织充血、肿胀、炎症渗出、退行性变化及粘连等,甚至引起韧带的病理性纤维断裂,发生疼痛。

2. 临床表现

由于病理改变及病因不同,临床表现也不一样。损伤所致者有明确病史,并常同时合并有其他损伤,骨损伤易于在 X 射线片检查中诊断出来。但由于"挥鞭"伤所致的棘上韧带、棘间韧带等断裂,其瞬间脱位的关节已自行复位,则不易发现。此类患者除有颈后棘间韧带、棘上韧带等损伤体征外,疼痛往往持久,颈后软组织增厚,肌肉痉挛,头颈转动不便,并常固定在一定位置;颈后有压痛,活动不合适时,还会出现一侧上肢闪电样疼痛或颈后剧痛。

慢性劳损与退行性变所致的颈后棘间、棘上韧带等损伤,往往除局部颈后疼痛外,还会出现颈部交感神经症状或眩晕症状。在病变初期,可为单纯性颈后韧带劳损。

3. 诊断

病史与工作体位及职业,对本症诊断很有帮助。劳损及退变所致者,除在病变初期外,晚期往往与其他病症合并发生。急性外伤性棘上韧带等断裂,可单独发生,有时合并棘突骨折或椎体损伤。在合并颈椎半脱位损伤时,不能仅满足于单纯韧带伤,应做颈椎伸、屈侧位 X 射线片检查,必要时做断层 X 射线摄影,排除隐匿性病变存在。

4. 治疗

单纯性颈后棘上、棘间韧带急性损伤者,只要经过及时处理,合理制动及休息,损伤即可迅速愈合,但合并其他组织损伤时则往往迁延时日很久,必须根据损伤特点,针对解决。合并骨折脱位及半脱位时,仅做软组织修复,不能奏效,常须做骨融合手术。

劳损及退行性变所致者,应针对其工作性质与职业特点加以指导,减轻平时该韧带的负重与损伤,必要时,改变工作及生活习惯。体疗和工间操是其有意义的预防及治疗方法,应该提高重视。对疼痛较明显者,可进行封闭及物理治疗,对这类单纯软组织伤可较快愈合。

(五)失枕

失枕又称落枕。20 岁以后的成年人发病较多,冬春季节多发。

1. 病因病理

睡眠时的枕头过高或过硬,或睡眠时姿势不良,或头颈过度偏转,均可使局部肌肉处于过度紧张状态,发生静力性损伤。

2. 临床表现与诊断

睡眠后颈部出现疼痛,头常歪向患侧,活动欠利,不能自由旋转、后顾,如向后看时,须整个躯干向后转动。颈项部肌肉痉挛压痛,触之如条索状,斜方肌及大、小菱形肌部位亦常有压痛。

3. 治疗

一般按摩治疗能取得良好的效果(图7-5)。如未经特殊处理,2~3 d亦可缓解,1周内多能痊愈。但如果痊愈不彻底,易于复发。若久延不愈,应注意与其他疾病引起的颈背痛相鉴别。

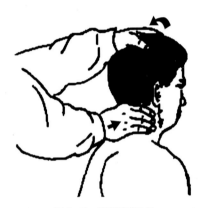

图7-5　颈椎摇晃法

(六)单纯性寰枢椎脱位

单纯性寰枢脱位属于旋转半脱位,是第1颈椎的侧块在第2颈椎侧块上方发生位移,从动态上观察,表现为第1颈椎围绕第2颈椎的齿突呈分离旋转半脱位,单纯性寰枢椎脱位在临床上大多无明显症状,因而易被忽视而漏诊。

1. 致伤机制

(1)外伤　①凡作用于头颈后部的外力均有可能导致寰椎横韧带断裂而引起寰椎向前滑出的前脱位(多伴有侧向移位及旋转),包括重手法推拿时用力过猛,其中以屈曲型损伤为多见。如其移位程度超过椎管的有效间隙时,则可造成高位颈髓损伤,严重者多死于现场或搬运途中。一般来说,横韧带断裂引起寰椎脱位时的颈髓损伤比齿突骨折者重,病死率高。②单纯性寰枢脱位临床病例受伤程度多较轻,包括一般跌倒、摔倒、骑跳等常被忽视的外伤。这种病例仅15%~20%波及神经组织,其发生率虽低,但后果严重,应注意。

(2)病理性因素　病理性因素所致的单纯性寰枢椎脱位并不少见,尤其是在儿童,主要是因咽后部慢性炎症造成局部肌肉、韧带及关节囊的水肿、松弛及局部骨质脱钙而引起横韧带的松动、撕脱,并逐渐引起寰椎向前脱位。因其发生过程缓慢,神经症状一般较轻;但如附加外伤因素,则易招来意外。此外,侵及颈段的类风湿关节炎患者也有20%左右病例可能出现这种后果。齿突的畸形也易引起寰枢椎脱位,常见的畸形见图7-6。在同样外伤情况下,这些病例更易引起脱位。

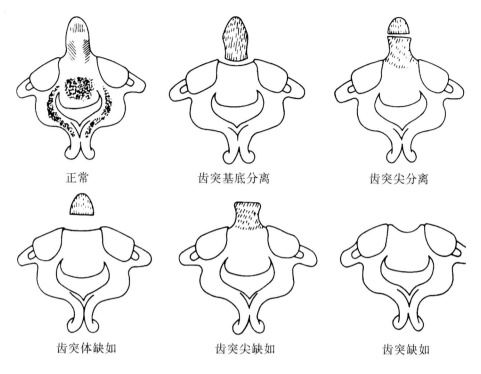

| 正常 | 齿突基底分离 | 齿突尖分离 |

| 齿突体缺如 | 齿突尖缺如 | 齿突缺如 |

图 7-6　齿突常见畸形示意

2.临床表现

视移位程度及致伤机制不同,临床症状悬殊甚大,轻者毫无异常主诉,重者可造成完全性瘫痪。

(1)重型病死率高　由外伤所致者,如暴力较强,作用迅猛,易因颈髓高位损伤而死于现场或运送途中。即使是不全性脊髓损伤者,也易死于各种并发症,应注意及早防治,尤其应注意在运送途中对头颈部的固定与制动。

(2)颈部不稳感　即患者自觉头颈部有被一分为二、如折断似的不稳感,以致不敢坐起或站立(自发性者则较轻),平时喜用双手托住头部。

(3)颈痛、斜颈、肌肉痉挛及活动受限　这些症状在外伤所致者多较剧烈,尤其是在伤后数天以内,患者头颈部呈歪斜状,并拒绝头颈部任何方位的活动,严重者开口亦感困难;而在病理性所致者一般较轻,颈部活动受限也多不明显。

(4)被迫体位　如双侧关节均有脱位时,头颈呈向前倾斜体位;如系一侧性关节脱位,则头向健侧旋转并向患侧倾斜。这种体位加重了活动受限的程度,包括张口困难等动作。

(5)其他　后枕部压痛、吞咽困难及发音失常或带有鼻音等;脊髓神经受累时,则出现相应的定位症状及体征。

3.诊断

(1)依据临床表现　如前所述,以头颈部不稳为主,并应常神经症状及其程度。

（2）影像学检查　X 射线平片：除以颈 1、2 为中心的正、侧位片外，还应摄开口位片（摄片时可让患者不停地做下颌开闭动作，即张口和闭口，如此可获得较为清晰的开口为片），以观察颈椎椎体前阴影是否增宽及关节脱位的程度和方向，并在读片的同时加以测量，以便于诊断及今后的对比观察。在正常情况下，寰齿关节间隙为 2～3 mm（儿童相似）。超过 4 mm 者则疑为寰椎横韧带断裂；超过 7 mm 者可能还伴有翼状韧带、齿尖韧带及副韧带断裂（图 7-7）。必要时可加拍左、右各 15°的斜位开口位片，并加以对比观察。

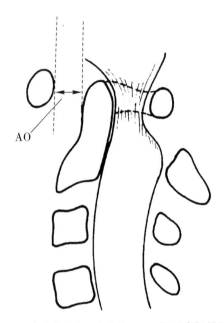

图 7-7　寰齿间距（AO）大于 4 mm 提示寰枢椎脱位

CT 及 MR 检查：普通 CT、CT 三维重建和 MR 检查将有助于对这种损伤的诊断，以及对脊髓受累情况的判定（图 7-8，图 7-9）。寰枢椎脱位时 MR 显示移位程度及脊髓受压情况。

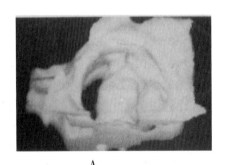
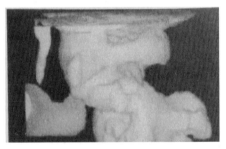

A　　　　　　　　　　　　　　B

图 7-8　寰枢椎脱位 CT 三维重建（显示寰椎间距不等，寰齿间距增大）

A. 横断面重建　B. 侧方重建

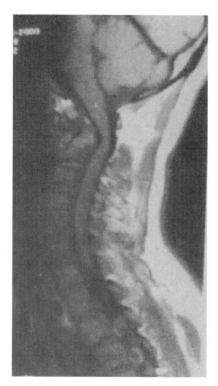

图 7-9　寰枢椎脱位时 MR 显示移位程度及脊髓受压情况

4.治疗

（1）基本原则　①按危重病例处理:无论是否伴有脊髓损伤,均按危重患者处理,包括各项急救措施的准备(气管切开包或急诊气管插管的技术及物品的准备,以及心肺功能的监护等),同时向院方及家属发出病危通知。②以非手术疗法为主:由于该处椎管矢状径最大,脊髓仅占据矢状径的1/3,因此只要根据临床情况采用颅骨牵引或颌枕牵引带使颈椎处于牵引状态,其椎管形态便易于复原(或部分复原),因此需急诊。③严格制动:因该处椎节多处于不稳状态,异常及过度的活动易引起颈髓受压,因此务必保持局部的稳定。但在牵引下应让患者做正常的定期翻身活动,以防引起后枕部及骶髂部等处的褥疮形成。

（2）非手术疗法　①牵引与颈部制动:常用的方式为颅骨骨牵引及颌枕带牵引,后者主要用于小儿病例。此外也可采用 Halo 牵引支架及头-颈-胸石膏固定,石膏固定适用于后期病例。②保持呼吸道通畅:尤其是在脊髓有受压或刺激症状者,应及早行气管切开术。③脊髓呼吸道感染:凡有脊髓刺激或受压症状者,均应予以脱水疗法。除限制钠盐及钾盐的摄入外,伤后当天即开始予地塞米松 10～20 mg/d,分 2 次静脉滴注,3 d 后递减,5～7 d 后停止。同时可用质量浓度 50 g/L 的葡萄糖溶液 40～60 mL 静脉注射,推注时间为1/6 h,两次间隔切勿超过8 h,以防引起反跳而加剧脊髓水肿反应。静脉滴注的液体以质量浓度为 10 g/L 的葡萄糖溶液为佳,并注意限制含钾、钠高的饮食、水果及饮料。④预防并发症:长期卧床情况下,易引起褥疮、栓塞性静脉炎、坠积性肺炎及尿路感染等并发症,应注意预防。一般病例均应投予预防量的抗生素。⑤功能锻炼:在治疗全过程中,均应鼓励患者做以四肢为主的功能锻炼。

(3)手术疗法 急性期施术应持慎重态度,主要是由于颈髓受压征在早期多可通过牵引等而获得矫正;此外,在此处手术十分危险,不仅术中易引起意外,在搬运过程中稍有疏忽也可出现严重后果。

◆单纯性寰椎复位加内固定术:即从后路暴露术野,将寰椎向后方牵出,并用中粗钢丝(最好是钛丝)将其固定至颈 2 及颈 3 的棘突上。以钢丝采取穿过棘突根部的方式更为理想,并酌情于颈 1 ~ 2 之间放置植骨块(图 7-10,图 7-11)。但这种方法易失败,主要是因钢丝固定力度欠佳,且易断裂或引起骨折而失败。

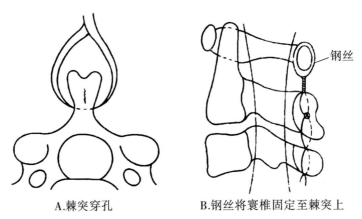

A.棘突穿孔　　　　　B.钢丝将寰椎固定至棘突上

图 7-10　单纯性寰椎复位钢丝固定示意

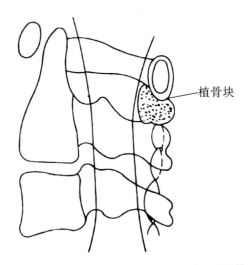

图 7-11　钢丝固定后在 C_1 和 C_2 之间放置植骨块

◆Brook 手术:多用于单纯性寰枢不稳者,因无须对寰椎进行复位,因此可将钢丝穿过植骨片,并使之与枢椎靠拢(植骨块下方中央有一缺口,可骑至枢椎棘突上),收紧钢丝即达固定融合的目的,尤其适合于年幼的患者(图7-12,图7-13)。其具体操作如下:①准备植骨床:即将寰椎后弓及枢椎椎板分别加以暴露,并除去骨外的软组织。②准备骨块:从髂骨(或同种异体骨)切取2块1.25 cm×3.5 cm左右的长方形骨块(视个体而决定骨块的大小)。③穿过钢丝:一般用双股18号钢丝穿过寰椎后弓和枢椎椎板,也可选用带固定扣的钛丝(缆),不仅柔软、安全,且其固定强度高,抗疲劳性强。④结扎骨块:将备用的骨块修剪后,置于寰枢椎之间(两侧),并将其打结扎紧。在此过程中应防止颈椎过度仰伸及寰枢椎之间的移位,除非需要借此复位者。

◆Gallie手术:多用于寰枢关节脱位明显者,如图7-14所示。先切取植骨块将其修成相应大小及所需的形状,之后将钢丝穿过寰椎后弓,再穿过枢椎两侧后弓下方收紧钢丝,使骨块嵌于颈1、2棘突之间即达复位及融合目的。本法的骨融合成功率较前者低,但对转颈活动影响较少。

近年来,Mah及其同事提出了改良的Gallie融合技术。其特点是在颈2棘突基底部穿过一枚较粗且带螺纹的金属杆(图7-15)。在棘突两侧各留1 cm长度,使固定钢丝(或钛丝)向下绕过金属杆的两端后,在中线处拧紧。

◆椎板夹复位固定法:为钛金属制成,对MR及CT等检查无影响。使用时将椎板夹的一侧钩住第1颈椎后弓上方,另侧钩住第2颈椎椎板下缘,通过旋紧螺丝(或收紧钢索)达到复位及固定目的。目前对椎板夹有多种设计,可根据病情选择相应的型号及规格(图7-16,图7-17)。

◆前路融合术:从前路显露,侧方入路达颈1~2椎间关节侧方,以开槽植骨或旋转植骨等方式将其融合(图7-18)。这种入路手术难度较大,初学者不宜选用。

◆其他术式:包括前述的用于枕颈不稳的诸术式也可酌情用于此类损伤病例。

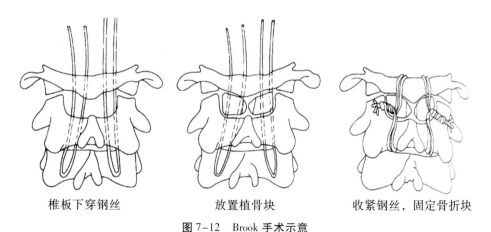

椎板下穿钢丝   放置植骨块   收紧钢丝,固定骨折块

图7-12 Brook手术示意

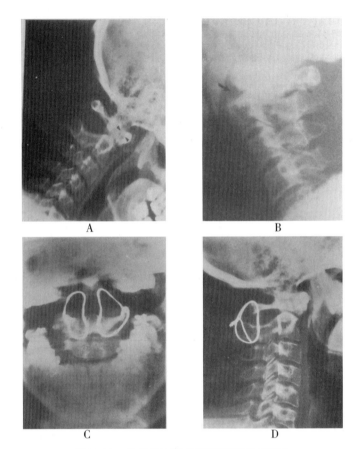

A   B

C   D

图 7-13   单纯性寰椎横韧带断裂手术前后

A、B 所示为一 29 岁男性病人术前 X 射线片,患者系因滑雪摔倒致寰椎横韧带撕裂而引起寰椎不稳,屈伸侧位片示向前形成明显不稳,屈伸状态下寰齿间距达 7 mm   C、D 示经颅骨牵引取得良好的解剖复位后,施行了 Brook 手术。

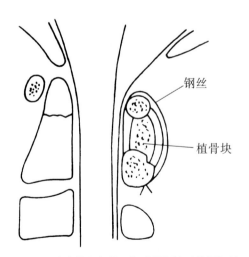

图 7-14   在寰椎和枢椎之间放置骨块后收紧钢丝

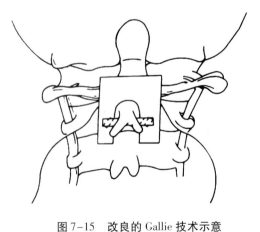

钢丝

植骨块

图 7-15   改良的 Gallie 技术示意

将带螺纹的金属棒穿入枢椎的棘突基底部,植骨块尾端被修成缺口结构,钢丝袢穿过寰椎后弓并绕过下方

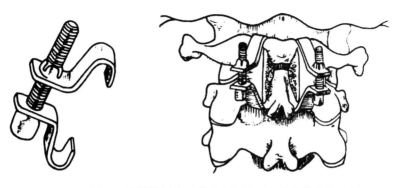

图 7-16　最早设计的椎板夹及其在寰枢椎固定术中的应用示意

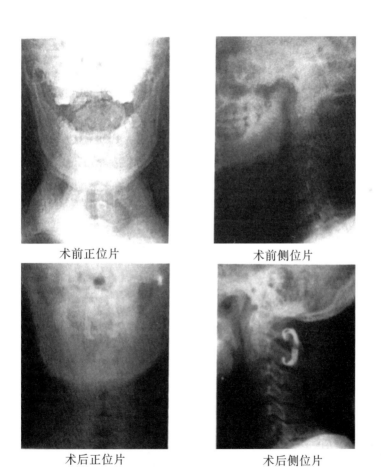

术前正位片　　　　　　　　术前侧位片

术后正位片　　　　　　　　术后侧位片

图 7-17　寰枢椎脱位第二代椎板夹固定术

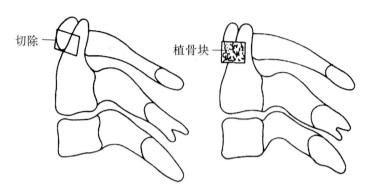

图 7-18　寰枢椎前路植骨融合术示意

(七)挥鞭综合征

挥鞭综合征也称挥鞭式损伤,是发生于机动车行车速度突然改变时,由于惯性作用,驾驶员或乘员的颈部突然前屈而后过伸或先发生过伸而后屈曲,犹如挥鞭时先向前挥出而后又突然带回,造成颈部软组织乃至颈髓损伤。伤后 X 射线检查多无明显骨结构改变,但一般认为损伤过程中曾发生一过性的颈椎半脱位。

1. 发病机制与病理

(1)损伤机制　依车速如何改变(突然加速或减速)以及乘员的体位(面朝前或朝后)而不同。最常见的损伤形式是停止的或低速行驶着的小汽车受到后面高速机动车的撞击而突然加速,小汽车司机和乘员(面朝前)在惯性力作用下突然颈部过伸后再屈曲,屈曲时由于下颌和胸部相抵受到一定限制,过伸是造成损伤的主要原因。颈椎 5/6($C_{5/6}$)水平是最易损伤的部位。

(2)暴力首先作用于颈前软组织　先发生颈前筋膜和颈前肌肉的撕裂,暴力继续时将作用于前纵韧带和椎间盘纤维环前部,超过极限时将引起后者的破裂,导致椎间盘突出或椎体脱位。过伸后瞬间颈椎向前屈曲,再弹回原位,使骨结构紊乱自行复位。暴力过大时可造成颈脊髓原发性损伤,也可能因出血压迫脊髓。脊髓损伤一般多为中央型。

(3)颈椎屈曲时可造成项韧带损伤　颈椎挥鞭损伤也可伤及食管和造成视力障碍等。后者可能与损伤了椎体基底血管或交感神经节、链有关。

2. 临床表现

伤后数小时或几天后常可发生颈部前方软组织疼痛,颈部旋转运动受限,并伴有疼痛加剧。如有咽后壁血肿可以有吞咽困难,也可出现交感神经症状。如:头晕、头痛、嗳气、雾视、耳鸣。一些病人伤后几小时体格检查结果常无阳性发现。以后出现颈部肿胀和颈椎活动受限。肌肉痉挛常出现在斜方肌部位,压颈常引起不舒服。当有桡神经症状时,压颈可诱发这些症状以及在上肢产生不适。上肢肌力的测定十分重要,可出现不同程度的肌力下降或根性损伤。

3. 诊断

①本病具有典型的急性外伤史,主要临床表现为颈椎前方软组织有疼痛和压痛。有时上肢活动受限,主要是肩关节,诊断应排除颈椎骨折、脱位以及椎间盘突出。②X 射线检查常为阴性,但是对于排除颈椎骨折和脱位十分重要。X 射线检查应包括正位、侧位、张口位、斜位。侧伸及侧屈位对于慢性病人十分重要。在早期,可见颈前软组织增宽(即软组织肿胀),测量软组织影前缘到 C_3 椎体的距离是最好的方法。侧位 X 射线可显示颈椎正常生理前凸消失。如未发现病变,宜在谨慎扶持下,摄取颈部屈曲位,侧屈位 X 射线片。在此位置下可发现上位颈椎下关节突向前倾斜,以致其关节面不能与下位椎骨的上关节面平行。上位椎体也可能有轻度的向前移位,椎间隙的前方可能有狭窄。③肌电图检查可以评价神经激惹或损伤引起的症状,包括神经根性疼痛和瘫痪。④当一个重要症状持续存在时,磁共振(MRI)检查能够明确诊断。磁共振比 CT 扫描更精确。它能更精确地显示出颈髓有无损伤以及损伤性质和程度。⑤落枕的颈部疼痛症状有时与本病相似,但一般无明显的外伤史。

4. 治疗

①任何颈部软组织损伤都要使颈部制动。卧床休息可以消除头部重量牵引可以减少肌肉痉挛。应用颈部围领保持颈部稍屈曲位,即围领最高部位于颈后部,最低部位于下颌部。使患者整夜配带围领,白天可以每间隔 1~2 h 配带 1~2 h。②早期药物治疗也是十分重要的,包括非甾体消炎药物,肌松剂等。肌松药一般晚上应用。冷敷对许多病人早期有效,但时间不能持续太长,每次 20~25 min,每次间隔 3 h 为宜。③对于有慢性炎症者,热敷、按摩在去除疼痛、肌肉痉挛以及功能恢复更有效。④对于陈旧性损伤,常遗留颈部不适,则须应用超声理疗、牵引、围领固定和运动疗法等。⑤对于保守疗法无效,损伤严重的或者有神经症状的可以做前路减压,切除椎间盘加以融合。如果由于筋膜损伤后在肩胛带压痛点处出现硬结,引起头颈后部疼痛时,可做局部硬结切除。

(八)低头综合征

低头综合征是指一些长期伏案的人,出现颈酸、肩痛、头昏、脑涨等症状。本征既非典型的颈椎病和颈肩部软组织劳损,也非特定的眩晕症,系几种疾病部分症状的组合。现代医学把它称为"低头综合征"。

1. 临床表现

患者出现头痛昏沉、眩晕眼花、颈肩部酸胀麻木、颈周围肩胛区间有广泛压痛感,但颈椎及头颅 X 射线片均无异常发现。

2. 防治方法

①加强颈肩部的肌肉锻炼,每天坚持工间操。②坚持低枕而卧,让头颈基本处在中立位以消除疲劳。③可采用推拿按摩、理疗、针灸疗法,运用中医中药效果往往良好。④转头转颈疗法,轻转颈,慢摇头,每次 8 个 8 拍,然后抬头挺颈每次 8 个 8 拍,也能消除颈部不适。

(九)颈肌劳损综合征

颈肌劳损综合征,又称颈肩部肌筋膜疼痛综合征、颈肩部肌筋膜炎或纤维织炎等。本病与颈椎病的发病有密切的关系,它是全身各处纤维织炎的一部分。

1. 发病机制

①颈部位于活动较少的胸部和重量较大的头颅之间,其活动度较大,又须支持头部保持平衡,与腰部一样极易发生劳损。②长期屈颈工作的人,颈部伸肌长时间受牵拉,失去应有的弹性和张力,产生肌肉疲劳、痉挛,进而压迫血管,局部组织充血、水肿,最后部分缺血的纤维组织使肌肉肌力下降,伸屈肌之间平衡失调,进而引起本病。③姿势不良,如持续后仰、枕头使用不当,如高枕,同样因颈部伸屈肌平衡失调,引起本病。④另外,潮湿、寒冷诸因素联合作用,均可诱发本病。

2. 临床表现和诊断

颈肌劳损综合征与全身其他部位的纤维织炎一样,临床表现以浅表部疼痛和压痛为主,具体表现为项背痛,颈肩痛,有的呼吸时伴有胸痛,且疼痛部位有时可触及软组织条索及硬结。本病多见于长期屈颈位工作的人。

3. 治疗和预防

颈肌劳损综合征的治疗参见纤维织炎的治疗。

颈肌劳损综合征发病率高,以预防为主,贯彻防治结合的原则。①长期低头工作的人,避免在屈颈位连续作业,应有适当的工间休息,做颈肩部功能活动及自我按摩。②头颈部特别用力做某些技巧的运动员及工作人员,不宜长时间做单一动作训练。③枕高一般不超过12 cm。平卧时,枕头应枕住头及双肩上部;侧卧时,枕头应垫在肩与颈之间,使颈部得到有效支撑。④不要在潮湿的房间睡觉。

(十)斜方肌综合征

斜方肌综合征是颈肩背痛的一种常见原因,它是指由于各种原因,如外伤、受凉等引起的颈部斜方肌分布区酸胀痛、不适感、疲劳、活动受限,肩及肩胛骨内侧或其下角、棘突等多部位疼痛的一组症候群。它是全身各处纤维织炎的一部分。

本病病理学发现系肌筋膜的无菌性炎症、粘连,属于纤维织炎的范畴。

本病多发生在青壮年,低头作业的工人及伏案工作的干部发生率较高。病变范围较广,多发于单侧,有时也可累及双侧。病程长短不一,最长达 30 年。

中西医结合综合疗法对本病常能取得较好效果。具体方法见纤维织炎的治疗。

二、颈椎椎孔外颈神经受压性疾病

近几年对临床上像颈椎病又不像颈椎病的患者长期追踪随访,以及最近在解剖学上的重新研究,逐渐认识到,颈神经根及其臂丛的主要分支均可能由于周围软组织的压迫而产生疼痛和不适,并产生相应的临床症状。

(一)颈丛神经卡压症

颈肩痛是临床上十分常见的疾病,常常将其归于颈椎病、颈筋膜炎、颈项部肌肉劳损、肩周炎等,常给予的治疗方法为:颈丛封闭、松解治疗和手术减压等,症状获得显著缓解或消失。为此,作者通过临床与尸体解剖研究了颈丛的局部解剖,着重追踪了其行径和周围组织的关系。

1. 颈丛的解剖

颈丛由 $C_1 \sim C_4$ 神经根前支组成,除 C_1 神经根外,$C_2 \sim C_4$ 均分为上、下两支,C_1 和 C_2 上支合并后向颈前方行走,C_2 上支与 C_3 下支斜穿颈部筋膜组织,在相当于胸锁乳突肌后缘中点处稍上方分成 8 ~ 12 根分支。从 C_2、C_3 合干处发出枕小神经、耳大神经和颈前神经,从 C_3、C_4 合干处发出膈神经和粗大的锁骨上皮神经,锁骨上皮神经向前下行走 2 ~ 2.5 cm 后呈扇形分出锁骨上内侧、中间和外侧诸分支共 5 ~ 7 支(图 7-19)。

$C_1 \sim C_4$ 神经根部由颈深肌(头夹肌、颈夹肌、肩胛提肌及中斜角肌)的起始纤维包裹。锁骨上皮神经及 C_3、C_4 神经合干处有多个小淋巴结排列成串,位于神经旁。包绕神经的筋膜组织除脂肪外,还有白色的较有韧性的纵行纤维组织。C_2、C_3 和 C_3、C_4 的合干处在体表的投影相当于胸锁乳突肌后缘中点上、下方约 3 cm×1.5 cm 的范围内。

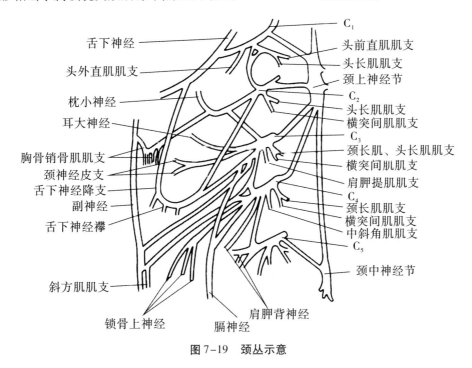

图 7-19　颈丛示意

中斜角肌、前斜角肌、头夹肌、颈夹肌、肩胛提肌的腱性起始纤维,交叉于颈神经根间,当其由于各种原因发生异常改变时,均可产生卡压颈丛神经的解剖基础。

2. 临床表现及诊断

①以颈肩部不适为主要症状。②以耳周、颈侧方感觉减退为主要体征。③排除颈椎病及其他颈部疾患。④颈部痛点局部封闭后,症状消失,感觉立即好转,甚至恢复正常。⑤X射线片显示:颈椎增生,椎间隙狭窄中多为 C_3、C_4 间隙狭窄。⑥可同时伴有胸腔出口综

合征。

3. 颈丛神经卡压症的治疗

(1)保守治疗　对来诊患者均于颈部压痛的最痛点做诊断性封闭治疗,其中 90% 的病例最痛点在胸锁乳突肌后缘与颈外静脉交界处后上方(图 7-20),个别患者最痛点在交界处下方 1~1.5 cm 处。用曲安奈德 2 mL 加 0.5% 布比卡因 2 mL 局部封闭后症状大多立即消失,颈肩部即感轻松,但约半数病例第 2 天症状重新出现,另一半病例 3~10 d 后症状逐渐出现,仅个别病例在数小时后症状重现,须连续封闭治疗。

每周 1 次,连续 4 次,并辅以颈椎牵引及神经营养药物,如维生素 B_1、维生素 B_6 及地巴唑等,经此治疗,半数以上症状完全消失或显著改善。

(2)手术治疗(图 7-21~图 7-25)　对合并胸廓出口综合征的患者,因手部症状较重,大多须手术治疗。术中切断前、中、小斜角肌,同时对 C_3、C_4 及 C_2、C_3 合干处做松解,并切开包绕神经的结缔组织;在 C_5 椎间孔水平或稍上方再切断部分前、中斜角肌的腱性部分。术后颈肩部疼痛和不适大多消失,颈部、耳周、锁骨区及肩外侧上方的针刺感觉也恢复正常。本术式切口较低,术中不能探查到神经根,因此对需显露上颈椎者,切口可向上延长。

(3)治疗评定　优:症状完全消失。良:残留部分症状,不影响工作。可:症状部分缓解,影响工作。差:症状未减轻或加重。接受非手术疗法治疗者的治疗结果优良率约为 65%,接受手术疗法治疗者的治疗结果优良率可高达 95% 以上。

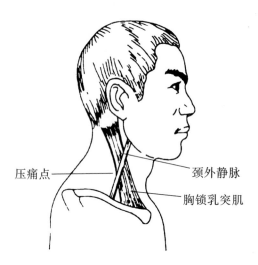

图 7-20　颈丛卡压的颈部封闭点在胸锁乳突肌与颈外静脉的交叉点略后方

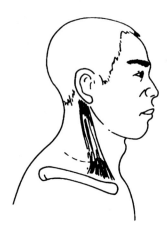

图 7-21　做颈部小切口

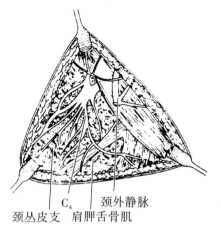

图 7-22　沿颈部神经皮支找到 C_3、C_4 神经根

颈丛皮支　肩胛舌骨肌
C_4　颈外静脉

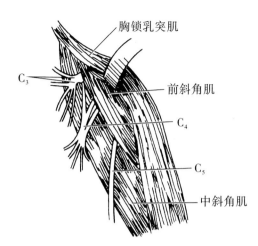

图 7-23　显露 C_3、C_4 神经根

胸锁乳突肌
C_3
前斜角肌
C_4
C_5
中斜角肌

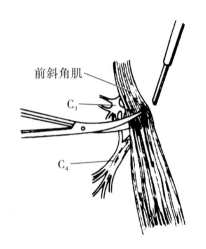

图 7-24　用电刀切断 C_3、C_4 周围的前、中斜角肌
　　　　起始及腱性组织

前斜角肌
C_3
C_4

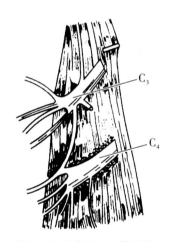

图 7-25　松解 C_3、C_4 神经根

C_3
C_4

4. 对颈丛神经卡压症的认识

临床上颈丛神经卡压症多数曾被当作颈椎病做过治疗,疗效不佳。这是因为压迫神经的病因不在椎管内,也不在椎间孔,而在出椎间孔后的神经根、神经干及其分支处,在颈部做颈丛的局部封闭能立即缓解症状,甚至可恢复正常,因此可判断症状来自软组织的压迫,而不是来自骨性或椎管内的压迫。

通过对腰背痛的解剖学基础分析,认为神经受压是腰背痛的主要原因;宣蛰仁(1981年)报道了软组织松解治疗腰背痛;陶甫(1982年)报道了腰神经后支受压对产生腰背痛的影响。所有这些均提示,腰神经后支在软组织中受压是产生腰背痛的基础。与腰背痛相似,颈肩痛与颈神经在软组织中受压也有密切的联系,而且颈椎活动度更大,活动更多,其受到卡压的机会更多。就治疗而言,局部封闭治疗大多能缓解症状。

C_2、C_3 和 C_3、C_4 形成的神经袢相距很近,仅 0.8 ~ 1 cm,周围有成串的淋巴结与之伴行,而 C_2 ~ C_4 的根部又在前、中斜角肌的纤维间行走,然后进入较坚韧的结缔组织中,因此这些周围组织的水肿、增生、纤维化以及颈部肌肉的创伤、痉挛均可刺激 C_2 ~ C_4 神经根及它们的合干部,使之受到创伤或慢性损伤,导致不适和疼痛。而口腔鼻咽部炎症引起的颈部淋巴结炎性肿大,以及其反复慢性感染造成的炎性变和纤维瘢痕化则更容易压迫刺激颈丛神经,产生颈部的疼痛和不适,并在压迫处出现显著的不适和疼痛。沿着颈丛的根部及其分支的行径仔细按压,均可发现有显著的疼痛或敏感部位,常见有枕小神经受累,沿着胸锁乳突肌后缘向上压痛明显;耳大神经受累则在从胸锁乳突肌后缘中点至耳郭后缘的连线上有显著压痛。以往这类患者常被认为有颈椎病、颈椎增生以及颈筋膜炎。

目前临床上有一些长期被诊断为颈椎病,并给以颈椎牵引的患者,其中60%的病例有一定的效果,牵引后症状减轻,30%无效,反而加重者仅10%;并认为牵引有效的原因可能是:牵引使颈部肌肉特别是前、中斜角肌在头部被托起时放松,缓解了症状。

颈丛神经受压是颈肩部疼痛的原因之一,且并不少见。如颈肩部疼痛伴颈前及外侧的感觉迟钝以及颈丛分支有压痛,或颈丛根部有压痛,应考虑有颈丛神经受压的可能。如叩顶试验(-)、霍夫曼征(-),痛点局部封闭后症状完全消失或显著减轻,则排除颈椎间孔或椎管内神经根受压症,颈丛神经根部或合干处的软组织卡压可能是主要病因。

本病一经诊断,应首先做保守治疗,因局部封闭治疗对部分患者有效,甚至能达到长期缓解。保守治疗无效者可考虑做手术治疗。如合并胸腔出口综合征,则可在手术中同时做 C_3、C_4 及 C_1、C_3 合干处的松解,并尽可能高地切断部分前、中斜角肌的腱性部分。

(二)臂丛神经综合征

本征系指臂丛神经因外伤或其他原因损伤而产生的肌肉麻痹和感觉障碍。本征根据神经损伤的部位和所损伤表现的特点分为 4 种:①臂丛上部综合征;②臂丛中部综合征;③臂丛下部综合征;④全臂丛麻痹综合征。本征常用的同义名为:臂丛综合征;臂丛神经痛;臂丛神经麻痹症;臂丛神经炎;上颈部臂丛神经根综合征。

1. 局部解剖

臂丛由 C_5 ~ C_8 神经前支及 T_1 神经前支组成。C_5 与 C_6 组成上干,C_7 独立延伸为中干,C_8、T_1 组成下干。下干位于小斜角肌的表面。各干分为前、后两股,每股平均长 1 cm,上干与中干前股组成外侧束,下干前股直接延伸为内侧束,3 个干的后股组成后侧束。各束在喙突水平分成上肢的主要神经,外侧束分为肌皮神经与正中神经外侧根;后侧束分为腋神经和桡神经;内侧束分为尺神经和正中神经内侧根(图 7-26)。

臂丛的分支:

(1)肩胛背神经 从 C_5 神经根外侧距椎间孔 5 ~ 8 mm 处分出,起始部常常和胸长神经的 C_5 共干。肩胛背神经受卡压可产生颈背部疼痛。

(2)胸长神经 从 C_5 ~ C_7 神经根外侧距椎 8 ~ 10 mm 处发出。胸长神经卡压可产生心前区、腋下部的不适或刺痛。

(3)肩胛上神经 是上干的分支,纤维来自 C_5,支配冈上、下肌。肩胛上神经经过肩胛上切迹,切迹上有肩胛横韧带,该处是肩胛上神经可能产生卡压的部位。肩胛上神经卡压可

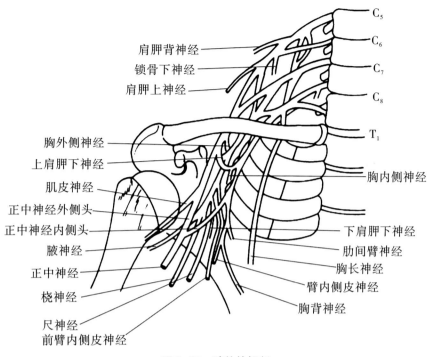

肩胛背神经

锁骨下神经

肩胛上神经

胸外侧神经

上肩胛下神经

肌皮神经

正中神经外侧头

正中神经内侧头

腋神经

正中神经

桡神经

尺神经

前臂内侧皮神经

C_5

C_6

C_7

C_8

T_1

胸内侧神经

下肩胛下神经

肋间臂神经

胸长神经

臂内侧皮神经

胸背神经

图 7-26 臂丛的解剖

产生肩背部酸痛、肩背部肌萎缩、肩外展和外旋无力。

（4）锁骨下肌支 从上干前股发出。胸腔出口综合征手术时应将其切断，使锁骨下肌萎缩，有利于肋锁间隙的增宽。

（5）胸前外侧神经 主要由 $C_5 \sim C_7$ 神经纤维组成，支配胸大肌锁骨部。

（6）胸前内侧神经 由 $C_7 \sim C_8$ 及 T_1 神经纤维组成，支配胸大肌的胸肋部。

（7）肩胛下神经上支 起于后侧束，支配肩胛下肌。

（8）胸背神经 起于后侧束，支配背阔肌。

（9）肩胛下神经下支 起于后侧束，支配肩胛下肌及大圆肌。

臂丛的终末支有：①腋神经；②桡神经；③肌皮神经；④正中神经；⑤尺神经；⑥臂内侧皮神经；⑦前臂内侧皮神经。

2.病因

病因以外伤最为多见。邻近组织病变、畸形刺激或压迫、臂丛新生物、系统性疾病、感染、中毒、医源性等均可引起臂丛神经损伤。当自上而下的外力猛烈地使肩部向下牵引时，常产生臂丛上干损伤（最多见）；而肩部猛力向上和向背部牵引，则产生臂丛下干损伤（少见）。若强烈外力使肩部和上肢同头颈部向反方向发生急剧强制性分离，则往往造成主臂丛损伤。由于颈 7（C_7）位于臂丛的中部，故中干的臂丛神经损伤极少见。

3.临床表现

臂丛神经综合征的临床表现详见表 7-1。

表 7-1　臂丛综合征临床表现

分类	臂丛上部综合征	臂丛中部综合征	臂丛下部综合征	全部臂丛麻痹综合征
神经受损部位	C_5,C_6神经或臂丛上干	C_7神经根或臂丛中干	C_6和T_1神经根或臂丛下干	整个臂丛(以上干或内侧束为主)
肌肉麻痹和萎缩	三角肌、肱二头肌、肱肌、肱桡肌、冈上肌、冈下肌、肩胛下肌、胸大肌、胸小肌、大圆肌	肱三头肌、伸腕和伸指诸肌(桡神经支配的肌肉)	手部小肌、屈腕和屈指诸肌(正中神经内侧头和尺神经支配的肌肉)	上臂、前臂、手和手指所有肌群
运动障碍	上肢下垂、上臂内收,不能外展外旋前臂内收伸直,不能旋前旋后或弯曲手与手指运动保存	前臂、腕和手的伸展动作丧失或困难	手和手指运动丧失,仅第一指节背伸	上肢各关节运动丧失,因斜方肌运动尚存,仅可轻微耸肩
感觉障碍	肩胛、上臂和前臂桡侧	前臂背侧面和手背桡侧	前臂内侧面和手的尺侧	除三角肌上部和上臂内侧以外,全部上肢感觉消失
深反射障碍	肱二头肌反射和桡骨膜反射减弱或消失	肱二头肌反射和桡骨膜反射减弱或消失	无	上肢腱反射全部减弱或消失
其他			Horner 综合征,手部营养障碍	Horner 综合征,上肢营养障碍

4.特殊检查

(1)肌电图　肌电图检查对本病诊断有定位意义,体感诱发电位(NAP)与头皮诱发电位(SEP)的测定对鉴别节前与节后损伤价值较大。

(2)脊髓造影及磁共振　对诊断臂丛撕裂有价值,可见对比剂经神经根剥脱部向硬脊膜外溢出。

5.诊断与鉴别诊断

对于臂丛部位所出现的病变或外伤,应考虑有产生本征的可能性。一般根据病史、体征、临床表现以及肌电图等即可做出明确诊断。但在诊断过程中要注意有无邻近组织(如骨骼、关节、肌肉、韧带和血管)的伴随损伤,以免误诊,同时应与胸廓出口综合征等疾病鉴别。后者主要以臂丛下干损伤为主,且伴随前臂内侧皮神经的损伤。

6.治疗与愈后

局部肿瘤、外伤(直接锐器伤)一经确诊损伤部位可早期手术。由钝器伤(牵拉伤等)所引起的臂丛损伤,尤其是不全损伤一般可按周围神经损伤治疗原则进行处理。采用神经肌肉营养药物、B 族维生素、地巴唑、ATP 等,也可辅以理疗、高压氧等。晚期的损伤,全臂丛神经损伤或者部分损伤已无法恢复者可考虑神经移位术及肌腱移位替代术。本征的愈后取决于病因及病损的程度。

(三)胸廓出口综合征

胸廓出口综合征是指臂丛和锁骨下动、静脉在胸廓出口部(颈根部)受压所引起的一组症候群。

1. 局部解剖

臂丛由颈5,6,7,8(C_5,C_6,C_7,C_8)的前支与胸1(T_1)神经的前支大部分组成。臂丛的5个神经根,先经椎动脉后侧及前后横突间肌之间向外侧,再于前、中斜角肌间隙穿出,然后相互组合成上、中、下3干,各干又分为前、后2股,其中下干绕过第1肋骨上缘向下、外至腋部。

2. 病因

(1)前斜角肌异常　因肌纤维组织炎或外伤致使前斜角肌或中斜角肌发生痉挛、挛缩、纤维化,使第1肋抬高而导致锁骨下动脉、臂丛神经受压(以下干受压最多见)。

(2)骨骼异常　包括颈肋、颈7(C_7)横突过长等先天性畸形。

(3)其他　如颈根部异常纤维束带、囊肿及先天性软组织解剖变异,以及肋锁间隙、胸小肌间隙狭窄等。

3. 临床表现

本征多发于20~40岁女性,主要表现为患侧上肢酸痛、不适、无力、怕冷、手部麻木。体检时可发现患肢肌力稍差,手尺侧特别是前臂内侧针刺痛觉明显改变,后期手部可发生骨间肌和小鱼际肌萎缩。

4. 特殊检查

(1)肩外展试验　病人取坐位,检查者扪及病人腕部桡动脉搏动后,慢慢使前臂旋后,外展90°~100°,屈肘90°,桡动脉搏动消失或减弱为阳性。此项检查阳性率很高,但存在一定的假阳性。

(2)斜角肌挤压试验　病人取坐位,两手放于膝上,使患者深吸气后屏住,仰头并转向患侧或健侧,桡动脉搏动减弱或消失为阳性。此检查阳性率很低,但常常有诊断价值。

(3)挺胸试验　病人取立位、挺胸、两臂后伸,如手麻木或疼痛,桡动脉搏动减弱或消失为阳性。表示臂丛和锁骨下动脉在挺胸时受压于第1肋和锁骨之间。

(4)疲劳试验　双臂上举90°,外展外旋位,令手指快速屈伸动作,病人于数秒钟内出现患侧前臂麻木,上臂可因疲劳而下垂,为阳性。

(5)锁骨上叩击试验　令病人头偏向健侧,用手指或叩诊锤叩击锁骨中外侧部如出现麻木感并向上肢内侧放射为阳性。

(6)肌电图检查　可表现为传导速度减慢。

(7)X射线检查　可发现有无颈肋、颈7横突过长及先天畸形。

5. 胸廓出口综合征的分型

胸廓出口综合征还存在上干受压型、全臂丛神经根干受压型、交感神经刺激型、锁骨下动静脉受压型、椎动脉受压型及假性心绞痛型等。这些类型都可同时存在头、颈背部痛和不适。

（1）上干受压型　即 C_5、C_6 神经根卡压型。

（2）全臂丛受压型　表现为上、中、下干均有受压的临床表现，大多数患者有颈肩部疼痛、不适和手麻痛，发病前 3 个月内可能有过病毒感染史，并表现为发热、全身疼痛，最后局限在患肢疼痛与不适。部分病人可能有外伤史，伤后逐渐出现上肢无力，整个上肢感觉减退。

（3）交感神经刺激型　交感神经纤维受压，除上肢酸痛外，还常有雷诺现象，表现为肢体苍白、发绀、怕冷，亦有病人表现为双手大量出汗。

（4）锁骨下动、静脉受压型　表现为肢体易疲劳、乏力，桡动脉搏动明显减弱，双手下垂时肢体充血，呈潮红色，甚至呈紫红色，少数患者可出现肢体水肿。

（5）椎动脉受压型　有椎动脉血供不足的症状，如偏头痛、头晕、眼涩、咽部异物感；可能同时存在颈丛卡压的症状，患者面部麻木，耳周皮肤感觉减退。

（6）假性心绞痛型　以心前区刺痛、左肩部不适为主要表现。目前已认识到，心前区刺痛是由于胸长神经受到刺激所致，特别是起源于 C_5 神经根的胸长神经支，常和肩胛背神经合干，一并穿过中斜角肌的起始部腱性纤维，特别容易受压。

6. 诊断与鉴别诊断

根据临床症状和体征，结合特殊检查做出诊断并不困难。本征应与下列疾病鉴别。

（1）颈椎病　多发生于 40 岁以上老年人，颈椎 X 射线片有典型表现。

（2）肘部尺管综合征　尺神经运动传导速度在肘部减慢，前臂及臂内侧感觉多为正常。

（3）运动神经元病　无感觉障碍，肌电图中出现巨大电位。

7. 治疗

（1）保守治疗　对早期胸廓出口综合征患者，可通过休息和适当的体位来治疗。即患者应避免重体力劳动，将双上肢交叉抱于胸前并略抬双肩的体位，有利于使臂丛神经处于放松位。对颈部不适显著者可给予颈部压痛明显点局部封闭。用醋酸曲安奈德 2 mL 加质量浓度为 5 g/L 布比卡因 2 mL 封闭痛点，每周 1 次，连续 4~6 次。同时可给予神经营养药物，如维生素 B_1、维生素 B_6 及甲巯咪唑（他巴唑）等药物。颈椎牵引对部分患者有较好的疗效，作者认为可能是在牵引体位时颈部肌肉放松，减轻了对臂丛神经的压力。

（2）手术治疗　手术指征：①患肢及颈部不适影响工作、生活，且患者亦有要求时，可予手术治疗。②患肢肌力下降，有肌肉萎缩，或上肢有运动障碍者。③手部感觉明显减退，针刺痛觉明显减退甚至丧失者。

手术方法：

◆前、中、小斜角肌切断术（图 7-27 ~ 图 7-33）：适用于无骨性压迫因素的全部胸廓出口综合征病人。将前、中、小斜角肌切断后，臂丛神经下方、上方及两侧的压力全部减弱，甚至消除。因此，各型胸廓出口综合征病人均可用这一手术方法，其也是治疗胸廓出口综合征用得最多的手术方法。做颈根部 7~8 cm 横切口，即可完成手术。斜角肌过分肥大时可将之部分切除。对伴有颈肩背痛，或 C_5 神经根受压的患者，应同时切断前、中斜角肌在 C_5、C_6 神经根旁的起点。

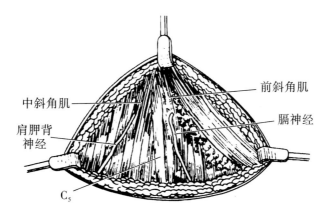

图 7-27　颈部横切口,7~8 cm 长(如行肩胛背神经松解术)

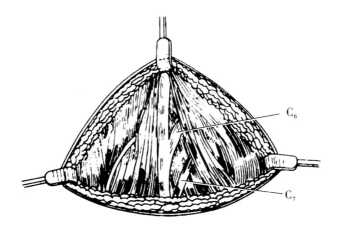

图 7-28　在上干内侧稍作分离即可见到 C₆ 和 C₇ 神经根

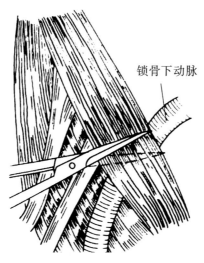

图 7-29　切断前斜角肌

如锁骨下动脉抬高,则在锁骨下动脉浅层切断

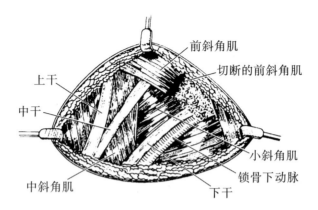

图 7-30 尽可能近止点切断前斜角肌

此时很容易解剖出 C_7 神经根,并可见到锁骨下动脉及下干

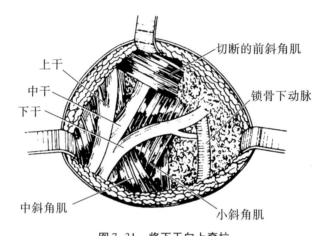

图 7-31 将下干向上牵拉

将锁骨下动脉向下牵拉,可见到小斜角肌的前缘,为腱性组织,十分坚挺

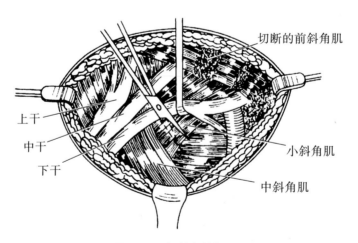

图 7-32 切断小斜角肌

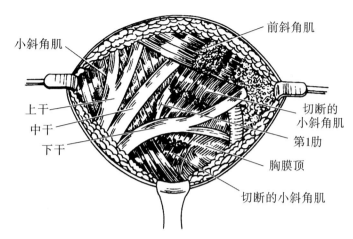

图 7-33 切断小斜角肌后下干松弛（完全松解）

◆颈肋切除术：在颈椎 X 射线片上有颈肋者，术中常常可见前、中、小斜角肌的止点或有部分止点附着其上，将前、中、小斜角肌切断后，切除颈肋。

◆第 7 颈椎横突切除术：如 X 射线片见第 7 颈椎横突长于第 1 胸椎横突，应将之切除部分。近年来作者发现，过长的第 7 颈椎横突导致胸廓出口综合征的原因是附着在横突后下方的腱性部分，特别是小斜角肌的肌起点随着横突的向外延伸而外移，从臂丛神经的后下方对臂丛神经产生压迫。骨性结构本身对神经并无影响，切断肌肉起点，游离第 7 颈椎横突即已消除了对神经的压迫。过长的第 7 颈椎横突本身并不直接压迫神经，而切除后难免要产生创面渗血，造成术后对神经根的刺激，因此，对术中未发现臂丛神经被过长的第 7 颈椎横突顶压时，可不予切除。

◆第 1 肋切除术：经颈部切除第 1 肋前，均应先切断前、中斜角肌的止点，然后才在骨膜下切除第 1 肋。因此，对无明显骨性压迫、无明显斜角肌异常和无异常束带压迫臂丛神经者可将第 1 肋骨切除。Roos 很早就开始经腋路切除第 1 肋治疗胸廓出口综合征，且该法（简称 Ross 法）至今仍在临床上应用。这是因为，切除了第 1 肋，前、中、小斜角肌均失去了止点，自下而上的对臂丛神经的压力完全解除，效果较好。经颈部横切口，亦可切除第 1 肋，但颈部的瘢痕常不易被女性病人接受。

手术并发症：①臂丛神经损伤，在做颈部切口切断中斜角肌时，须将臂丛神经拉向内侧，如用力不当，可能损伤臂丛神经上干，致术后肩外展、屈肘功能障碍。作者曾遇到 2 例，均经保守治疗 2 ~ 3 个月后治愈。②气胸：在切断下干下方的束带时很容易分破胸腔顶部胸膜，特别是切断 Stbson 筋膜时，更容易将皱叠的胸膜剪破。术中如发现胸膜剪破，应将之修补，并立即抽气，如漏气较多，或怀疑损伤脏层胸膜，应做胸腔引流。作者前后共遇 6 例，4 例做抽气治疗，2 例做胸腔引流，均完全恢复。③乳糜漏及淋巴积液：左侧胸廓出口综合征手术治疗有并发乳糜漏的可能，造成乳糜液聚集在伤口内。不一定要直接损伤胸导管，损伤开口于胸导管的小淋巴管也可能造成乳糜积液。作者曾遇到 2 例乳糜漏，1 例因误伤了胸导管，造成被切断的胸导管分支向伤口漏乳糜，做胸导管颈外静脉套叠吻合而愈，另 1 例因进入胸导管的淋巴管被切断后未结扎造成乳糜漏，结扎了该分支而愈。作者近 10 年还曾遇到 5 例伤口内有少量(5~8 mL)乳糜积液者,均经穿刺而愈。因颈部淋巴管丰富,切开颈外三角的脂肪垫时有很多淋巴管和淋巴结被切开,如结扎、烧灼不彻底,易造成淋巴液漏。④血肿:胸廓出口综合征术后如并发血肿,危害很大,是造成症状复发甚至加重的主要原因,因伤口内血肿总是包绕被解剖的神经根干部,一旦机化将对整个臂丛神经产生新的压迫,症状可能比术前还要严重。做颈部手术时,外科医师都很注意止血,但问题往往不在关闭伤口前,而在关闭伤口时,因外科医师在关闭伤口前均会一遍遍检查伤口的每个角落,仔细止血,但在关闭伤口时常常不那么细致。颈部血管丰富,缝针不小心穿透血管,特别是缝脂肪垫的最后几针时,里边刺破血管出血还不知道。因此,在缝合颈部脂肪垫时不要大块缝合,也不要缝得太密,要看清每一个进针和出针,应常规放置引流条。作者曾遇到2例术后伤口并发血肿的病人,虽做了及时处理,但术后后期症状几乎无明显改善。

手术结果:胸廓出口综合征的手术效果不很理想,优良率仅70%~80%,虽然绝大多数病人术后有不同程度的症状改善,但约40%的病人术后还需要不同程度地做一些辅助治疗,如理疗、局部封闭等,术前均应向患者讲清楚。术后几乎每个病人都立即感到患肢轻松舒适,肌力增大,感觉灵敏,但3~4 d后症状又重新出现,甚至较术前为重,而3~4周后症状又逐渐消失。因此,作者后来常规对术后的病人给予地塞米松10 mg静脉滴注7~10 d,后期症状复发明显减轻,时间亦缩短。手术时机应选择在病人症状最为严重、最难以忍受的时期,此时手术效果最佳。

(四)小儿胸廓出口综合征

小儿胸廓出口综合征患者临床较少见,临床多表现为一侧肢体不适、疼痛、力量差,仔细检查还可发现患肢较健侧肢体细小、感觉迟钝。主要应与轻度产瘫相鉴别,详细地询问病史、行电生理检查可以将两者区别开。小儿胸廓出口综合征(TOS)一旦确诊,应及早手术,否则可能影响患肢的发育。

1.小儿胸廓出口综合征的一般症状

以女性小儿多见,男女之比为1:30,年龄分布在4~9岁(幼儿)。大多由家长发现患儿发病,主要是患肢不适、无力及疼痛,常半夜啼哭,一夜仅能睡3~4 h。学龄儿童则主诉写字无力,连续写字超过30 min时,则感到上肢明显不适。

2.小儿胸廓出口综合征的体格检查

①在患儿合作的情况下进行体检,患肢均显得较对侧细小,但长度不会有大的差别。②70%的患儿整个上肢,包括上臂内侧,痛觉减退(一般用磨圆后的回形针检查感觉)。③30%的患儿针刺手部和前臂内侧痛觉减退。④全部患儿肩部呈外展状,屈肘和握拳力量均较对侧差。⑤颈椎X射线片均未见到异常。⑥按压锁骨上窝时桡动脉搏动均消失。

3.小儿胸廓出口综合征的手术方法

①大部分病例需行手术治疗,在全身麻醉下,肩下垫枕,头转向对侧。②术中可发现前、中斜角肌均较紧张、肥厚,在锁骨下动脉水平均予切断,对C_5、C_6神经根旁的前、中斜角肌起始纤维亦予部分切除。③术中见到全部患儿臂丛神经外膜均有不同程度的增生,其中1/3的病例在前、中斜角肌表面有白色、质地较韧的结缔组织,病理检查为增生的胶原组织和纤

维组织。④以疼痛为主的患孩在手术时可发现 $C_5 \sim T_1$ 神经根及上、中、下干均被增厚的结缔组织包裹,摸上去很硬,切开包绕的结缔组织后,其神经干质地较好。⑤90% 的病例术中均是下干或 C_8、T_1 神经根在跨越小斜角肌处有一明显的跨越弧,此处的小斜角肌均为腱性或腱膜性组织。⑥对双侧病例,可以在严重一侧获得疗效后再对另侧施术。⑦术后每日用地塞米松 5 mg 静脉滴注,并给予维生素 B_6、维生素 B_1 各 10 mg,每日 3 次口服。⑧术后应指导家长每日迫使患儿做患肢的上举、屈肘和抓玩具的训练,以及将健肢和身体缚在一起,做主要活动患侧上肢的游戏。

4. 小儿胸廓出口综合征分析

(1)病因分析　目前不少学者认为,前、中、小斜角肌是产生中年妇女胸廓出口综合征(TOS)的主要原因。而在儿童,这些肌肉都很娇嫩,是不是也可能压迫臂丛神经呢? 在手术中可以看到,绝大多数患儿的臂丛神经外膜有不同程度的增生,前、中斜角肌还存在一层白色结缔组织。这些可能与感染炎性变有关,因在颈后三角的脂肪垫中存在着大量的淋巴管和淋巴结,儿童难免发生上呼吸道感染和咽部感染,感染引起颈部的淋巴管与淋巴结炎,反复的炎症造成臂丛神经周围软组织的结缔组织增生,而炎症刺激又使前、中、小斜角肌痉挛,从而使臂丛神经受到挤压,产生疼痛不适和患肢无力。实质上,上呼吸道炎症是臂丛神经外膜及其周围结缔组织增生的原因,也是刺激前、中、小斜角肌痉挛的原因。

(2)诊断分析　经详细询问患儿的父母其孩子出生时的情况,包括体重、胎位、出生的先露部位、有无难产,特别是有无患肢在出生后即活动少,或有部分障碍,以后再逐渐好转的过程,以便和轻度产瘫,即臂丛神经轻度损伤相鉴别。在成人,TOS 的主要临床表现是颈肩部不适、手麻痛、患侧肢体无力,检查时可以发现手部及前臂内侧针刺感觉改变,肩、肘、手部肌力下降。小儿应该有如上相同表现,但孩子的诉述不清,可能只诉疼痛和不舒服,且只有在很合作的情况下才能做感觉和肌力的检查。特殊检查如肩外展试验(Wright 试验)、斜角肌挤压试验(Adson 试验)可能有助于诊断。但 Wright 试验和 Adson 试验的阳性(脉搏减弱)率分别为 30% 和 10%,而锁骨上按压试验的阳性率高达 90%。由于前臂内侧感觉改变、手细小,或整个上肢感觉改变、肌力减退,所以病变大多可能在臂丛水平,从而诊断 TOS。

(3)治疗　手术治疗是彻底解决病因的治疗方法,当然还必须包括术后的积极康复和患肢的力量训练,因为小儿在不断生长,臂丛神经一旦受压,将影响到患肢的生长和发育,及早地解除压迫是很重要的。患儿的患肢都有不同程度的变细,且其肌力可能下降,对此种病例应及早施术,否则,成人时再施术,必然影响疗效。

(4)总结　小儿 TOS 可能与感染及颈部炎症有关。炎症物质刺激前、中、小斜角肌,造成这些肌肉的痉挛及肌肉旁的结缔组织增生而压迫臂丛神经,因此,及早松解臂丛神经周围组织和术后积极的康复是十分重要的。

(五)前斜角肌综合征

本征系患肢的臂丛神经及血管在穿过前斜角肌与中、后斜角肌处受压而出现肩臂疼痛、感觉异常、肢体乏力、血管障碍的一组综合征。由于本征是 Naffziger 在 1938 年做了详细报道的,故又称 Naffziger 综合征,其实本征早在 1860 年即由 Willshire 提出。1927 年 Adson 在总结颈肋综合征中发现,某些单纯切除前斜角肌的病例,也取得了良好的效果,故本征亦称

Adson 综合征。

1. 解剖与病因

前斜角肌起于第 3~6 颈椎横突前结节,止于第 1 肋锁骨下动、静脉之间的前斜角肌结节。中斜角肌起于全部颈椎之横突,止于第 1 肋前面前斜角肌止点之后。它们的起点十分固定,但止点则常发生变异。臂丛神经即从前、中斜角肌间隙穿出下行。

斜角肌间隙的前壁为前斜角肌,但前斜角肌发生先天性变异,如止点后移或者原因不明的前斜角肌痉挛,均可引起斜角肌间隙的狭窄,从而压迫臂丛神经及血管。前斜角肌的异常,如其前下缘有过多的腱性组织结构,则其边缘亦可压迫臂丛神经及血管。

颈神经自椎间孔发出后,沿颈椎横突前侧斜向下行,故在每个颈椎横突的前侧,即前斜角肌起点的后侧均有神经根经过,此神经根易在前斜角肌与横突间受压。如第 7 颈椎横突形成颈肋,则更易压迫神经血管束。神经血管束在肋骨上缘经前、中斜角肌间向外下行走,二斜角肌抵止部较坚韧并缺乏弹性(图 7-34)。

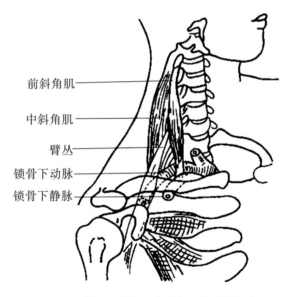

前斜角肌——
中斜角肌——
臂丛——
锁骨下动脉——
锁骨下静脉——

图 7-34　前及中斜角肌与神经血管束的解剖

前斜角肌综合征按其神经受压部位,可分为上型与下型两类。上型即颈神经根自椎间孔发出后,经椎体横突前侧与前斜角肌后侧,由于肌肉肥厚、痉挛、高位第 1 肋骨或臂丛位置偏后,均可压迫神经根(图 7-35)。下型即第 7 颈椎横突肥大或颈肋引起,神经血管束在第 1 肋上缘活动范围减小,易招致受压(图 7-36)。

2. 临床表现与诊断

本病多见于 20~40 岁的女性,无明显外伤,多为单侧,少数为双侧。上肢疼痛多为持续性,而以夜间为重,患者醒后活动上肢可使症状减轻。主要表现为自肩部向上肢和手尺侧放射的疼痛和麻木感,严重时可能出现尺神经支配的手内在肌无力及萎缩。向下、外牵拉肩部,可使症状加重;反之,托住肘部,让肩部被动向上,可使疼痛缓解。动脉受压时,臂或手部有疲劳沉重感、发冷及肌力减弱,活动及受凉时加重,还可因神经缺血而出现缺血性神经痛。静脉受压时则有远侧肢体水肿、发绀、发冷等一系列回流障碍现象。

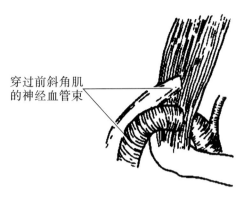

穿过前斜角肌的神经血管束

图 7-35 神经血管束穿过肌腹

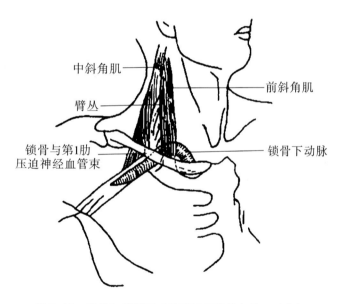

中斜角肌

前斜角肌

臂丛

锁骨与第1肋压迫神经血管束

锁骨下动脉

图 7-36 臂丛与锁骨下动脉受压于锁骨与第 1 肋之间

检查:患侧肢体远侧水肿、发绀,手部发凉,感觉丧失,最常出现于手及指的尺神经支配区,同时还有肌力减弱和肌肉萎缩,脉搏微弱以及在锁骨上、下窝可听到血管杂音等表现。斜角肌挤压试验时,检查者扪摸桡动脉脉搏,让病人深吸气,头后伸并将下颌转向患侧,若脉搏减弱或消失为阳性,提示有颈肋或前斜角肌压迫锁骨下动脉。

X 射线上胸部正位片及颈椎正、侧位片可示有无颈肋、颈横突过长、锁骨或第 1 肋畸形等。

肌电图检查可有肌肉失神经支配、神经传导速度减慢等。

本征主要应与胸廓出口综合征相鉴别,鉴别诊断可参见胸廓出口综合征。另外,应与肋锁综合征相鉴别,后者挺胸试验和锁骨上叩击试验阳性。X射线平片检查多数有阳性发现。

3.治疗

(1)以对症治疗为主　可采用三角巾悬吊上肢使上肢休息,从而减轻临床症状。注意体位姿势,尽量减少外展动作,避免提取重物,加强颈部的肌力锻炼,理疗,口服非甾体类消炎止痛药。对前斜角肌症状明显、局部有压痛者,可用醋酸泼尼松和利多卡因做局部封闭,常可奏效。

(2)手术治疗　对于一部分症状严重,影响工作与生活而非手术治疗无效者可行手术治疗。可行斜角肌切断,充分解除神经压迫,一般即可得到根治。术中应注意避免损伤重要组织,如膈神经、锁骨下动脉、臂丛神经及胸膜。术后创口彻底冲洗,充分止血,深部放置引流条(24~48 h拔除)。只缝合颈阔肌、皮下组织与皮肤即可。

三、背部肌损伤

(一)肩胛背部肌、筋膜组织损伤

肩胛背部软组织有直接损伤和慢性劳损,临床上以后者居多。

1.病理

本病为肩胛背部的肌肉、筋膜及肩胛骨周围起止的肌腱韧带性组织结构的损伤。常见的外伤有超负荷负重(应力性损伤)、压伤、挫伤等,病人有时能提出外伤原因,有时并不能提出外伤原因。

无论外伤或应力性损伤均将导致炎性反应,在损伤性炎性反应过程中,致痛化学介质的释出,刺激伤害感受器,并导致以疼痛为主要表现的临床症状。疼痛的自我保护性反应是肌痉挛,肌痉挛又可产生应力性损伤,加重损伤性炎性反应,这样就形成了以疼痛为主要环节的恶性循环,临床出现疼痛症状加重、疼痛范围扩大的情况。

另外,疼痛可反馈性地激发交感神经兴奋而出现一系列交感神经活动异常的症状,如血管运动功能失常、出汗、竖毛等,并加剧疼痛症状。病人还因除疼痛以外的许多交感神经异常活动出现的症状而忧虑重重,逐渐产生心理和精神方面的症状,增加了治疗的复杂性。

肩胛背部软组织的劳损之所以多发,还与这一部位的疲劳不易恢复,易因寒冷、潮湿等外因使疲劳的肌肉遭病损等因素有关。

2.临床表现

本病的特点是疼痛,疼痛有固定的解剖定位点,与致伤时的体位密切相关。临床常见肩胛骨向上提高的肌群的劳损,其次是肩胛骨的外展肌群的劳损,且又常与肩关节周围肌起止点的劳损相关。

疼痛、疼痛点与活动、负荷的增加又是密切相关的,以致在检查时,检查者施加对抗力量时,疼痛点处的疼痛综合征的临床表现多种多样,其症状常不严重,故常被忽视而延误治疗。因无特异体征,故目前尚未单独研究和讨论。

（二）急性腰背部扭伤

急性腰背部扭伤在民间俗称"闪腰"，在临床上较为多见，尤其是体力劳动者；偶然参加运动或劳动而事先又未做体力活动准备者发生尤多，此种情况则多见于常年办公室工作者。

本病的发生率根据各医院的收治范围不同相差较大，占骨科门诊病例的 5% ~20%。但近年来由于劳动条件的不断改善，其发生率已明显降低。急性腰背部扭伤病人男性较女性多见，年龄以青壮年为多，年幼及年老病人均较少。本病病人虽可见于各行各业，但 60% 以上为重体力劳动者及运动员等活动量较大的人，偶然干重活的脑力劳动者亦易发生。本病病变的范围包括下背部至骶髂部的肌筋膜组织，即胸腰段及腰骶部两个解剖区。但在临床上由于其表现及治疗原则基本相似，故现将其一并阐述。

1. 急性腰背部扭伤的致伤机制

（1）发病机制 脊柱为承重的支柱结构。在胸椎有肋骨与胸骨所构成的胸廓在其两侧及前方起保护作用，因此胸椎不易发生扭伤。而在腰椎，由于无其他骨骼支架支撑，前方为松弛的腹腔，因此腰椎的稳定性主要依靠韧带与肌肉维持。假如肩负重物时，由于路滑、跳跃或跨沟等突发因素使身体失去平衡，则沉重物体通过脊柱的杠杆作用产生强大的拉力或压力，使腰椎所附着的韧带、筋膜、肌肉、关节囊遭受损伤。通常是在韧带、筋膜附着骨骼处引起撕裂伤，此时大部或一部分纤维断裂、局部有出血、水肿及渗出等病理改变。

另一方面，从生物力学的观点观察，腰背部的任何活动均受力学关系的制约与协调，在保持腰背部内、外平衡的同时完成各种动作。例如，在提携重物时，如果物体的重量、提物方式及用力程序均相适应，则易于完成；反之，物体重量或体积过大、提物时距中线过远、未采用膝关节先屈曲的方式等，则不仅增加了胸腰段及腰椎的负荷，且椎旁肌组织也易扭伤。

（2）临床上常见的具体原因

◆无准备活动：无论是体力劳动或各项竞技活动，如果在正式开始前能对脊柱及四肢进行由慢到快、由小幅度到大幅度的准备活动，则不易发生损伤（包括腰背部扭伤）。反之，在无准备活动情况下突然开始加重脊柱负载量，则甚易引起扭伤及韧带撕裂，严重者甚至可发生骨折（以横突骨折多见），特别是在平日无暇体力劳动及体育锻炼者。

◆姿势不当：各项运动均有其十分科学的训练程序，教练及运动员均应重视并按程序操作，从而可大大降低腰部损伤的发生率。但在日常劳动中，尤其是在平日难得有机会进行重体力劳动的家庭妇女或脑力劳动者，当遇到一较重物体需搬动时，往往不习惯按先将身体向前靠拢、屈膝、屈髋，再双手持物，并在抬起（举）的同时使膝及髋关节逐渐伸直这一正常步骤，以致用力不当，将腰背部扭伤（图 7-37，图 7-38）。

◆劳动方式不当：除由于不同劳动条件所造成的被迫劳动体位而难以纠正外，某些劳动者不能自行掌握正确的劳动方式，例如操纵接送病人的推车时，如果不是采用"推"而是采用"拉"的方式，则由于椎旁纵向肌群用力较大而易引起腰背部扭伤（图 7-39）。诸如此类的动作，在日常生活及工作中十分多见。

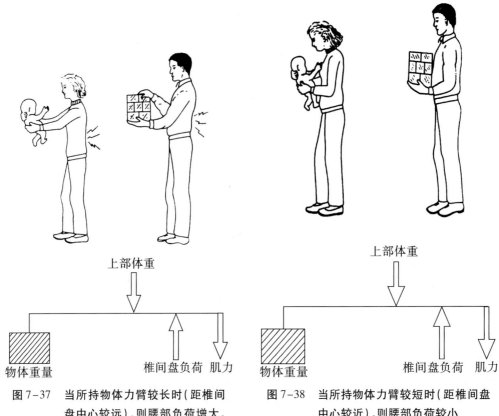

图 7-37 当所持物体力臂较长时(距椎间盘中心较远),则腰部负荷增大,易劳伤

图 7-38 当所持物体力臂较短时(距椎间盘中心较近),则腰部负荷较小

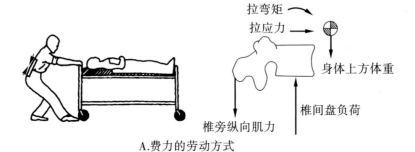

A.费力的劳动方式

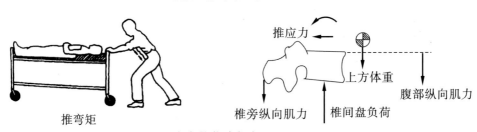

B.省力的劳动方式

图 7-39 费力和省力的劳动方式

◆相互配合不当:两人以上共同参加的劳动或体育运动项目比赛中,如其中一方动作不协调,则由于重力的偏移而易引起另一人的腰背部扭伤或其他部位损伤。尤其是在精神和体力准备不足的情况下更易发生。

◆其他原因:包括自高处跌下、平地滑倒、交通意外或生活意外等,均可引起腰背部扭伤。

2.急性腰背部扭伤的病理解剖特点

(1)在腰背部扭伤时其病理解剖及病理生理变化亦悬殊较大　从腰背部扭伤的观点来看,一般依据伤后对胸腰段或腰部的稳定性有无影响而将其分为两种类型。①稳定性损伤:指单纯性腰背部肌肉及肌筋膜韧带等组织附着处的撕裂性损伤。②不稳定性损伤:指腰椎骨骼本身或主要韧带损伤,以致使腰部的稳定性遭受破坏。

(2)单纯的腰背肌筋膜及肌肉本身的扭伤　或称之为肌筋膜撕裂伤,腰背部肌肉在脊柱诸节段中属最为强大的肌群,除侧方的肌群外,骶棘肌最易受累而引起损伤。其好发部位以下方的骶骨附着点处最为常见,约占50%以上,其次为棘突旁或横突上的腱膜附着处,而位于肌腹中部的撕裂则较为少见。扭伤局部早期呈现充血、水肿、渗出增加,且多伴有小血管支的断裂,以致在损伤处出现小的出血点或血肿。由于此种改变造成正常组织内的缺血及缺氧,继而可招致小血管的扩张及血流减缓、代谢产物堆积,尤其是酸性代谢产物的增加,将进一步加重局部缺氧、血管扩张以及后期增生性反应的病理生理过程,渐而局部血肿机化,大量成纤维细胞浸入而形成瘢痕组织。此时如腰部制动确实,则所形成瘢痕组织按创伤的正常愈合方式演变,可获得近似正常功能状态的修复。反之,局部未行固定或损伤面积较大时,则易出现愈合不良,以致造成慢性腰痛等后遗症的病理解剖基础。

在肌肉或腱膜处损伤的同时,由于创伤的代谢产物对周围末梢神经的刺激,可使局部肌肉处于痉挛状态。此时,因肌纤维不停地舒缩,以致代谢产物更为堆积,加之静脉血流受阻,瘀血增加,从而加剧了上述病理过程。

在病变后期,除瘢痕组织形成、收缩或软化外,筋膜多显示增厚,以致末梢神经支易被卡压。如损伤位于肌组织内,则可出现程度不等的横纹肌变性及肌纤维上的横纹减少或消失。

在正常情况下,肌肉组织的愈合过程为3~4周,韧带腱膜等的愈合则需6周。因此,在治疗方法选择及制动时间掌握上,应以此为准。

3.急性腰背部扭伤的临床表现

(1)被迫体位　最为多见,且程度轻重不一,其中严重者可卧床不起。一般腰背部扭伤的病例虽可起床下地活动,但由于患侧肌纤维痉挛而使患者胸腰段及腰椎前凸消失,并呈现向患侧屈曲的被迫体位。这实际上是机体的防御性反射,以保护患侧肌群免受拉应力的继续作用。

(2)疼痛　由于大多为突然损伤,因此患者自觉局部疼痛多十分剧烈,并随着局部活动、振动而加剧,平卧后则可减轻。其痛点均较固定,并与肌肉撕裂的部位相一致,以髂后上棘及胸腰段棘突旁为多见,亦可见于椎旁横突处。压痛点明显、局限,有时可从此痛点向大腿后部放射,并随腹压增加而加剧。传导叩痛多为阴性,并与下肢抬举(卧床检查时)无明显关系。局部封闭后疼痛可缓解。

（3）活动受限　腰背部活动因可使损伤组织的拉应力增加导致疼痛加剧而明显受限，尤其以向健侧的侧弯、旋转及前屈为甚。向患侧弯曲时，由于可使损伤组织放松，故仍可做小范围活动。

（4）肌肉痉挛　受损肌肉由于疼痛及其他各种病理因素而发生反射性地痉挛，用手触摸呈条索状，一般均较明显。处于痉挛状态下的肌肉，由于肌肉纤维频繁地收缩而使其代谢产物增加，从而可使疼痛加剧，并再度促使肌肉痉挛，以致形成恶性循环，所以应设法将其阻断。

（5）其他　除注意各阳性体征与症状外，因本病易与腰椎间盘突出症等相混淆，因此尚应注意本症不易出现的阴性体征，如屈颈试验、下肢直腿抬高试验、下肢生理反射异常等，均应进行检查。

4. 急性腰背部扭伤的诊断与鉴别诊断

（1）诊断　①外伤史：腰背肌扭伤当然应该具备"外伤史"这一基本条件。但除了明显的外伤易被病人注意外，某些轻微外伤，例如床上翻转时的用力不当、由坐位或蹲位站立起来时用力过猛或自高处取物时姿势平衡失调等，则易被忽视或遗忘，因此应注意询问。②临床表现：包括前述的被迫体位、疼痛、压痛、活动受限及腰背肌痉挛等，均应认真检查，并加以判定。③封闭试验：取质量浓度为 5 ～ 10 g/L 普鲁卡因 10 ～ 20 mL 对痛点进行封闭。注射后局部疼痛（包括大腿后方的放射痛）立即明显减轻或消失者，谓之阳性；无明显改变者属于阴性。这不仅可用于对腰背部扭伤的诊断，也是与腰椎间盘突出症鉴别的要点之一。腰椎间盘突出症所引起的下肢放射痛系沿坐骨神经放射，经封闭后多无改变。而在腰背肌扭伤者，有部分病例亦可出现类似的下肢放射痛，但属反射性，范围较小，无坐骨神经受牵拉的体征，且经封闭后即消失。④影像学检查：X 射线平片上主要显示下胸及腰椎生理前凸消失及侧弯征，一般不伴有其他改变。MR 检查可显示肌组受损范围及程度，可酌情选用。CT 检查仅用于伴有骨关节损伤者。

（2）鉴别诊断　本病主要应与腰椎间盘突出症相鉴别，此外，本病尚应注意与胸腰部韧带断裂、横突骨折或其他损伤等进行鉴别。其要点见表 7-2。

表 7-2　腰背肌扭伤与腰椎间盘突出症鉴别诊断

鉴别要点	腰背肌扭伤	腰椎间盘突出症
外伤史	明确	可有或无明显外伤史
压痛点	固定、明显	不固定，椎旁处较多
屈颈试验	阴性	阳性
直腿抬高试验	阴性或弱阳性	阳性
腰背肌痉挛	有	多无
痛点封闭	有效	多无效
传导叩痛	多无	明显

5. 急性腰背部扭伤的治疗

（1）腰背部制动　局部制动是任何创伤组织修复的基本条件。腰背部肌腹或附着点处的撕裂范围一般较大，因此更需要局部制动，以有利于损伤组织获得正常愈合。否则，过多的活动不仅延长病程，且易转入慢性腰痛（腰部慢性纤维织炎）而使治疗复杂化。

对严重损伤者，应嘱其绝对卧床休息 2～3 周，原则上不应少于 7～10 d，而后行石膏腰围（下背部扭伤时石膏范围应上移）固定 3～4 周，并在不增加患侧拉力情况下适当活动。中度扭伤者除可采用卧床休息外亦可选用石膏制动的方式，这对需坚持工作而难以卧床休息的病人更容易接受。石膏固定一般持续 3～4 周。

对病情较轻者，休息数天后，再带一般腰围、胸背支架或简易腰围起床活动即可。

手法推拿及各种促使腰部活动的疗法，对早期及损伤严重者不适用，以免延长病程或转入慢性。

（2）活血化瘀　各种促进局部血循环及清除创伤代谢产物瘀积的疗法均有一定疗效。①理疗：可根据病情选用超声波、高频电疗、离子透入、电动按摩及红外线照射等。②药物：可口服复方丹参片、云南白药、活络丹、三七粉及红花等，亦可选用各种药物外敷，包括各种跌打损伤膏药、坎离砂（风寒砂）及药酒等，上述诸药均具有一定作用。③针灸：以灸阿是穴方便易行，且有一定疗效。此外，尚可选用肾俞、殷门、承山、足三里及合谷等穴位。④局部按摩：以轻手法为宜，用重手法可加重损伤，不宜选用。此种疗法主要用于后期病例。⑤硬膜外药物注射：在腰骶段硬膜外注入少量皮质激素和适量麻醉药可改善受损局部肌肉组织的痉挛状态，有利于改善血循环。但实施时应注意安全，原则上由麻醉师操作。对椎管内有病变者，不宜采用。

（3）封闭疗法　对急性扭伤时，疼痛剧烈伴有肌肉痉挛者，可采用 0.5% 普鲁卡因 20 mL 在痛点处行封闭。其深度视个体胖瘦、压痛点深浅及解剖特点而定，切勿过深，并按常规在推药前先行回抽，证明无血液回流时方可注射。每间隔 1～2 d 封闭一次，4～5 次为一疗程。一般无须另加其他药物。

（4）康复期功能锻炼　3～4 周后损伤处即逐渐愈合，可开始腰背肌功能锻炼，以求及早恢复肌力。早期锻炼不宜过多，先从静止状态下肌肉自主收缩开始，无明显疼痛后再增加活动量。

（5）对症处理　视病情需要可给予止痛、镇静及安眠药物等治疗。

6. 急性腰背部扭伤的预后

经正规治疗者，95% 以上可完全愈合而不遗留有任何后遗症，治疗不当时，则易转为慢性劳损性腰背痛，主要是由于撕裂伤处愈合不良、瘢痕过多及肌肉松弛等因素引起。

7. 急性腰背部扭伤的预防

在此种损伤病例中，约 50% 以上可以通过预防而避免发生，主要措施如下。

（1）劳动前的准备工作　不仅是不经常进行体力劳动者，即使是天天从事体力劳动的工人，也应在正式劳动开始前适当活动腰背部，以减少意外的发生；对偶然参加体力劳动或剧烈运动者更应如此。

（2）掌握体育训练（锻炼）中的要领　任何一项运动项目均有其十分科学、合乎解剖生理要求的训练要领,并已经过实践反复修改,证明既可提高竞技能力,又可预防运动伤,包括剧烈运动前的准备工作,因此必须遵循该要领进行训练,切勿因自行其是而引起损伤。

（3）动作要量力而行　对各项劳动与运动,每人均应根据个人的体能量力而行,切勿勉强。以防因发生意外而得不偿失。

（4）腰部保护　对腰背部肌力较弱或活动强度较大的活动,应预先用宽腰带将腰背部保护起来,以增加腰背部肌力,正如举重运动员或摔跤者所戴的宽条状护腰一样。

（三）慢性劳损性腰背痛

慢性劳损性腰背痛又名慢性腰背肌劳损,是临床上常见的疾患之一。从症状上观察,它与胸背或腰骶部纤维组织炎完全相似,尽管其发生机制属另一原因,更多见于潮湿、寒冷条件下的工作者,临床上不依据病史上的特点,常常难以区分,对无法分别者,可统称之为"腰肌劳损"。

"劳损"一词,系指无明显外伤引起的腰背部疼痛,既往多称为"过劳"。发生在腰部的劳损称为腰劳损;发生在背部者,则称为背部劳损;两者情况同时存在者,则称为腰背部劳损,因其发生是逐渐地形成,所以又有慢性腰背部劳损之称。

1.慢性劳损性腰背痛的致伤机制

其致伤机制主要是由于急性腰背部扭伤的后遗症及累积性慢性损伤所致,但如加上气温低及潮湿等因素,则更易发生。

（1）急性腰背部扭伤后遗症　急性扭伤十分多见。经过治疗后,95%患者可痊愈。但是如果早期治疗失误,未获得满意的制动与固定,则由于受损的腰背肌仍处于被牵拉状态,或是由于腰背部的频繁活动影响了组织的正常愈合,或由于重手法推拿等操作,使刚刚愈合的纤维组织又被拉开等,均可造成这一不良后果。另一方面,在严重的腰背肌撕裂伤,即使早期得到合理的治疗,也有可能出现这种后遗症,这主要是由于愈合后遗留的大面积瘢痕组织使脊柱的正常活动与对负荷的承受力较正常组织为差,以致易被牵拉而松弛、变性及局部缺血,并可形成恶性循环。因此,对此类病例,在治疗上要特别小心。事实上,韧带、筋膜及肌肉的起、止端处血管少,血液供应差,一旦发生损伤,则修补愈合慢。加之脊柱经常活动能干扰愈合的过程,纵然创伤获得愈合,由于瘢痕组织结构的愈合不够牢固,一旦脊柱活动或承受重物失去平衡,则因脊柱的杠杆作用而易在原创伤处再次发生创伤,结果是腰部疼痛的复发。

此外,还有另外两种损伤方式可引起局部腰背痛:一是关节囊损伤,使关节囊滑膜组织在脊柱活动过程中嵌顿在小关节之间,以致引起腰背痛;另一损伤方式是创伤时由于皮下深筋膜有部分性纵行撕裂伤,以致皮下脂肪组织被挤压于裂隙处而引起脂肪组织疝,出现程度不同的腰痛。

（2）累积性慢性损伤　尚不足以引起肌肉、韧带撕裂的外伤,或使腰背肌长期处于高张力状态下的被迫体位,以汽车司机、翻砂工及坑道作业工等为多见,可引起该处肌组织及其附着点处的过度牵拉,以致出现断裂前状态。此时局部出现反应性炎症,包括局部缺血、充血、缺氧及渗出增加等,继而引起局部组织变性。反复不断的慢性劳损可使这一过程日益加重并易形成。

（3）附加因素　气温过低或湿度太大可促进上述病理过程的发展,其他诸如内分泌紊乱（以女性更年期为多见）、重病及严重外伤后等,均易诱发本病,其中尤以前者为多见。事实上,腰部遭受寒冷、潮湿、风吹甚至季节气候的变化,均易发生腰痛,这是临床上常见的事实。寒冷之所以能促使腰背痛的发生,其原因有二:一是寒冷能使痛阈降低,使对疼痛敏感,则韧带损伤时的一般疼痛在此时变为显著的腰背痛或剧烈疼痛;二是寒冷本身就是一种刺激,寒冷可使腰背肌收缩,长期的肌肉收缩则产生较多的代谢产物（乳酸等）,后者对肌肉亦是一种刺激。由于刺激逐渐加大,使肌肉痉挛,如此反复影响,则形成一个恶性循环。再者,寒冷使血管收缩,不利于代谢废物的排出,更不利于肌肉的营养供应,继而促使肌纤维的变性。总之,痛阈降低、血管与肌肉痉挛、代谢产物的积累、肌纤维的变性都促使腰背部劳损的发生或使其疼痛加重。

潮湿与腰背部劳损的产生并无明显关系,但是腰背部劳损一旦发生,则对腰背痛有间接作用。因为在气候炎热时,潮湿对腰背痛并无任何影响;而遇寒冷时,潮湿则往往使腰背痛加重。这是由于潮湿时的传热力为不潮湿时的数倍,因此,潮湿时人的机体易感受寒冷的侵袭,并使寒冷的作用加大,以致在寒冷条件下,潮湿使腰背痛加剧。

2.慢性劳损性腰背痛的临床表现

（1）腰背部疼痛　疼痛症状可以很轻,也可以很重,或是呈交替状表现为时轻时重。在平时多为隐痛、胀痛或酸痛,部分患者的腰背痛伴有沉重感,亦可有腰断裂样痛。通常腰背痛呈间歇性,如病情严重,则变为持续性。在白天工作时间腰背痛大多减轻;晚间休息时间腰背痛反而加重。春秋季节与腰背痛没有明确的关系,但是部分患者在遇到阴雨天或是天气转凉,以及春秋更换季节时,腰背痛往往加重或复发。

（2）局部压痛　检查时,可嘱患者俯卧于床上,使腰背部肌肉放松,从轻轻按压开始,如压痛不明显,则向深处按压。此时应密切注意患者面部表情、身体是否移动。一般情况下,在腰背部可找到一个或几个明显压痛点,多在肌肉、韧带、筋膜的附着处。如无明显压痛点时,可在患者腹部下面放置一枕头,令腰变平坦,在此体位再次检查,则腰部痛点比较容易找到。应注意按压的方向,要与上下左右按压对比,亦可在痛处用美蓝液做标记,作为痛点封闭注射的定位。在一般情况下,局部压痛点就是病变所在部位,压痛点数目及患者的移动情况往往是腰背痛严重性的表现。

韧带、筋膜及肌肉的压痛点多在腰部菱形痛点敏感区。腰背痛点的分布,按其发生率的顺序排列为:以腰骶肌的中部边缘（即第3腰椎横突尖处）最为多见,其余依次为腰骶棘突间及其上方、髂嵴的后1/4处、第3腰椎棘突上下方、第12胸椎棘突处、第7胸椎棘突上下及第4胸椎棘突处。髂嵴后部的痛区往往局限于一小段,其他部位的痛点多局限于一点。痛点可以有2～3处,亦可先后依次出现（图7-40）。

（3）放射痛　不同的压痛点可产生不同部位的放射痛,反过来可根据不同部位的放射痛来寻找韧带劳损的病灶所在处。有时还可利用压痛点,做腰背部劳损与椎间盘突出症的鉴别诊断。第3腰椎横突尖处压痛点的放射痛,多为半侧腰部范围;第5腰椎棘突上下的压痛点,其放射范围是沿髂嵴的腰部;髂后上棘上方的压痛点是向臀部及大腿外侧放射;髂后上棘的内下方的压痛点是向大腿后方放射;髂嵴顶端的压痛点是向腹股沟处放射;胸椎棘突处的压痛点是向周围放射。

（4）点状压痛及皮下结节　患者多能用手指明确指出其痛点（一点或数点）。压之除有局部疼痛外，尚可沿该痛点处所分布的神经纤维末梢向上传导，反射性地出现该处邻近部位的痛感。在皮肤较薄者，尚可在痛点处深部触及结节样硬块，大小多在 5 mm×5 mm 以下，有时亦可触及直径 1 cm 左右的脂肪瘤样结节（多伴有放射痛）。

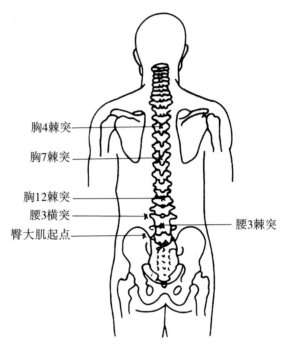

胸4棘突
胸7棘突
胸12棘突
腰3横突
臀大肌起点
腰3棘突

图 7-40　腰背痛患者常见的压痛点

（5）肌肉痉挛　肌肉痉挛为肌肉的半收缩状态，多见于急性腰部扭伤或严重的腰部劳损。通常是一侧骶棘肌痉挛，肌肉因收缩而显得隆起，比健侧腰肌高，按压之有实硬感。由于患侧腰肌收缩，骨盆可以倾斜，腰部显得僵硬不利于弯腰，起床和卧于床上比较吃力。肌肉痉挛应视为腰部韧带劳损病灶的一种反应，患者无法自控；如腰肌痉挛存在，应细心检查寻找韧带劳损病灶。热敷、按摩能解除或减轻腰肌痉挛，使患者有舒适感。

（6）其他　包括腰背痛的其他一般症状，其中以腰背部僵硬及活动受限等多见。

3.慢性劳损性腰背痛的诊断与鉴别诊断

（1）诊断　①病史：除以往有腰背部外伤史外，多具有职业特点，可详细询问有无长时间使腰骶部处于屈曲状态的工作情况及其持续时间等。②实验室检查：红细胞沉降率及抗链球菌溶血素"O"等均在正常范围以内，此点可与风湿性关节炎患者相区别。③X 射线平片：多无阳性所见。

（2）鉴别诊断　主要与表 7-3 所列各种疾患相鉴别。

表 7-3　慢性劳损性腰背痛的鉴别诊断

鉴别要点	慢性劳损性腰背痛	纤维织炎	退变性脊柱炎	腰椎间盘突出症
年龄	青壮年	各年龄组均可发病	老年	青壮年
病史	过度疲劳,损伤	风寒、潮湿病史	逐渐起病,发展较慢	突然发病,可有
疼痛特点	范围局限,疼痛轻,活动后加剧	疼痛范围较广泛,钝痛	晨起疼痛重,活动后减轻,无固定压痛	剧烈,沿坐骨神经放射痛
活动范围	轻度受限	受限	稍许受限	明显受限
其他		血沉快	X 射线片显示腰椎广泛性退变	直 腿 抬 高 试 验阳性

4.慢性劳损性腰背痛的治疗

本病的治疗与腰骶部纤维织炎基本相似。

(1)消除病因　除了在劳动中注意腰背部体位、避免使腰背肌处于高张力状态的前屈位外,尚应注意劳动的节奏性。对非此体位无法操作的工作,应选择较为符合腰部生物力学的坐姿,并经常更换,不宜在一种坐姿下持续过久。每间隔 1～2 h,做一次工间操或类似课间休息的腰背部活动,对本病的防治十分有效。此外,对气候环境所造成的影响亦应注意采取相应的对策,并应避免长时间处于空调环境中。

(2)腰肌锻炼　对慢性劳损者,增强以骶棘肌为主的腰背肌锻炼,不仅可通过增加肌力来代偿病变组织的功能,且可促使患者早日康复。腰背肌锻炼的方式较多,以飞燕点水(或称蜻蜓点水)式为佳,每日 3 次,每次 50 下(开始时可较少)(图 7-41)。

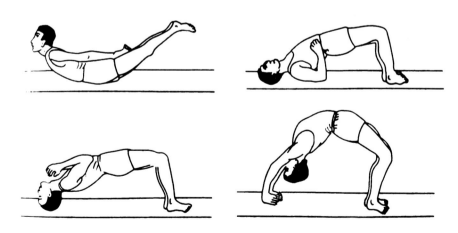

图 7-41　腰背肌锻炼

（3）封闭疗法　封存疗法如前所述，除注射普鲁卡因外，每次可加入氢化可的松0.5 mL,3 次为一疗程，每次间隔 5～7 d 为宜。大多有效，50%～70% 的患者为显效，甚至痊愈。

（4）其他　包括理疗、对症用药、中草药外敷、矿泉浴等均有一定疗效。对个别病程较长、久治无效者，亦可采用石膏腰围或胸背支架制动及固定 8～10 周，同时加强腰背肌锻炼，多可获得令人满意的疗效。

5. 慢性劳损性腰背痛的预防

本病的预防是全方位的，从居住条件到劳动姿势等均应考虑会否引起腰背肌劳损，并应考虑预防慢性腰背痛等的具体问题与措施。

（四）运动员胸背与腰背痛

胸背与腰背痛是青壮年以上人群中的常见疾患，对运动员来讲，其病因常与多种因素相关。运动员的胸背与腰背痛与一般病例的不同点，主要是前者大多由于偶尔遭受强度较大的损伤所致，当然，重复性的微小损伤亦可引起本病。

运动员的影响更多的是精神上的，尤其是对正在比赛的运动员将产生巨大的心理阴影。由于恐惧可能的后果，许多运动员否认或缩小主诉。这些后果包括担心失去在运动队中的地位和价值。因此，每位临床医师均应详细了解这些因素，并与运动员建立相互信任、理解和支持的关系，以有利于治疗，否则，将会使治疗复杂化，且难以收到满意的疗效，并会直接影响其在运动场上的发挥。

1. 发病机制

很多运动员持续性胸背与腰背痛的原因是由于明显的解剖与生理改变所致。有人将脊柱比喻成一堆堆积的骨块，在骨块之间由软骨间隙所分隔；在后方与骨块相连的是两个关节突关节；前方椎体和后方两个关节组成三角形三关节复合体。上下两个复合体借助其间相连的椎间盘纤维环构成具有活动与支撑功能的运动节段，亦可视为一个复合体。多个节段的组合体便构成了脊柱的活动与内在的稳定。而脊柱的外源性稳定则来自椎旁肌群及胸腹肌等。在维持脊柱排列序列的同时，内源性和外源性的稳定结构允许脊柱屈曲、侧弯和向各个方向旋转等，任何一个支持结构的破坏都将破坏此种结构的平衡。因此，椎间盘和小关节的退变、肌肉韧带的扭伤以及其他异常改变，都将会引起一系列不良后果。尽管大多数运动员都具有良好的身体状况，但由于重复或急性超载而造成的支持系统的损伤均会直接构成本病发生的主要原因。

2. 不同年龄组的病变特点

（1）幼年组　幼年组指 14 岁以下的幼年儿童运动员，以体操、游泳及杂技等运动项目为多见。对此年龄组胸背及腰背痛的运动员，应做详细全面的检查。除注意有无外伤外，尚应注意有无感染和肿瘤，亦应想到先天性或外伤性脊椎椎弓断裂。在总人群中，无症状的椎弓崩裂的发生率大约是 5%。对骨和软骨结构的骨折亦应考虑，尤其是裂缝（青枝）骨折等。

（2）青少年组　青少年组指 18 岁左右的青少年，在此年龄段内的运动员发育快、成长也快。因此，在此快速生长阶段，其胸背与腰背痛症状出现也快。一种见于青少年运动员的

"短暂快速生长综合征"已被大家所认识。此时,脊柱骨骼部分的生长速度快于附着于其上的软组织的生长,大部分涉及胸、腰骶部的肌筋膜。腰椎椎弓崩裂及滑脱亦常发生于此期。特发性脊柱侧凸、Scheuermann 病、中心型椎间盘突(脱)出以及姿势性圆背等亦多见于此期。此外,此年龄组的运动员易发生软骨终板上的损伤和骨折。椎间盘突出症在此年龄组并不常见,但其一旦发生,临床症状多不典型,多需影像学检查证实。

(3)青年组 青年组指 20~30 岁之间的青年,此年龄组织运动员在从事如足球、举重、篮球、排球、乒乓球、体操及冰上曲棍球等活动时,均可产生巨大的力量,并从四周集中转移到脊柱,以致对运动和椎间盘结构产生急性主慢性损伤以及劳损。此外,骨性结构和软组织亦易遭受损伤。

(4)成年人组 成年人组指 30 岁以上的成年人群,在此年龄组的运动员与总人群同年龄组人的疾病种类相同。但由于以往损伤的情况较普通人为多,因此,其疾病的发展更为严重。在年纪较轻的成年运动员,椎间盘病变最为常见。随着年龄增加,继发性椎管狭窄症的发病率逐年上升,与总人群相比,其发病率相对为高。

3.临床特点

(1)病史概况 首先应全面收集病史,包括训练与比赛中的各次意外、以往的治疗经过及用药史等,均应详细了解,因为其与本病的发生与发展有着直接关系,而且也是获取正确诊断与治疗方案的主要依据。

(2)疼痛 疼痛是运动员的首要主诉,也是其求诊的主要原因,因此应详细询问,包括何时疼痛发作、是否有诱发因素及过去是否有同样症状。大多数急性胸背与腰背痛可自行缓解,反复发作的慢性胸背与腰背痛预后多不理想,也是影响其训练及成绩提高的主要障碍。全面了解疼痛的发生时间和疼痛的性质有助于发现症状的原因。与疼痛突然发作直接有关的损伤可能是细小的骨折、肌肉扭伤或韧带扭伤。从损伤发生的机制中,可得知损伤的类型。腰椎过伸可对椎弓峡部造成过大应力;过屈则对椎间盘和椎体引起压缩而使后方韧带结构承受到张力。受伤部位取决于椎节是受到压缩力还是牵引力,此受力模式均可导致脊柱前柱或后柱的损伤。屈曲、旋转和轴向压力亦易使椎间盘纤维环复合体受力,并可造成纤维环撕裂或椎间盘突出。同时,应明确疼痛是逐步发作还是源自某一特定原因,包括运动场上某一特定被迫体位等,其常与重复损伤有关。微小损伤可引发应力反应,通常称为过度使用综合征。

(3)全身状态 病人的全身症状可与局部表现同时存在。发热较为多见,尤其是在青少年组病例,常提示感染或各种关节炎的征象。对有血尿病史的腰痛运动员,除了要了解其肾区有无外伤情况外,尚应排除肾结石、感染和肿瘤,尤其是外力强劲的橄榄球运动员,可在其下背部受击后出现严重的腰背痛,其中不乏血尿症状,此大多为肾挫伤所致。此外,尚应注意有无全身其他表现,包括心肺状态等。

4.诊断

运动员胸背与腰背痛的诊断与一般病例基本相似,主要依据病史及临床所见。但其与损伤、过度运动和超限的活动范围等直接相关,在病史中应详细了解。重复微小的损伤或反复劳损亦是引发运动伤的另一特点,在诊断上应注意。

5.治疗

①诊断确定,应制定针对所患伤病的治疗计划。首先应缩小或停止训练以及减少运动量和运动的时间,以求使运动员早日痊愈,尽快重返体育场及参与竞赛活动。②作为运动员,大多需要参与竞赛,因此,往往难以使他们遵守治疗计划,尤其是让他们从正在进行的运动和活动中停止下来休息更为困难。专业运动员常轻视他们的损伤,且不易遵守已制订的治疗计划,如果向运动员解释清楚,并说明可能引起的不良后果,尤其是涉及今后的成绩等关键问题时,他们会更易接受和遵守治疗计划。应利用运动员刻苦努力竞争的天性去开始一个力争达到目标的治疗计划。③骨科和运动医学医生要使患者了解他们自己所处的环境。运动员亦需衡量可能的长期功能受限的害处和继续参加运动的益处,尤其是专业训练和进步幅度较大的运动员,如足球和垒球等,更需要加以明确。④大多数胸背与腰背痛继发于肌肉韧带的损伤,具局限性。为避免因误诊所致严重的神经和机械性损害,任何有持续胸背与腰背痛的运动员均应由擅长脊柱疾患的医生诊治。对骨科明确诊断的脊柱伤患,应按各病的特点进行处理。

(五)胸长神经卡压症

1.概述

①胸长神经起源于C_5、C_6、C_7神经根,支配前锯肌,通过肩胛背神经解剖,发现大多数肩胛背神经在C_5神经的起始与胸长神经的C_5神经起始合干,合干部分穿经中斜角肌的腱性起源和腱性纤维环,起源于C_5神经的胸长神经有与肩胛背神经一起受到卡压的可能。②胸长神经受到卡压将产生相应的临床表现,经过对诊断为(左侧)肩胛背神经卡压患者的检查,发现颈部、背部均有明显的压痛点,按压背部的压痛点可诱发前臂内侧及手指发麻,患者还诉述左胸前不适、刺痛,左侧胸壁及腋下不适,有一种从背后一直痛到心前的感觉的存在,经颈部痛点封闭后,全部症状消失。③对一位反复左心前区刺痛中年男性患者(2年余未能查清病因,心电图、心血管图、心脏彩超、心血管造影均未见异常,其颈部胸锁乳突肌后缘中点处有明显压痛,给予局部封闭,左心前区刺痛消失),患者坚决要求手术治疗,术中松解C_5神经根及胸长神经与胸背神经合干的全长,术后症状消失,随访4年余,未见复发。④胸长神经支配前锯肌,前锯肌的作用是使肩胛骨外展、外旋。在前推运动中,前锯肌牵拉肩胛骨向外远离脊柱,并使其紧贴胸壁。前锯肌麻痹时,上肢外展可能受限,外展不能超过头部。临床上诊断为胸长神经卡压,上肢运动均没有受限表现,这是因为这些患者的胸长神经卡压仅仅发生在起源于C_5神经根的胸长神经,起源于C_6、C_7神经根的胸长神经并没有卡压,所以未见到有因胸长神经卡压而引起的肩外展功能障碍。肩胛背神经和C_5神经根的胸长神经在起始部常常合干,所以两者常常一起被卡压,两者同时卡压的临床特点是患者有从背后痛到胸前的感觉,有时还可能合并C_5神经根卡压,如同时还有肩部的不适,诊断将会更明确一些。

2.应用解剖

胸长神经起源于C_5、C_6、C_7岛神经根,起源于C_5神经根的胸长神经大多(80%左右)和起源于肩胛背神经合干,穿入中斜角肌在C_5的肌起点的腱性纤维组织,然后斜向下出中斜角肌,与肩胛背神经分开,继续下行和 C_6 神经根发出的胸长神经支合干,在胸骨水平与 C_7 神经根发出的胸长神经合干,于相当于腋窝内侧壁的前锯肌表面下行。此处的胸壁深部感觉,可能是胸长神经支配。

3. 临床表现

(1)病史和症状 ①患者可能有颈部不适和"颈椎病"病史。②胸前壁、侧壁和腋下不适,有胀痛、针刺样痛,如在左胸壁,酷似心绞痛。③如合并肩胛背神经卡压,病人可能诉有从背后一直痛到心前的感觉。④心内科检查资料不支持心绞痛。

(2)体征 ①胸锁乳突肌后缘中点上下压痛显著。②叩击胸前可能诱发胸前刺痛。③合并肩胛背神经卡压时有肩胛背神经卡压的体征。

(3)特殊检查 于胸锁乳突肌的后缘中点上下压痛最显著点,用 0.25% 布比卡因 2～3 mL 局部封闭,全部症状消失。

4. 诊断与鉴别诊断

(1)诊断 患者有胸前不适、刺痛,排除了心脏的疾病,颈部痛点局部封闭后症状消失时,要高度考虑胸长神经卡压的可能。

(2)鉴别诊断 ①心绞痛。②胆绞痛。

5. 治疗

(1)保守治疗 颈部痛点局部封闭,颈部理疗。

(2)手术治疗 C_5、C_6 神经根松解,肩胛背神经和胸长神经合干松解,如合并胸廓出口综合征(TOS),则切断前、中斜角肌和小斜角肌。

(六)先天性肩部抬高综合征

病因尚不太不明确(同义名:Sprengel 畸形),考虑为解剖学上的发育异常,即先天肩部发育畸形,多数病例只累及一侧,对称性受累者极为罕见(也可能对称性畸形不被患者所重视,而不来就诊有关,尤其轻型,更易忽视)。早在 1891 年,德国医生 Sprengel 即首次报道了本病,至今有一百年的历史,但治疗上进展不大。

1. 病理

在肩胛骨与肋骨间,或肩胛骨与脊柱间,有结缔组织的索状物或骨性组织,相互形成联合(或形成骨桥)。斜方肌或前锯肌可被结缔组织所取代。由于肩胛骨被向下内方牵扯,故形成上外方上抬,即肩胛抬高的畸形。

2. 临床表现

外观畸形十分明显,绝大多数病人病变单发,故表现为肩胛形两侧极不对称,竖短横宽,患侧的肩胛骨脊柱缘,相对的接近中线。除肩胛骨已固定于胸椎或肋骨者外,一般活动时即可缩回。

除肩部抬高外,常伴有脊柱侧凸。患侧肩关节外展,被限制在 90° 以内。少数病人伴有斜颈。

3. 诊断

根据上述罕有的特殊体征,诊断较为容易,但也应注意与下列常见病相鉴别:

（1）肩胛骨骨折畸形愈合　有外伤史,X 射线正位片可见陈旧性骨折及畸形,不合并脊柱侧凸,肩胛骨外形竖长横窄。肩关节活动可超过 90°。

（2）陈旧性肩关节脱位　骨有外伤史,方型肩,肩胛骨外形正常,肩关节活动范围各方向都受限;前方或后方观察时,肩部基本对称,X 射线平片可以确诊。

（3）特发性脊柱侧弯　外观肩胛骨一高一低,但肩关节活动范围和肩胛骨外形均在正常范围内。仔细检查(即排除侧弯度)可证实二侧肩胛骨对称。由于侧弯故不易判断与中线距离是否相等。如与 Sprengel 综合征同时存在时(较常见),鉴别诊断可较困难。

4. 治疗

尚无有效的治疗方法,畸形严重者,可试用外科矫形。

5. 预后

非进行性疾病,只要加强肩关节活动,即数十年之后,也不会形成残疾。本综合征除影响美观和肩部外展活动外,不影响生命和寿命。

（七）肩胛上神经卡压综合征

本综合征是由于肩胛上神经在肩胛上切迹及其远侧部位受压后引起选择性的冈上肌或冈下肌麻痹、萎缩并伴有肩周疼痛和运动受限的症候群。肩胛上神经卡压是肩部疼痛最常见的原因之一。国外有学者认为本征占所有肩痛病人的 1% ~2%。1909 年,Ewald 描述了一种创伤后肩胛上"神经炎"。1926 年,Foster 报道了 16 例有肩胛上神经病变的病例。1948 年,Parsonag 和 Turner 报道的 136 例肩痛病例中有 4 例患肩胛上神经炎。这些就是最早的有关肩胛上神经卡压症的报道。1959 年,Kopell 和 Thompson 对肩胛上神经在肩胛上切迹部的卡压做了详尽的描述,并称之为肩胛上神经卡压综合征(supcapular nerve entrapment,SNE)。以后有关肩胛上神经卡压的病例报道逐渐增多。1982 年,Aiello 等报道了 SNE 在肩胛冈上关节盂切迹处卡压的病例。1987 年,Ferretti 等报道了排球运动员出现 SNE 的病例。近年来还有有关肩胛下肌萎缩及一些特殊卡压病例的报。

1. 应用解剖

肩胛上神经起自臂丛神经上干,由颈 5 ~6(C_5 ~ C_6)神经根组成,为一感觉和运动的混合神经,它行于斜方肌和肩胛舌骨肌的深部进入冈上窝,穿过肩胛横韧带下方的肩胛上切迹转向冈上肌深部,经肩胛冈的外侧缘进入冈下窝。在冈上窝分出 2 支,支配冈上肌和肩关节囊、韧带组织和肩锁关节,冈下窝的分支支配冈下肌。这些变化可能与神经卡压相关。肩胛上动脉和静脉与神经伴行穿过肩胛上横韧带。除关节支外,解剖上未发现肩胛上神经的感觉支(图 7-42)。

2. 病因和病理

常见的病因有:①肩胛上切迹发育异常或骨质增生。②肩胛横韧带增生肥厚压迫神经。③波及肩胛上切迹的肩胛骨骨折。④肩胛上切迹及其周围有新生物。⑤肩部牵拉伤致肩胛上神经受损。Sunderland 认为,肩胛上神经在通过肩胛上切迹时神经相对固定,使其易于在重复运动时受损,肩胛骨和盂肱关节的重复运动使神经在切迹处摩擦,出现神经的炎性反应及水肿,这样就可导致卡压性损害。已经知道,肩胛骨远端的运动可致肩胛上神经拉紧,引起"悬吊效应",使神经在切迹处绞锁,引起神经病变。Mizunot 等报道,当副神经麻痹后.肩胛骨向下外侧下垂可使肩胛上神经受到肩胛上横韧带的牵拉。肩胛上神经肩关节支可引起盂肱关节疼痛,这是临床最常见的症状。肩胛上神经病变以单侧为主,也有双侧发病的报道。

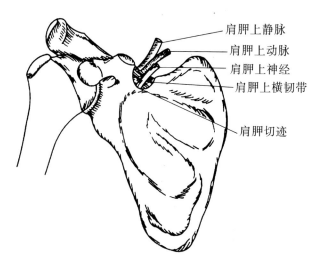

图 7-42 肩胛上神经解剖示意

3.临床表现

患者常有肩周区弥散的钝痛,位于肩后外侧部,可向颈后及臂部放射,但放射痛常位于上臂后侧。患者常感肩外展、外旋无力,进行性病例可有冈上肌萎缩。然而,多数病例无明显的肌萎缩,因此,临床诊断比较困难。本综合征可见于任何年龄,男女均可发病,青壮年病人多半因外伤引起。早期出现肩关节疼痛,关节活动范围接近正常,前屈和外旋时疼痛加剧,部分病人肩关节活动逐渐受限,抬举重物时更为明显;晚期病人可出现冈上肌、冈下肌萎缩。少数病人肩胛部可触及肿块。有创伤或劳损的患者肩部以锐痛为主,肩部活动时可加重。疼痛可为持续性,严重者影响睡眠。无明显的肌萎缩。抬臂困难或患侧手不能达对侧肩部。有些患者除有肩部疼痛外无其他症状,疼痛可持续数年。肩胛上切迹部压痛或位于锁骨与肩胛冈三角间区的压痛是肩胛上神经卡压最常见的体征,斜方肌区也可有压痛。如肩胛切迹处卡压,压痛点在肩胛切迹处,肩外展、外旋肌力减弱,冈上肌、冈下肌萎缩,特别是冈下肌萎缩;由于有肩胛上关节支支配肩锁关节,可出现肩锁关节压痛。如肩胛冈盂切迹处卡压,则疼痛较肩胛上切迹处卡压轻,压痛位于冈盂切迹处,局部除冈下肌萎缩外,其他表现不明显。

4.诊断

肩胛上神经卡压综合征的诊断需通过临床体征以及系统的物理检查及肌电检查来确诊。以下辅助检查有助于诊断。

(1)临床体征 肩部疼痛,肩关节外旋、外展乏力,冈上肌和(或冈下肌)萎缩;

(2)肩胛骨牵拉试验 令患者将患侧手放置于对侧肩部,并使肘部处于水平位,使患侧肘部向健侧牵拉,可刺激卡压的肩胛上神经,诱发肩部疼痛。

(3)利多卡因注射试验 于肩胛上切迹压痛点注射1%的利多卡因。如果症状迅速缓解,有助于肩胛上神经卡压综合征的诊断。

(4)肌电检查 肌电检查和神经传导速度检查有助于肩胛上神经卡压综合征的诊断。Khal ki 发现,肩胛上神经卡压综合征患者诱发电位潜伏期延长。冈上肌肌电可出现正向波、纤颤波以及运动电位减少或消失。

(5)X 射线检查 使肩胛骨在后前位 X 射线片上向尾部倾斜 15°~30°,以检查肩胛上切迹的形态,有助于诊断。

5.治疗

(1)保守治疗 保守治疗常服用消炎止痛类药物,肩关节内及肩胛上切迹泼尼松和普鲁卡因封闭治疗,可暂时缓解症状,但很快又复发。

(2)手术疗法 肩胛上神经卡压松解术常采用 3 种入路:后入路、前入路和颈部入路。后入路是最常用的手术入路,手术步骤如下。①麻醉:全身麻醉,取侧卧位。②切口:从肩峰开始,沿肩胛冈向内侧延长至肩胛骨的脊柱缘,长约 10 cm(图 7-43)。③手术步骤:游离切口上侧皮缘,切开深筋膜,辨明斜方肌止点,顺切口方向切断该肌止点:找到斜方肌与冈上肌的肌间隙做钝性分离,向下分离达肩胛骨的上界,继续向外侧分离,找到肩胛上神经和肩胛上血管。将肩胛上血管向外侧牵开.充分显露肩胛上神经可能存在的卡压因素,如肩胛上横韧带及各种纤维束带等,并对卡压因素进行松解。将肩胛上神经游离、牵开,用骨凿对肩胛上切迹进行扩大;术后将肢体远端悬吊,并尽早进行功能锻炼。

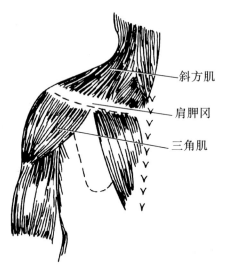

斜方肌

肩胛冈

三角肌

图 7-43 做肩胛冈上缘切口

6.预后

本综合征如能早期诊断,及时手术减压,预后是良好的,一旦延误可造成不可逆的病理变化。

7.特殊类型的肩胛上神经卡压症

肩锁关节骨关节炎和锁骨远端骨溶解症的手术指征是锁骨远端切除术。近年来,有文献对此手术所致肩胛上神经卡压进行了报道。

通过对锁骨远端切除后的解剖研究发现:肩胛上神经在锁骨远端 1.3 cm 处距锁骨后缘最近,平均为 0.9 cm。在此范围内,长约 3 cm 的神经与锁骨平行。随后,神经斜向后下方通过肩胛上切迹。神经斜转部位距肩锁关节 1.8 ~ 2.7 cm(图 7-44)。

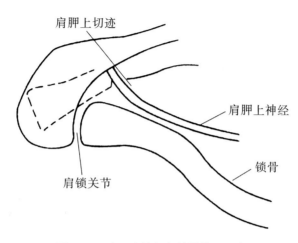

图 7-44　肩胛上神经与锁骨关系示意

因此,对此类病例的手术治疗应注意以下两个问题:①由于肩胛上神经位于距锁骨远端 1.5 cm 处,因此切除锁骨远端时最好勿超过 1 ~ 1.5 cm,同时剥离骨膜时也应不超过此限度。这样既可保证锁骨的稳定,又可使瘢痕形成减少,避免发生肩胛上神经卡压的危险。②锁骨远端切除所致肩胛上神经卡压以瘢痕及骨性因素为主,因此,手术应将全段肩胛上神经松解。

(八)肩胛背部肌筋膜炎

肌筋膜炎所致肌筋膜疼痛症状已为临床熟悉,它是临床常见、多发且有时颇为棘手的一个问题。

1.病因病理

肌筋膜炎是指肌肉、肌筋膜等结缔组织因炎症而发生的疼痛,并伴肌痉挛、压痛、触及硬结或束条、活动功能障碍、自主神经系统功能紊乱等一系列症状的综合征。疼痛部位和相伴随的反应有时与引发点(区)相互靠近,有时则相距较远。

肩胛背部肌筋膜炎是因肌筋膜组织的突然损伤或慢性劳损形成,损伤性炎症反应是其病理基础。还因在肌肉筋膜、结缔组织内存在着一个"过敏"的病灶(或称过敏区域),引发点(区)成为一个有害刺激的发源点,继而引起不正常的冲动,使神经功能发生紊乱,产生反射痛和伴随的疼痛症状。

关于引发点(区)的作用,到目前为止还很少了解确实的组织学结构、病理组织学形态及生理学机制等问题。根据临床取得的肌肉、筋膜等活体组织研究,发现引发点(区)有如下改变,如脂肪浸润、纤维细胞增生、肌纤维细胞核数目增加、肌横纹消失等。

许多临床观察说明,肩胛背部肌筋膜炎的病因中,外因也是不容忽视的,例如,在肌肉负荷疲劳的基础上受凉、受潮等刺激,也是肩胛背部肌筋膜炎的原因之一。

引发点(区)疼痛的发生,不仅可以因局部加压而加重,还可因牵拉周围结构,或强烈的热、冷刺激,以及短波、透热、超声等物理因素刺激而加重。

2. 临床表现

肩胛背部肌筋膜炎的症状最为重要的是疼痛,尤其是围绕肩胛周围肌肉起止点有相当固定的压痛点,常常可依靠解剖知识而确定有炎性变的肌肉。

病人所述的疼痛也有不同,如钝痛、酸痛、胀痛轻重不等等现象,少数疼痛严重者可难以忍受。

引发点(区)与反射区敏感性多数有相关现象,引发点(区)受到刺激后,往往可突然引起反射区的疼痛。引发点(区)越敏感,则反射区域也越广泛。

引发点(区)有其相应的反射区,找出引发点(区),即可预估反射区域。

除临床常见的肩胛背部肌筋膜炎外,还要注意到肩胛胸部肌筋膜炎引起的疼痛也有引发的特定部位,在中老年人中尤为多见。首先表现肩部症状,多出现在活动或姿势改变时,肩胛带下垂时尤易致病。病人常因肩部疲劳或肩部过度负荷损伤后而引起,初时感肩部深疼痛,以后范围逐渐扩大,并还因肌痉挛而导致肩关节活动受限(甚至有误诊为"凝肩"者)。在体检时可清楚查出肩胛内上角及胸后壁的明确引发点(区)的疼痛。当疼痛仅累及左侧胸部时,要与起源于心脏的疾病相鉴别,心电图检查是鉴别诊断中不可少的依据。

3. 诊断

肩胛背部肌筋膜炎的临床特点以疼痛为主要症状,因此,诊断也应从疼痛特征、压痛点、引发疼痛点(区)等诸方面入手,其中尤为重要的是找出引发痛点(区)。

作为诊断依据的引发点(区)的临床确认,要具备以下4个标准。

(1)跳跃征 受累区在检查按压时,可引起病人惊跳或躲避退让,其他疾病是没有这种情况的。

(2)疼痛结节或疼痛索条 多数病人可触及,在仔细按压、按摸时可在受累区的肌肉上或肌肉中发现这一异常。

(3)交感神经症状 当叩击疼痛区域时,皮肤发生苍白或充血现象,多见于症状较重的病人。

(4)局部封闭或局部麻醉 如果疼痛消失,即可确诊为肌筋膜炎。

本病需要与神经系统、脊柱的疾病、脊椎旁的疾病相鉴别,肌筋膜疼痛综合征的疼痛并非沿着神经分布,并且不具有感觉障碍或反射改变,还可因局部活动而增加疼痛。

4. 治疗

在确定引发点(区)的定位以后,阻断其疼痛灶是有效的治疗措施。针刺疗法、封闭疗法、冷凝疗法等是常用的有效治疗方法。当然,要确实针对引发点(区)的治疗,而不是反射区。要注意到引发点(区)可能不只一处,可能存在着若干个引发点(区)。

许多物理治疗常交替使用,或若干种物理治疗综合使用。

需手术治疗者较少。对多种非手术治疗未能见效者,疼痛症状持续未见缓解或继续加剧者,或继发肌收缩功能障碍者,可选择软组织松解术(包括粘连的软组织的分离、挛缩的软组织切除等多种手术方式)。

无论是浅层的肌筋膜炎或深层的肌筋膜炎做软组织松解术的指征都是相同的。软组织松解术的范围可根据病变部位而定,无论是原发性病变或是继发性病变,都有松解的适应证。然而,病情的分析与判断是极为重要的。因肌筋膜炎导致的肌痉挛及因此而引起的疼痛,软组织松解术可以收到明显的效果。

(九)肩胛背神经卡压症

肩胛背神经是来自 C_5 神经根的与胸长神经合干的神经。肩胛背神经卡压表现为颈、肩、背、腋、侧胸壁的酸痛和不适。Kevin(1993 年)报道,肩胛背神经封闭可治疗颈肩痛。1994 年,陈德松详细报道了本病,并提出手术治疗方案,取得良好效果。

1. 解剖

(1)肩胛背神经的起源　肩胛背神经在距椎间孔边缘 5～8 mm 外侧自 C_5 神经根发出后即进入中斜角肌(图 7-45)。其来源有 3 种情况:①肩胛背神经与胸长神经起始段合干。②肩胛背神经与胸长神经分别从岛神经根发出者。③肩胛背神经接收 C_3、C_4 神经根发出的分支。肩胛背神经与胸长神经起始段合干者 7 例 14 侧。肩胛背神经与胸长神经分别从 C_5 神经根发出者 2 例 4 侧。

(2)肩胛背神经的行径　上述 3 种形式发出的肩胛背神经,其起始部均穿过中斜角肌,在中斜角肌内斜行行走 5～30 mm,其中 2 例 3 侧几乎完全行走于中斜角肌的表面,距起点约 5 mm 处有 2～3 束 2 mm 粗的中斜角肌腱性纤维横跨其表面。

(3)肩胛背神经的分支　合干者,出中斜角肌 1～2 mm 肩胛背神经和胸长神经分开后,主干即发出一分支经肩胛提肌在菱形肌深面下行,其中 1 例发出 2 根 0.2～0.3 mm 粗的细小分支,走向背部及肩部脂肪组织中,追踪未能发现这些分支走向皮下。C_5 神经根发出的胸长神经下行至锁骨水平,先后与 C_6 及 C_7 神经根发出的胸长神经支合干,然后沿前锯肌深面行走。另 4 例单独从 C_5 神经根发出肩胛背神经,有 1 例发出 1 个小细支走向肩部,最后终末支和胸长神经合干(图 7-46)。

2. 临床表现

(1)病史及症状　①常发症状:本病常见于中青年女性,全部患者均以颈肩背部不适、酸痛为主要症状。颈部不适与天气有关,阴雨天、冬天加重,劳累后也可加重。上臂后伸、上举时颈部有牵拉感。颈肩背部酸痛常使患者不能入睡,患者自觉患肢怎么放也不舒服,但又不能明确指出疼痛的部位。②少发症状:少数病例可有肩部无力,偶有手麻,主要为前臂及手桡侧半发麻。

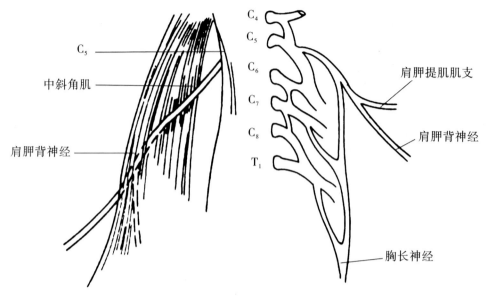

图 7-45　肩胛背神经常穿过中斜角肌　　　图 7-46　肩胛背神经、胸长神经和肩胛提
　　　　　　　　　　　　　　　　　　　　　　　　　　　肌肌支的示意

（2）体征和检查　部分患者可有前臂感觉减退,少数患者上肢肌力,特别是肩外展肌力下降。胸锁乳突肌后缘中点及第3、4胸椎棘突旁3 cm处有明显压痛点（图7-47,图7-48）。

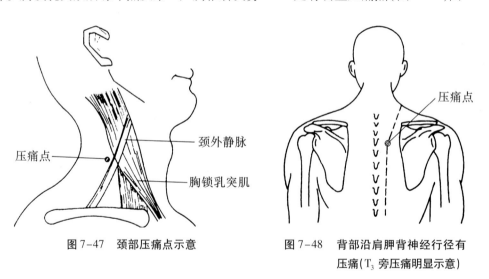

图 7-47　颈部压痛点示意　　　　　　　　图 7-48　背部沿肩胛背神经行径有
　　　　　　　　　　　　　　　　　　　　　　　　　　压痛(T₃ 旁压痛明显示意)

　　作者曾处理过35例肩胛背神经卡压患者,男女之比为9∶26,除1例52岁者以外,34例患者的年龄在28～40岁之间,平均35岁。其中,单侧病变33例,双侧病变2例,右侧26例,左侧16例。病程4个月至9年。现将体征和检查归纳为表7-4。

表 7-4　肩胛背神经卡压体征和检查

体征和检查	体征	病例数
压痛点	3、4 胸椎棘突旁 3 cm	35
	胸锁乳突肌后缘中点	35
感觉减退	前臂内侧	23
	手掌尺侧及小指	2
肌力减弱	肩外展肌肌力下降	3
	屈肘肌肌力下降	2
特殊试验	Wright 试验(+)	30
	Roosm 试验	
	>30 s	22
	>45 s	8
	>60 s	5
	Adson 试验(+)	5

在 3、4 胸椎棘突旁压痛点处稍加按压,27 例诉有同侧上臂内侧及手部尺侧不适、发麻。对该压痛点封闭后,颈肩及手部有轻松舒适感。在胸锁乳突肌后缘中点向颈椎方向按压,有 4 例患者酸痛感放射至前臂桡侧及手桡侧半。对该点封闭后,颈肩背及手部酸痛、不适可完全消失。压迫锁骨上,桡动脉搏动消失的有 31 例。

(3)特殊检查　①肌电图检查:冈上肌、冈下肌、三角肌及菱形肌均无异常发现,7 例第 1 背侧骨间肌及小指展肌有纤颤电位,菱形肌可能因位置深而未能查及。神经传导速度未见异常。②颈椎 X 射线片:22 例未发现异常,8 例第 7 颈椎横突过长,4 例颈椎退行性变。

3. 诊断

①肩胛背神经卡压症很容易被诊断为其他疾病,多被误诊为:斜方肌劳损、颈椎病、神经官能症、肩周炎等。②如有颈肩部疼痛、不适,沿肩胛背神经行经有压痛,特别是按压 3、4 胸椎棘突旁可诱发同侧上肢麻痛时,则本病诊断可确立。

4. 治疗

(1)保守治疗　首先考虑保守治疗,以局部封闭为主。封闭点为两个压痛点(参考图 7-47,图 7-48),一是胸锁乳突肌中点后缘,另一处是 3、4 胸椎棘突旁 3 cm 处,每周 1 次,连续 3~6 次。辅以理疗,大多患者症状可显著减轻。

(2)手术治疗　对保守治疗无效或伴发胸廓出口综合征(TOS)症状严重者,可考虑手术治疗。于全身麻醉下做颈根部横切口或"L"形切口(图 7-49),切断结扎颈横动脉和肩胛舌骨肌,逐层解剖显露臂丛神经根干部及前、中斜角肌下段与止点(图 7-50)。在近止点处切断前、中斜角肌,沿 C_5 神经切断包绕 C_5 神经根的纤维组织,并进一步将中斜角肌在 C_5 神经根部肌性组织横行切断,暴露肩胛背神经,切断神经周围组织,做神经外膜松解(图7-51,图7-52)。切口闭合前局部注入曲安奈德5 mL。术后可用泼尼松5 mg,每日3次,共7 d。

术中可见:肩胛背神经起始部在中斜角肌内走行1～3 cm,能清楚判断肩胛背神经起点,肩胛背神经在入中斜角肌处均为腱性或腱肌性组织。

(3)结果 保守治疗近期效果较好,但易复发,3～6次颈部局部封闭后复发率仍有50%。可间隔2～3个月后再进行一个疗程的局部封闭治疗。

患者术后颈肩背部症状完全或大部分消失。术后3 d,患者可能又感不适和术前相似,但术后1周症状逐渐减轻,术后3周症状大部或完全消失。术后症状均明显改善,术后3 d亦有波动,2～3周后逐渐恢复正常。

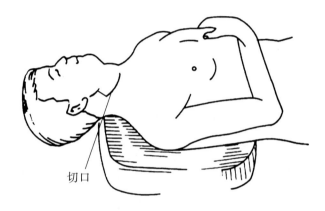

切口

图7-49 颈根部"L"形切口示意

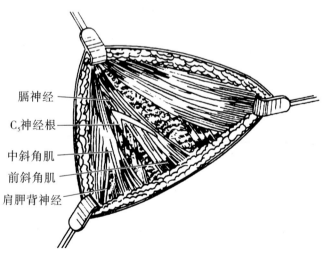

膈神经
C₅神经根
中斜角肌
前斜角肌
肩胛背神经

图7-50 分离颈外三角脂肪垫

暴露前、中斜角肌;在中斜角肌外侧,可找到从中斜角肌穿出的肩胛背神经

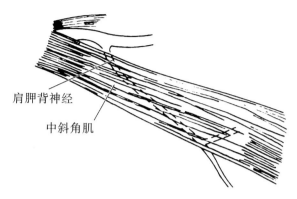

图 7-51 在 C_5 神经根处找到肩胛背神经的起点

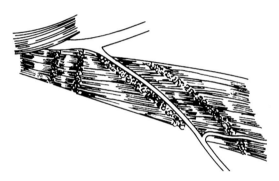

图 7-52 切断前、中斜角肌并进行神经松解

5. 对本病的认识

（1）肩胛背神经卡压 Kevin（1993 年）报道用肩胛背神经封闭治疗颈肩痛，其封闭点为肩胛背神经易受压的穿经中斜角肌及肩胛骨内上角内侧缘处，此处也正是临床压痛最为明显处，同时也符合解剖学观察。局部封闭取得一定的疗效，做颈肩部软组织广泛松解来治疗颈肩部劳损及疼痛，能取得一定的临床效果，提示肩胛背神经与颈肩痛存在一定的关系。

患者以"胸廓出口综合征"治疗，术后大多肩背部症状均明显好转或消失，个别症状同术前，其原因是在近止点处切断了中斜角肌，肌肉向上回缩，张力降低，解除或减轻了对肩胛背神经的压迫，但周围的软组织对神经的压迫仍然存在，术后的局部渗血、组织水肿及创伤反应可能又造成新的压迫从而又产生颈肩疼痛、不适的症状；在切断前、中斜角肌后沿 C_5 神经向上解剖，分离切断包绕 C_5、C_6 神经根的纤维组织，再小心地切断颈神经根旁前、中斜角肌的腱性部分，使肩胛背神经的起点处完全减压，全部患者颈肩部不适消失或显著减轻。

根据手术前后的临床表现、手术所见和解剖学研究表明，肩胛背神经卡压是存在的。肩胛背神经卡压产生的原因可能有两方面：一是颈神经根，特别是 C_5 神经根受压而累及作为其分支的肩胛背神经；另一原因是，肩胛背神经在其行径中因解剖因素而受压，如穿过中斜角肌的腱性起始纤维。因而，肩胛背神经卡压大部分存在于胸廓出口综合征中，但亦可单独存在。

（2）鉴别诊断　①斜方肌劳损：压痛点不仅局限于一点，不存在背部、腋部和侧胸壁的不适，并有劳损史。②神经根型颈椎病：好发于 C_4、C_5 和 C_5、C_6 组成的椎间孔，上肢的不适常表现在桡侧，叩顶试验与颈肩牵拉试验常为阳性。颈椎 X 射线、CT、MR 等检查的显示，均可作为鉴别诊断的依据。应该注意的是，即使临床上确诊为颈椎病，也可能同时存在肩胛背神经卡压。③神经官能症：颈肩部无局限而固定的压痛点，可用以鉴别。神经官能症的压痛点常广泛而不固定，但要确诊为神经官能症必须十分谨慎，应与神经内科医师共同讨论。

（3）治疗　肩胛背神经局部封闭疗效较佳，封闭点为胸锁乳突肌后缘中点或肩胛骨内上角。颈肩部软组织广泛松解来治疗颈肩部劳损疼痛，能取得一定临床效果。

诊断确立后，先考虑做局部封闭治疗，每周 1 次，4~6 次为 1 个疗程。连续 2~3 个疗程，每疗程相隔 2~3 个月。

手术指征是保守治疗无效，症状严重，影响患者的工作和生活。如合并胸廓出口综合征（TSO）或 C_5、C_6 神经根卡压，则可同时手术治疗。在颈根部做一个 6~7 cm 长的横行切口，将肩胛背神经松解即可，无须做大范围的剥离。切断前、中斜角肌后，沿 C_5 神经向上解剖，分离切断包绕 C_5、C_6 神经根的纤维组织，再小心地切断颈神经根旁前、中斜角肌的腱性部分，使肩胛背神经的起点处完全减压，患者颈肩部不适将会消失或显著减轻。

（十）肩四边孔综合征

肩四边孔综合征是由于肩部及腋后方因各种原因所致腋神经损伤所致的一系列症候群。本征较为少见。

1. 解剖

肩四边孔是由骨、关节、肌肉所围成的一个四边形间隙。其上部是由肩胛颈、肩肱关节及肱骨颈所组成；下部由肱三头肌长头与大圆肌交叉组成。腋神经与旋肱后动脉一起穿过四边孔，绕过肱骨外科颈，支配三角肌及相应皮肤感觉区。在此解剖区域内，桡神经及其分支均未穿过四边孔，但腋神经穿过四边孔的位置与肱三头肌肌支相距很近，距桡神经主干较远。故肩四边孔区受伤时，除损伤腋神经外，往往桡神经肱三头肌肌支易受损，但桡神经主干则一般无损伤。

2. 病因病理

大多数病人均有肩部外伤史，可为车祸、摔倒后肩背部着地所致。有时可合并有锁骨、肩胛骨、肱骨外科颈骨折，也可见于肩胛部受重物撞击或向后跌倒，腋后方与锐物相撞等。这种来自后方的暴力，使腋神经和桡神经三头肌肌支同时被挤压在肩肱关节面的后下方而被伤及。肩外展位时，更易损伤。四边孔区小静脉甚多，伤后血肿形成瘢痕，进一步造成对神经压迫。由于暴力大小及瘢痕压迫程度不一，则可造成神经断裂或嵌压等病理改变。

3. 临床表现

本病多见于青壮年，肩部或腋后区有外伤史。三角肌区感觉减退或消失，肩关节不能外展。检查可见三角肌、肱三头肌麻痹。晚期可出现三角肌萎缩，"方肩"畸形。

4.诊断与鉴别诊断

诊断要点:①肩部或腋后区有外伤史。②三角肌、肱三头肌麻痹。③不伴有其他肌肉麻痹。④肌电图示腋神经和桡神经三角肌肌支的损伤。

鉴别诊断主要有:①臂丛神经上干损伤,多不合并有桡神经三角肌肌支的损伤,而主要表现为肌皮神经和腋神经损伤。②单纯的腋神经损伤较为少见,多见于手术损伤等。

5.治疗与预后

经确诊为本病后,应首先观察有否神经功能恢复迹象,固定肩关节于贴胸位,同时给予电刺激及地巴唑、维生素 B_1、维生素 B_{12}。注射治疗。如观察三个月仍无神经再生表现者应行手术探查:彻底暴露肩四边孔,解剖腋神经和桡神经三角肌肌支,根据损伤情况进行神经松解或缝合术。

四、腰臀部肌、筋膜损伤

(一)腰臀部软组织疾患

腰臀部软组织疾患临床上以劳损为多见,腰臀部软组织是人体发生劳损伤害最为多见的部位。

1.病因

腰臀部的骨骼和肌肉是支持整个躯干并使之运动的结构,此外,腰臀部还支持着上肢和头部,并使之稳定和活动,完成各种有承负的功能,因此,腰臀部是应力的交会处。就躯干部整体而言,在负重时,位置越低,所负重量越大,而腰部承受的力最大、最集中。

从负荷到超负荷,直到损害,这一过程在理论上是清楚的,但实际上是模糊的。例如,各种组织结构的负荷、超负荷损害的阈值是很不一致的,静态和动态的差别以及个体间的差异是明显的。

在分析腰臀部软组织劳损的原因时,最重要的是脊柱的稳定状态,而不是病人所描述的某次劳动或某种劳动。脊柱的稳定性,是受椎骨的解剖特点及其相互联系的各种韧带的制约的,同时还受关节面的位置、棘突的形态与倾斜度、椎间盘的相对大小等因素的影响。同时,任何两相邻椎骨间的运动(即节段间的运动),也受到整个脊柱的限制。在腰段还要受到骨盆位置的影响和限制。

腰椎棘突平伸向后方,关节突的平面几乎均为矢状方向。这些解剖特点使腰部屈伸运动灵便,腰椎侧弯运动也容易进行。

脊柱的稳定性取决于多种因素,其中最重要的因素是活动时通过的力是否垂直。力线应该位于机体正中的矢状面上,如出现力线改变,则会失去平稳。例如,两下肢不等长,将导致脊柱倾斜,脊柱向肢体长的那一侧弯曲,形成脊柱侧凸,机体重心移向一侧。侧凸时常常伴有形成侧凸的那一部分椎体发生旋转改变,使椎体向凸侧旋转,其棘突向凹侧旋转并出现疼痛症状。脊柱的力线常常因活动而变动和调整,如脊柱后凸时,将使力线向前移动,并通过增加脊柱腰段腰脊曲度(即脊柱前凸)来克服所产生的向前倒的倾向,因此,前屈就是脊柱后凸的代偿。反之,重力后移,腰曲就会略微拉直。腰曲还代偿了骶椎上部的倾斜(通常向下倾斜),女性的骶骨比男性更为倾斜,也因此女性的腰曲大于男性。同样,骨盆的向下倾斜,也伴随着腰曲的增加;反之,骨盆的向上旋转则伴有腰曲的减少。骶椎倾斜行一定量的运动,才能参与联合维持脊柱的稳定作用。

在腰骶部(扩大时到背部),各肌肉的主要功能是抵抗重力。一旦脊柱弯曲到足以使重力成为机体发生跌倒的原因时,阻止这种运动的背肌将用力收缩而防止跌倒,并使运动协调。屈曲动作完成后,屈肌就完全松弛,这时机体的支持作用则由韧带来完成。理论上可以清楚地阐明有关功能解剖特点,但临床工作者在对腰背部软组织劳损的定位、定性诊断时,尚有相当程度的模糊性,尤其在劳损早期,要分辨是韧带或是肌肉或是肌腱的劳损,常常很难。

2. 病理

确定腰臀部软组织劳损的部位是理解病理发展过程的基础。无论是急性损伤,或是慢性劳损,其开始的病变部位均不是在骨或软骨组织,而是以肌肉附着点、筋膜、韧带、骨膜等软组织部位为起止点。早期这些软组织仅有一般的创伤性炎性反应,到后期则因创伤性炎性反应的程度不同而形成不同程度的软组织粘连、纤维化或瘢痕化。创伤性炎性反应会因致痛物质对伤害感受器的致痛性刺激而引起疼痛,粘连、纤维化或瘢痕化也可刺激或压迫神经末梢和小的营养血管,造成局部组织缺血而致各种疼痛症状。

疼痛可产生持续的肌紧张,又引起一系列的继发性改变。①由于紧张肌肉的持续牵拉,可导致肌肉两端附着处的软组织的进一步劳损,并因此而加剧前述的软组织的病理改变。②肌紧张所引起的神经冲动,可以和病理组织发出的疼痛神经冲动会聚在一起,使本来较轻的疼痛症状变为较严重的疼痛。③因一组肌肉的紧张或痉挛,必将引起对应肌肉发生与其相适应的变化,以期达到补偿原发部位肌肉紧张引起的功能障碍和功能失调。例如,一侧腰部肌肉的紧张,可引起对侧肌肉的补偿调节;背部肌肉的紧张,可引起腹部肌肉的补偿调节。这种属于生理范畴的调节为对应补偿调节,在慢性腰痛患者中较为多见。如果原发部位的肌紧张经过对应补偿调节,仍然不能保持其正常功能,则将引起上或下的一系列肌肉进行再补偿、再调节。例如,腰部疼痛与肌肉紧张持久存在,可以导致臀部或肩部肌肉的补偿调节;肩背的疼痛和肌紧张持久不愈,可以导致腰部和臀部肌肉的补偿调节。这种病理生理范畴的调节,又称之为系列补偿调节。无论是对应补偿调节和系列补偿调节所产生的肌肉紧张或肌痉挛,均同样可以引起软组织的损伤性或劳损性反应。所以,临床见到的一侧的疼痛,日久之后向对侧发展,低位的疼痛日久之后,可以向高位发展;反之亦然。那些病程较久、疼痛严重的病人,出现广范围的不同程度的疼痛,即由此而成。

筋膜的病理变化也是重要的。筋膜覆盖或包裹着肌肉,与肌肉紧密结合。有很多肌肉直接附丽于筋膜,使该筋膜成为肌肉的连续部分,因此,肌肉和筋膜在功能上是一个整体。肌肉紧张或痉挛时,可以牵拉筋膜,造成筋膜的病变,尤其多见于筋膜受到2个或2个以上肌肉的剪性应力牵拉的部位。临床见到的病例较多,例如:①腰背筋膜受到骶棘肌、背阔肌的剪性应力牵拉;②臀筋膜受到臀大肌、臀中肌和阔筋膜张肌剪性应力牵拉;③髂嵴附近的筋膜受到来自腰部肌和来自臀部肌的剪性应力牵拉。这些可导致临床常见的第3、第4腰椎平面处的骶棘肌外缘、臀大肌和阔筋膜张肌间等处的腰痛。

另外,感觉神经由浅部进入深部时,必须穿过筋膜。肌肉紧张或痉挛时,不但要牵动筋膜,而且和筋膜之间将发生相对的位移;筋膜移动时,和皮下组织之间也将发生相对的位移。如果筋膜和肌肉之间、筋膜和皮下组织之间,因损伤或炎症而存在着不同程度的粘连和瘢痕化,或筋膜本身和感觉神经有粘连时,则这种相对的位移就可以刺激或压迫感觉神经,并因此引起疼痛和放射痛。病情持续较久时,感觉神经本身也可以发生继发性改变,形成痛觉敏感点,使临床出现范围较广泛、情况复杂的疼痛症状,这常常是腰臀部软组织劳损的共同现象。

3.临床表现

腰臀部软组织劳损的临床表现主要是疼痛,并以压痛为主要形式。找寻压痛点和按压压痛点所引起的各种反应,是诊断本病的重要依据。

临床实践证明:压痛点常位于肌肉牵拉的压力集中区,并且压痛和肌肉牵拉有密切关系。压痛点的分布有着严格的规律:①压痛点几乎有它固定的位置。②压痛点的位置绝大多数是在某一肌肉的起止点附近或 2 组不同方向的肌肉的交接处(图 7-53)。

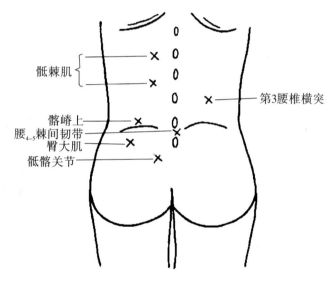

图 7-53 常见腰痛的压痛点

压痛点的深部,有时还可摸到硬度较其周围肌肉稍高的索条状物。绝大多数索条状物的走行方向与肌纤维的方向一致。有的病例可摸到结节或小块状物。触压这些增生物时,可增加疼痛或出现放射疼痛。经手术验证和病理检查,发现这些条索状物有以下特点:①为肌纤维索,即见在一块肌肉中有一肌束,硬度明显较正常肌纤维为硬,有学者曾镜检观察到被无菌性炎症的肌膜所包绕的肌纤维。②为皮神经的病变,已观察到这些皮神经的病变有神经纤维变性、细胞器的异常聚集、鞘细胞的改变和神经轴突的变性和再生等。③为增生的脂肪结缔组织,这些增生的结缔组织又以炎症为病理基础,并且常和周围组织紧密粘连,特别多见的是和深筋膜的紧密相连,曾观察到皮神经被粘连组织所包绕。

有学者认为肌肉的压痛点(或称运动压痛点)的解剖部位就是运动神经进入肌肉的部

位,并指出,如果脊髓某一肌节或某一神经干发生病变或受到激惹,这些肌节或神经干所支配的肌肉神经结合点(即运动神经进入肌肉处)即对痛觉过敏而成为压痛点。这些观点曾被临床观察证实,但还不能解释所有病例。

(二)棘上韧带和棘间韧带损伤

1. 解剖

棘上韧带、棘间韧带和黄韧带是相邻两椎骨之间构成纤维连结的重要结构(图7-54)。棘上韧带跨过各棘突顶点,纵贯脊柱全长。棘间韧带是连结2个相邻棘突之间的腱性组织,可分为3层:其前、后2层为浅层纤维,由上一棘突下缘斜向前下,附着于黄韧带和下一个棘突上缘;中层纤维是由后上方走向前下方。棘间韧带是由胶原纤维和弹性纤维构成,在韧带内有散在的脂肪小滴分布其间。腰神经后支的内侧支,分布支配到韧带纤维间,与腰痛觉有密切关联。

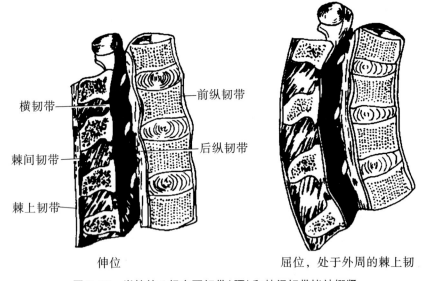

横韧带
棘间韧带
棘上韧带

前纵韧带
后纵韧带

伸位　　　　　　　　　屈位,处于外周的棘上韧

图7-54　脊柱的5根主要韧带(腰)和棘间韧带皆被绷紧

棘上韧带和棘间韧带均有限制脊柱过度前屈的作用。有人通过肌电图观察发现,当脊柱向前弯曲到一定程度后,骶棘肌即完全松弛,而由韧带维持脊柱姿势,可见韧带的牵张拉力是很大的。另外,整个脊柱的棘上韧带有95%终止于腰3~4棘突,止于腰5棘突的只占5%。而腰5~骶1间无棘上韧带,因此,当极度弯腰时,下腰段和棘间韧带所承担限制腰部过度向前弯曲的作用,其牵张拉力要比上腰段的或其他部位大得多。这里还要指出,当膝关节处在伸直位弯腰时,骨盆被拉紧的腘肌固定在旋后位,棘间韧带遭受到高度的牵拉张力,如果在这样体位下受到打击,韧带会突然负重而极易造成损伤(图7-55)。

棘间韧带损伤易发生在腰5骶1之间,这一部位处于脊柱活动与稳定的交界部位,腰椎的任何活动都将加大棘间韧带的磨损、退变和损伤。有学者报道,腰5骶1棘间韧带损伤为全部棘间韧带病变的92.6%。另外,棘间韧带还可因腰部劳损、腰椎间盘突出的存在而加重损伤。还有学者报道,在腰椎间盘突出的同一间隙,有棘间韧带病变者占40%。

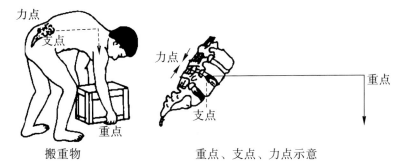

力点　支点　重点

搬重物　　　　　　　　重点、支点、力点示意

图7-55　弯腰劳动时腰肌收缩的杠杆力学

棘间韧带的退行性变,也随年龄增长而加重。韧带退行性变,包括纤维束断裂、坏死、脂肪变性、钙化等。在病理检查中,以中间部分的纤维最明显。在手术病例中,见有韧带中间部分断裂或囊性变者,也有报道见有纤维蛋白变性、坏死、出血、含铁血黄素沉积等现象。

棘间韧带损伤后,因失去原有张力而使脊柱的稳定性受到影响,并因此而引起局部疼痛,这是下腰痛的原因之一。

2.临床表现及诊断

棘上韧带损伤患者多为30岁左右的男女,主诉为腰痛或背痛,已有数周或数月,多为酸痛,可向颈部或臀部反射,有时不能仰卧。检查发现疼痛多位于上背部如胸椎5~8或腰椎2~4等。外观无肿胀。压痛多局限于1个棘突,或在少数病例局限于2个相邻棘突。压痛极为表浅,局限于棘尖部。患者弯腰时疼痛明显,伸腰时较轻,卧床时亦减轻,局部受压时加重,两侧椎旁肌无压痛,较易做出诊断。

棘间韧带损伤的症状和体征均非特异性。病人常有外伤史或腰痛反复发作史,尤其在稍有负重或突然挺腰时,容易发生下腰段疼痛,疼痛有时十分剧烈。病人弯腰时,常感到下腰部疼痛无力,有的病人叙述,弯腰时腰部有断裂样的感觉,有时还伴有骶棘肌紧张,以致出现强迫性体位等。而最为普遍的体征为下腰段棘突间的局部压痛,少数患者有放射到臀部的疼痛。但当病人同时有腿部放射疼痛时,则要鉴别是否合并有椎管内病变,单纯棘间韧带损伤者是不会有腿部放射性疼痛症状的。

慢性棘间韧带损伤的确切诊断方法为韧带造影。正常时对比剂应位于韧带两侧,在两棘突间有一菱形透亮区,边缘较光滑。通过造影发现损伤有以下4型。

(1)部分破裂　韧带的一侧有一裂口,穿越韧带的一半,对比剂阴影突向韧带中线。

(2)完全破裂　对比剂呈桥状达韧带两侧。

(3)囊腔　韧带区域内有一圆形或椭圆形对比剂阴影。

(4)松弛　正常的菱形对比阴影消失,轮廓不规则,呈吸水纸化开的状态。

无论在韧带造影中或在手术时所见的病例中,都以部分破裂者多见。通过韧带造影发现较单纯临床检查发现多。所有临床体征阳性病例均显示有韧带病损,但X射线片显示有韧带损伤者,并不一定伴有阳性临床体征。

3. 治疗

（1）非手术疗法　临床上棘突有压痛点，棘间有压痛存在，通过造影发现有病变者，应先行非手术治疗。以腰部痛区为主的局部制动、卧床休息、口服非抗生素类消炎止痛药，如吲哚美辛、双氯芬酸痛等。同时配以理疗、热敷等，也可用痛点封闭的方法来缓解疼痛。

（2）手术治疗　保守疗法无效的棘间韧带损伤，可考虑手术切除韧带，同时施行局部脊椎融合术。

（三）前、后纵韧带及黄韧带损伤

1. 前纵韧带断（撕）裂

前纵韧带位于椎节前方，紧贴椎体及纤维环前面，贯穿脊柱的全长。前纵韧带宽而厚，且十分坚强，可承受 1 765N 的拉力。因此，除非强大暴力，一般情况下很难单独致伤。在临床上，前纵韧带断裂大多为脊柱骨折脱位时的并发伤，其一旦断裂，必然引起椎节失稳。

（1）致伤机制　前纵韧带损伤多见于以下情况。①伸展暴力：在脊柱损伤时，当有强大暴力使脊柱过度仰伸时，首先引起前纵韧带的断裂，继而椎体或纤维环也一齐拉断，此在临床上最为多见。②前后向的剪力：在造成脊柱骨折脱位的同时，受累平面椎节处的前纵韧带亦随之断裂，亦较多见，尤其是在颈椎椎节。③屈曲暴力：在强屈情况下，主要是椎体前缘及侧方粉碎性骨折，与此同时亦可并发前纵韧带断裂，但较少见。

（2）诊断　单纯性前纵韧带损伤较难以诊断，主要依据 X 射线片显示椎体前方阴影增宽，表示该韧带有损伤性出血。局部疼痛、仰伸受限及颈椎伴有骨折脱位的病例易于诊断。

（3）治疗　仅有前纵韧带断裂而后纵韧带完整者，椎节属相对稳定性损伤。如两者同时断裂，则为不稳定性椎节损伤，因此，在治疗上应与脊柱骨折脱位同时复位。后期大多形成骨赘或骨桥取代前纵韧带，并不影响脊柱的稳定性。对不稳定的颈椎损伤，应酌情行前路植骨融合术，以利患者早期活动和防止加重脱位。

2. 后纵韧带断裂

从解剖学上观察，后纵韧带紧贴椎体，位于纤维环后缘，并贯穿椎管全长，构成椎管前壁的一部分。后纵韧带较前纵韧带为窄，在椎间盘附着处呈齿状增宽。

（1）致伤机制　主要是由于各种较强的暴力所致，一般单纯椎体屈曲及压缩骨折很难造成后纵韧带损伤，只有在脊椎骨折合并脱位时方可合并后纵韧带断裂。因此，凡能引起此韧带断裂的损伤，均属于不稳定性椎节损伤，应高度重视，并做进一步检查。

（2）诊断　除较严重的临床症状外，在 X 射线检查时可见椎间隙明显增宽及椎节水平移位，或是后侧间隙加大等，此均说明后纵韧带已经断裂。临床上多合并脊髓或马尾损伤，且易伴有椎间盘突出症，此时应酌情行 MR 或 CT 检查。

（3）治疗　主要是对椎节整体损伤的治疗。其中脊柱骨折脱位明显者，尽管合并后纵韧带损伤，也不一定需要做特殊处理，服从于脊柱骨折脱位治疗即可。

3. 黄韧带损伤

黄韧带位于椎节后方椎板之间，从上位椎板前下缘至下位椎板上缘后方，为带有黄色、且富有弹性的韧带，故称为黄韧带。它坚强宽厚、富有弹性，具有类似肌肉的功能。在躯干前屈及恢复直立时,其能协助并保证椎管内腔的稳定性。从与脊髓的关系来看,黄韧带的重要性超过棘上韧带、棘间韧带及横突间诸韧带。因此,在临床上,黄韧带一旦损伤,则易合并脊髓、马尾或神经根受压症状。

(1)损伤机制 其致伤机转与脊柱外伤一致,根据暴力大小和方向的不同,其所造成的病理变化亦不相同,可分为黄韧带断裂、撕裂及捩伤等3种。

(2)诊断 在临床上所见的黄韧带断裂,多合并有脊椎脱位,虽然也有X射线检查未见异常的所谓一过性脱位者在行脊髓探查时才发现黄韧带断裂,甚至有断裂后卷曲明显压迫脊髓者。因此,术前诊断往往十分困难。在脊柱极度屈曲或急骤旋转时,如未造成脊椎脱位,则从理论上讲,黄韧带纤维可因受到强力牵拉而发生水肿、充血,此即黄韧带捩伤,但在临床上难以确诊。而损伤的晚期则可形成黄韧带肥厚,此大多见于腰3~骶1水平。超过4.0 mm的黄韧带肥厚即具有诊断意义,临床表现酷似椎间盘突出症,此属于广义的椎管狭窄症。确诊可根据CT、MR检查或脊髓造影。

(3)治疗 对黄韧带断裂的治疗应服从脊柱骨折脱位的治疗。要求:对黄韧带肥厚且诊断明确者,轻者可理疗、体育疗法及按摩等,重者则可行黄韧带切除术,以求对神经根减压松解。

(四)腰臀部肌筋膜炎

1.解剖

腰背筋膜遮于背部诸肌的浅面,上面遮盖过上后锯肌的浅面与颈筋膜相连,在胸部则甚薄。内侧附于胸椎棘突,外侧附于肋角,将伸脊柱诸肌与连上肢于脊柱的诸肌隔离。腰背筋膜在腰部分为后、中、前叶3层。后叶是腰背筋膜中最厚的一叶,它在内侧附在腰骶各棘突及棘间韧带上,覆盖着骶棘肌,到骶棘肌外缘与中叶会合。中叶的内侧起于腰椎横突尖,上附于腰筋后韧带,下附于骶腰韧带。它位于骶棘肌之前面、腰方肌的后面,到骶棘肌的外缘与后叶会合成腹横肌的腱膜。前叶在腰方肌的前面,上附于并加强外侧腰肋韧带,并与横膈起点的纤维融合在一起。前叶的外缘在腰方肌的外缘处融集到腹横肌腱膜内。

臀筋膜将臀大肌整个包裹着,臀大肌为臀部最表浅的肌肉,在臀大肌肌肉深面的筋膜发育得较好,它向下与大腿的深筋膜(即阔筋膜)相延续,大部分臀大肌是插入到这一筋膜里。臀中肌的前部(它并不被臀大肌所覆盖)有一腱性的筋膜,也是阔筋膜的延续,一些肌纤维以此为起点,阔筋膜张肌也被包绕在筋膜层里,并整个地附着在此筋膜的专门部分,即髂胫束里面。

腰臀部的肌筋膜的功能与其他部位的肌筋膜的功能相同,在解剖和生理功能上是一个统一单位。肌肉收缩时,肌筋膜不仅参与位移活动,同时参与肌肉收缩的张力活动,这样才充分保证肌肉收缩的正常功能。

肌筋膜的纤维组织十分丰富,并且是富有弹性的组织,在因炎症病变时,筋膜中的纤维组织弹性减退,并出现退行性变。这时,可在病变的纤维组织中找到炎性结节及压痛点,同时也不同程度地失去弹性。有炎性病变的纤维组织,不但不能迅速地把纤维组织拉长,而且即便由强力把纤维拉长了,也难恢复到正常,或即便能恢复到正常,也是既缓慢而又困难。

有炎性变的肌筋膜,在其间感觉神经将受到炎症环境中致痛物质的刺激及炎性水肿组织的压迫而导致疼痛,并因此在肌肉活动、牵拉、伸长或摩擦时引起疼痛。疼痛带来的反射性肌肉痉挛可引起局部缺血,更加导致炎性变的加剧。

2. 临床表现

腰臀部肌筋膜炎性病人大多数叙述有受凉、受湿或过分劳累等病史,但也还有一部分病人没有任何原因,即所谓自然发病。因此,腰臀筋膜炎的病史部分,只提供诊断的参考,对此要作具体分析。

腰臀部肌筋膜炎从形成到出现临床症状,常是一个较为缓慢的过程,因此,多见在中年以后发病。但这不是说只有中年人才发病,而实际上之前的一个无症状过程被忽视了。

腰臀部肌筋膜炎的主要症状是腰痛和臀部疼痛,或腰臀部同时疼痛。各种疼痛可形成复杂的临床症状,例如,腰痛急性发作者,病人可能活动十分困难,不能翻身,不能平卧;臀痛急性发作者,病人可能走路十分困难,不能久坐,不能下蹲;腰臀疼痛同时急性发作者,病人痛苦异常,改变体位都带来巨大困难和痛苦。急性发作后的转归,少数症状可完全消退,多数还会遗留疼痛,或相隔数月、数年以后再次发作,甚至还见有经常持续腰臀疼痛者。有的慢性腰臀部肌筋膜炎,病人常诉有持续腰臀部疼痛,以致难忍,不能久坐或久睡,久坐久睡后疼痛加剧。有些急性腰臀肌筋膜炎病人,可以查出病变部位的皮肤有增厚及皮下水肿。当检查捻拎皮肤时,可以见有橘皮样改变,并可检出皮肤与筋膜粘连明显,疼痛也因之而加剧。皮下水肿范围与病变范围成比例,一般可有手掌大小面积。

腰臀肌筋膜炎的局部压痛点常较显著,多在病变肌肉的起止点处。腰臀肌筋膜炎在反复发作以后,多数病人会发生筋膜钙化,钙化块可能成片出现,也有散在出现者。这些病人常需手术治疗才能治愈,术中可成块的切去钙化组织或成块撕去钙化筋膜。

3. 治疗

腰臀肌筋膜炎的治疗方法较多。理疗方法可以不同程度地缓解症状或暂时消除症状,但常易复发。手术治疗只是在病情严重、痛苦甚剧、失去工作能力的情况下才予实施。手术内容包括切除病变组织,分离因病变粘连的组织。手术的范围可能较广,但均在浅层。单纯腰肌筋膜炎者只需做腰部软组织松解手术,有腰臀部肌筋膜炎者,要同时做腰部和臀部的软组织松解术。

(五)第3腰椎横突综合征

第3腰椎横突综合征是腰痛或腰腿痛病人中常见的一种疾病。究其病因也是局部附丽肌肉、韧带、筋膜等的损伤。

1. 解剖与病因

腰椎呈正常生理性前凸,第3腰椎在前凸的顶点。在发育过程中,由于生理前凸的存在,致使 $L_1 \sim L_2$ 的椎体呈现前窄后宽,$L_4 \sim L_5$ 的椎体则为前宽后窄,而只有第3腰椎的椎体的前后宽窄接近一致。第3腰椎为这5个椎体活动的中心,成为腰椎前屈后伸、左右旋转时的活动枢纽,因此两侧横突所受牵拉应力最大,其次为第2、第4腰椎横突,而第1和第5腰椎横突所受拉力最小。各个横突在发育时期所受拉力大小不等,其长短也因而不一、方向不同,第3腰椎横突最长,次之为第2、第4腰椎横突,第1、第5腰椎横突最短并向后方倾斜。

由于第 3 腰椎横突最长,故所受杠杆作用最大,在其上所附着的韧带、肌肉、筋膜、腱膜承受的拉力也是最大,较易受到损伤(图 7-56)。

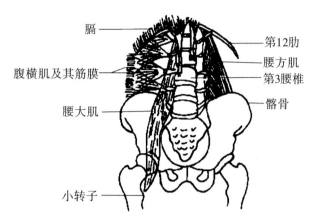

图 7-56　腰椎横突末端附着肌肉、筋膜关系示意

臀上皮神经自 L_1 ~ L_3 椎间孔发出,穿出横突间韧带骨纤维孔之后,走行于 L_1 ~ L_3 横突的背面,并紧贴骨膜,经过横突间沟,穿过起始于横突的肌肉至其背侧。腰椎横突上附有大、小不等的肌肉:在其前侧有腰大肌、腰方肌,在第 2 腰椎横突前侧有膈肌,在横突尖端有横架于棘突与横突之间的横突棘肌,在横突与横突之间有横突间肌,在横突背侧有骶棘肌,其他尚有腹横肌、腹内斜肌和腹外斜肌,借助腰背筋膜起于第 1 到第 4 腰椎横突。两侧横突所附着的肌肉和筋膜有着相互拮抗或协同的作用,以维持脊柱活动时人体重心的相对稳定。倘若一侧腰背筋膜和肌肉紧张收缩时,其同侧或对侧均可在肌力牵拉的作用及反作用下遭受损伤。第 3 腰椎横突因过长(力臂加长)、弯度较大、活动广泛,尤其易于损伤,严重者可产生横突的撕脱骨折。一般也易致肌肉、筋膜、腱膜的撕脱伤,造成出血和浆液性渗出。损伤可因致伤因素不同而出现轻重不等的炎症反应,轻者产生横突与肌肉附着处撕裂、出血、血肿,继而导致的肌紧张和肌痉挛,也将因此而刺激或压迫脊神经后支的外侧支。同时出现的病理生理改变是被束缚在肌肉、筋膜之间的神经束,因神经本身的血液供应不足或中止而导致的神经水肿变粗,也因此而引起臀上皮神经疼痛。

2.临床表现

第 3 腰椎横突综合征好发在从事体力劳动的青壮年,常诉有轻重不等的腰部外伤史。主要症状为腰部疼痛,症状重者还有沿着大腿向下放射的疼痛,可至膝平面以上,极少数病例疼痛可串及小腿的外侧,但并不因腹压增高(如咳嗽、喷嚏)而增加疼痛症状。

第 3 腰椎横突尖端有明显的局部压痛,定位固定,是本综合征的特点。有长期随访的病人可观察到在早期臀部、腰部稍显丰满,晚期则可显示臀肌萎缩,对比所见有诊断意义。有些病人于第 3 腰椎横突尖端处可触及活动的肌肉痉挛结节,于臀中肌的后缘及臀大肌的前缘相互交接处可触及隆起的条索状物,并有明显触压痛,曾有人认为此条索状物为臀上皮神经,而实际是紧张痉挛的臀中肌。

股内收肌紧张症状在部分病人十分明显,这是由于股内收肌是由 L_2 ~ L_4 发出的闭孔神经所支配,当 $L_1 \sim L_3$ 发出的脊神经后支遭受刺激时,能反射性地引起股内收肌肌紧张性痉挛的缘故。

在鉴别诊断中,要与腰椎间盘突出症、急性骶髂关节伤、梨状肌综合征做鉴别。第 3 腰椎横突尖行普鲁卡因封闭后,疼痛立即消失,是有用的鉴别方法。

(六)臀上皮神经综合征

臀上皮神经经过臀部骨纤维性管道过程中,由于各种原因引起管道变形、缩窄,而压迫臀上皮神经引起的一系列症状,称之为臀上皮神经综合征,又称臀上神经综合征。1959 年 Strong 首先发表了臀上神经综合征,采用手术切除受累的臀上皮神经支方法取得了良好的治疗效果。1974 年国内曾有学者提出臀上皮神经损伤是引起腰腿痛的一个原因,占腰部软组织损伤的 40% ~60%。

1. 解剖与病理

一般认为,由胸 12(T_{12})、腰 1,2,3($L_{1,2,3}$)脊神经后支的外侧支组成,跨越髂骨嵴后称为臀上皮神经,支配臀部皮肤感觉。臀上皮神经在越过髂嵴进入臀部时,被坚强的由骶棘肌及腰背筋膜在髂嵴上缘附着处形成的扁圆形骨纤维性管道固定,神经即由此隧道穿过,该神经多数先在深筋膜的夹层中行经臀肌间沟的上部,或平行于臀肌间沟的双层筋膜中,下行一段距离后再至皮下,继续在浅筋膜中走行,可达大腿后面下端。这种骨纤维性管道虽有保护神经免遭受压的作用,但如果管道变形、缩窄即能压迫神经,或在急性扭伤时,被牢固固定的神经受到牵拉,即可引起损伤。

2. 临床表现

青壮年体力劳动者多见,男多于女,常为一侧腰臀部疼痛,呈刺痛或酸痛,极少数人为撕裂样痛,疼痛常可向大腿后方放射,但常不过膝。弯腰起坐时疼痛加重,髂后上棘外下方可触及一条索样物,按压时有胀痛,或麻木感,并向大腿后下方放射。直腿抬高试验阴性,腱反射正常。

3. 诊断

主要根据临床表现特点即可确诊。

4. 治疗

①一般应先采用保守治疗:休息、理疗、封闭、按摩等多数病人能缓解症状。②手术治疗适于经保守治疗无效的慢性病人,如可触及痛性条索样物者可予手术松解或切除。术后效果良好。

(七)关节突间关节滑膜嵌顿

一般俗称的"闪了腰",在临床上被诊断为关节突间关节滑膜嵌顿。该病变从理论上推测是由于关节突间敏感的滑膜嵌夹于关节面之间而产生疼痛。

1. 解剖与发病机制

椎骨各小关节为滑膜关节,外有关节囊包绕,内衬以滑膜。关节囊上有多条肌纤维附着,有拉紧关节囊、防止关节滑膜嵌夹的作用。关节滑膜由脊神经后支的内侧分支供应。腰部的小关节突关节囊相对比较松弛,前屈时关节囊紧张,后伸时松弛。在腰椎屈伸活动时,小关节可有一定的移动度,关节囊亦随着活动,故关节突间关节滑膜嵌顿多发生于腰及腰骶部。当关节因退变而不光滑、肌肉疲劳、运动不协调时,尤其是在缺少准备的日常活动中,如突然转身或伸腰直立时,可能出现关节间隙一侧增宽,产生负压,将关节滑膜吸入,在腰部伸直时被夹于关节面之间,使滑膜受到刺激引起剧烈疼痛。在先天性两侧小关节面发育不对称的病人,一侧小关节可发生斜行运动,使滑膜容易嵌入(图7-57)。

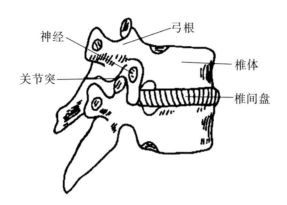

神经　弓根
关节突　椎体
椎间盘

图7-57　椎体关节突间关节

2. 临床表现

病人多为青壮年,老年人亦可发生。常在日常生活中弯腰取物、刷牙洗脸、扭身泼水时,或整理床铺直腰的过程中,腰部突然发生剧烈疼痛。其程度远远超过一般扭伤,腰部立即变僵硬,表情紧张,不敢活动,甚至正常呼吸也可使症状加重,不容许他人搬动或触摸。疼痛可位于腰部、腰骶部,有时放射至臀部或大腿后侧。

检查可见病人脊柱保持在一种固定姿势或伴有后凸或侧凸等畸形,骶棘肌呈极度痉挛性紧张,检查要轻柔。腰骶部可有深部叩击痛。直腿抬举因牵涉腰部而大都受限。下肢肌力感觉均无异常。

X射线片检查除因肌肉紧张可引起脊柱弯曲度改变外,多无明显的其他异常发现。

本症需与急性腰椎间盘突出,急性棘上、棘间韧带损伤或急性腰扭伤相鉴别。必要时可用质量浓度为2.5 g/L普鲁卡因对受累部位关节囊封闭,有助于鉴别。本症与关节突间关节错位或绞锁不易鉴别,因为目前尚缺少X射线片等特征性的客观依据。某些平时经常有间歇性轻微腰痛症状而在不注意的情况下基本无不适者,在急性腰痛发作中占有相当多的比例。这类病人在刚起床或坐久站立后、突然转身、伸屈等改变姿势的活动时,由于肌肉等软组织不能协调而引起掖伤,可产生急性剧烈疼痛

3. 治疗

急性嵌顿的滑膜因受到挤压刺激而肿胀疼痛。由于腰部肌肉痉挛的保护性姿势,使滑膜免受进一步刺激,数日后随着肿胀的消退,症状可自行缓解,一般在1～2周左右症状可基

本消退。因此急性期主要应卧床休息,适当口服非激素类消炎止痛药,如吲哚美辛、布洛芬等,以解除肌肉痉挛。

牵引和推拿治疗可以迅速收效。牵引方法为患者俯卧,腹部垫以扁枕,目的是使腰肌放松。牵引者同时分别拉两侧上肢的腋部和两侧下肢的踝部,牵引 1 min,然后再慢慢放松,如此重复数次。一般情况下起床后都可使腰部伸直,疼痛消失或减轻。有的患者必要时第 2 天重复牵引。中医推拿也是解除滑膜嵌顿的一个方法,但比牵引疼痛,因而有人主张先局部封闭后再推拿效果更好(图 7-58)。

急性症状消失或减轻后,遗留残余的疼痛和僵硬,可以辅以超短波、微波等多种物理疗法,以促进恢复。有学者报道小关节突关节囊封闭,用质量浓度为 2.5 g/L 普鲁卡因 5~10 mL 加醋酸泼尼松 0.1~0.2 mL 浸润小关节周围,有解痉镇痛消炎的作用。但急性期以局部压痛确定病变的小关节往往不太容易。此类患者多有腰肌软弱,应进行适当的腰背肌锻炼,以防复发。

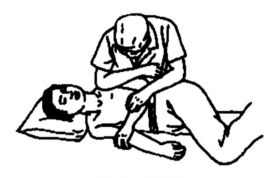

图 7-58　斜扳手法

(八)腰背筋膜剥离

1. 发病机制

在日常工作及劳动中,由于姿势不当及腰背部扭转活动过度时,腰背筋膜可自棘突两侧纵行剥离,有时患者睡眠时翻身不当也可使之剥离。

腰背筋膜系纵行的结缔组织纤维编织而成,腰背部扭转时,纵行纤维有"拧麻花"趋势,而可使之撕裂,这种情况在皮神经出口处较易发生。

2. 临床表现

局部疼痛、压痛、肌紧张,有时甚至发生痉挛,脊柱活动受到限制,特别表现在脊柱朝向健侧侧屈或扭转时疼痛加剧。此病可以出现在腰部,也可以发生在背部,撕裂范围可为 1~2 cm,弹拨时或可触及裂缝。

3. 治疗

在急性期可施行手法复位,一手拇指按住剥离部位的上方并向上牵拉,另一手拇指在损伤部位沿纤维方向向下按压。有时需要先左右弹拨,再行复位。复位后敷伤湿止痛膏,两三天后如仍有疼痛,可再复位一次。若经数次治疗,局部仍有疼痛,可施行普鲁卡因及氢化可的松封闭治疗。因损伤部位表浅,要注意封闭的深度。

(九)髂腰三角综合征

患者主诉一侧或两侧腰痛,同时有臀部及下肢痛,但后者多不过膝。检查时发现,在 L_4 ~L_5 棘突及髂骨后内部所形成的三角区内有明显压痛,有的作者称之为多裂肌三角综合征。实际上疼痛的原因,除因多裂肌劳损外,也可因髂腰韧带劳损而引起,故应称为髂腰三角综合征。多裂肌起于髂骨后内部,位置较深(在腰部伸、屈运动中多易劳损,屈伸活动较多的起重机或拖拉机司机更易发生)。多裂肌的深面,即为髂腰韧带,其功能除稳定髂腰部骨骼外,尚有分担躯干负重应力的功能。韧带一般为防御的第二线,多裂肌劳损后,韧带即易劳损,最后二者均发生劳损。对可疑患者,宜进行局部普鲁卡因封闭试验。

(十)髂腰韧带和骶髂韧带损伤

髂腰韧带及骶髂韧带由于慢性损伤可致部分撕裂,或由于撕裂后治疗不当而形成韧带松弛,均可造成腰痛。

1.临床表现

该病的特点,除腰痛及局部压痛外,可反射到腹股沟内侧,也可反射到股内上方及同侧下腹壁。骶髂韧带上部损伤的疼痛,除腰部外,可反射到臀部、股后外侧及小腿外侧,其中以臀部为最多见。骶髂韧带后下部损伤时,除有腰痛及局部压痛外,疼痛尚可反射到股后外侧及小腿外侧,有时到达外踝的下部,甚至足外侧及小趾。骶棘韧带损伤除可致腰痛外,疼痛尚可反射至臀部下缘、股后侧及小腿后侧,甚至到足跟。用质量浓度为 2.5 g/L 普鲁卡因 2 ~4 mL 注射至可疑之韧带病变处,如针刺可使反射部位的疼痛加重,但当注入普鲁卡因后,该疼痛即消失。用此法可确定该韧带有无病变(图 7-59)。

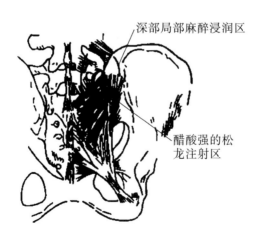

深部局部麻醉浸润区

醋酸强的松龙注射区

图 7-59　骶髂韧带、腰骶韧带及劳损注射部位

2.治疗

最好注射硬化剂。将质量分数为 25% 右旋糖酐 5 mL 注射于该部,每 3 ~4 周 1 次,2 次

为一疗程,症状可缓慢改善。如经 3~4 疗程(二疗程中间休息 2 周)不见好转,且影响工作、学习及生活时,可行关节融合术。

(十一)注射性臀肌挛缩症

1. 病因

注射性臀大肌挛缩症是一种医源性疾病,多发生于儿童时期,是由反复多次臀部肌内注射药物引起的,常因家长发现患儿步态特殊,坐位双膝不能靠近而来就诊。国内于 1978 年解放军总医院首次比较全面地报道本病,在此以后又有许多医院也相继发现本病。

2. 临床表现

①步态异常,特别是跑步时,双下肢呈外旋、外展状,由于屈髋受限,步幅较小,有如跳跃前进,称此为"跳步征"。②站立时,双下肢不能完全靠拢,轻度外旋。由于臀大肌上部肌纤维挛缩,肌肉容积缩小,相对显出臀部尖削的外形,称此为"尖臀征"。③坐位时,双膝分开,不能靠拢。④蹲位时的体征有 2 种表现:一部分病人表现为在下蹲过程中,当髋关节屈曲近 90°时,屈髋受限,不能完全蹲下,此时双膝向外闪动,划一弧形,然后再靠拢,完全蹲下;另一部分病人则表现为下蹲时双髋呈外展、外旋位,双膝分开,状如蛙屈曲之后肢。前一种体征称"划圈征",后者称为"蛙腿征"。这 2 种不同的临床表现是由于病变程度及范围不同所致,后者病变往往较前者重而广泛。⑤髋部弹响。屈伸髋关节时,在股骨大粗隆表面有索带滑过并产生弹响。⑥臀部可能触及一条与臀大肌纤维直行方向一致的挛缩束带,当髋关节内旋、内收时更为明显,其宽度为 2~7 cm。⑦骨盆 X 射线检查,可见"假性双髋外翻",股骨颈干角大于130°,股骨小粗隆明显可见。⑧实验室检查,如肌酸、肌酐正常,均无肌肉病的表现。

3. 治疗

如果臀肌挛缩已形成,非手术治疗无效,可采用臀大肌挛缩带部分切除术、臀大肌部分止点松解术。手术方法:病人取侧卧位,沿臀大肌直行方向做斜切口,至股骨大粗隆顶端切口转向与股骨上端一致,显露挛缩带及股骨大粗隆下方一段髂胫束,分离挛缩带,在靠近髂胫束处切断挛缩带,并切除 2~3 cm 一段,松解臀大肌上半部附着腱膜,达到部分延长臀大肌止点的目的。手术结束前,在手术台上,术者要被动活动患肢,证明屈髋自如,无弹响后,即结束手术。术后双下肢并拢固定 2 周,可开始功能活动。一般术后半年至 1 年完全恢复正常步态。

(十二)梨状肌综合征

由于梨状肌解剖变异或因外伤、劳损等原因引起梨状肌水肿、肥厚、变性及挛缩,压迫梨状肌内坐骨神经及其营养血管,致局部循环障碍及瘀血、水肿等所出现的一系列症状,称之为梨状肌综合征(图 7-60)。

1. 解剖

梨状肌大部起于第 2~4 骶椎前面骶前孔外侧,由坐骨大孔出骨盆后移行为肌腱,紧贴髋关节囊的后上部,向外止于大转子上缘的后部。

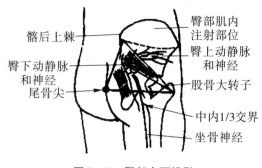

图 7-60　臀部表面投影

2. 临床表现

患肢慢性疼痛病史,反复发作,梨状肌在臀部的表面投影区有压痛并向远侧放射,腰部活动不受限,双足并拢,患肢外旋疼痛加剧,直腿抬高试验阳性,腰椎 X 射线片无异常。

3. 诊断与鉴别诊断

本病通过病史、体征及检查即可做出明确诊断。和腰椎间盘突出症、马尾部肿痛、坐骨神经盆腔出口狭窄症相鉴别。腰椎间盘突出症腰痛明显,卧床休息后症状明显缓解,腰椎棘突旁压痛,且向下肢放射,摄 X 射线片腰椎间隙变窄,电子计算机断层扫描和脊髓造影呈现阳性影像。马尾部肿瘤腰部疼痛显著,较早出现大、小便功能障碍,活动时疼痛加剧,活动后症状反而有所缓解,椎管造影可确诊。坐骨神经盆腔出口狭窄症根据其丛性疼痛和下肢外旋试验阴性可鉴别。

4. 治疗

①一般应休息,局部理疗,或用醋酸泼尼松 25 mg 加入质量浓度为 10 g/L 利多卡因 6 mL 做梨状肌注射封闭治疗,每周 1 次。②对于症状严重、病程长者可考虑手术治疗,松解坐骨神经与周围组织的粘连。

(十三)闭孔神经卡压综合征

本综合征是由于闭孔神经在闭孔管内受到压迫而引起的一系列闭孔神经支配区损伤的症状和体征。

1. 应用解剖及病因

闭孔管是闭孔上外侧的一个骨-纤维管道,从盆腔内向前向内斜行而出,长度较短,1 ~ 2 cm 长和 1 cm 宽,管顶为耻骨的闭孔管沟,管底为闭孔膜和闭孔内、外肌。闭孔膜的纤维缘和纤维包膜是卡压闭孔神经的主要部位。闭孔动脉和闭孔神经通过此管时,占据管腔的外侧部,周围有蜂窝脂肪组织。此脂肪组织与外面的股部脂肪相连,因此可使小肠、膀胱憩室、大网膜或卵巢、输卵管自此疝出,成为闭孔疝,而且感染和炎症也可由此沟通,这也是一个病因。

耻骨炎是泌尿生殖系手术的常见并发症,它发生在闭孔管附近。耻骨炎可能很轻,但闭孔内的炎性水肿可卡压闭孔神经。

2. 临床表现

由于闭孔神经在管内分为前、后两支,支配髋关节的诸内收肌,以及髋关节的一部分和大腿内侧至膝内侧的感觉。闭孔神经受卡压时则可引起腹股沟至膝内侧的疼痛和内收肌痉挛。若系闭孔疝卡压闭孔神经,可同时有腹部或盆腔的相应症状和体征。

3. 治疗

若非炎症引起,可先行闭孔管内封闭,如无效,可在盆腔内做闭孔神经切断术。

(十四)腰椎间盘吸收综合征

1970 年 Crock 首先明确提出孤立性腰椎间盘吸收症,并把它列入腰椎间盘病的一种类型。以后又于 1967 年、1981 年、1983 年相继发表有关文章,指出该综合征系腰椎间盘退变吸收,继发腰椎不稳,进而引起关节突关节病变及神经根管狭窄。1989 年国内贾连顺等报道 6 例。其临床表现、X 射线改变及手术所见病理改变类似 Crock 的描述。文中命名为腰椎间盘吸收综合征。

1. 局部解剖和发病机制

(1)椎间盘　椎间盘位于两相邻椎体之间,由透明软骨板、纤维环和髓核三部分构成。透明软骨板紧贴相邻两椎体的上、下骨面。纤维环为同心圆的纤维组织,坚韧而又富有弹性。髓核被上、下侧的透明软骨板和四周的纤维环包绕。其外观为白色半透明胶状物质,成分为蛋白黏多糖和水分。髓核富有弹性,当承受各种压应力时,能发生相应的形态改变。

椎间盘是椎体间的连结装置,有相当的稳定性,也能适应脊柱各方向的活动需要,并且是缓冲震荡的重要结构。随着年龄增长和长期受到挤压、扭转等应力作用,在 30 岁以后椎间盘开始退行性变化。在承重多的下腰部的椎间盘,退行性变化更为突出。表现为髓核丢失水分而硬化、弹性下降,纤维环脆性增加,纤维断裂等。在退行性变化的基础上,如果承受超负荷外力,可以发生局限性的纤维环破裂,髓核从破裂处向外突出,这种病变通常发生在后外侧,因此造成神经根受压。这就是椎间盘突出症。

椎间盘吸收综合征不同于这种情况,它是一种缓慢发生与发展的过程,主要表现为髓核的明显吸收,透明软骨板退变变薄,纤维环环状膨出,并没有局限性的髓核突出。但这种改变将导致椎间不稳,小关节半脱位,久而久之会继发关节突关节增生肥大等改变。Crock 的观察发现这种改变多发生于在腰 5 骶 1($L_5 \sim S_1$),使 S_1 神经根在侧隐窝部受到嵌压。产生相应支配区的感觉、运动障碍。

(2)关节突关节　关节突关节也称小关节或后关节。由位于椎弓根和椎板相连结处的上一个椎体的下关节突和下一椎体的上关节突组成。上关节突位置在腹侧和神经根受压有直接关系。在腰椎不同节段总的趋势是由上到下逐渐由偏向冠状位转变为偏向矢状位。关节突关节是一个真正的滑膜关节。关节囊的滑膜层向关节内突入形成皱襞。其外缘为类似半月板结构的纤维软骨结构。关节突关节的退行性变一般发生在椎间盘退行性变之后。

Dunlop 发现,当椎间盘高度下降后,关节突关节内压力也随之提高,负重和改变姿势时应力更为集中于此。随着变性改变的发展,关节突关节将发生更为明显的脱位,上下关节突上下靠拢,内聚、骨质增生及肥大。突入关节间隙的滑膜皱襞也因炎症而发生增生肥大。附着于关节突上的黄韧带变得肥厚或皱缩。这些病变一般不会引起中央椎管狭窄,但峡部参与侧隐窝后壁组成,因此可以形成侧隐窝–神经根管狭窄,使神经根受到嵌压。尤其当腰椎后伸时,上、下关节突进一步相互靠拢,关节囊及其韧带向神经根管内形成皱褶,从而加重压迫症状。

作者有一组 21 例侧隐窝狭窄病例,手术中发现只有一侧同时有较典型的局限性髓核突出,大部分病例突出很小,取不出髓核组织或呈环形膨出。全部病例神经嵌压都发生在侧隐窝部,上关节突内侧半骨质多坚硬,外形肥大,是直接致压部位。

2. 临床表现

该综合征单纯从临床表现看,有时很难和椎间盘突出症相鉴别。主要表现都是腰疼和根性坐骨神经疼以及具有相应的阳性神经体征。但该征有其特征性改变有助于鉴别诊断,如:①一般病程较长,发病过程缓慢,逐渐加重。②多为两侧性症状。③直腿抬高试验多为阴性。此点是否和本征发病缓慢,神经根炎较轻或者直腿抬高时减轻了腰椎后伸有关尚待探讨。

3. X 射线检查

该征的诊断固然依靠临床表现,但 X 射线特征是非常不可缺少的诊断依据。特征性的 X 射线改变有:①椎间隙孤立性极度变窄,重者仅有 2～3 mm。说明椎间盘高度吸收退变。②相邻的两椎体软骨下骨板增生硬化、椎体边缘骨赘形成。③关节突关节硬化肥大及半脱位。在斜位片上观察下位"小犬耳"与上位"小犬前肢"之间的相对关系,较易看到这些改变。④在标准侧位片上可见上关节突前倾,进入椎间孔。

椎管造影检查,如发现典型的椎间盘突出征象,则不属于本综合征。国内贾连顺等用 Omipaque 和 Amipaque 造影,6 例中 5 例神经根袖显示不清,有的有对称性压迹。作者认为这些改变可视为本征重要诊断依据之一。

4. CT 检查

CT 检查可清楚显示中央椎管和侧隐窝外形。CT 测量侧隐窝的高度(上关节突最前部与相应椎弓根上缘的后界之间距)正常等于或大于 5 mm,等于或小于 3 mm 为可疑狭窄,等于或小于 2 mm 则可确诊狭窄。

5. 诊断

本综合征的诊断要点为:长期、缓慢加重的腰疼及根性坐骨神经疼痛病史和阳性神经体征,X 射线特征性改变。椎管造影和 CT 检查有助于确定诊断。侧隐窝高度小于 3 mm 时可诊断侧隐窝狭窄。

6. 治疗

手术减压是治疗本征的重要手段。手术中一定要满意地显示神经根,压迫主要是上关节突及其腹侧的黄韧带。手术时须将上关节突的内侧部分切除方能解除嵌压,切除时要防止损伤神经根,尽量不损伤伴行静脉。为保持椎间稳定,一般不应将关节突全部切除,应在彻底减压的原则下尽量减少对关节突关节的破坏。关节突部分切除一般对椎间稳定影响不大,但也有人采用各种融合手术,以期保持椎间稳定。

(十五)强直性肌营养不良综合征

本征由 Thomsen 于 1876 年首先描述。又称先天性肌强直,营养不良性肌强直综合征、肌性共济失调症等。主要特征是广泛的肌强直和肌肥大,肌强直是以骨骼肌收缩后放松困难为特征。

1. 病因

病因目前尚不明确。有家族遗传倾向,属常染色体显性遗传。

2. 病理

有人认为本征主要缺陷是肌纤维膜不稳定,对各种刺激(特别是钾离子)过敏而引起。主要病变在骨骼肌,肌纤维增粗,肥大、横纹不清晰、肌膜核增多。间质中结缔组织增生,后期出现萎缩现象。

3. 临床表现

绝大多数病例起病于婴儿期或儿童期,个别可在 20 岁以后发病,无性别差异。

本病的主要症状是肌肉收缩的延长伴缓慢的松弛,即肌肉收缩后不能随意立即放松,但重复运动后可逐渐趋于正常。肌强直症状较轻者,易被忽视,以致无法回忆起其发病年龄。在有些病例中,出生后不久当婴儿打喷嚏及闭眼时即可看到眼轮匝肌有强直表现。肌强直可广泛出现于周身各处横纹肌群,但以四肢肌肉症状较明显,常于起立、迈步、上楼或跑跳时突出,感到肌肉发僵,活动不灵,需稍等片刻肢体活动几下方能正常活动,稍不留心极易摔倒。当患者用力握拳或持物时,手指往往不能立即松开,为了克服这种现象,患者常先屈腕,然后手指缓慢伸直,最后再伸腕、活动片刻后手部运动方能灵活。每当遇冷、疲劳、经期、妊娠及心理因素均可使肌强直加重。肌强直时抚摸肌腹常有坚实感,偶尔患者眼外肌、面肌、舌肌、咀嚼肌及呼吸肌群也可受累而出现一时性的睁眼不能,眼球凝视、言语不清、咀嚼不能或呈哮喘发作等症状。若以叩诊锤用力叩击病变肌肉,可立即在局部形成肌球或凹坑。

病人周身肌肉常明显肥大,显得粗壮,颇似运动员。肌肥大以臀肌、股四头肌及腓肠肌为明显,但颈肌、上臂肌及三角肌亦可显著肥大。病人一般无肌萎缩,也不存在其他器官的营养不良征。个别病例可有情绪不稳,多汗及血管舒缩障碍等表现。

4. 实验室检查

偶见血钾增高,血钙降低及尿肌酸、肌酐排出量增高等异常,但均无特异性。

5. 诊断与鉴别诊断

本征有明显家族史,幼年起病,广泛肌强直及肥大,无肌萎缩,结合实验室检查及肌肉活检,不难诊断。但需与 Steinest 综合征和 Evlenburg 高血钾性周期性麻痹综合征进行鉴别,前者发病年龄较晚,肌强直部位较局限,无力和肌萎缩明显,且常伴有其他器官营养不良症状;后者对寒冷异常敏感,受冷刺激可立即触发肌强直现象,且有肌无力表现。

6. 治疗

温暖的环境可使症状减轻,轻症病人一般不需要长期的药物治疗。症状明显以致影响生活及工作时,可给予以下治疗。

药物治疗可用以下稳定膜电位的药物治疗:

(1)奎宁　0.3~0.6 g,每天2~3次。为加强治疗可同时服用钙剂。疗程较长者或剂量大时,容易出现不良反应,如耳鸣、听力减退、恶心、呕吐、头痛等,往往难以坚持治疗。有人主张用药1周,停药1周,可望减轻药物的不良反应。

(2)普鲁卡因酰胺　剂量视年龄大小而异,成人开始0.5 g,每日4次,在1周内渐增到1 g,每日4次。服药1 h左右疗效达最高峰,5~6 h后消退。可能出现食欲缺乏、恶心、腹泻、失眠、无力等不良反应,偶可出现粒细胞减少。

(3)苯妥英钠　0.1 g,每天3次。

(4)皮质激素类　如泼尼松10 mg,每天3次。

(5)甘草粉　3 g,每天3次,共15 d。

(6)其他　如阿托品、谷氨酸、钙剂、胰岛素、甲状腺素等均可使症状缓解,但不宜久用。物理疗法适当运动量的体疗、水浴、透热及按摩等,亦有减轻症状的作用。

7. 预后

本病多不进展,肌强直程度随年龄的增长反而有所减轻,故预后一般良好。

(十六)腰臀部肌筋膜室综合征

腰臀部肌筋膜室综合征是腰腿痛的病因之一,又称纤维织炎,与反复软组织劳损有关。其病理基础为腰臀部肌肉和筋膜的无菌性炎症所致的肌、筋膜粘连,其主要临床表现为腰痛或腰腿痛。有1至数个激痛点,时轻时重反复发作。在皮下可触及1至数个疼痛性筋结或筋束。严格地说并不属于骨筋膜室综合征之列。

(十七)臀部骨筋膜室综合征

臀部骨筋膜室综合征又称臀肌综合征。此征发病率较低与臀部骨筋膜室范围广、容量大、封闭不全有关。

1. 解剖生理

臀部骨筋膜室的前壁上部为髂骨翼,下部为坐骨、髋臼、股骨头、股骨颈和转子部,以及连接这些骨突的韧带和筋膜;后壁为臀固有筋膜,后者特别厚实。它起于髂嵴缘和骶骨外侧部,由内向外包裹臀肌,然后形成阔筋膜张肌鞘,再向下延伸为大腿阔筋膜。在臀大肌下缘,臀固有筋膜桥架于坐骨结节和股骨大转子之间,筋膜甚为紧张并和皮肤相连,形成"臀沟",臀筋膜室范围广泛,几乎占据了整个臀部。室内包含臀大肌、臀中肌、臀小肌、梨状肌、股方肌等股外旋肌群,另外坐骨神经和臀上、下血管及神经亦居其中。在室的下部有较大间隙,对室内压起部分弥散缓解作用,因此发病率很低。

2. 病因病理

臀部骨筋膜室综合征多为臀部的挤压伤或臀肌拉伤所致。创伤造成臀肌出血、水肿、渗出,进一步造成室内压力增高的恶性循环所致。多见于坠落伤、臀部击伤或砸伤,突然站立等。另外,臀部深部注射刺激药物或注射感染,均可引起此征。

其发病机制是:臀肌挤伤或拉伤后,肌纤维撕裂出血,微循环障碍,继而水肿、渗出,引起室内组织压增高,发生肌肉缺血坏死,晚期纤维瘢痕化,发生挛缩。由于室内的坐骨神经和臀上、下神经受压,血供障碍,遭到损害,引起腰痛及放射性坐骨神经痛。

3. 临床表现及诊断要点

①有明显的臀部外伤史或注射史。②早期症状和体征:臀部明显肿胀和疼痛,呈持续性跳痛、惧动,压痛明显、触之坚硬外形如球状,皮肤潮红或出现张力性水疱。可有小腿或足部麻木,病侧下肢无力,坐骨神经感觉分布区痛觉减退或缺失,肌力减弱。被动活动髋关节或主动站起,外展大腿时,可有剧烈的牵涉痛。随着室内压的增高和时间的延长,可出现肌力下降,甚至臀肌及坐骨神经支配肌麻痹,跟腱反射减弱或消失等。室内压测定增高。③晚期症状和体征:行走不便,两髋活动不对称。坐位时呈外展微屈畸形,臀肌萎缩,并可触及硬性索条块,肿块与深部组织粘连。髋屈曲受限,不能下蹲,有的可有足下垂畸形等。④应和臀部单纯损伤,骨盆骨折,臀部软组织劳损(如臀上皮神经炎,梨状肌综合征)相鉴别。

4. 治疗和预后

①轻者可采用制动,药物治疗等均可自愈不留后遗症。②重者可采用手术疗法,骨筋膜室内压超过 4 kPa,时间超过 3 h 不见改善者,应立即行臀筋膜切开减压术。其手术方法是:健侧卧位,自髂后上棘外下方 6 cm 处,沿臀大肌外侧缘,斜向外下作切口,直达股骨大转子(类似髋关节的 Gibson 切口),顺臀大肌纤维完全切开臀固有筋膜,打开间隔,并在臀中肌和阔筋膜张肌切开其筋膜,从而达到完全减压的目的。必要时要探查、松解坐骨神经,一周后缝合切口。晚期手术可切除挛缩的瘢痕组织,保留正常肌组织,以矫正畸形,恢复大部功能。

本征如减压及时,疗效较好,不留后遗症,否则将影响髋关节的活动,并后遗畸形,甚至导致不全麻痹。

(十八)脊神经后支卡压综合征

腰脊神经在椎管内受压(包括椎管、神经根管、侧隐窝以及椎间孔)是腰腿痛的重要原因之一,我们将脊神经由于椎管外因素压迫而引起的一系列症状和体征称之为脊神经后支卡压综合征。

1. 应用解剖及发病机制

在 $L_1 \sim L_5$ 椎间孔的后外方,存在一包绕脊神经各支的骨纤维管,该管由上关节突外侧缘与横突根部之间的骨面和纤维膜形成。由于纤维膜缺乏伸缩性,当急性或慢性损伤时,可以产生该部位的充血、水肿、出血或增生肥厚等病理变化,均可使该骨–纤维管管腔变窄,挤压神经而引起腰痛。

2. 临床表现

本征好发于中老年人,病史长,有腰部反复扭伤史并从事体力劳动。症状多为顽固性腰痛,可表现于一侧下腰痛,伴同侧臀部酸麻胀及抽筋样痛,并放射至腿部、夜不能眠。

体检发现 $L_4 \sim L_5$ 椎旁骶棘肌及臀部肌肉紧张,压痛敏感,同侧下肢有不同程度肌萎缩。腰椎 X 射线片可见多个椎间隙一致性狭窄及唇样变。

3. 诊断与鉴别诊断

根据临床症状和体征,结合 X 射线片,诊断并不困难。

本症应与腰椎间盘突出症相鉴别,同为腰骶神经根起始部的组织病变,临床上以根性腰腿痛为共同特点,有时两者易混淆。由于解剖部位不同,疾病各自的转归仍有其差异。腰椎间盘突出症发病后大多数经过适当休息、保守治疗,突出物可还纳,症状明显缓解,只有少数久治不愈者才出现神经根损害。而本征一经发病,腰腿痛没有明显的缓解期,且逐渐加重。借此可以大致予以鉴别。

4. 治疗

同上所述,该征保守治疗效果较差,多采取手术治疗。手术先探查椎间盘,然后沿神经根走行方向探查至神经根管出口之外(即椎间孔之外脊神经后支在尚未分出内侧支、外侧支之前),切开卡压脊神经各支的骨纤维管,松解神经根。

5. 预后

手术效果如松解彻底多能满意。

(十九)侧隐窝综合征

由于腰椎管侧隐窝狭窄致使神经根受压,引起腰疼和根性坐骨神经疼为特征的症候群称为侧隐窝综合征又侧隐窝狭窄症。该病当属于广义的腰椎管狭窄症范畴。"小关节综合征"的临床上主要表现为腰后伸疼及臀部及大腿的放射疼,但无神经根受压体征。其在发病机制上和侧隐窝综合征不同。虽然侧隐窝狭窄和小关节病变有关,但两个综合征的病因及表现是不一样的,黄韧带增厚常常是侧隐窝狭窄的重要原因之一。

1. 局部解剖

从腰椎管的横断面观,第 1 腰椎处大多为椭圆形,第 2~3 腰椎部则为近似三角形,故其中央椎管不存在向两侧的延伸部(在 L_1)或两侧延伸部不明显(在 $L_{2,3}$)。但是在第 4~5 腰椎部,椎管横断面则多为三叶形,具有明显的中央椎管和其向两侧延伸部,后者即为侧隐窝。腰椎管横断面形态的特征可以在 CT 照片上清楚地显示。在第 4~5 腰椎部椎骨形成明显的侧隐窝,主要是因该部位关节突关节形态特征造成的。腰椎关节突关节面在胎儿或婴儿期和胸椎相似,几乎呈冠状,在生长发育过程中,为适应其生物力学需要逐渐变成以矢状为主的弧形。上关节突关节面朝向后内方,下关节突关节面朝向前外方。而且,在腰椎的不同节段,关节面方向也不相同。总的趋势是越向下,越偏向矢状位,且越和横断面垂直。这种改变使上关节突向椎管方向突出,愈向下愈明显,在椎管的"三叶状"图形中即为两侧线条的凹入部。

侧隐窝的前壁为椎体后缘和椎间盘,后壁为黄韧带的外侧部(小关节部)、上关节突的前面和椎板上缘的外侧部。内侧以硬膜外脂肪组织为界,外侧衔接于椎间孔。后者由相邻的两个椎弓根围成。神经根离开硬膜囊向外下方走行,进入椎间孔以前即位于侧隐窝内。这个神经根的通道也称为神经根管。上关节突前缘最突出的部位到椎体后缘的距离称为侧隐窝的高,通过 CT 检查可以比较准确地测得。正常时大于 5 mm,一般认为如小于 3 mm 可疑侧隐窝狭窄,如等于或小于 2 mm 则可确认侧隐窝骨性狭窄。

2.病因及病理

本病发生在中年以后,常有急、慢性外伤史或劳损史。腰椎多有明显的退行性改变,如椎间盘变性导致椎间隙变窄,椎体后缘骨质增生、小关节紊乱、骨质增生肥大、黄韧带肥厚等改变。但是,不少人腰椎虽有以上创伤性、退行性改变,而无侧隐窝狭窄的临床表现。从以上现象分析,可以认为后天因素在发病上虽然起着重要作用,但先天性的因素在相当数量的患者无疑是发病的基础。如果侧隐窝高度先天性低于平均水平,则较容易在后天致病因素作用下导致侧隐窝狭窄而产生临床症状。

后天的发病因素主要有以下两个方面。

(1)椎间盘退行性改变　随着年龄的增长,髓核内水分减少、蛋白质变性,使其弹性下降。纤维环的弹性和机械强度亦逐渐减小。在急慢性创伤或劳损作用下,这种改变将更为加快和明显。椎间盘的这种病理改变引起:①髓核从后外侧纤维环薄弱处或在后中央局限性突出,造成椎间盘突出症,如突出很偏外侧,即可造成侧隐窝狭窄。②髓核和纤维环向四周环形膨出,久之椎体边缘增生,可以共同构成从前向后压迫侧隐窝的因素。③造成椎间不稳定。小关节及椎体后缘应力增大,形成创伤性小关节炎,继而关节突肥大,尤其是上关节突的内侧部分从后向前压迫侧隐窝。④小关节结构紊乱,包括上下关节突靠近、内聚,使中央椎管及侧隐窝狭窄(骨性狭窄)。⑤黄韧带肥厚,继发于关节失稳所引起的黄韧带损伤、炎症。在侧隐窝后方黄韧带正常厚度约为 2 mm,肥厚的黄韧带有时可增厚达 7～10 mm。黄韧带增厚常常是侧隐窝狭窄的重要原因之一(软性狭窄)。

(2)其他后天因素　各种原因引起的椎体滑脱,可导致中央椎管狭窄,同时也造成侧隐窝狭窄。另外椎管手术后或创伤后因出血机化、形成瘢痕,或椎体及其附件的骨折、脱位均可引起侧隐窝狭窄。

3.临床表现和诊断

本病发病于中年以上。其临床特点为根性坐骨神经疼。症状持续或反复加重,有时难以和腰椎间盘突出症相鉴别。本综合征在临床上有以下特点:①发病年龄较椎间盘突出者为大,所以对 40 岁以上腰痛、坐骨神经痛者应考虑该综合征的可能。②起病缓慢、反复发作,有较长的病史。很少有像椎间盘突出症那样因急性腰部扭伤而发病的。③部分病人久立或步行一段距离后即感到症状加重,下肢酸困、乏力或放射性下肢疼加重,下蹲或弯腰后数分钟内症状即可减轻或消失,即所谓间歇性跛行。多数病人虽然无典型上述间歇性跛行表现,但平时喜坐位,卧位时屈曲下肢侧卧,使腰椎处于屈曲位以减小生理前凸,而伸直腰椎时则症状加重。这些表现在本质上和间歇性跛行相同,即腰椎处于伸直位时,上关节突前移、黄韧带皱缩前凸,同时椎间孔减小,加重了侧隐窝狭窄,而弯腰使腰椎生理前曲减少后,黄韧带紧张、上关节突后移等,故侧隐窝相对增大,故可缓解神经根嵌压。④本病患者常无明显的腰椎侧弯,此点和腰椎间盘突出症者不同。从两病的病理特点分析,似可得到解释。腰椎间盘突出无论发生在神经根的“肩部”或“腋部”,在侧弯凸向病侧或凹向对侧后,随着凸侧椎间隙开大,突出之髓核向凸侧移动,这种微小的移动即可减轻对神经根的压迫。这是因为神经根受压的方向多数在冠状面上为主。而在本病嵌压方向主要在矢状面上,所以腰椎侧凸不能有效地缓解症状。⑤多数为单侧发病,两侧发病者多表现为一侧症状较重或两侧交替加重。说明两侧都存在侧隐窝狭窄。有马尾症状者,为合并中央椎管狭窄。⑥检查多无发现椎旁压痛,偶尔也可有压疼及向同侧下肢放射者。站立位背伸腰椎时,该体征更易引出。直腿抬高试验阳性率比椎间盘突出症低得多。这可能和做直腿抬高试验时,腰生理前凸减少,使侧隐窝增大有关。但极少数病人阳性者也少有小于 40°者。另外,腰椎间盘突出症急性发作期神经根炎较重,更容易在受到机械刺激后引起疼痛。神经系统体检可发现以受压神经为主所支配的肌力不同程度的下降,如踇长伸肌肌力下降,以及有关的浅感觉下降。骶神经根受压时,跟腱反射可减弱。⑦X 射线检查平片一般无特异表现。L₄~L₅ 或 L₅~S₁ 椎间隙狭窄,腰椎生理前凸减少可认为是该病在 X 射线上的间接表现。应该充分注意观察小关节改变,如小关节增生肥大、关节间隙模糊不清、两侧不对称。正位片显示小关节向中线靠近、上下关节突上下靠拢等。侧位片能显示椎体后缘增生。碘剂椎管造影的对比剂柱外侧缘为锯齿状或与对侧不对称,也有一定诊断价值。⑧CT 检查可以测得侧隐窝的高度。该高度等于或小于 2 mm,则可诊断为侧隐窝狭窄。CT 照片还可显示小关节形态改变以及黄韧带肥厚等改变。如 CT 测定侧隐窝高度正常,但有其他阳性改变,且临床表现较典型者,也不能排除该病。

4.治疗

(1)保守治疗 症状较轻及病史较短者,可行保守治疗。保守治疗包括卧床休息、骨盆牵引、理疗、消炎止痛药物等。类皮质激素硬膜外注射,在一些病人常可明显改变症状。运动疗法应强调不要忽视腰肌的锻炼。

(2)手术治疗 症状重,影响正常生活和工作经保守治疗无效者,均可考虑手术治疗。①单侧狭窄者采用半椎板切除,手术目的是解除侧隐窝狭窄对神经根的嵌压。减压的标准是使神经根完全松解。手术时常需切除上关节突的内侧部分,有时切除的范围需扩大,如切除全部上关节突侧隐窝外侧部。如检查仍有嵌压,有时还需切除椎弓根内侧部骨质。②若同时发现侧隐窝前壁的致压因素,如合并椎间盘突出、明显的骨质增生、后纵韧带钙化压迫神经根者亦应作相应的处理。③两侧症状或有马尾症状的应行全椎板切除,减压原则同上述。减压后将造成椎间稳定性进一步下降,应根据实际情况必要时作骨性融合手术。④手术治疗欲达到良好的疗效,必须遵循以下原则:手术适应证明确,术中解剖清楚,定位准确,对局部病理改变要有正确判断,操作稳妥以避免损伤神经根及减少出血,因椎管内静脉受压回流受阻,伴随神经根的血管往往粗大充血,一旦损伤出血会给手术带来不少麻烦。而最重要的原则是必须减压彻底,在保证充分减压的前提下也应考虑尽量保持脊柱的稳定性,不盲目扩大减压范围。

(二十)坐骨神经盆腔出口狭窄综合征

坐骨神经盆腔出口狭窄症,是发生在坐骨神经自骶丛神经分开后,由于各种原因引起骨盆出口处组织液压升高,局部出现粘连,静脉瘀血扩张和水肿等病理改变,致使该出口部狭窄,而压迫坐骨神经所出现的一系列症状,称之为坐骨神经盆腔出口狭窄综合征。

1.局部解剖

坐骨神经盆腔出口是坐骨神经穿过骨盆后壁进入臀部的一个骨纤维管道,上自骨盆口,下至闭孔内肌下缘。若以梨状肌下缘为界,又可分为梨状肌下缘以上的骨盆段和以下的臀段。

(1)骨盆段 有上、下两口和前、后、内、外4壁。上口即盆腔口,呈半月形,位于盆腔腹膜外疏松的结缔组织中,相当于第5骶椎上缘平面,容纳坐骨神经通过的上口扁且狭窄(图7-61);下口即梨状肌下孔,呈三边形的裂隙。前壁为闭孔内肌及坐骨大切迹;后壁为梨状肌;内侧壁为骶结节韧带和骶棘韧带;外侧壁为坐骨大切迹及臀小肌与梨状肌接触部。

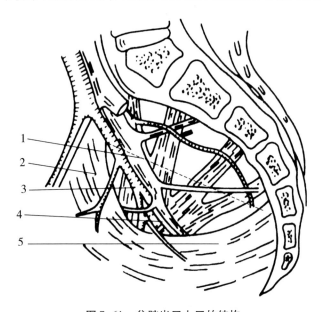

图7-61 盆腔出口上口的结构

1.半月弦 2.闭孔内肌 3.臀下和阴部内动脉 4.坐骨神经 5.尾骨肌

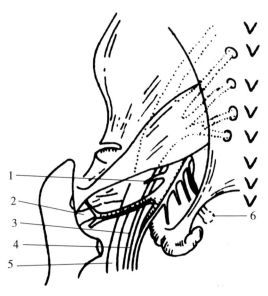

图7-62 盆腔出口臀段的结构

1.坐骨神经滋养血管 2.闭孔内肌 3.股后皮神经 4.臀下血管、神经 5.坐骨神经 6.阴部血管、神经

（2）臀段　为臀部手术切口中可以直视的部分,上接梨状肌上孔,向下至上孖肌上缘为止。前壁为上孖肌和闭孔内肌;后壁是臀大肌;内侧为坐骨结节上部及臀下血管神经;外侧邻转子窝及股骨颈。

坐骨神经为人体最粗的神经,起自第4～5腰神经和第1～3骶神经的前股与第1～2骶神经的后股,被一个总的纤维鞘所包围。于鞘内该神经分为胫神经与腓总神经两干,并于大腿后方下1/3处分开各自行走。在盆腔内,各腰骶神经支汇集成骶丛,并呈倒伞状向下形成扁平之坐骨神经干,在梨状肌前方向下走行。其前方为疏松的盆腔外脂肪,稍下为闭孔筋膜,内侧为臀下动、静脉和神经。

2.病理解剖及发病机制

坐骨神经盆腔出口狭窄综合征与其他神经嵌压症一样,坐骨神经在肌纤维管道走行中受外来致压物嵌压所致,主要表现为出口部局部的纤维粘连,臀肌的变性;病变血管包括静脉曲张、动脉壁增厚弯曲等。局部的外伤、劳损、寒冷刺激及长时期的持续压迫等引起的臀深部组织纤维组织炎亦是主要致病原因。神经干受压后,早期为功能性改变,解除压迫后可在短期内恢复;但如果长期受压,一旦发生器质性改变时,特别是在伴有明显外伤情况下,神经变性呈不可逆性,则难以完全恢复。

（1）病理解剖特点　本病像其他神经嵌压症一样,系坐骨神经在其走行的肌纤维管道中遭受外来致压物压迫、牵拉和刺激而引起的一系列病理解剖改变。①纤维粘连:以出口周围为明显。视病程的早晚期不同,可以显示初期的薄膜状纤维蛋白析出、中期的束带状粘连物及后期的条索状瘢痕组织,以至将坐骨神经包绕、牵拉,并影响坐骨神经的正常血供和静脉回流。②臀肌变性:可能与前者同时出现,多发生于外伤或重手法推拿术后,局部肌纤维及筋膜组织可出现水肿、胞质外渗、蛋白析出,进而肌纤维呈现程度不同的变性改变,成纤维细胞活跃,并在肌纤维组织内增生,最后发生肌纤维纤维化及筋膜肥厚样改变,以致影响其正常功能。③血管支增粗及静脉回流受阻:多系继发性改变,主要是由于纤维粘连物在血管外周包绕、收缩及纤维化,以至形成动脉壁增厚、管腔狭窄;静脉近端受阻后,因血管回流障碍而引起扩张,甚至可呈瘤状,并有"水囊"样肿物出现。④其他:视病情早晚不同尚可能出现其他病理改变。如神经干长期受条索状束带卡压可以出现变性样改变。梨状肌也可出现与臀大肌相似的改变。少数病例可在出口部发现有脂肪瘤样组织,并对坐骨神经干构成压迫。此外,局部组织内液压测定显示明显高于健侧,可达1倍以上。

（2）发病机制　根据大量的临床病例观察,作者发现,除了常见的臀部外伤、慢性劳损及长期在潮湿与寒冷情况下工作等以外,因重手法推拿而引起局部肌肉组织创伤性反应者,约占全部病例的半数以上。因此,作者不认为重手法推拿,甚至操作者站在患者身上用脚踏法推拿是合理的,原则上应放弃使用。

由于局部长时间遭受外伤、劳损、寒冷刺激的持续作用,从而引起臀深部组织的纤维织炎。早期表现为局部水肿与渗出,使多量的纤维蛋白析出,并于后期逐渐形成粘连,组织内压也明显增高,甚至可超过健侧1倍以上。此种高压状态和炎性改变可能在臀大肌内更为广泛,病理切片上显示臀大肌肌纤维横纹减少或消失的变性样改变,而表浅的深筋膜则呈现肥厚、粘连及变性外观,从而更增加了局部组织的内压,缩小了出口处的有效空隙。与此同时,坐骨神经由于其本身的敏感性及其在解剖上被固定于狭小的盆腔出口之中而最先遭受压迫,并出现与压迫强度和持续时间相一致的临床症状。神经干受压后,早期表现为功能性改变,解除压力后可在短期内恢复;但长期压迫,致使发生器质性改变时,特别是在伴有明显外伤情况下,则难以完全恢复。神经干受压后从功能改变到器质性改变的机制目前虽不十分清楚,但由于压迫,必然引起神经局部的缺血、内膜水肿,并影响与干扰轴突的生理功能。如水肿持续存在,内膜可形成粘连,且继发静脉压升高;加之局部的机械性压迫因素及粘连形成等,则引起血管增生扩张和动脉管壁增厚等一系列继发改变。因此,局部的血管怒张和厚壁血管形成,与其说是本病的原因,不如说是本病的发展结果,并又构成使症状持续存在和加重的原因。此种恶性循环必须设法打断,以促使神经功能早日恢复。

3. 临床特点

在临床上,两者均表现为坐骨神经干性受累症状,起病可急可缓,慢性者多有间歇期。

(1)坐骨神经受损症状 主要表现为干性受累的特征,即沿坐骨神经的放射痛及其所支配区的运动(股后、小腿前后以及足部诸肌群)、感觉(小腿外侧、足底和足前部)和反射(跟腱反射和跖反射)障碍等。病程较长者,可出现小腿肌萎缩甚至足下垂等症状。

(2)压痛点 以坐骨神经盆腔出口部体表投影位置压痛最剧(环跳穴),且沿神经干走行向下放射(图7-63)。此外,尚可发现约半数病例于胫点或腓点处有压痛现象。梨状肌症候群时,其压痛点略高于前者1~2 cm。

(3)下肢旋转试验 肢体内旋使梨状肌及上孖肌、闭孔内肌和下孖肌等处于紧张状态,以至加重出口处狭窄,可诱发坐骨神经症状(图7-64)。除沿坐骨神经走行的放射痛外,还有小腿外侧达足底部麻木感。但单纯梨状肌症候群者,则为外旋时诱发症状,此主要由于当挛缩、瘢痕化的梨状肌收缩,下肢外旋时,促使出口处狭窄之故。

(4)直腿抬高试验 一般均为阳性,其疼痛程度介于根性痛和丛性痛之间。此试验并非特异性的。

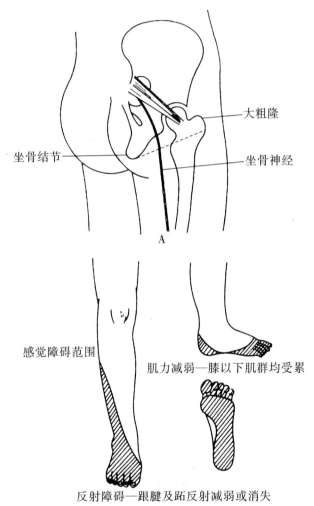

大粗隆

坐骨结节

坐骨神经

A

感觉障碍范围

肌力减弱——膝以下肌群均受累

反射障碍——跟腱及跖反射减弱或消失

B

图7-63 坐骨神经的投影位置(A)及其受损时
的主要症状(B)

（5）组织液压测定　约超过正常值(1.33 kPa，10 mmHg)的 1 倍以上，高于正常值50%即属异常：这一测定主要用于某些诊断困难者。

（6）肌电图改变　如坐骨神经受压引起损伤、变性，肌电图可呈现震颤电位或单纯相等变化。

（7）其他　如神经传导速度测定以判断神经受损的程度；术中探测出口部有无通过性受阻及局部外观有无病理异常等均有助于确诊。腰骶部 X 射线摄片，除中、老年患者显示与年龄、外伤相应的退行性变外，多无明显异常。

4.诊断

（1）病史　约半数以上病例既往有重手法推拿史或外伤风寒史。

（2）临床症状　主要表现为坐骨神经干性痛，压痛点位于坐骨神经出口处，而非椎旁；屈颈试验阳性，下肢旋转试验90%以上为阳性。

（3）X 射线平片　多无阳性所见。

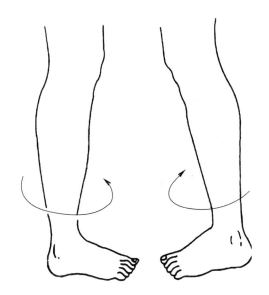

图7-64　双下肢同时内旋（以健侧做对比）

（4）组织液压测定　坐骨神经出口周围压力测试高于健侧的50%以上即有诊断意义。

（5）其他　可酌情行肌电图、神经传导速度等测试。

5.鉴别诊断

（1）腰椎椎管狭窄症　具有间歇性跛行，有主诉多而体征少、腰椎后伸受限及压痛三大特点，坐骨神经盆腔出口处无明显压痛。

（2）腰椎间盘脱出症　有典型的下肢放射痛，但属神经根性痛，其所引起的症状不同于坐骨神经干痛症状，且腰部症状较明显。对个别难以鉴别者，可进一步做组织液压测定或脊髓造影。

（3）腰椎椎管内肿瘤　持续性疼痛，尤以夜间为剧，并有与受压神经根相应的症状与体征，且发病早期往往出现膀胱直肠症状。对个别难以鉴别者，可行 MR、CT 检查，或选用不良反应较小的对比剂如碘海醇(omnipaque)、甲泛葡胺(amipaque)或氧气等行脊髓造影检查。

（4）盆腔疾患　以女性多见。盆腔疾患所引起的骶丛神经受压，除了坐骨神经受刺激并出现症状与体征外，臀上神经、股神经、闭孔神经、股外侧皮神经及阴部内神经等也可同时被波及。因此，症状更广泛，与骶丛神经分布相一致，一般不难区别。

（5）其他　尚应与风湿症、局部肌纤维织炎、髋部伤患、癔症和局部肿瘤等区别，尤其是肿瘤，易因 X 射线片显示欠佳而贻误诊断。因此，对疑诊者，应于清洁灌肠后摄片，以除外病变。

6.治疗

首先应非手术治疗，无效者方考虑手术治疗。

（1）保守治疗　①休息：应卧床休息，同时避免长期久坐，腰骶部受寒受潮、重手法推拿和臀部外伤等。②局部封闭：应用醋酸泼尼松 2 mL 加 1%普鲁卡因 8 mL 痛点局封。每周 1 次，

3～5次为一个疗程。③口服神经营养药物:如维生素B_1、维生素B_6、维生素B_{12}及地巴唑等。

（2）手术治疗　对保守治疗无效,症状严重者可行手术治疗。手术应采用臀部显露坐骨神经切口,观察出口处有无肿块、囊肿、解剖异常等构成对坐骨神经压迫的致压物。对明显构成致压因素的病变,如脂肪瘤,增粗并骑压在神经干上的血管支、纤维束带和囊肿等,应首先消除,将病变组织松解或切除。术后效果较好。

附:坐骨神经盆腔出口扩大减压术

1.手术病例选择

①诊断明确,经非手术疗法治疗无效且已影响工作及日常生活的坐骨神经盆腔出口狭窄症患者。②除外椎管内疾患及腰骶部肿瘤。③除外盆腔疾患及盆腔肿瘤。④对已施椎管内手术者,应仔细检查,并排除系椎管内病变复发或并发症者。⑤对与椎管内疾患并存者,应判定以何者为主再决定施术先后。

2.麻醉与体位

以硬膜外麻醉或蛛网膜下腔阻滞为宜。俯卧位,患侧垫高。

3.术式

（1）切口　以坐骨神经起点(环跳穴)处为中心,做一"S"状切口,长度10～15 cm(图7-65)。

（2）暴露坐骨神经　切开皮肤、皮下组织及深筋膜后即显露臀大肌及其筋膜。术者与助手用直血管钳呈垂直状向臀大肌深部将其分开,直达坐骨神经后方间隙处(有较多的脂肪组织),之后用手指及甲状腺拉钩扩大暴露范围(图7-66)。

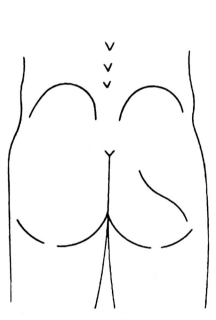

图7-65　切口

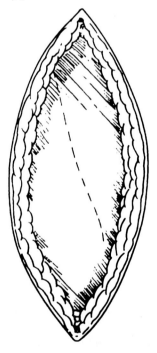

图7-66　暴露臀大肌筋膜,并将其向两侧分开

（3）探查出口处解剖状态 用自动拉钩将臀大肌向两侧牵开后即可清晰地看到坐骨神经于梨状肌下缘穿出，其内侧有臀下动脉、静脉及臀下神经伴行。此时，应探查出口狭窄的原因，除注意局部有无粘连及其程度与范围外，尚应观察出口处有无肿块、水囊肿、脂肪堆积、小动脉增粗变形及静脉怒张等构成对坐骨神经的压迫的致压物。然后，检查出口的通过性和判定梨状肌状态。在正常情况下，手指可顺利通过此盆腔出口（图7-67）。如有粘连形成等引起出口狭窄时，则无法通过；同时，可观察和用手指检查梨状肌的外形、硬度、肌纤维状态及有无瘢痕形成，并酌情取材送病理检查。

（4）消除致压因素 对明显构成致压因素的病变，如脂肪瘤、增粗并骑压在神经干上的血管支、纤维束带和囊性水肿等，应首先消除。一般是将病变组织松解或切除 对神经、血管，则应尽量保存，但对不切断无法解除坐骨神经压迫者除外。

（5）扩大坐骨神经盆腔出口：先用长弯血管钳顺着该神经背侧表面通过狭窄处进入盆腔（一般距梨状肌下缘3~4 cm）（图7-68），继而轻轻将血管钳头部撑开（间距1.5~2 cm），并逐渐向下拉出，使出口部扩大（图7-69）。随即再用示指或中指沿同一途径将该出口再次扩张，以使指尖可触及疏松的盆腔底部为准（后方为骶髂关节的前壁，此有助于判断）（图7-70）。在此过程中，再次探查梨状肌状态，如其张力增高，并可触及条索状瘢痕组织时，可将其切断（一般近下缘即可）松解之。操作时应注意以下3点：①切勿误伤臀下和臀上动脉，以免断离后缩入盆腔内而导致大出血，危及生命。②血管钳深入盆腔不宜过深，且应保持闭合状态，以减少误伤机会。③切勿伤及坐骨神经及其滋养血管。

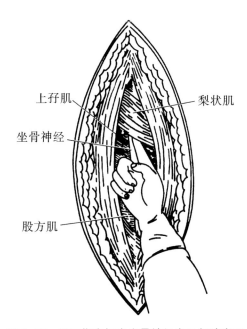

图7-67 用示指尖探查坐骨神经出口部狭窄否

顺坐骨神经表面在梨状肌下方进入盆腔，并检查梨状肌有无异常

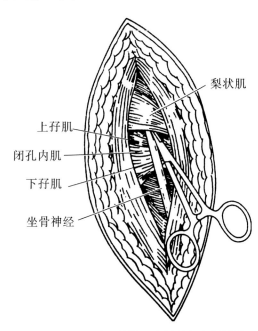

图7-68 用钝头血管钳顺坐骨神经表面抵达盆腔底部

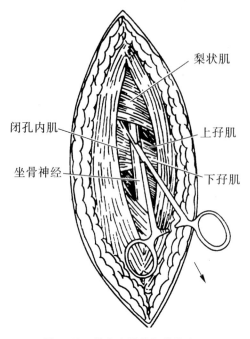

图7-69　扩大坐骨神经盆腔出口

当血管钳头部进入盆腔内 1 cm 左右时,慢慢将
尖端分开1.5~2.5 cm,并向外退出,以扩大出口部

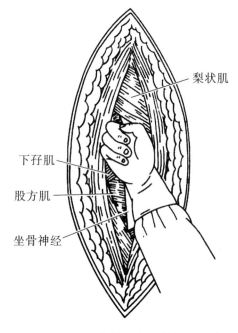

**图7-70　用示指插入坐骨神经出口内
直达盆腔使其继续扩张**

(6)闭合切口　减压术毕,以冰盐水反复冲洗局部,而后依序缝合诸层(图7-71)。为减少局部粘连,坐骨神经周围切勿放置明胶海绵,臀大肌缝合亦勿过密。

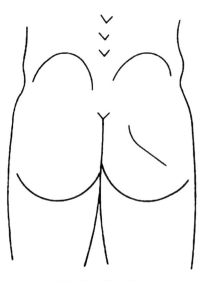

图7-71　闭合切口

4. 术后

术后次日可开始下肢活动及抬举训练,拆线后逐渐开始正常活动。为防止再粘连形成,可辅以药物疗法,并清除诱发因素。

(二十一)代臀肌手术

臀肌群包括臀大肌、臀中肌、臀小肌和阔筋膜张肌。臀肌群是稳定髋关节的重要因素,臀肌的瘫痪对髋关节的功能产生严重影响。由于支配的神经节段较接近($L_2 \sim S_2$),三者又都有共同的肌腱止点,因此这三个臀肌是不可分割的。

一个肌肉的瘫痪,其他部分亦受影响,临床所见臀大肌完全瘫痪而臀中肌却正常,这种情况是不存在的。臀肌瘫痪或肌力弱,不能对抗髋关节屈曲力量,以致产生屈髋畸形。固定性的屈髋畸形使部分瘫痪的臀肌不能产生功能,临床上检查肌力仍为 0 级。当屈髋畸形矫正后,为完全瘫痪的臀肌才可以收缩,在运动时不断地得到锻炼而加强肌力,使手术获得显著效果。这种"假性"臀肌瘫痪,在治疗上有重要意义。

臀肌群对髋关节的伸直以及保持其稳定性十分重要,臀肌力量即使部分的加强,对髋关节功能的改善都有意义。实际上用任何肌止点的转位代臀肌,都与正常臀肌力量相差很大。但临床实践观察,手术后即使增加"1～2"级的肌力,髋关节的功能就能获得显著的改善,经过继续锻炼,肌力加强,可以去掉笨重的辅助器,稳定地行走。臀肌加强的手术后随访,发现若臀肌力量有 2 级左右,病人都能走路,无须任何辅助器,较其他手术如代股四头肌、三关节固定术等,都明显有效。

1. 代臀肌手术的分类

(1)利用臀肌自身的调整改善功能的手术 如用臀中肌加强臀大肌,用阔筋膜张肌后置加强臀大肌等,这类手术适用于臀大肌部分瘫痪。

(2)利用髋部前面的肌肉加强臀肌 如髂腰肌止点转位代臀肌、腹外斜肌带臀肌等。当用髂腰肌代臀肌后,伸髋有力,站立稳定,缺点是屈髋力量大为减少,行动时跨步无力。用腹外斜肌代臀肌手术,操作简单,出血少,效果亦较好,但肌力不如髂腰肌大。

(3)利用后面背伸肌代臀肌手术 虽然背伸肌有较强的肌力,但腱膜短,需用阔筋膜接长,才能固定于大粗隆;术后力量削弱,手术操作也不如腹外斜肌转位简便。理想的手术,要求有一定肌力,有 10°～20°的过伸活动,不影响屈髋活动,手术不能太复杂,创伤出血要少,因此不同情况需用不同手术。

2. 常用手术方法

(1)腹外斜肌代臀肌术 对患者腹肌在 4 级以上的患者,常用此种手术方法。此手术的优点是:操作简单,出血少,手术后反应轻;手术后无须特殊训练,很快能应用转位的肌肉发挥作用,效果比较满意。但有髋关节屈曲、内收畸形者,必须先做软组织松解手术将畸形矫正。如有髋关节脱位,此手术则不宜进行。

◆手术方法:患者取仰卧位,术侧用沙袋垫高 45°左右。皮肤切口自耻骨联合外缘开始,向上外方沿髂骨嵴向后上至第 11 肋骨尖。分开皮下组织,暴露腹外斜肌筋膜,顺肌纤维方向切开一条 1.5～2 cm 宽的筋膜,在耻骨联合处切断[图 7-72(A,B)]。沿腹直肌鞘外缘顺筋膜切开,将腹外斜肌的全部肌腹至第11肋骨处转向外侧,松解部分肌腹,在沿髂嵴向后上顺肌纤维方向分离至腋中线水平。注意保留进入肌腹的三处神经、血管,将肌肉的两边缝合成管状,缝合腹外斜肌与筋膜。切口上端残留三角形缺损并不会引起腹疝,可不予处理[图7-72(C)]。将大腿外展、内旋位沿大粗隆轮廓做"∩"形切口,暴露大粗隆前后,在其前方钻孔贯穿大粗隆至后方,并逐步扩大孔道。在经皮下沿臀中肌纤维用长止血钳探至第11肋骨处,扩大隧道,将腹外斜肌断端拉下至大粗隆,穿过大粗隆孔道反转与自身缝合固定3针,将下肢外展,保持一定肌张力下缝合,再缝合腹部及大粗隆切口[图7-72(D)]。术后将患肢外展25°,足中立位做髋"人"字石膏固定,6~8周后拆石膏锻炼腹肌收缩。常用的训练方法是用手拉住踝关节,嘱病人对下肢缩回同时外展,使腹外斜肌收缩转化为外展动作,一般在短期内即能适应而运用该肌力量。该手术并发症较少,偶然因广泛剥离而出现腹胀现象,术后2~3 d很快消失。

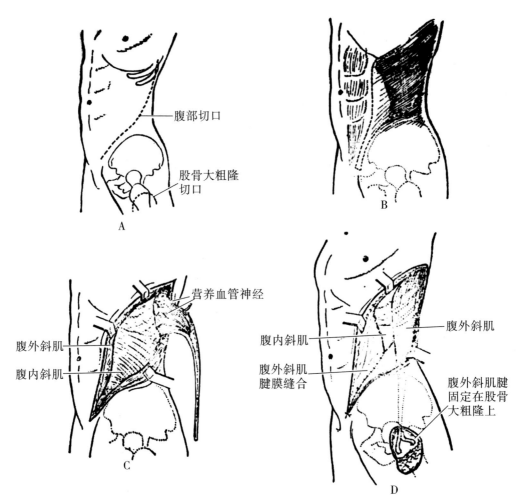

图7-72　臀肌替代术(腹外斜肌代臀肌之Thomas手术)

　A.切口　B.腹斜肌游离之范围　C.腹外斜肌已游离,并缝成管状,注意保留肌肉的神经支配和血管营养

　D.腹外斜肌腱经皮下隧道固定于大粗隆上

（2）髂前上棘后置术　该手术是将大腿前面的缝匠肌、阔筋膜张肌连同髂前上棘一并移向后面,将屈髋动力转化为伸髋动力。当臀肌群瘫痪时,而缝匠肌较少受到影响,尤其对于髂腰肌、腹外斜肌力量不足的病人,将髂前上棘后移到髋臼上缘,是一个很好的方法。当转位后,由于缝匠肌的起点与髋臼成直线向下,加强了髋臼的稳定性,同时由于缝匠肌的下部肌腹斜跨股骨前面,收缩时向下挤压股骨下端,对膝关节的稳定性亦有增强。阔筋膜张肌后移使肌张力增加,亦协助膝关节的稳定。因此认为髂前上棘术的手术指征是:髂腰肌和腹外斜肌无力,不宜转位,而缝匠肌的力量良好,在 4 级以上者,尤其髋关节伴有轻度屈曲畸形,采用髂前上棘后置,既可加强臀肌力量,又能矫正屈髋畸形。

◆手术方法:病人侧卧45°位,皮肤切口自髂嵴后1/3处开始,沿髂嵴边缘经髂前上棘向下至大腿中段(图 7-73)。顺着缝匠肌内缘暴露上、中部的肌腹直至髂前上棘起点处。自髂嵴中部阔筋膜张肌后缘向下分离该肌到大腿中段。然后切下连有肌起点的髂前上棘骨片

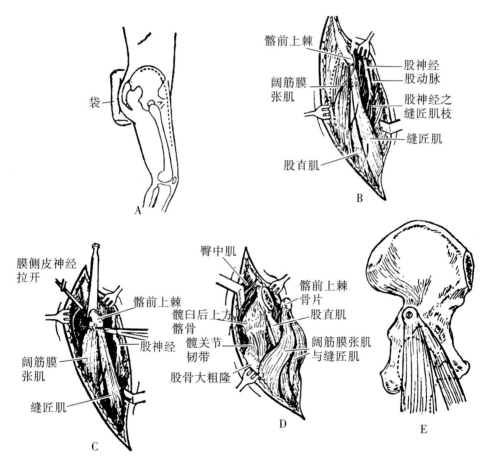

图 7-73　髂前上棘后置术

A.切口位置　B.游离缝匠肌以及阔筋膜张肌,注意保留肌肉的神经支配　C.凿下缝匠肌和阔筋膜张肌附着的髂前上棘骨片　D.拉开臀肌,暴露髋臼后上方骨质　E.髂前上棘以螺丝钉固定在髋臼后上方之髂骨上

3～4 cm 长,以备使用。在髂前上棘的下方6～8 cm 处找出进入缝匠肌的神经分支,一般有2～3 支进入肌腹,并游离追溯到股神经干。支配该肌的神经必须保留,穿越肌腹的皮神经可以不保留。要细心游离这些分支5～7 cm,以便于转位。沿髂嵴外缘骨膜下剥离,暴露髋臼后上方,将髂前上棘连同附着的肌起点一并后移到髋臼后上方,使肌腹保持适当的张力,将骨片与髋臼后上方靠紧,用摇钻打孔后螺丝钉固定。缝匠肌未转位时,神经分支与肌腹呈锐角,移位后呈90°角,刺激该神经可以见到缝匠肌收缩,证明神经无损伤后,依次缝合切口术后将下肢外展25°,髋、膝关节伸直用"人"字石膏固定6～8 周。拆石膏后加强外展与伸髋功能。

(3)髂腰肌后置术 髂腰肌止点后置术,是将腰大肌转位到股骨大粗隆上,将髂肌自骨盆内侧剥离后,缝合在骨盆外侧臀中肌的部位上。该手术常用于臀大肌、臀中肌、臀小肌瘫痪患者。内收肌要松解,否则效果不佳(图7-74)。

◆手术方法:皮肤切口自髂嵴中点沿髂嵴向下经髂前上棘至小粗隆下2～3 cm 处,切开深筋膜,由缝匠肌与阔筋膜张肌间隙分离切断缝匠肌髂前上棘止点,骨片反折,暴露小粗隆。沿髂翼内板分离髂肌,找出股神经至缝匠肌、股四头肌之分支,并继续向下暴露髂腰肌的止点至小粗隆,在此将肌止点切断,拉紧止点,游离髂肌至髂翼上部,勿损伤支配肌肉的神经分支。在髂翼上开洞使内外贯通,在大粗隆外侧做5～6 cm 长直切口,分离臀中肌纤维,用长血管钳咬紧髂腰肌止点穿过髂翼上的骨孔,拉向骨盆外侧,将髂肌缝合在髂翼外侧。将髂腰肌止点拉到大粗隆下,下肢外展,再将髂腰肌止点牢固地固定在大粗隆上,缝合切口,保持下肢外展45°,髋人字形石膏固定6～8 周,拆石膏后进行功能锻炼。

(4)背伸肌代臀肌术 背伸肌较少瘫痪,且强大有力,利用背伸肌转位代臀肌,理应有较好效果,但因腱膜较短,需要阔筋膜接长,使肌力减弱。手术操作比较复杂,出血多,临床较少使用。

◆手术方法(图7-75):患者取侧卧位,自第3 腰椎至骶骨末节做直切口,长12～15 cm,分离患侧背伸肌筋膜,暴露背伸肌,并将背伸肌腹与椎旁椎板间完全游离,将其止点由骶骨端切断,以备移位之用。再在股骨大粗隆顶端向下做直切口,至大腿中、下1/3 外侧,剥离阔筋膜,将阔筋膜纤维切开宽3 cm、长约20 cm 的筋膜条,在大腿下1/3 处切断,将筋膜向上游离至大粗隆下;用摇钻在粗隆下钻孔,将筋膜条由钻孔中穿过并拉紧固定于大粗隆下。用长钳自大粗隆向后上经过皮下通向背伸肌切口处,做一隧道,然后将阔筋膜断端反折拉向背伸肌断端处,与其相互缝合,将髋外展后伸,使缝合保持一定的张力。缝合切口,外用髋"人"字石膏固定下肢于外展30°位,6～8 周后拆石膏锻炼。

(5)髂腰肌代臀肌手术 该手术与臀大肌替代手术操作上基本相同。但在手术前准备中必须纠正挛缩的内收肌群,一般是在大腿内侧做切口,切断挛缩的肌腱以及部分缩短的肌肉,使下肢可以外展。同时,在股骨下端作钢针牵引使股骨头下降至髋臼水平下,方宜实施手术,否则术中股骨头不易纳入髋臼中。

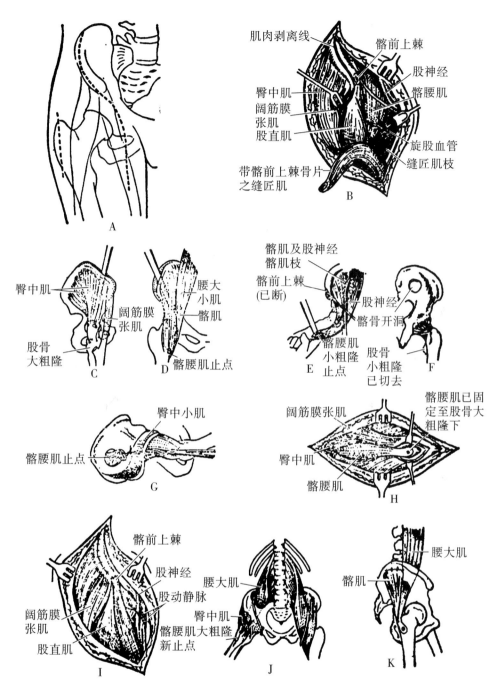

图7-74 髂腰肌后置手术

A.切口位置 B.切断髂前上棘缝匠肌止点,沿髂翼剥离阔筋膜张肌、臀中小肌,暴露髂腰肌小粗隆止点 C.沿髂翼外侧剥离阔筋膜张肌以及臀中小肌范围 D.沿髂骨内侧剥离髂腰肌范围 E.保留髂腰肌神经、血管支配,凿断肌止点股骨小粗隆 F.髂骨上开洞 G.髂腰肌穿过髂骨洞及臀中肌,引到大粗隆下 H.髂腰肌止点小粗隆固定于大粗隆下 H.缝合髂翼部肌肉、髂前上棘 J.髂腰肌后置手术示意 K.髂腰肌缝合于髂翼外面

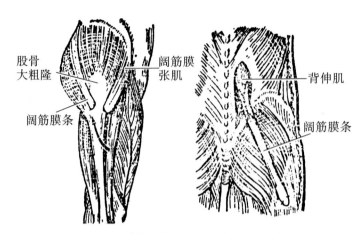

图 7-75　背伸肌替代臀肌手术（Ober 手术）

股骨大粗隆

阔筋膜张肌

阔筋膜条

背伸肌

阔筋膜条

（二十二）腰椎过度前凸不稳腹部筋膜移植术

主要适用于不同情况的腹部肌肉瘫痪,引起腰椎过度前凸不稳,并有脊柱侧凸畸形的患者。筋膜移植术虽不能纠正固定的骨骼畸形,但能增加躯干的稳定性,并对骨盆和下肢肌肉功能活动起到一定的作用。多数学者证实,筋膜移植术在减少腰椎前凸、纠正脊柱侧凸和局限性腹部隆起方面,有一定的价值,且可减少疲劳、改善步态和膀胱、肠道的功能。

在筋膜移植手术前,要仔细检查和评价肌肉的实际功能,及时发现脊柱、骨盆和髋关节的畸形,并优先以矫正。

1. 手术指征

①下腹部肌肉瘫痪。②上腹部肌肉瘫痪。③腹内、外斜肌肉瘫痪而腹直肌和腰方肌正常者。④腹外侧肌瘫痪。⑤腹肌全部瘫痪者。

2. 手术方法

按 Lowman 法,一般是在耻骨联合、髂前上棘、腋中线的髂嵴、第 9 肋前下缘及脐孔上、下,各做一小切口,并通过切口在耻骨联合、髂前上棘、腋中线的髂嵴各凿一骨孔,然后将预先切取的阔筋膜条,通过皮下隧道,一端贯穿固定于骨孔上,一端牢固缝合于腹直肌鞘上。在肋骨上的固定,皆采用阔筋膜条包绕肋骨一圈的固定法。缝合时应保持躯干于屈曲位,并有适当程度与原侧凸方向的脊柱侧弯。术后用石膏维持上述体位 3～4 周,即可开始运动锻炼（图 7-76）。

3. 注意事项

脊髓灰质炎引起腹肌瘫痪时,由于肋间肌的收缩,使肋缘和骨盆间的距离明显增大,因此,除缝合固定阔筋膜条须保持躯干屈曲位和侧弯外,还必须有一定的张力。

不同情况的腹肌瘫痪,应区别对待。下腹部肌肉瘫痪,仅须在两侧耻骨联合、髂前上棘与脐间移植 3 条阔筋膜条。上腹部肌肉瘫痪,仅须在两侧第 9 肋下缘与脐间移植两条阔筋膜条。一侧腹内、外斜肌瘫痪,仅须在第 9 肋前下缘与脐间、脐与髂前上棘间各移植 1 条阔筋膜条。至于腰外侧肌肉瘫痪,则除上述两条外,在腋中线髂嵴与第 9 肋间尚要移植一条阔筋膜条。

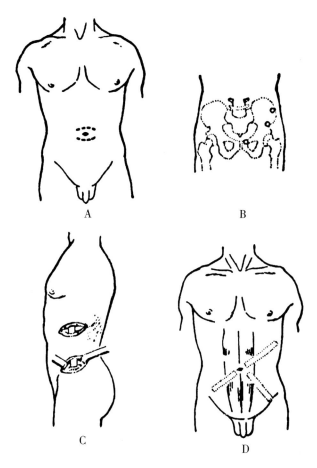

图 7-76 腹部筋膜移植术(Lowman 法)

A. 切口位置　B. 在耻骨联合、髂前上棘、腋中线的髂嵴上钻孔　C. 髂嵴与第 9 肋间用阔筋膜条缝接

D. 从第 9 肋前下缘、髂前上棘、耻骨联合处与腹直肌前鞘间,用阔筋膜条缝接

一般都采用 3~5 cm 宽的短筋膜条移植并固定在脐孔周围的方法。但也有用长条阔筋膜,从一侧的髂嵴交叉移植到对侧肋骨的。但须注意,切不可在脐孔处固定,因能自由活动的长筋膜条效果较好。

腹肌瘫痪、髂棘肌也同时瘫痪的病人,不适宜做筋膜移植术,因可造成腰椎后凸畸形,严重影响脊柱功能。

腹直肌瘫痪伴有臀肌瘫痪的病人,仍可采用腹外斜肌转位代替臀中肌手术,二期施行腹部筋膜移植术,亦有较好效果。这两种手术有相辅相成的作用。

腹部筋膜移植术另一个可供选择的手术是 Maywer 法,系用一片能够满足腹部支撑需要的至少 10 cm 宽的阔筋膜,近端一半沿纵轴劈开,形成两束,内侧束固定到第 9 肋骨尽可能靠近剑突处,外侧束固定于第 9 肋乳头线。远端则缝合到腹股沟韧带外侧一半及髂嵴。此法较多应用于腹直肌瘫痪的病人,有一定的效果。

(二十三)腰、腹肌瘫痪致脊柱侧凸手术

1.髂胫束、阔筋膜张肌及部分臀大肌翻转移位术

适用于外侧腹肌瘫痪、并有明显脊柱侧凸的病人,并由于移位肌肉能有主动收缩,故较筋膜移植术具有显著的优点。不少学者报道,通过这一手术,发现病人骨盆稳定性加强,移位腹肌瘫痪,左右不对称,引起的脊柱平衡失调。可有某种程度的克服。随之而发生的是骨盆侧方倾斜减少,步态改善。

(1)手术方法 按 Axer 法,通常采用从股骨大粗隆顶点开始,延伸到膝关节外侧的股外侧纵切口,显露髂胫束后,将其止点在腓骨头上方切断,并沿肌纤维走向纵行切开前后两侧,使之形成一宽为 5 cm 之筋膜条,然后掀起并逐一与深层的股外侧肌、股中肌、缝匠肌等仔细分离,直到股骨大粗隆水平。当游离至大粗隆下 6 cm 时,前方切口应位于阔筋膜张肌前缘,后方切口该在臀大肌前上 1/3 与后下 1/3 交界处,能使肌肉筋膜瓣既包括阔筋膜张肌,又含有 1/3 的臀大肌纤维。在解剖近侧肌腹时,要注意保护支配该肌的臀上神经及其供应的血管。接着,在第 9 肋腋后线作 8 cm 长的横切口,游离一段肋骨,在两切口沟通一皮下隧道,将已完全游离的条状髂胫束远端,平整引入,包绕肋骨。在拉紧移位筋膜条,使腰椎产生相反方向的轻度侧凸的情况下,牢固缝合,术后髋"人"字石膏固定于躯干侧屈、髋外展、后伸、内旋位。6 周后去石膏,逐步锻炼活动(图 7-77)。

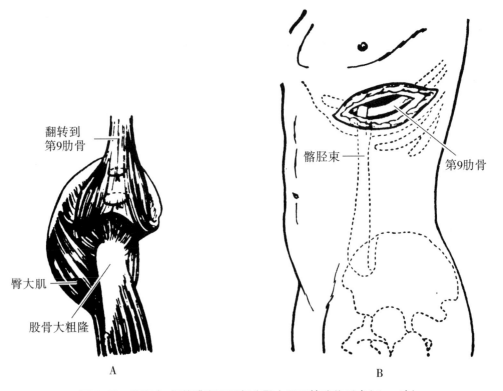

图 7-77 髂胫束、阔筋膜张肌及部分臀大肌翻转移位手术(Axer 法)

A.翻转髂胫束及肌肉   B.固定在第 9 肋骨上

（2）注意事项　Axer 法将 1/3 臀大肌纤维同时移位,较之不带臀大肌的手术方法疗效为优,一般认为臀大肌有协同和加强作用,特别在阔筋膜张肌瘫痪时,这一优点尤为突出,故多主张采用。

髂胫束的游离必须有足够的长度,如切断平面过高,则往往造成缝合困难,而对阔筋膜张肌和臀大肌的解剖不能过多,否则翻转后将使神经血管受到牵拉,影响效果。

年幼患者肋骨容易骨折,拉紧筋膜条时用力不能过猛,一般应先将移位筋膜缝于骨膜及肋骨周围软组织上,然后再缝于肋骨,这样可以减轻肋骨所受的张力。

在手术解剖过程中,要注意保护腓总神经和坐骨神经,并避免胸膜损伤。

2. 腰部筋膜移植术

适用于腰方肌瘫痪,引起脊柱侧凸的患者。手术的方法,按 Frank-Dickson 法,是用一筋膜条通过皮下隧道,近端缝合于第 12 胸椎和第 1 腰椎水平的骶棘肌及筋膜鞘上,远端固定在髂嵴的最外侧骨孔中（图 7-78）。

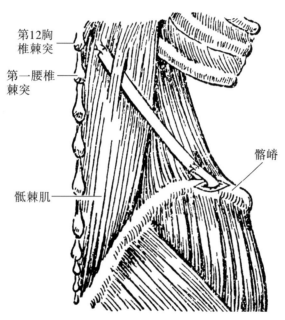

图 7-78　腰部筋膜移植术（Frank-Dickson 法）

第八章 股、膝部肌肉、肌腱损伤

一、股部肌肉、肌腱损伤

(一)股内收肌耻骨部损伤

股内收肌的主要功能是内收大腿,其次是使大腿外旋。位于大腿内侧的内收肌群,起于耻骨支的前面,除股薄肌止于胫骨上端的内侧以外,其他都止于股骨嵴(图8-1)。股内收肌损伤属常见的一种疾病。

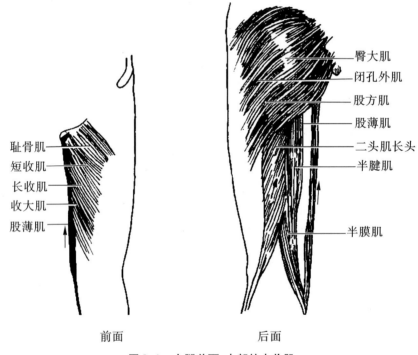

耻骨肌
短收肌
长收肌
收大肌
股薄肌

臀大肌
闭孔外肌
股方肌
股薄肌
二头肌长头
半腱肌
半膜肌

前面　　　　　　后面

图8-1 大腿前面、内部的内收肌

1.病因

股内收肌损伤多由于间接外力所致,如在练习劈腿、跨木马等动作时,大腿过度外展将内收肌损伤。一般发病较急,但也有因劳累后复受风寒引起者,这种情况发病较缓慢。

2.临床表现与诊断

股内收肌伤后患肢髋关节和膝关节稍屈曲、外旋,行走跛行,髋关节内收、外展感觉剧痛,活动受限,"4"字试验阳性,大腿内侧肿胀。慢性者局部无明显肿胀,但股骨内侧上1/3

部压痛明显,肌肉较硬,大腿内侧近端疼痛。

根据病史、临床表现即可诊断。

3.治疗

急性患者疼痛较剧应嘱患者暂时休息,内服活血化瘀、止痛消肿药物,暂时不宜施重手法和局部热敷治疗。

(1)手法治疗　如肿胀大部分已消除,疼痛减轻时,术者可立于患者的患侧,使患侧髋关节适度地被动外展、内收、外旋3~5次,再做屈膝、屈髋,同时术者用拇指顺有压痛或较硬的内收肌群做由远端向近端推的顺筋手法(图8-2),然后再做屈髋活动1~2次。

(2)药物治疗　内服活血化瘀等药物或用活血化瘀药水局部外擦。

(3)其他疗法　如伤后疼痛部位局限,也可以采用局部封闭疗法。

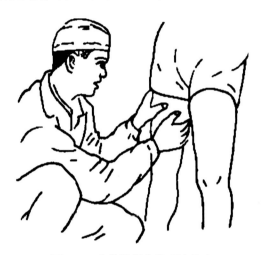

图8-2　内收肌损伤的手法治疗

(二)大腿骨筋膜室综合征

大腿骨筋膜室综合征主要发生于外侧室,累及股四头肌的外侧头和直头。本征是否与"儿童股四头肌挛缩"有关,目前还有争议,有待进一步探讨,临床报道很少。

1.局部解剖

大腿阔筋膜伸入肌群之内,把大腿肌分为三群,形成内、外、后三个室。内侧室和外侧室发育良好,筋膜厚实坚韧。后侧室发育不良,筋膜比较薄弱。内、外侧肌间隔附于股骨干粗线的内侧唇和外侧唇;后侧肌间隔在股骨上1/3处附于外侧唇,在下1/3附于内侧唇,在股中部则和内收肌室相通。股部三室以外侧室结构最为完整,所以发病率较高。股外侧室内含股四头肌和股神经及其分支;内侧室内含股内收肌群和闭孔神经及其分支;后侧室内含屈肌群和坐骨神经及其分支。

大腿骨筋膜室容量大,有较大的伸缩性。内、后侧室更为典型,两室在股中部相通,有较大的缓冲余地。因此,至今未见以上两室发病的临床报道。而外侧室相对完整、坚实,故是大腿骨筋膜室综合征的易发部位。

2. 病因病理

大腿骨筋膜室综合征,大多由于长时间的自身压迫(如昏迷、全麻、昏睡病人)。其次是大腿部严重挤压伤、骨折、止血带压迫等致病因素。这些致病因素造成室内出血、水肿、渗出,引起"压力—缺血"恶性循环所致。

3. 临床表现和诊断要点

(1)早期　发生大腿部明显肿胀,范围较广,有剧烈触痛和紧张感。如发生于大腿外侧室,股外侧和股前侧肿胀尤其明显。病人不敢主动屈膝,如被动屈膝有抵抗感及牵拉性肌肉痛,很少发生神经损害症状,偶尔大腿、膝、小腿内侧和内踝部有麻木感或痛觉减退,严重者可发生挤压综合征。室内压测定增高。

(2)晚期　很少后遗肌挛缩症,偶尔可有屈膝受限的体征。

4. 治疗和预后

明确诊断后,应及时切开减压。一般采用股前外侧切口(外侧室);前内侧切口(内侧室);后外侧切口(后侧室)。多主张长切口,将皮肤,筋膜和肌膜一并切开减压为宜。

只要及时切开减压,疗效较佳。

(三)股外侧皮神经嵌压综合征

股外侧皮神经嵌压综合征指的是股外侧皮神经在其行程过程中受肌筋膜及纤维组织或先天解剖异常等压迫或刺激引起的一组症候群。

1. 应用解剖

股外侧皮神经来自第 2~3 腰神经(L_2~L_3)前支后股,在腰大肌外缘斜向外下方,经髂肌前面在髂前上棘内侧近端穿过腹股沟韧带下方至股部,再经缝匠肌前、后面或穿过该肌上部,分成前后 2 支,先在阔筋膜深面穿出至浅筋膜,前支在髂前上棘下约 10 cm 处穿出阔筋膜,下降时再分 2 小支,支配髋膝及大腿前方的皮肤感觉。后支在前支的稍上方分出,支配大腿外侧的皮肤感觉。临床上以腹股沟和腰大肌深面受压较为常见。

2. 临床表现

本综合征临床上并不罕见,症状很像坐骨神经痛。一般无全身症状,且病程呈渐进性,在不知不觉中出现大腿前方及外侧皮肤麻木、疼痛。轻者仅在活动时稍有痛感,重者可影响行走、弯腰、屈髋等。部分病人在股前方和股外侧皮肤区有感觉过敏现象,多数病人在休息后或屈髋位可缓解麻木及疼痛症状,症状常有早上轻、晚上重的规律。

3. 诊断与鉴别诊断

根据上述典型的临床表现即可诊断。股外侧皮神经为纯感觉神经,诊断上应详细体格检查,排除运动障碍及腱生理反射的异常。对于股外侧皮神经在腹股沟韧带处受压的病例,如能查出局限性诱发症状点,则诊断十分容易。本征需与下列疾病相鉴别。

(1)腰椎间盘突出症　腰椎间盘突出症病人腰部有疼痛及压痛点,由于腰 4/5($L_{4/5}$)及腰 5/骶 1(L_5/S_1)神经根受压,可出现神经反射减弱,患侧踇趾背伸力减弱,直腿抬高试验及加强试验阳性。股外侧皮神经嵌压综合征和椎间盘突出症患者髋关节过伸试验都可阳性，但后者患侧外踝音叉震颤觉可明显减弱，而前者正常，另外前者无下肢运动功能障碍。

（2）椎管狭窄症　该病感觉障碍范围较广，且有间歇性跛行，运动障碍及神经反射异常的体征，椎管造影、CT 或 MRI 检查可确诊本病。

（3）各种原因所致的坐骨神经痛　该病疼痛、麻木的范围较广，有除股外侧皮神经疼痛、麻木外的相应疾病的症状和体征。

4. 治疗

只要诊断明确，及时治疗，能得到良好的预后。对病程较短、症状较轻、未经系统保守治疗的病人，应首选保守治疗。尤其是腹股沟韧带处有诱发激痛点的病人，可用泼尼松和普鲁卡因封闭，每周 1 次，注射后能改善症状的病人，可反复多次使用，由于炎症引起该综合征的可同时应用抗生素。

对于病程较长，保守治疗无效或痛苦较重的病人，应采用手术疗法，但术前要详细检查，确定神经受压的部位。腹股沟韧带处有激痛点的病人，局部切开减压可获得理想疗效。由肿瘤、血肿、异物、骨折碎片压迫者，必须手术探查，彻底切除压迫的包块。如术后症状不见改善，则应寻找病因，以免遗漏多处受压的因素。

（四）髂胫束挛缩

1. 解剖与病因

髂胫束为阔筋膜的加厚部分，由 2 层较薄的环形纤维当中夹以坚韧的纵行纤维构成。此束前部纤维为阔筋张肌的腱膜，后部纤维为臀大肌腱的延续。下部为坚韧的韧带，也称髂胫韧带，与大腿外侧肌间隔相连，止于胫骨外侧髁的前面。髂胫束的坚强纤维止点位于皮肤及骨膜之间，有力地加强膝关节囊的外侧部分，其与髌韧带之间则比较薄弱（切除外侧半月板时可自其间进入，图8-3）。

胫骨内旋时，髂胫束明显紧张，膝关节屈曲并胫骨强力内旋时，可引起髂胫束损伤，有时伴有胫侧副韧带及前交叉韧带损伤。膝关节伸直时，髂胫束位于膝关节横轴之前，但在屈曲时，位于此轴之后。髂胫束与股骨外侧髁及胫骨粗隆不直接相连，屈伸时前后滑动，股外上髁为骨性突起，恰位于髂胫束之后。膝关节屈伸时，髂胫束必须在其上滑动。外上髁尖端可有一滑膜囊，膝关节长期做屈伸运动，使髂胫束重复在外上髁滑动，日久天长，髂胫束及骨膜遭受摩擦刺激；或于外伤后，该部滑囊充血、渗出和组织水肿，肿胀和疼痛接踵而来。晚期滑囊与髂胫束粘连，影响伸屈功能，髂胫束遂逐渐变性挛缩。

2. 临床表现与鉴别诊断

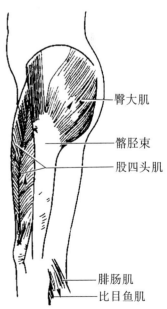

臀大肌

髂胫束

股四头肌

腓肠肌

比目鱼肌

图 8-3　髂胫束

多有膝部劳累史，早期膝部外侧疼痛，多在伸膝、屈膝时发作，常伴有弹响或摩擦感；局部压痛、肿胀，膝关节无积液体征。临床与外侧副韧带损伤、外侧半月板损伤或外侧副韧带下滑囊炎相鉴别:外侧半月板损伤或外侧副韧带下滑囊炎压痛点较低;半月板损伤弹响较清脆,常有关节绞锁等,可资鉴别。

3. 治疗

(1)急性发作期 应妥善休息,避免膝部进一步劳累,采用吲哚美辛、保泰松等药物治疗,理疗和制动等措施,一般可迅速收到疗效。

(2)局部激素封闭疗法 泼尼松 25 mg,加质量浓度为 20 g/L 普鲁卡因 2 mL,局部封闭,隔 7 d 1 次,大多可愈。

(3)晚期或经上述治疗无效者 应切除股骨外上髁滑囊,或施行髂胫束松解延长术。如导致屈膝畸形或小腿外旋畸形时,应予相应矫正,如膝后广泛松解、股骨髁上截骨术等。

(4)手术治疗 根据以下不同情况采取相应措施。

在早期,一旦发现髂胫束挛缩,应在股骨下 1/3 处做皮下切断,以防止畸形发展。

若发现髂胫束挛缩同时伴有髋关节轻度屈曲畸形时,应将髂胫束在大腿下 1/3 处完全切断,并用长腿管型石膏固定下肢于功能位,让病人带石膏走路,利用石膏的重量作为牵引,以达到矫正髋关节因软组织挛缩而形成的轻度屈曲畸形。石膏固定的时间可适当地延长,直到髋关节伸直为止。

髂胫束挛缩同时伴有髋关节明显的屈曲挛缩,用上法不能矫正者,可以将髂胫束上下部均做松解。即除了在股骨下部切断外,还需在髋部将其切断,和所有挛缩的软组织剥离延长和松解,将屈曲畸形矫正,可用长腿石膏或髋人字石膏固定,防止术后挛缩复发。

髂胫束挛缩,同时伴有膝关节屈曲、外翻畸形时,可将其切断,同时在股骨内髁做髁上截骨矫正,术后将患肢用石膏固定于伸直位。

髂胫束切断的手术方法(图8-4):在大腿中下 1/3 处的外侧,做 4～5 cm 长的皮肤纵向切口,暴露髂胫束,髂胫束与外侧肌间隔呈"T"形相连,在此将髂胫束横行切断。必须注意,应将增厚紧张的部分全部切断,包括增厚挛缩的外侧肌间隔直至股骨。保留髂胫束的下部,由于髂胫束在膝关节的外侧部分有加强外侧副韧带的作用,髂胫束的下部止点若全切除,将影响膝关节的稳定性。缝合皮肤切口、包扎,手术完毕。

手术中要注意避免损伤横过肌间隔走向外侧的股深动脉之穿支,可先将其结扎,以免穿支动脉断裂回缩至膝关节后侧,引起术后出血。

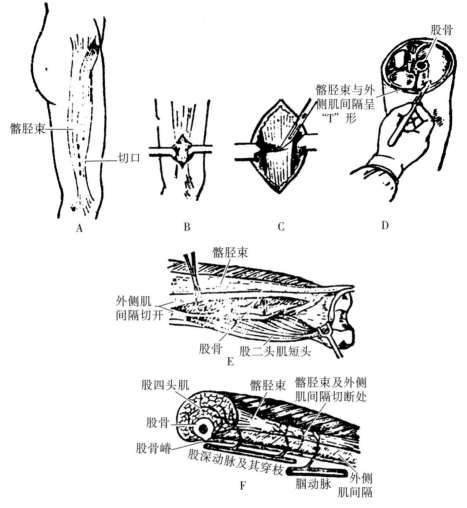

图 8-4 髂胫束及外侧肌间隔切断手术

A.切口位置 B.拉开皮肤,暴露髂胫束 C.切断髂胫束 D.大腿横断面示髂胫束与外侧肌间隔呈"T"形 E.全层切开外侧肌间隔,示股深动脉之穿支,走向外侧 F.切断髂胫束处,不能损伤股深动脉之穿支,以免断端回缩后引起术后出血

二、膝部肌肉、肌腱、韧带损伤

(一)膝关节的运动

1.伸直运动

膝关节由屈位伸直时,由股四头肌牵拉,此时两股骨髁向前旋转并向后滑动。由于内侧股骨髁大且弧度较长,故其转动及后滑较外侧为快。外侧及内侧副韧带变紧张,十字韧带紧张,以阻止股骨前移和膝过伸。在接近完全伸直的最后 10°~15°时,股骨外侧髁的转动及后

滑已完成,内侧髁连同内侧半月板加速进行其后滑,使股骨在胫骨面上做一定内旋,致外侧副韧带进一步紧张,前后十字韧带相贴而分开,内侧副韧带前部前移,后部与腘斜韧带皆拉紧,使整个关节绞锁稳定,股骨、半月板及胫骨间亦嵌紧稳定。膝在伸直过程中,由阔筋膜张肌及臀大肌牵拉的髂胫束起稳定作用,但其伸膝作用尚不肯定,由于伸膝常与伸踝及伸髋有联系,特别在负重直立时,臀大肌拉股骨向后,腓肠肌和比目鱼肌拉胫骨向后,起协助伸膝作用。

膝关节的伸肌及其神经供应见表8-1。

表8-1 膝关节的肌及其神经供应

作用	肌肉	神经	脊髓节段范围	主要节段
主伸肌	股四头肌	股神经	$L_2 \sim L_5$	$L_3 \sim L_4$
副伸肌	臀大肌	臀下神经	$L_5 \sim S_3$	$L_5 \sim S_2$
	阔筋膜张肌	臀上神经	$L_4 \sim S_1$	$L_4 \sim L_5$
	腓肠肌	胫神经	$L_4 \sim S_3$	$S_1 \sim S_2$
	比目鱼肌	胫神经	$L_4 \sim S_3$	$S_1 \sim S_2$

2. 屈曲运动

膝关节由伸直位开始屈曲时,先由肌牵拉胫骨内旋或股骨外旋,此时股骨内髁连同内侧半月板前移,使膝先纠正在最后伸直过程中的外旋。腘肌的牵位以及部分腓肠肌的作用使膝屈曲,同时髌韧带及髌骨逐渐陷入股骨髁间,以控制股骨的活动。

膝关节的屈肌及其神经供应见表8-2。

表8-2 膝关节的屈肌及其神经供应

作用	肌肉	神经	脊髓节段范围	主要节段
主屈肌	半膜肌	胫神经	$L_4 \sim S_3$	$L_4 \sim S_1$
	半腱肌	胫神经	$L_4 \sim S_3$	$L_4 \sim S_1$
	股二头肌短头	腓神经	$L_4 \sim S_2$	$L_5 \sim S_1$
	股薄肌	闭孔神经	$L_2 \sim L_5$	$L_3 \sim L_4$
	缝匠肌	股神经	$L_4 \sim S_3$	$L_3 \sim L_4$
副屈肌	腘肌	胫神经	$L_4 \sim S_3$	$L_4 \sim S_1$
	腓肠肌	胫神经	$L_4 \sim S_3$	$S_1 \sim S_2$
	股二头肌长头	胫神经	$L_4 \sim S_3$	$S_1 \sim S_3$

3. 旋转运动

膝关节在伸曲过程中的旋转运动已如前述,此外膝关节只能在屈曲位时,方能做内外旋活动。一般讲,膝关节伸直时,膝的旋转度最小;在屈曲45°时平均旋转达40°。膝关节的外旋靠股二头肌及髂胫束,内旋时腘肌起主要作用(表8-3)。

表8-3　膝关节的旋肌及其神经供应

作用	肌肉	神经	脊髓节段范围	主要节段
内旋肌	腘肌	胫神经	$L_4 \sim S_3$	$L_4 \sim S_1$
	缝匠肌	股神经	$L_2 \sim L_4$	$L_3 \sim L_4$
	股薄肌	闭孔神经	$L_2 \sim L_5$	$L_3 \sim L_4$
	半腱肌	胫神经	$L_4 \sim S_3$	$L_4 \sim S_1$
	半膜肌	胫神经	$L_4 \sim S_3$	$L_4 \sim S_1$
外旋肌	股二头肌短头	腓神经	$L_4 \sim S_2$	$L_5 \sim S_1$
	阔筋膜张肌	臀上神经	$L_4 \sim S_1$	$L_4 \sim L5$

(二)膝关节的韧带

1. 十字韧带(或称交叉韧带)

十字韧带位于股骨内、外髁及胫骨内、外髁的髁间窝中,膝关节滑膜囊后层的后方,居关节腔之外。十字韧带分前后两束,在髁间窝中互相交叉,交叉韧带因此得名(图8-5)。

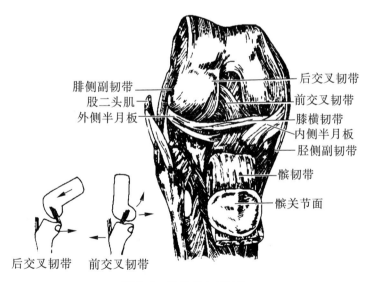

腓侧副韧带　　　　　　　　　　后交叉韧带
股二头肌　　　　　　　　　　　前交叉韧带
外侧半月板　　　　　　　　　　膝横韧带
　　　　　　　　　　　　　　　内侧半月板
　　　　　　　　　　　　　　　胫侧副韧带
　　　　　　　　　　　　　　　髌韧带
　　　　　　　　　　　　　　　髌关节面

后交叉韧带　　前交叉韧带

图8-5　膝关节内部结构

前十字韧带起于胫骨髁间前窝与内侧髁间隆突之前,纤维与外侧半月板前角纤维相交织,向上并向后外,止于股骨外髁的内面,长约4 cm,其纤维可分为前内侧及后外侧两部分。

屈膝时前内侧部紧张,伸直时后外侧部紧张,在膝屈 40°~50°时较松弛。在屈膝做前拉试验(前抽屉试验)时,前十字韧带的前内侧部限制其活动,后外侧部在膝伸直时,限制膝过伸活动。

后十字韧带起于胫骨髁间窝的后缘中部,斜行向上并向前内,越过前十字韧带内侧,呈扇形止于股骨内髁髁间窝面的前部,其附着线相当于膝关节每个旋转点瞬间的中心点,使后十字韧带在屈伸膝的全过程中都是紧张的(图 8-6),成为膝关节稳定的重要因素。后十字韧带较前十字韧带粗大,膝屈位可防止胫骨后移,伸位可防止膝过伸,并可限制膝内、外旋活动。断裂后可产生胫骨后向不稳。屈膝 90°位,推小腿上端向后(后抽屉试验)可见后移约 1 cm。

十字韧带有来自滑膜后的血液和神经,损伤后可以有修复作用,其功能为引导和限制膝关节做一定范围的活动,同时维持膝关节的稳定。

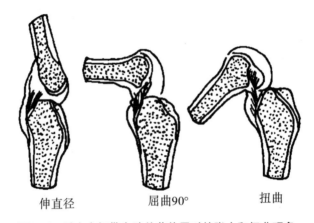

伸直径　　　　　　屈曲90°　　　　　　扭曲

图 8-6　后十字韧带在膝关节伸屈时的张力和扭曲现象

2. 侧副韧带

有位于关节内侧较强的内侧(胫侧)副韧带及居关节外侧的外侧(腓侧)副韧带(图 8-7)。

(1)内侧副韧带　上端起自股骨内髁内收肌结节前下方及股骨内上髁,向下分为 2 束。前束纤维较长,垂直向下止于胫骨内面胫骨粗隆水平,为鹅足腱所遮,与关节囊及半月板间有松弛的结缔组织相隔,半膜肌腱纤维伸展于韧带的深面。后束纤维短,在关节水平呈扇形向后止于关节囊、半月板,并与腘斜韧带起点相连。

内侧副韧带的前后两部,在关节屈伸时起着不同的作用:当膝关节屈曲时,韧带的后部松弛,前部长纤维后移;伸直时则前后两部皆拉紧。为适应这种前后滑动,在韧带的长纤维与关节囊及胫骨间皆有滑囊存在。

Hughston 等(1973 年)通过解剖发现内侧副韧带后部为另一独立韧带,起于前部纤维后上方 1 cm 处的内收肌结节,向后下分为 3 束止于胫骨、关节囊及腘斜韧带,特称为后斜韧带。此韧带与半膜肌腱纤维相连,当膝屈 60°韧带松弛时,由半腱肌牵拉使之紧张;另一方面拉内侧半月板后移,免遭股骨和胫骨关节面的挤压,还可使韧带产生动力性及静力性双重稳定作用。

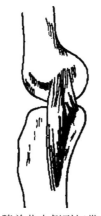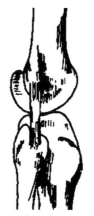

膝关节内侧副韧带　　　　　　膝关节外侧副韧带

图8-7　膝关节的侧副韧带

（2）外侧副韧带　呈圆条状,上起自股骨外髁,向下止于腓骨小头,与关节囊及半月板间有腘肌肌腱相间隔。外侧副韧带因居关节外后方,因而在伸膝时紧张,屈膝时松弛,但在屈膝外旋或内旋时则皆紧张。

Mahall(1972年)认为股二头肌腱有纤维包绕并止于外侧副韧带,膝屈位时可拉紧韧带,保持稳定。

3.腘斜韧带及弓状韧带

腘斜韧带为半膜肌腱的延续部分,纤维自胫骨内髁后方斜向外上,止于股骨外髁后上方。腘斜韧带深面与关节囊融合,靠半膜肌牵拉可使之紧张,以及膝关节过伸。

弓状韧带起自腓骨小头,其外侧部纤维垂直向上止于股骨外髁,其余纤维向内上融合于关节的后纤维囊。腘肌上端通过韧带之下,使韧带在腘肌表面形成弓状缘,腘肌的表层纤维与弓状韧带相融合(图8-8)。

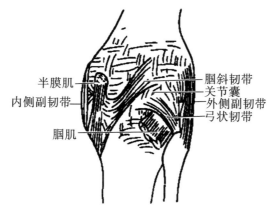

半膜肌　　　　　　　　　　　腘斜韧带
　　　　　　　　　　　　　　　关节囊
内侧副韧带　　　　　　　　　　外侧副韧带
　　　　　　　　　　　　　　　弓状韧带
腘肌

图8-8　腘斜韧带及弓状韧带

4.髌韧带

髌韧带为股四头肌腱的延续部,是全身最强大的韧带之一,位于膝关节囊正前方。髌韧带上起自髌尖及其后方的粗面,向下止于胫骨粗隆,长约8 cm,髌韧带的中部即为关节平面(图8-9)。髌韧带两侧有自股内侧肌和股外侧肌延续来的内、外侧支持带,以加强关节囊并防止髌骨向侧方滑脱。髌韧带浅及深面皆有滑液囊,称髌下皮下浅囊及深囊。

膝关节的上述韧带是膝关节稳定的静力性结构,它们既不可能随关节松弛而收缩,也不可能随关节紧张而伸长,因而不能起主动稳定作用。但各韧带多有肌腱纤维与之相连,当韧带松弛时,常有肌肉的收缩,因而又可产生一定的动力性稳定作用。但真正的动力性稳定,还要靠膝关节周围的肌肉来维持。当韧带受到一定张力时,韧带内的无髓神经纤维引起反射刺激,导致协同肌的收缩。

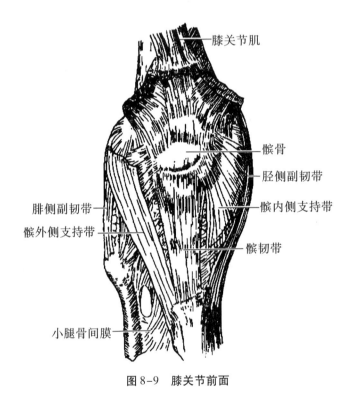

图8-9　膝关节前面

(三)膝关节周围的筋膜结构

膝关节处的深筋膜与深部组织联系紧密。前与髌骨膜、髌韧带及胫骨粗隆相贴,两侧与股骨及胫骨髁相贴,在髌骨及髌韧带两侧参与组成髌支持带,后为腘窝。向上与阔筋膜相连,向下与小腿深筋膜相连。

1.阔筋膜

阔筋膜是较坚厚的深筋膜,包绕大腿,固定肌肉,协助肌肉完成其运动功能。深筋膜在大腿外侧较厚,参与组成髂胫束,在大腿下半自深面伸出纤维形成内侧及外侧肌间隔。

　　外侧肌间隔自髂胫束下发出至股骨嵴（亦称股骨粗线）外唇及髁上线,介于股外侧肌（前）、股二头肌（后）之间,并作为两肌部分肌纤维起点。

　　内侧肌间隔在大腿中部较为发达,浅部在缝匠肌前后缘由深筋膜发出纤维包绕该肌。在该肌深面纤维居股内侧肌及收肌间,向深处止于股骨嵴内唇。筋膜在深处有股内侧肌及收肌群纤维附着而不易分开,在缝匠肌下和股内侧肌及收肌群间形成三角形管道,称收肌管（Hunter管,图8-10）。

　　收肌管上连股三角尖部,向下在大腿中下 1/3 交界处以及肌腱裂孔通向腘窝。收肌管内含股动脉、股静脉及隐神经。其排列方式为:股动脉先居静脉之外,后居静脉之前,隐神经则自两血管外及前面至其内侧。在收肌腱裂孔处股动脉及股静脉穿裂孔至腘窝易名为腘动脉及腘静脉,隐神经则继续在内侧肌间隔下行,越膝关节内侧到小腿。

　　阔筋膜在大腿周围厚度不一,外侧形成髂胫束部分较厚,内侧薄。阔筋膜可出现局部缺陷,致使肌肉膨出形成肌疝。肌疝以股收肌、股直肌及股外侧肌处较多见,多发于男性,常无明显外伤史。

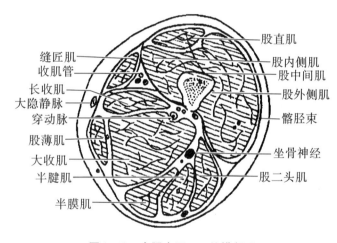

图8-10　大腿中下1/3处横断面

2. 小腿筋膜

　　小腿深筋膜在内侧与胫骨内髁及胫骨内面骨膜相贴,在胫骨前及后侧分别向外及向后包绕小腿肌肉。在胫骨外缘与腓骨间有骨间膜将小腿分为前及后两间隙,在骨间膜顶端有裂隙,可容胫前动脉及静脉穿过。小腿外侧在腓骨肌前及后缘,有肌间隔自深筋膜连到腓骨。这样使小腿形成胫前、胫后、腓骨肌 3 个骨筋膜间室,当骨折或肌肉损伤出血造成骨筋膜间室内高压时,可导致其中肌肉缺血坏死。小腿深筋膜除作为小腿肌肉起点外,在上部更因股二头肌、缝匠肌、半膜肌、半腱肌等分出纤维止于筋膜,收缩时使筋膜紧张。

（四）膝关节的肌肉

　　膝关节运动功能的完整有赖于髋及踝关节的健康与稳定,因而运动膝关节的肌肉也常常同时运动髋及踝关节。

1.膝前肌——股四头肌

股四头肌由股直肌、股外侧肌、股内侧肌和股中间肌组成,在下端汇成肌腱,经髌骨、髌韧带止于胫骨粗隆(图 8-11)。

(1)股直肌 位于股前中部,呈梭形,其上端有 2 个起点:直头起于髂前下棘,居髂股韧带之浅面;反折头与之成直角向后起于髋臼上缘。两头相合成圆腱下续肌腹。在肌腹下部后面先形成宽腱膜,最后以扁腱止于髌骨上缘。部分表层纤维越髌骨之前续于髌韧带。当髌骨骨折时,此表层纤维易陷入骨折裂隙中,妨碍骨折面对合。股直肌收缩时拉髌骨向上使膝伸直;还可辅助髂腰肌,拉髋关节屈曲。

股直肌受股深动脉或旋股外侧动脉分支供应,有 1~4 个分支,2 支者占80%,78.6%起于旋股外侧动脉,经肌的深面中上 1/3 交界处或中 1/3 入肌肉,管径为 1~2 mm。伴行静脉多为 1 支。神经为股神经分支,有 2~3 支,在腹股沟韧带下 3 cm 处分出,伴血管入肌肉。股直肌两端为肌腱,肌腹较长,且血管神经束较集中,切除后对神经功能影响小,是良好的带血管神经蒂游离移植肌,但其肌纤维较短,收缩距离小,致应用受限。

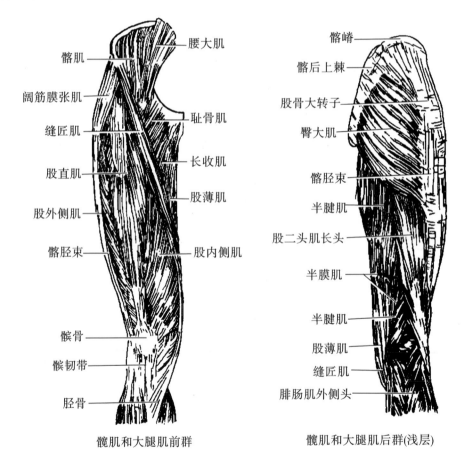

| 髂肌和大腿肌前群 | 髂肌和大腿肌后群(浅层) |

图 8-11　髂肌和大腿肌

(2)股外侧肌 为股四头肌中最强大者,以腱膜起自转子间线上部、大转子下缘、臀肌粗隆、股骨嵴外唇和外侧肌间隔,肌纤维向下汇成扁腱及腱膜止于髌骨外缘,在髌骨上方与股直肌腱相连,向下外形成扩张部至关节囊。股外侧肌受股神经分支及伴行的旋股外侧动脉供应,该动脉及神经最后皆分支到关节。股外侧肌是最强大的伸膝肌,收缩时拉髌骨向外上,配合其他肌肉伸直膝关节。

(3)股内侧肌 起自转子间线下半、股骨嵴内唇及内侧肌间隔,肌纤维向前形成扁腱止于髌骨内缘。在髌骨上方腱纤维与股直肌腱相合,在髌骨下方形成扩张部至关节囊,股内侧肌分为上部的长头和下部的斜头两部分,分别由股神经2个肌支及股动脉分支供应。上部长头收缩时拉髌骨向上,参与伸膝作用;下部斜头肌纤维与股骨长轴成50°～55°角,收缩时拉髌骨向内,可固定髌骨并抵消股外侧肌对髌骨的向外拉力,以防止髌骨外脱位。由于其表面的筋膜薄,肌纤维又是斜位,因此收缩时突起明显。

Smillie认为股内侧肌在膝关节伸直的最后10°～15°起主要作用。当半月板损伤或膝关节紊乱时,此肌早期萎缩致膝最后伸直功能受限。近年来的实验(Brewerton,1955年;Lieb等,1968年)证明,最后15°的伸膝是股四头肌全体肌力的结果,而股内侧肌斜头的萎缩也是全体肌肉萎缩的局部表现。

(4)股中间肌 又称股间肌,起自股骨干上2/3的前外侧及外侧肌间隔的下半,肌纤维向下、向内止于股直肌腱深面及髌骨上缘。股中间肌与股内侧肌相连,只在髌骨上缘、股直肌深面有浅沟分开。股中间肌与股骨下端前面有疏松的结缔组织分开,并隔有髌上囊以利于髌骨滑动。股中间肌在其前面接受旋股外侧动脉分支供应,有2～3根神经支进入。股中间肌参与拉髌骨向上,当股中间肌与股骨干粘连时,则伸膝功能受限。

在股中间肌深面尚有2条小肌称膝关节肌,肌纤维起于股骨前面,止于髌上囊顶部,伸膝时收缩,可拉滑囊向上。

2.膝内侧肌

(1)缝匠肌 为全身最长的肌肉,上起自骨盆的髂前上棘及其下的切迹,肌纤维呈扁带状斜向内下,经股骨髁内后方时形成宽阔的腱膜,并向前越股薄肌、半腱肌肌腱,止于胫骨上端前内缘。其止点外上缘纤维扩张与膝关节囊相连,下缘与小腿筋膜相连。此肌上段由股动脉、旋股外侧动脉供应,下段由膝最上动脉分支供应。股神经的2个肌支在上部进入肌肉。缝匠肌收缩时可屈膝、屈髋,对膝关节内侧起稳定作用。

(2)股薄肌 是大腿内侧最浅层肌,肌扁平,上宽下窄呈长带状,上以扁腱膜起于耻骨体下半靠近耻骨联合处,向下变窄,以圆腱越股骨内侧髁及胫骨内侧髁之后,绕胫骨内侧髁下方向前,以扁腱止于胫骨上端内前缘,恰居缝匠肌止点之后及半腱肌止点之前。肌腱上缘分出纤维与缝匠肌腱的反折部相连,下缘分出纤维与小腿深筋膜相汇合。肌腱经膝内侧时,与内侧副韧带及半腱肌间有滑囊相隔,并有滑囊与胫骨髁相隔。股薄肌动脉来自股深动脉及股动脉分支,有静脉伴行。神经来自闭孔神经前支,在长收肌及短收肌间进入。股薄肌行经膝内侧,收缩时可以加强膝内侧韧带的稳定性。

(3)半腱肌 与股二头肌长头共起于坐骨结节,纤维在大腿后方向内下呈长梭形,在肌腹部有斜腱划将纤维分为上下两部分。自股骨中部起肌纤维即开始汇成肌腱,到股骨内髁稍上方已全部变成圆腱。在膝后内侧此腱在半膜肌浅层,在股薄肌、缝匠肌之后,绕膝内后方至胫骨内侧,止于缝匠肌及股薄肌之后,并分出纤维与小腿深筋膜相连。

半腱肌与上述缝匠肌、股薄肌三肌腱在胫骨内侧互相重叠且有纤维相连,称鹅掌腱,各腱间有滑囊相隔,此滑囊互相通连,称鹅掌腱囊。

半腱肌接受来自坐骨神经内侧的2个以上肌支,分别到腱划的上、下方。其上部收缩可伸髋,下部可屈膝。屈膝时还有内旋小腿的作用。

(4)半膜肌 以扁而长的肌腱起自坐骨结节后外侧,紧贴半腱肌、股二头肌长头起点之外,在半腱肌深面且与之并列下行,至大腿中段开始变为肌纤维。半膜肌肌纤维较半腱肌粗大,在腘窝构成其内上壁,达股骨内侧髁后方变为圆腱止于胫骨内侧髁后方。腱纤维向外上越关节囊之后到股骨外侧髁上方,形成腘斜韧带,另外还分出纤维到内侧副韧带、腘肌。此肌亦受坐骨神经的胫神经分支供应,收缩时除可屈膝及内旋胫骨外,对膝关节后方的稳定也起重要作用。

3. 膝外侧肌

(1)股二头肌 股二头肌有长短两头。长头与半腱肌以总腱起于坐骨结节及骶结节韧带,向下与半腱肌分离,肌腹呈梭形,在膝上7~10 cm处形成宽而扁的肌腱。短头起于股骨嵴下半外侧,在长头的深面并与之相合,在膝关节平面共同形成圆而粗的肌腱,经膝关节后外侧向下止于腓骨小头,并分出纤维至胫骨上髁小腿前、外及后侧筋膜(图8-11)。

Marshall 等(1972年)观察,股二头肌总腱在到达腓侧副韧带之前即分为浅、中、深3层。浅层纤维在腓侧副韧带之外,向下分3束止于腓骨小头、小腿前外和后侧筋膜及髂胫束;中层包绕外侧副韧带的下1/4;深层经外侧副韧带之下分2束,止于腓骨小头及胫骨外髁。股二头肌肌腱在经过外侧副韧带时有滑囊相隔。

股二头肌长头接受坐骨神经分支胫神经的肌支,在其上端进入,有时在其下另有一支。短头受坐骨神经腓神经肌支支配。

股二头肌能屈膝,长头尚有伸髋功能。在膝关节屈曲时,股二头肌能外旋小腿,与半腱肌及半膜肌起对抗作用。长头的屈膝功能较弱,当短头因故瘫痪时,则长头只能在膝半屈时才能产生作用。

由于股二头肌腱有纤维到髂胫束、外侧副韧带及后关节囊,因而在膝屈曲时,能拉紧这些韧带使之仍保持紧张,并拉关节囊向后,免遭股骨与胫骨的挤压,还可牵拉小腿筋膜使之紧张。

(2)腘肌 起于股骨外侧髁的外前方,向后下越关节时居关节纤维囊与滑膜之间,在外侧半月板外缘沟中下降,到关节后面形成肌腹,穿弓状韧带之下,止于胫骨上端内后方的腘线上。包绕腘肌腱的滑囊,常与关节腔相通,可为关节滑膜腔的延伸部。本肌受胫神经分支支配,在伸膝至30°时开始拉紧,收缩时可拉小腿内旋,防止内收。但其主要功能为拉动股骨及半月板外旋或胫骨内旋。腘肌构成腘窝底之一部分,在其后面为腘动脉及腘静脉,腘动脉在腘肌后分支,当腘动脉分支较高时,胫前动脉可经此肌上缘至胫前。

(3)阔筋膜张肌及髂胫束 阔筋膜张肌起自髂骨翼前部、髂前上棘及其下切迹外缘,肌腹长约15 cm,向下在大腿上中1/3交界处止于髂胫束2层间。由旋股外侧动脉升支供应,动脉直径约2 mm。

髂胫束为阔筋膜在大腿外侧的增厚部分,其上端始于大转子处,接受前为阔筋膜张肌、后为臀大肌聚集的粗大肌腱纤维,并在两肌间接受臀中肌表面起自髂嵴的腱膜,在深面通过外侧肌间隔与股骨相连,限制其移动。髂胫束下行越膝关节运动轴之前止于胫骨外侧髁。

其前面分出纤维与股四头肌分出之纤维在髌骨外缘共同形成髌支持带,在膝关节水平髂胫束后缘与关节囊的后外侧相连。

由于髂胫束经膝关节轴之前,因而收缩时可拉紧伸直膝关节,使之稳定。同时因伸直髋关节使股骨向后,亦间接使膝关节伸直。

髂胫束挛缩时可使膝外翻,亦可使膝屈曲不能伸直,这可能是常合并股四头肌及其他肌肉瘫痪的共同后果。

4. 膝后肌

(1)腓肠肌 以内、外两头起于股骨髁。内侧头较大,以短腱起于股骨内侧髁紧上方的腘面;外侧头较小,起于股骨外侧髁上方的股骨外侧面;两头皆有肌纤维起自关节囊后面。两头起点下方与股骨髁间有滑囊相隔,内侧滑囊较大,且常与关节腔相通,易因损伤或渗液过多而形成突向腘窝的囊肿(Baker 囊肿)。在膝关节平面以下两头向中线靠拢,组成腘窝下内侧壁及下外侧壁,再向下聚成宽广的腱膜与其深面的比目鱼肌相合,称为小腿三头肌,在下端形成约 15 cm 长的跟腱止于跟骨结节(图 8-12)。

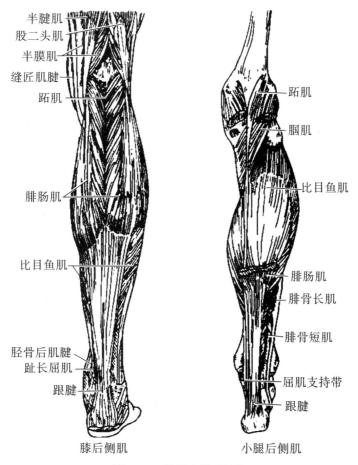

图 8-12 膝及小腿后侧肌

腓肠肌两头越过胫骨内、外侧髁处可有籽骨存在,以外侧头籽骨存在率较高。Sutro(1935 年)等在 700 例侧位 X 射线片观察籽骨出现率为 11.5% ,Smillie(1980 年)报道在 800例中有 14.25% 。但因籽骨可为软骨性,故解剖中出现率应远较此数字为高。Parson(1897年)报道外侧籽骨出现率为 27% ~29% ,内侧为 12% ~15% ,其中 1/3 骨化。Kaplan(1961年)发现有部分人有籽骨在腓骨的韧带内。此籽骨在股四头肌瘫痪时可增大,个别病例可因肥大压迫神经或产生骨折。此籽骨前面弧形硬化,应与膝关节游离体区别。

腓肠肌与比目鱼肌由胫神经在腘窝处分出肌支供给,其主要功能为跖屈踝关节。腓肠肌起于股骨,故亦有屈膝作用,但因起点关系,屈膝力弱,只能在不受阻力下使膝屈曲。小腿三头肌在足跟固定状态下可拉胫骨向后,故当负重伸膝时亦起作用。

(2)跖肌　以小肌肉起于腓肠肌外侧头之上方,肌纤维仅延伸 7 ~10 cm 即变成细长肌腱附于腓肠肌内侧头深面,至下端合并于跟腱内面。Daseler(1943 年)曾统计 750 例肢体,6.7% 此肌缺如。

(五)稳定膝关节的结构

膝关节需在人体不同姿态状态时保持稳定,才能起到支持身体的作用,但膝关节两骨面的不对称,使其在保持稳定上不得不借助于相应的关节囊、韧带和肌腱装置。以膝关节屈伸活动横轴为中心,可将膝关节分为前后两部分。前部的主要结构为髌韧带及两侧支持带,主要为动力性结构。关节囊松弛,以便于膝关节屈曲。后部可再分为内、外及中央 3 组,各部分的结构如下(图 8-13)。

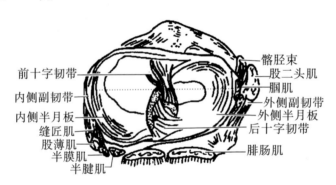

图 8-13　膝关节的稳定结构

……表示运动横轴

1.膝关节前部

膝关节前部为髌韧带及两侧支持带。

2.膝关节后部

(1)后外侧组　髂胫束、股二头肌腱、外侧副韧带、腘肌腱。

(2)后内侧组　鹅足腱(缝匠肌、股薄肌、半腱肌联合止点)、半膜肌、内侧副韧带、腘斜韧带。

(3)后中央组　前、后十字韧带及内、外侧半月板。

当上列结构功能不全时,就会产生膝关节稳定障碍;如单纯侧副韧带损伤时,会产生内翻或外翻松弛。十字韧带损伤时,则产生前拉或后推松弛。但此种直线不稳是少见的,临床上常遇到的是旋转不稳(图8-14)。如后内侧组韧带、内侧半月板及前十字韧带损伤,则膝关节纵轴外移,胫骨内侧髁可过度前移,产生常见的前内侧旋转不稳。当后外侧组韧带损伤,外侧半月板及前十字韧带损伤时,此时膝关节纵轴内移,胫骨外侧髁可过度前移,产生前外侧旋转不稳。同样,如伴有后十字韧带损伤,则可产生后外侧或后内侧旋转不稳,韧带松弛或断裂产生的膝关节不稳,可由肌腱紧张来代偿。

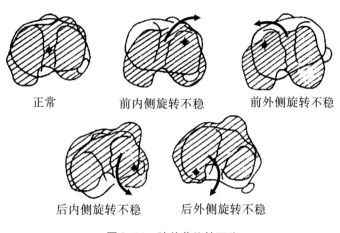

正常　　　　前内侧旋转不稳　　　　前外侧旋转不稳

后内侧旋转不稳　　　　后外侧旋转不稳

图8-14　膝关节旋转不稳
◆旋转运动轴

(六)膝反曲畸形的手术治疗

1.手术治疗的适应证和方法

大腿周围肌肉瘫痪,同时膝关节轻度反曲畸形的患者,若负重行走的功能尚好,在成年人反曲不再进展,则不需要处理;在学龄儿童,反曲畸形有发展倾向者,需要用辅助器限制膝部反曲,阻止畸形发展。若反曲畸形严重,超过20°以上的学龄儿童,可采用膝关节后软组织缩短手术;对青少年,可采用股骨髁上截骨手术治疗膝反曲畸形,但手术后均需要使用辅助器作适当时间的保护,防止复发,观察到畸形停止发展,骨骼生长成熟时,辅助器才可以去除。若患者反曲畸形严重,又无条件装辅助器者,可考虑膝关节固定手术。

2.膝关节后软组织缩短手术

(1)手术方法　在膝关节后部做"S"形皮肤切口,分离皮下组织,切开深筋膜,暴露腘绳肌腱,然后仔细地在腘窝内分离出胫神经及腘动、静脉,并做适当的上下游离,然后将神经、血管拉向一侧,继续分离暴露膝关节后部的关节囊和韧带,将关节囊横行切开。

此时将膝关节屈曲30°～40°,切除部分松弛的关节囊,短缩缝合。再将腘绳肌腱切断、拉紧、短缩、重叠缝合或交叉缝合。助手保持膝关节屈曲位,缝合切口,包扎,外用石膏托暂时将膝关节固定于20°～30°屈曲位(图8-15)。

（2）术后处理　手术后抬高患肢,注意血循环,10～12 d拆线,将膝关节继续用石膏托屈曲位固定。6周后,待缝合的软组织基本愈合,再将膝关节轻轻伸直,继续用长腿管型石膏固定,让病人带石膏锻炼走路,术后2～3个月,拆除石膏,锻炼膝关节伸屈活动;负重走路时用膝关节不设锁的大腿辅助器保护,观察关节稳定,反曲畸形不再复发时(一般的需要在15～16岁后),停止使用辅助器。

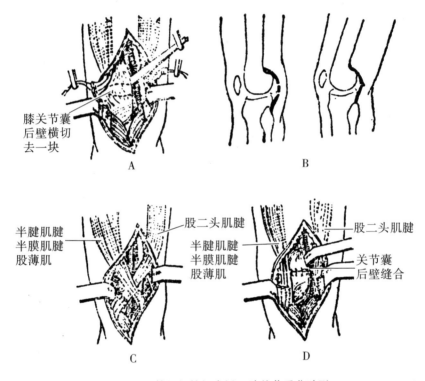

图8-15　软组织缩短术矫正膝关节反曲畸形

A. "S"形切口,切断腘绳肌腱后,再横切膝关节囊后壁,　B.膝关节囊后壁部分切除,缩短缝合　C.腘绳肌腱交叉缝合　D.另法:腘绳肌腱重叠缝合

三、膝关节脱位与髌骨脱位

(一)膝关节脱位

1.创伤机制

由于膝关节周围及关节内的特殊韧带结构维持着关节的稳定性,因此,膝关节创伤性脱位并不多见。而在胫骨上端遭受强大的直接暴力下,如车祸、剧烈对抗的运动等,可造成某些韧带结构的严重撕裂,当暴力超出稳定结构提供的保护力量时,膝关节将发生脱位。因此,可以认为膝关节脱位一定伴有膝关节稳定结构的创伤。在某些情况下,暴力还可能在造成韧带结构损伤的同时,造成胫骨髁的骨折,导致膝关节骨折-脱位。但膝关节稳定损伤但

尚不致引起膝关节完全脱位时,可发生股骨在胫骨上的异常移动而导致所谓半脱位。而胫股关节半脱位严格说来只是膝关节不稳的表现。

2.分类

按照脱位的程度和是否伴有骨折将膝关节脱位分为:

(1)膝关节骨折脱位　通常是脱位过程中股骨髁对胫骨髁的撞击导致胫骨髁的骨折。韧带附着点的骨块撕脱也可看作是伴有关节骨折的脱位。膝关节半脱位:膝关节半脱位通常是膝关节相应的韧带结构断裂导致的胫骨前移、后移或旋转。也有将半脱位不作为膝关节脱位的分类,而作为膝关节不稳分类。

创伤性膝关节脱位较少见。但脱位一旦发生,则是一种极为紧急和严重损伤的脱位。不仅要尽早地立即复位,还必须对损伤的韧带进行修复。因膝关节脱位,对韧带损伤是严重的。可伴有交叉韧带和内侧副韧带损伤,或外侧副韧带损伤。交叉韧带损伤可以是胫骨棘部的撕脱、单纯的前交叉韧带撕裂、单纯的后交叉韧带撕裂和后关节囊撕裂。

膝关节脱位往往还并发血管神经损伤。其发生率可高达50%。血管损伤在后脱位中更为多见。足背动脉的扪触和对血运的观察可以获得对血管损伤的判断。此时应进一步探查,包括动脉造影或手术探查。血管的损伤可能导致肢体的坏死,必须提高警惕。神经损伤占16%~43%,以坐骨神经损伤最为常见。

膝关节脱位后常可用手法闭合复位取得满意的整复。对关节内的血肿应以无菌操作给予吸出。然后,用大腿石膏固定于膝关节屈曲15°~20°位。这是一种临时的良好的治疗措施,因可避免膝关节不再受到其他的损伤。大腿石膏临时固定5~7 d。在这段时间内,以利于组织肿胀消退、观察血运情况,并针对韧带损伤情况选择合适的韧带修复或重建手术方案。如手法复位后膝关节不稳定,特别是膝关节向后外侧脱位,若膝关节显示整复后不稳定,则往往可能是有其他组织嵌入在关节中间。被撕裂的侧副韧带和鹅足肌腱亦可以阻挡膝关节的整复。如遇到难以整复的膝关节脱位,通常可做一前内侧切口进行切开整复。手术进路的选择决定于膝关节脱位的移位方向类型。在手术过程中,对某些损伤的组织是修复还是切除后重建,仍然是有争议的。有些病例虽经手术修复,但以后仍有关节不稳等类似韧带损伤的表现。对于韧带损伤的修复,尽可能要早期修复。Sisk 和 King 报道,早期行韧带修复的病例,经长期随访,达到满意结果的达88%,而单纯做石膏固定的仅达64%。因此,尽可能地做手术修复,手术效果远比非手术方法好。非手术方法是先做一大腿石膏观察5~7 d,如无特殊情况发生,则维持6周。总之,若选用手术疗法治疗膝关节脱位,手术时必须修复因脱位后造成的膝关节内侧结构、外侧结构、前或后侧结构损伤的各种撕裂组织。

对膝关节骨折脱位则必须在复位脱位的同时复位骨折并进行适当的内固定或外固定。

(2)膝关节脱位　按照脱位时胫骨髁的相对位置分为:①前脱位;②后脱位;③外侧脱位;④内侧脱位。

膝关节脱位的移位方向发生频率以下列次序排列:前脱位、后脱位、向外侧脱位、旋转脱位和向内侧脱位。前脱位的发生率是后脱位的2倍,但后脱位更易伤及腘动脉;向内侧脱位约是前脱位的1/8(图8-16)。

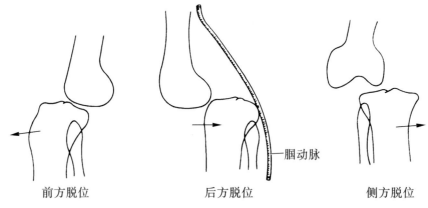

胭动脉

前方脱位　　　　后方脱位　　　　侧方脱位

图 8-16　膝关节脱位分类示意

(二)上胫腓关节脱位与半脱位

1.创伤机制与分类

上胫腓关节常因扭转暴力引起脱位,并常合并其他损伤虽然少见,但常可漏诊。据 Ogden 分类,胫腓上关节存在两种基本类型:倾斜型和水平型。大多数的胫腓上关节是水平位活动,因此倾斜型的关节面水平活动相对地受到限制。所以,大多数的损伤是倾斜型的上胫腓关节,约占 70% 。Ogden 把胫腓上关节损伤引起的半脱位和脱位分为 4 类(图 8-17),即半脱位、前外脱位、后内脱位、向近端脱位。

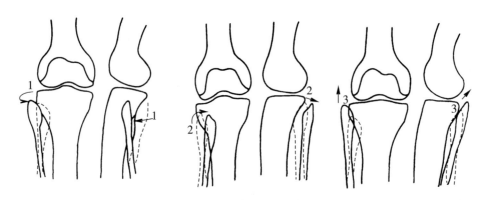

图 8-17　上胫腓关节脱位

1.前外脱位　2.后内脱位　3.向近端脱位

2.处理

有半脱位的患者常引起局部疼痛,后期可有腓总神经麻痹症状。如症状始终无改善,则须用石膏制动,后期须做腓骨头切除术。但不主张做关节融合术,因为可影响膝关节活动,并产生膝关节疼痛。脱位类型中以前外脱位最常见,常可用手法整复。

后内脱位较少见,如发生,则手法整复是困难的,因常同时伴有胫腓上关节囊和腓侧副韧带损伤。对急性脱位,可采用手术切开整复,并同时修补损伤的关节韧带,在关节之间要用克氏针固定,向上脱位亦少见,常合并腓骨骨折,或胫腓上关节的向外侧脱位。如应用切开整复,术后应用大腿石膏固定,防止膝关节及胫腓上关节活动,以稳定内固定钉。石膏固定3周,内固定6周取除。

(三)髌骨脱位

1. 创伤机制

髌骨脱位和半脱位在成人和青少年中有较高的发生率,特别是女性青少年。髌骨脱位的绝大多数是向外侧脱位,极少数有因髌骨重排手术导致的医源性内侧脱位的报道。但真正的创伤性髌骨脱位并不常见,发生脱位或半脱位的病例多数伴有股骨髁的发育不良、髌骨位置不称或存在异常的Q角。造成脱位的暴力往往是伸直位的胫骨突然的外旋,导致不稳定的髌骨向髌骨外侧移位。髌骨内侧的由内向外的直接暴力也可以造成髌骨的脱位。髌骨脱位时髌骨关节面和股骨外髁关节面的撞击可能导致骨软骨骨折。

2. 分类

髌骨脱位通常可分为急性创伤性髌骨脱位、复发性髌骨脱位和髌骨半脱位。复发性髌骨脱位可由于急性髌骨脱位后未获得正确处理和没有纠正先天性的髌骨不稳定因素造成。而髌骨半脱位可以是创伤性脱位的结果,也可能并无创伤因素,而仅是发育异常导致。

3. 处理

(1)急性髌骨脱位

◆非手术处理:髌骨脱位一旦发生常常可用手法整复,通过膝关节过伸位时,在髌骨外侧边缘挤压即能把脱位的髌骨复位。然后给予大腿石膏固定4~6周。并须经X射线摄片仔细地检查排除有无骨软骨碎片残留在关节内。尽可能避免以后发生复发性髌骨半脱位或者全脱位。

但应该注意的是,保守的治疗方法往往忽视了髌骨内侧支持带的损伤,也无法纠正发育性的髌骨位置不称或髌股对线不良。

◆手术处理:如果在膝关节内有骨软骨碎片时,则应该手术切除或修复,并对被撕裂的膝内侧的软组织,包括股四头肌的内侧扩张部,均须在手术时给予修复。必要时可以做外侧支持带松解和内侧支持带紧缩,以降低对髌骨向外侧的牵张力。如果髌骨脱位未能用手法整复,也应施行手术切开整复,同时修复被撕裂的软组织。对创伤后复发性的髌骨脱位,只有手术才可能有效。通过外侧松解、内侧紧缩以及髌骨重排手术以纠正髌股关节的关系。对髌骨不稳定需要手术的指征有:①急性脱位合并内侧支持带撕裂或股骨或髌骨的骨软骨骨折。②复发性脱位或半脱位或合并关节内损伤,包括半月板损伤及骨软骨骨折。

◆手术方法:如患者的膝关节骨性结构及Q角发育正常,通过简单的内侧修复或紧缩,加上外侧支持带切开松解即可获得理想的效果。而对于有先天性Q角异常等情况的病例,应按照复发性髌骨脱位处理,以避免术后再发髌骨脱位。

(2)复发性髌骨脱位

◆原因与脱位机制:髌骨复发性脱位常由急性脱位后由一个或几个因素共同导致。这些因素包括:髌骨内侧支持带松弛或无力;髌骨外侧支持带挛缩;膝外翻畸形;膝反屈畸形;股骨颈前倾增大内旋;胫骨外旋;髌腱在胫骨结节部向外嵌入;以及翼状髌骨或高位-骑跨式髌骨。附加因素包括股内侧肌萎缩,以及全关节松弛等。

◆临床和 X 射线表现:患者常有膝关节不稳定症状,偶然膝关节可呈摇摆步态。临床体检可有下述现象:髌后内侧疼痛、髌骨有摩擦音、膝关节肿胀。患者在运动时很容易发现髌骨有半脱位现象发生,在膝关节部能触及渗液感及摩擦音,还可发现膝关节内其他损伤的症状。

股四头肌(Q)角的测量对复发性髌骨脱位的评价具有重要意义。理论上是股四头肌的轴线和髌骨中心到髌腱中线的交角。临床上测量这个角度是从髂前上棘到胫骨结节的连线与髌骨-髌腱正中线的交角。

男性 Q 角正常是 8°～10°,女性是 15°±5°。Insall 等认为超过 20°为不正常。胫骨结节内移可使 Q 角减小,因此可利用移位胫骨结节来调整 Q 角的大小。另外,还需摄双膝关节的 X 射线正、侧位片和 30°髌骨轴位片,有利于显露髌骨和股骨滑车之间的半脱位倾向。

◆手术治疗:手术方法分为软组织手术与胫骨结节移位手术两大类。软组织手术的目的是通过改变对髌骨两侧牵拉力的平衡,而胫骨结节移位则是力线的重排手术。但胫骨结节移位术要在胫骨近端骨骺完全停止生长后才能进行。选择手术方案的原则应根据术前对髌股对应关系的准确评价做出。软组织手术虽可纠正髌骨外侧倾斜或外侧移位,但不能真正改变髌骨的对线。因此,对于有明显 Q 角异常的病例,可能需要采取髌骨的重排手术。

髌骨内侧紧缩术及外侧松解术:前内侧入路,向外侧掀开皮瓣,切开髌骨内外侧支持带,外侧松解的范围应包括上中下三部分。对关节内无特殊病变的病例,可仅切开支持带和关节囊,不必切开滑膜进入关节腔,可减少对关节的干扰。内侧支持带紧缩缝合,外侧不予缝合。

Campbell 髌骨内侧紧缩术:沿股四头肌、髌骨和髌腱的前内侧做一切口,长 12 cm,分别向内、外侧牵开皮肤,至深部组织,显露关节囊。由胫骨近端前内侧向上,在关节囊上切一条与切口等长,宽 13 mm 的关节囊组织条,并在其远端切断,将关节囊游离向近端翻上。然后,切开滑膜,检查膝关节各个部位,关节软骨面磨损者,用手术刀修平,如有游离体,将其摘除,缝合滑膜。内侧关节囊紧缩缝合。在髌骨上方用手术刀将股四头肌腱由额状面一侧刺破到对面,用止血钳将肌腱张开,随后将准备好的关节囊条束的游离端经股四头肌腱的通道自外侧切口拉出,再由股四头肌腱前面返折到内侧,在适当的紧张度情况下,将其缝合在内收肌腱止点处。分层缝合伤口。术后石膏托固定,2 周后去除石膏托。锻炼股四头肌,3～4 周可做伸屈活动,并可开始负重但需扶拐。6～8 周可去拐充分活动。

半髌腱移位术:做从髌骨下缘到胫骨结节下 2.5 cm 的正中切口,纵行切开髌腱,分成两半。于胫骨结节处的外侧一半切断,将其从内侧一半的后方拉紧,与内侧软组织及缝匠肌止点拉紧缝合,胫骨结节移位手术:胫骨结节移位手术有几种不同的方法。

Hauser 手术:在较年轻的成人,当他们的股四头肌起外翻作用时,Hauser 或改良的Hauser 手术是合适的手术方法,特别在还未有明显退行性变化的病例。

取膝关节前内侧切口,起于髌骨近侧,止于胫骨结节中线的远侧 13 mm。游离髌腱内外侧,自胫骨结节髌腱附着处,切除一片正方形骨片,其边长 13 mm,然后切开髌骨外侧关节囊深达滑膜,解剖分离股四头肌肌腱外侧及股直肌外侧。切开滑膜,探查关节,特别是髌骨和股骨关节面。缝合滑膜,将髌腱向下向内移位,使髌骨位于股骨髁间的正常位置,并使伸膝装置与股骨长轴一致。注意避免髌腱移位太远,造成股四头肌紧张,否则可导致严重的髌骨软化症。髌骨向下移位的最合适水平是:当膝关节伸直和股四头肌放松时,髌骨下极位于胫骨棘尖端水平。选择一个新的位置做"H"形切开,向胫骨内外掀起筋膜和骨膜,将髌腱缝至该处,然后将股内侧肌止点移向外侧及远侧,并缝合。把膝关节屈曲到90°,核实伸膝装置的排列,此时屈曲应不损坏髌腱和内侧肌的缝合部。如果发生缝线断裂,说明移植太远。如已确定韧带的附着点,用"U"形钉固定,用筋膜和骨膜瓣覆盖"U"形钉,并缝合之,如果需要,可把与髌腱止点相连的胫骨结节骨片一起移位。

术后长腿石膏固定,自腹股沟至足趾。术后4周开始轻微活动,做股四头肌锻炼,膝关节伸直位行走,术后6周去除石膏并开始允许膝关节自由活动。加强股四头肌和腘绳肌操练,有助于功能恢复。

Hughston手术:屈膝位时做平行于髌骨的外侧切口,伸直膝关节拉开皮瓣,显露髌前囊,解剖内侧皮瓣,显露髌前囊,解剖内侧皮瓣注意不要损伤髌前腱性组织。保持伸膝位,用测角仪测定Q角:如Q角为10°以内,髌腱不必移位,假使Q角异常大,通常大于20°,则常需移位髌腱。

屈曲膝关节,检解髌骨外侧、髌腱外侧和股四头肌腱外侧的支持组织,应避免损伤髂胫束。一般松解到髌骨上端近侧3.5~5 cm,外侧支持组织不应修补。反转内侧皮瓣,在髌骨内侧切开关节囊,沿髌骨内侧缘和髌腱内侧解剖,直至髌腱在胫骨结节止点。彻底探查膝关节,摘除骨软骨游离体,若有指征时,摘除破裂的半月板,修复髌骨关节面的软骨软化部分髌骨和股骨髁的软骨下骨暴露,可钻数个小孔,直达软骨下骨。用锐利的骨凿掀起一条胫骨,并连同髌腱止点,操作时最好把骨凿置于胫骨结节近端,髌腱深面,由近向远侧撬起胫骨结节。再剥离在结节内侧的胫骨内髁骨膜,内移胫骨结节。附着于扁平的骨面,用粗缝线固定胫骨结节在新的位置上。屈伸膝关节,估计新附着点是否适当,然后用"U"形钉固定。被动屈伸膝关节,确定髌骨是否在股骨滑车内,且无向外侧移位。假使髌骨滑动轨迹未纠正,拔出"U"形钉,重新选择位置固定胫骨结节。一般新的止点位置极少向内移位大于1 cm。偶然需同时向近侧移位,但极少需要向远侧移位。再次屈伸膝关节,观察髌骨和股骨外髁的关系,髌骨外侧缘应与股骨外髁的外缘一致。假使股骨外髁关节面暴露,说明髌腱止点过分向内,应修改固定位置。如果髌骨向外倾斜,应纠正股内侧肌止点。屈曲膝关节,核实髌骨向远侧移位程度,髌骨下极此时至少距胫骨平台2~3 cm。将股内侧肌下端缝回髌骨、屈伸膝关节,核实缝线张力。将股内侧肌缝到髌骨和股四头肌肌腱处,不一定缝合内侧支持组织。放松空气止血带,彻底止血。

术后用后侧石膏或金属夹板固定5~7 d,以后改用长腿石膏。术后第1天即可开始股四头肌操练,并可持拐行走。6周去除石膏。拐杖使用到患者有控制力量为止。

改良Elmslie-Trillat手术:Elmslie-Trillat手术也是一种经典的胫骨结节移位手术。与其他手术有以下几点区别:近侧为外侧切口,远端为内侧切口,在髌骨远端两切口相连;CoX改良切口为外侧切口;不常规切开滑膜;移位的胫骨结节的远侧由骨膜骨桥相连,而且移植骨片用螺钉固定。

四、膝部韧带损伤和膝关节不稳定

膝关节韧带及其附属稳定结构的损伤是膝关节创伤中最常见的损伤形式。它的稳定取决于关节的力学状态、关节内稳定因素(半月板和交叉韧带)及关节外的稳定因素(关节囊、侧副韧带、肌肉与肌腱等附属结构),有时韧带纤维发生完全断裂后,仍然能够显示出大体形态的连续性。手术时目测韧带的完整性并不能客观地反映韧带的功能情况。因不了解韧带破坏的程度、韧带血液供应的损伤、其伸长程度或未来的功能情况。孤立性韧带裂伤,而没有损伤到其他结构是极少见的,因为严重移位必然产生韧带的完全撕裂,至少伴有某些其他支持结构的损伤。因此,韧带的损伤往往是复合性的损伤。

(一)膝关节韧带的急性损伤

1. 创伤机制

能够产生突然的应力或遭受某个方向强大的暴力的外伤,是膝关节韧带损伤的普遍原因。

(1)外展、屈曲以及股骨在胫骨上内旋　当小腿遭受来自外侧伤力的撞击,使膝关节受到外展屈曲的暴力,膝关节内侧结构损伤。其严重性取决于外界暴力的大小(图8-18)。

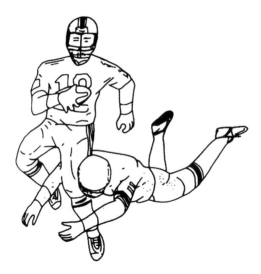

图8-18　内侧副韧带损伤机制

(2)内收、屈曲,股骨在胫骨上外旋　内收、屈曲和股骨在胫骨上外旋是不常见的,易产生外侧韧带的破裂,破裂的程度取决于外力的大小。

(3)过伸　伸直膝关节时,暴力直接作用于膝前面,使膝关节过伸,可损伤前交叉韧带。假如这个暴力异常强大并持续作用,后关节囊过度紧张并可发生破裂,后交叉韧带也可能撕裂。

(4)前后移位　前方暴力作用于股骨,可产生前交叉韧带的损伤,作用于胫骨,则容易造成后交叉韧带的损伤,撕裂程度取决于胫骨移位的程度。轻微扭伤引起的损害,其严重性可能不同,从没有韧带的破裂到单一韧带的完全破裂,或者韧带的复合损伤。

当外展、屈曲及股骨在胫骨上内旋,可发生内侧支持结构、内侧副韧带、内侧关节囊韧带的损伤。遭遇强大的暴力时,前交叉韧带也可撕裂,内侧半月板可能被挤压在股骨髁和胫骨平台之间,产生半月板周围的撕裂和内侧结构的撕裂,产生所谓"膝关节损伤三联症"。

2.分类

1968 年美国运动医学委员会联合发表了《运动损伤标准化命名法》手册。指出扭伤损伤只局限于韧带(附着到骨与骨之间的连结组织),而应力损伤是指肌肉或肌肉附着到骨组织上的腱性组织损伤,通常将Ⅰ、Ⅱ和Ⅲ度扭伤分别称为轻度、中度和重度,此分类法对治疗方案的选择具有一定的指导意义。

(1)Ⅰ度韧带的扭伤　是限于极少韧带纤维的撕裂,伴有局部疼痛,无不稳定;Ⅰ度扭伤仅作对症治疗,几天后即可恢复充分的活动。

(2)Ⅱ度韧带的扭伤　是指有较多的韧带纤维的撕裂,伴有较多的功能丧失和较明显的关节反应,但没有不稳定;Ⅱ度扭伤伴有中等度的局部损伤和关节反应,但没有明显的不稳定,可应用保守治疗,而且韧带需要保护。恢复各种活动必须推迟到急性期反应消退,并完全康复。最好的保护是应用长腿石膏固定应用膝关节支具,因为在韧带的愈合过程中,未成熟的胶原至少在 6 周内要保持最小的张力。

(3)Ⅲ度韧带的扭伤　是韧带的完全破裂,伴有明显的不稳定,Ⅲ度扭伤是韧带的完全破裂,除非有特别的禁忌证,常需要手术修补,韧带修补的目的是恢复解剖结构和正常张力,Ⅲ度扭伤中,常规的手术结果远远胜过保守治疗的结果,Ⅲ度扭伤有明显的不稳定:

不稳定(+)——关节面分离 5 mm,或少于 5 mm。

不稳定(++)——关节面分离在 5～10 mm 之间者。

不稳定(+++)——关节面分离 10 mm 或者超过 10 mm。

3.临床表现

病史和局部检查,能够明确膝关节韧带急性损伤的部位、分类和损伤的严重程度。两侧下肢应完全裸露,诊察肢体有无畸形,包括髌骨位置有无异常。关节血肿提示关节内结构的损伤,但关节无血肿并不表示关节韧带损伤不严重。关节周围软组织的出血斑对损伤的定位有帮助。当膝关节有显著紊乱时,股四头肌很快出现废用性萎缩。当韧带损伤时,膝关节侧副韧带和它们的附着部位常有局限性压痛,偶尔经侧副韧带在胫骨部位上的止点撕裂处可摸到缺陷区域。

急性损伤后的操作检查应该在麻醉下进行。健侧肢体应先检查,以便对关节的正常松弛度有一定认识。

(1)外翻应力试验　患者仰卧位先检查健侧肢体,后检查患侧,检查者将一手放置在膝关节外侧面,另一手放置在踝关节内侧,对膝关节施加外翻应力,而同时踝关节的手使小腿处于轻微的外旋位,注意膝关节屈曲 30°位时的关节稳定性,将膝关节完全伸直并重复轻微的摇动,或者在外翻应力下伴有轻柔的摇摆运动。

(2)内翻应力试验　与外翻应力试验的操作相同,所不同的是将手放在膝关节内侧,并施加内翻应力。完全伸直位和屈曲30°两个位置均应检查。

不稳定的程度取决于结构的撕裂和撕裂的严重性,以及膝关节在屈曲或伸直位时所受的应力。

当侧副韧带撕裂时,膝关节伸直位试验,完整的交叉韧带和后关节囊紧张,易察觉轻微的外翻或内翻不稳定,当屈膝试验时,后关节囊与交叉韧带也松弛,将出现明显的不稳定。在膝伸直位,应力试验的明显阳性,显示出明显的内翻和外翻不稳定,这表明除了侧副韧带破裂外,还可能同时存在交叉韧带的破裂。

(3)Lachman试验 对于一个肿胀而疼痛的膝关节,Lachman试验是非常有用的。

患者仰卧检查台上,检查者在患侧,患肢轻度外旋,膝关节轻度屈曲,在完全伸直到15°屈曲之间,用一手稳定股骨,另一手放在胫骨近端的后面,检查者拇指放在前面内侧关节缘,用手掌和四个手指直接向前用力提起胫骨,此时胫骨与股骨的关系被拇指感觉到,若胫骨前移说明阳性。若从侧面观察时,髌骨下极、髌韧带和胫骨的近端有一个轻微凹陷。前交叉韧带破裂时,胫骨前移,髌韧带倾斜消失。

(4)抽屉试验 患者仰卧于检查台一侧,髋关节屈曲45°,屈膝90°,足放在台上,检查者坐于患者足背上以固定足,双手放在膝关节的后面,以观察腓肠肌是否完全松弛。轻柔地并重复将小腿的近侧部分前拉后推,注意胫骨在股骨上的移动。本试验要在3个位置进行:开始胫骨在中立位,以后在30°外旋位和内旋位试验;内旋30°位能使后交叉韧带足够的紧张而使阳性前交叉韧带试验消失。记录每个旋转位置的移位程度,并与正常膝关节比较。

与对侧膝关节比较,胫骨前移6~8 mm的前抽屉征提示前交叉韧带撕裂。前交叉韧带测试前,必须肯定胫骨不是因后交叉韧带松弛而引起的向后移位。对缺乏经验的检查者而言,后抽屉试验阳性被误认为是前抽屉试验阳性者并不少见,克服的方法是根据对侧胫骨结节的高度确定受伤一侧的胫骨相对于股骨的前后位移。注意韧带稳定测试时,胫骨平台有无异常旋转。

(5)Slocum试验 Slocum旋转轴移试验是前抽屉试验的一种改良。用胫骨在股骨上的不同旋转位置进行前抽屉试验,来评价膝关节的旋转不稳定。在15°内旋位、30°外旋位及中立位进行试验观察,并记录胫骨在股骨上向前移位的程度。胫骨中立位前抽屉试验阳性,如将胫骨外旋30°,前抽屉试验增强,而当胫骨15°内旋时测试,位移程度减少,这表明膝关节前内旋转不稳定。相反,则表示膝前外侧旋转不稳定。

(6)其他操作检查 许多用于诊断韧带损伤和膝关节不稳的操作检查对某些特定的关节不稳的诊断能提供更多的帮助。

4.影像学检查

常规及应力位X射线片、关节造影、MR、CT和B超都对诊断有所帮助。X射线摄片应视为常规,MR检查能明确反映韧带损伤情况,有条件者可以作为诊断的补充。而其他检查的意义则相对较小。

(1)X射线摄片检查 常规拍摄膝关节的标准前后位和侧位X射线片,以及髌骨轴位。如在麻醉下或疼痛较轻时可允许拍摄应力位X射线片。儿童的髁间隆起部位骨软骨的撕脱比交叉韧带破裂更常见;而成人,也可见到交叉韧带或侧副韧带止点的骨片撕脱:在急性损伤中,成人膝关节常规X射线摄片通常是正常的。

（2）MR 检查　MR 对交叉韧带撕裂具有几乎 100% 的敏感率。对交叉韧带的部分撕裂的诊断则更显优越性。但在进行 MR 检查时，为获得矢状位上完整的 ACL 影像，应将下肢外旋 15°～20°。

（3）其他　造影、CT、B 超等手段的诊断价值尚难以肯定。

5. 膝关节不稳定的分类

过去韧带损伤不稳定的分类是根据胫骨移位的方向分为内侧、外侧、后侧、前侧和旋转不稳定。这种分类过于简单化，没有涉及多方向的不稳定。膝关节损伤性韧带断裂，常造成复合多向不稳定，假如没有纠正，则不能恢复膝关节的正常功能。

每个不稳定的特别分类取决于在应力试验时，胫骨与股骨的移位关系。对于急性损伤病例，应在麻醉下检查，否则可能不正确，或不完全正确。分类对于慢性不稳定更有意义。以下膝关节不稳定分类是美国矫形运动医学会的研究和教学委员会提出的。这是一个解剖学分类，膝关节损伤不稳定的分类是来自韧带损伤的结果。它包括：

（1）单平面不稳定（直向不稳）

◆单平面内侧不稳定：膝关节充分伸展，外翻应力试验时出现阳性。膝关节内侧张开，胫骨远离股骨而移动，提示内侧副韧带、内侧关节囊韧带、前交叉韧带、腘斜韧带后关节囊的内侧部破裂。此外还可能有后交叉韧带的破裂。但大多数学者认为，不能完全确定后交叉韧带一定发生破裂。屈曲外翻应力试验阳性，提示仅限于内侧间隔韧带的撕裂。膝屈曲位，胫骨离开股骨移动；当完全伸直时不发生移动。不稳定的程度取决于内侧结构受累的严重性。屈膝 30°位，外展试验阳性，提示轻微的内侧不稳定，而个别人可能正常，要与对侧比较。

◆单平面外侧不稳定：伸膝内翻应力试验时，出现膝关节外侧间隙张开，胫骨远离股骨而移动，提示外侧关节囊韧带、外侧副韧带、股二头肌腱、髂胫束、弓状韧带、前交叉韧带和常见的后交叉韧带破裂。这是一个重要的不稳定，接近严重的脱位。屈膝 30°位发现有单平面外侧不稳定，可能存在轻微的外侧复合结构的撕裂或者可能正常，检查时要与对侧进行比较。

◆单平面后侧不稳定：测试后抽屉试验时，胫骨在股骨上向后移动，提示后交叉韧带、弓状韧带（部分或完全）、腘斜韧带（部分或完全）破裂。Hughston 认为一个急性损伤，后抽屉征阴性时，不能证明后交叉韧带是完整的。急性损伤时，后抽屉试验阳性，Hughston 认为弓状韧带一样存在撕裂。最初仅看到单纯的后交叉韧带损伤，而且，超过这个时间，单平面后不稳定甚至可能发展到包括后内侧和后外侧角的不稳定。这些附加的部分，在治疗单平面后侧不稳定时，要求仔细评价。

◆单平面前侧不稳定：胫骨中立位测试前抽屉试验时，胫骨在股骨上向前移动，提示单平面前不稳定，断裂的结构包括前叉韧带、外侧关节囊韧带（部分或完全）和内侧关节囊韧带（部分或完全）。当前交叉韧带破裂伴有内侧和外侧关节囊韧带即刻的或继而产生的牵伸时，胫骨中立位前抽屉试验也可呈现阳性。虽然实验研究证实部分的前交叉韧带破裂时，即能引出前抽屉征，但临床出现不稳定表明整个韧带的功能完全丧失。Hughston 认为胫骨在中立位，胫骨两髁同时向前半脱位，内侧和外侧关节囊的中 1/3 必定撕裂。这种类型的不稳定，当做胫骨内旋时，试验变成阴性，这是因为，在内旋位时，后交叉韧带变得紧张，前抽屉试验时，两髁相等的移位，而胫骨内旋，移位可减少，表明前内、前外旋转不稳定，并可用 Jerk 试验证实。

(2)旋转不稳定

◆前内侧旋转不稳定:应力试验时,胫骨内侧平台向前向外旋转,关节内侧间隙张开。提示内侧关节囊韧带、内侧副韧带、腘斜韧带和前交叉韧带的破裂。

◆前外侧旋转不稳定:屈膝90°,前抽屉试验不明显或只是胫骨前移,胫骨外侧平台在股骨上向前旋转,可有过度的关节外侧间隙张开。膝关节屈曲,胫骨在股骨上过度地内旋,这表明外侧关节囊,部分弓状韧带复合体和前交叉韧带的部分或全部破裂。此不稳定在膝关节完全伸直时更易发现,应用特殊的试验(如Slocum前外侧旋转不稳定试验)在膝关节接近伸直时,胫骨外侧平台向前半脱位。表明前交叉韧带的破裂,并可累及外侧关节囊韧带。

◆后外侧旋转不稳定:应力试验时,胫骨外侧平台在股骨上向后旋转,关节外侧间隙张开。表明腘肌腱、弓状韧带复合体(部分或完全)、外侧关节囊韧带的破裂,和后交叉韧带过度牵引或后交叉韧带完整性的丧失。重要的是识别这种类型的不稳定,与后交叉韧带撕裂而造成的单平面后侧不稳定的区别。在后外侧旋转不稳定中,胫骨的后外侧角离开股骨的后侧,当进行外旋反屈试验,或反向旋转轴移试验时,关节的外侧间隙张开。

◆后内侧旋转不稳定:应力试验下,胫骨内侧平台围绕股骨向后旋转,关节内侧间隙张开,表明内侧副韧带、内侧关节囊韧带、腘斜韧带、前交叉韧带和后关节囊的内侧部破裂,半膜肌牵伸或半膜肌止点严重损伤。过伸和外翻应力能够造成这些结构的撕裂,而当后交叉韧带仅仅中等度牵伸时,前交叉韧带即可撕裂,胫骨后内侧角在股骨上向后下陷,关节内侧间隙张开。

(3)复合不稳定

◆前外侧—前内侧复合旋转不稳定:是常见的复合不稳定。胫骨中立位前抽屉试验显著阳性,胫骨两髁同时向前移位;当胫骨外旋时,移位明显增加;当做胫骨内旋位试验时,移位程度减少。前外侧旋转不稳定试验阳性。内翻和外翻应力试验可显示不同程度不稳定。

◆前外侧—后外侧复合旋转不稳定:外旋反屈试验,胫骨外侧平台向后旋转时,可显示前外侧—后外侧复合旋转不稳定。当做前外侧旋转不稳定试验时,胫骨外侧平台在股骨上可有过度向前移位,膝外侧(内翻)不稳定表明膝关节外侧大部分结构以及前交叉韧带断裂。

◆前内侧—后内侧复合旋转不稳定:当内侧和后内侧结构的严重破裂,可出现前内侧—后内侧复合旋转不稳定,试验时,膝关节内侧间隙张开以及胫骨向前旋转。如进一步的试验,胫骨向后旋转,关节的后内侧角下陷,所有内侧结构包括半膜肌肌腱复合结构、后交叉韧带和前交叉韧带的联合破裂。

◆其他复合不稳定:韧带破裂所造成的大多数不稳定是单纯的或直向的类型,但往往是旋转不稳定的因素,或复合的旋转不稳定的结果。重要的是建立正确诊断,制订适当的手术方案。

6. 急性韧带损伤的处理原则

对急性韧带损伤的早期诊断和处理对提高疗效和避免晚期不稳的发生率是至关重要的。争取在无痛下进行应力检查,必要时进行急诊的MR或关节镜检查,对早期获得明确诊断具有积极意义。而明确的诊断对治疗方案的选择尤其是决定是否一期手术修复是十分重要的依据,完全断裂后失去张力的韧带在损伤后如不早期处理,将很快发生胶原纤维的变性,并将因此失去修复的机会而不得不采取替代重建的手术。因此,对已经明确诊断的韧带断裂并且预计到保守治疗效果不好的病例,应争取早期手术。同时,对选择保守治疗的病例也同样应该强调早期的处理。

(1)非手术治疗 对于所有Ⅰ、Ⅱ度扭伤和某些Ⅲ度扭伤,可应用保守治疗。膝关节应力试验后,可初步判断损伤的程度,然后关节穿刺,再次检查,一旦紧张的、疼痛的关节血肿吸出后,应力试验变得更精确。假如可能的话,关节镜检查可进一步明确诊断。当选择非手术治疗时,肢体用长腿石膏固定,膝关节屈曲45°。一旦小腿能控制后即可拄拐散步,并允许用足尖着地负重。肢体屈曲位固定4~6周。应用膝关节支具,膝关节屈曲运动是允许的,而伸展限制至45°。及时进行股四头肌和腘绳肌等长肌的功能操练,石膏拆除后,开始进行进一步的康复训练计划。但不允许患者恢复正常活动,特别是运动,除非关节运动范围恢复到正常,所有肌群的力量恢复到没有损伤肢体的90%。当病人运动恢复后,仍然应用弹力绷带保护3~4个月。

(2)手术治疗 作为一般的原则,对急性期的膝关节稳定结构的撕裂的手术方案以修复手术为主,而对晚期的关节不稳定,则以重建为主。但对于急性病例的韧带结构严重的撕裂或是胶原纤维的完全失张力,完全性的撕裂,修补手术可能会导致修复的结构无法达到正常交叉韧带的功能而导致手术的失败。因此,即便是急性损伤,在某些情况下,仍然需要施行韧带的替代重建手术(韧带的替代重建手术参见膝关节慢性不稳的治疗)。

值得注意的是,韧带修复手术应该是考虑到整个膝关节稳定的手术,而不应该仅仅局限于单纯的某一个韧带的撕裂。因此,术前手术方案的确定包括切口的选择都要充分地考虑到手术的可扩展性。

(二)膝关节韧带急性损伤的修复

1.急性内侧结构破裂的修复

(1)手术显露与探查 患者仰卧于手术台上,膝关节屈曲60°,髋关节外展外旋位。内侧正中切口,自内收肌结节上2 cm开始,轻微弧形向下通过内收肌结节,与髌骨和髌韧带内侧平行并相距3 cm,沿胫骨前内侧向远端延伸,止于关节线下方约5 cm处。切开皮肤、皮下组织和浅筋膜,并将上述组织作为一层,由前方中线向后解剖,直至膝部后内角。必须广泛暴露手术野,识别和纠正所有病理状态。辨认隐神经的缝匠肌肌支,并加以保护,它通常由缝匠肌和股薄肌之间分出,供应整个小腿到踝部内侧的感觉。暴露膝后内侧区域的血肿,有助于识别损伤的主要部位。在直视下施行膝关节应力试验,观察有无韧带和髌骨的不稳定。从缝匠肌胫骨止点后方到后内侧角,沿缝匠肌前缘纵行切开内侧伸肌支持带。屈膝位,牵开缝匠肌和鹅足的其他结构,检查内侧副韧带胫骨止点,它位于缝匠肌前缘的深面和远侧。另一个方法可沿缝匠肌前缘纵行切开伸肌支持带,将鹅足止点从胫骨止点切断,将肌腱翻向近端,将膝后内侧角区域内内侧副韧带、腘斜韧带、半膜肌复合体完全暴露。暴露内侧副韧带和内侧关节囊结构,切开髌旁内侧关节囊,进入关节并彻底检查。系统检查髌骨关节面、股骨和胫骨关节面、内外侧半月板及前交叉韧带。当半月板实质内撕裂时,切除不可恢复的部分;若交叉韧带撕裂则给予修补。再次测试关节应力,更好的识别内侧韧带损伤的部位。当内侧副韧带从鹅足深面的胫骨部撕裂,将它牵向近端,暴露其下的中部内侧关节囊韧带。暴露后关节囊,找出腓肠肌内侧头和半膜肌之间的间隔,并切开半膜肌鞘。解剖出腓肠内侧头与后关节囊之间间隙。维持膝关节屈曲位,容易暴露后关节囊到内侧中线,在暴露操作过程中小心牵开血管。进一步暴露内侧关节囊韧带。内侧关节囊撕裂经常发生在近内髁起点部,向后内侧角呈现"L"形或"Z"形撕裂。关节囊韧带深层的半月板股骨部撕裂,常使无症状的内侧半月板周围附着部分离,内侧半月板胫骨部分的撕裂。较薄弱的内侧关节囊韧带的半月板胫骨部分的撕裂,常伴有半月板或其周围附着部的撕裂。关节囊韧带修补时,所有周围附着部撕裂均须修补。中部内侧关节囊韧带和腘斜韧带部分常出现不同程度撕裂,其撕裂范围必须确定。后内侧关节囊撕裂,常延伸到后内侧角周围,并累及后关节囊和胫骨的止点。

(2)修复方法 当后内侧关节囊中部撕裂,牵开腓肠肌内侧头,用不吸收缝线间断缝合,线结放置在关节外,屈膝90°。

当后内侧关节囊自股骨附着部撕裂,从股骨髁上的前内侧部钻孔,出口在腓肠肌内侧头止点的后面。用缝线将后关节囊的上缘,通过骨钻孔拉到它正常的止点,在前内侧骨上打结。

当后关节囊在胫骨附着部撕裂,重新附着到胫骨后面新鲜的边缘。在胫骨髁的前内侧面钻3个平行的隧道,出口在后关节缘下方,原先缝合关节囊的缝线通过这些钻孔到胫骨的前面,其中央的洞通过两根缝线。钻孔前,胫骨后缘弄粗糙呈新鲜骨创面,使后关节囊容易重新附着到骨上。屈膝60°,用缝线将后关节囊的边缘附着到止点上,缝线在胫骨前面打结。

内侧关节囊复合体、腘斜韧带或半膜肌复合体撕裂的修补,主要取决于撕裂的类型。撕裂韧带的两端,用多根缝线间断缝合,再用褥式张力缝线加强缝合。当韧带附着在骨组织上的撕脱,可遗留一髁露骨面,用带齿垫的螺钉或用"U"形钉,将韧带固定在骨组织上。如内侧副韧带、内侧关节囊韧带和腘斜韧带的股骨附着部的骨片撕脱,用"U"形钉或带齿垫的螺钉重新固定。用间断缝合修补垂直或斜形撕裂。接着修补内侧副韧带浅层。当股骨附着部撕裂,用"U"形钉、带齿垫的螺钉,或间断缝合,将它连结到内收肌结节。

当韧带的中间部分撕裂时,缝合相邻的两断端,并用张力缝线进行褥式缝合,以加强修补。

当胫骨止点撕脱时,将末端重新固定到关节线远端一侧,并通过胫骨上钻孔,间断缝合到骨上,或用"U"形钉固定,或掀起的骨瓣,将韧带放在骨瓣下,用"U"形钉可靠地固定。

当广泛撕裂和组织完全修补后,某些辅助措施可以提供加强或动力性支持。例如,将半膜肌腱缝合到后内侧角,以加强腘斜韧带。其他包括半膜肌腱缝到内侧副韧带后方,缝匠肌和股薄肌前移、股内侧肌前移等。

修复完成后,放松止血带,充分止血,逐层缝合,放置引流管,大腿内翻应力下石膏固定,膝关节屈曲45°~60°,胫骨轻度内旋。

(3)术后治疗 术后第1天起即指导患者进行股四头肌和腘绳肌操练。一般是完全固定4周,以后可使用膝关节支具,允许自由屈曲,限制30°的最后伸直活动。维持6~8周。其后仍须用弹力绷带保护。直至术后6个月方可恢复较剧烈的运动。

2.急性外侧结构撕裂的修复

(1)手术显露和探查 患者仰卧位,保持膝关节近90°屈曲,应用止血带,自髌上2 cm处开始,做外侧正中切口,与髂胫束纤维方向一致,旁开髌骨、髌腱外侧 3 cm,做与之平行的直切口。切口远端超过髂胫束止点的 Gerdy 结节,距关节线约 4 cm。切开皮肤、皮下组织、深筋膜,暴露整个膝关节的外侧面,显露髌骨前正中到后外侧角,检查深层结构,有血肿提示病理改变显著的部位,识别股二头肌腱深面和围绕腓骨颈的腓总神经,小心保护。严重外侧间隔破裂病例,有可能发生腓总神经牵伸或撕裂。腓总神经的功能状态在术前要注意检查并加以记录。严重的外侧撕裂,股二头肌在腓骨的止点可能伴有小骨片的撕脱,髂胫束也可能撕裂。当广泛暴露完成后,检查髂胫束、股二头肌和腓总神经,膝关节应力试验可作为韧带和关节囊不稳定的定位,通常与出血区域相符合。在前外侧做一个平行于髌骨的关节囊切口,暴露关节的内部,注意检查外侧半月板和交叉韧带。膝关节在"4"字位(髋屈曲、外旋、足跟对着对侧膝关节)将允许关节充分内翻,完全看到外侧半月板和外侧间隔。如外侧半月板撕裂,可完全或部分切除半月板,尽可能保留其周围缘。如半月板周围能够缝合,可在完成外侧和后外侧暴露后进行修补。当髂胫束和股二头肌是完整的,找出髂胫束后缘和股二头肌前缘之间的间隔。锐性分离并向前牵开髂胫束,向后牵开股二头肌和腓总神经,暴露外侧正中和后外侧关节囊结构。如髂胫束的后 1/3 在髁上的附着部松弛,或发现撕裂时,必须固定到胫骨前肌结节。在外侧结构撕裂时,后外侧角经常承受最严重的损伤。通过撕裂的后外侧关节囊,可暴露后间隔的内部。当关节囊撕裂不大时,彻底检查外侧半月板后角和后交叉韧带在胫骨的止点,可在外侧副韧带和腘肌之间垂直切开关节囊,注意腘肌腱从后面起点经关节囊的裂孔并附着到外侧副韧带的深面和前面,不要切断。外侧关节囊韧带是坚韧增厚的关节囊,刚好在外侧副韧带深面,在严重的外侧破裂中,可能伴有胫骨关节缘的骨片撕脱。小心用一探针轻柔地探查并牵拉腘肌腱,明确是否撕裂。在后外侧静力性韧带破裂中,它能避免损伤,因为它是动力性肌腱,能有某种程度的拉长。假如用探针牵拉时,肌腱结构虽然是完整的,但其张力是松弛的,提示在腘肌裂隙后下方肌肉肌腱结结部有撕裂。识别外侧副韧带并明确撕裂部位,包括股骨起点的撕裂,或韧带中部,或来自腓骨附着部的撕裂。如腓骨顶点部撕裂,即是股二头肌腱、外侧副韧带腓骨的附着部、弓状韧带以及豆腓韧带,腓骨茎突附着部常常是合并在一起撕脱的。其次明确腘肌是否撕裂,腘肌腱经半月板后外侧面冠状韧带的裂隙,伸延到外侧副韧带深面,止到外侧副韧带止点前面的股骨髁。

(2)修复方法　用连续缝合闭合前外侧关节囊切口中的滑膜组织,关节囊和支持带用间断缝合。假如腘肌腱撕裂,应首先修补。假如股骨附着部的腘肌腱撕裂,往往同时伴有外侧副韧带自股骨上撕裂.将缝线通过股骨的钻孔,捆扎在股骨内上壁的骨桥上使之重新附着到骨床上。假如腘肌腱本身撕裂,将两断端缝合。

外侧副韧带的修补方法取决于撕裂的平面,来自股骨或腓骨附着部的撕裂,可用缝线固定附着到骨上。外侧副韧带伴有撕脱的骨片通常较小,不可能用螺钉或"U"形钉固定。假如撕裂在韧带本身,将两断端用不吸收缝线缝合,并用 6~8 cm 长的新鲜二头肌腱的剥离条,其远端仍与腓骨附着部相连,以加强修补。剥离条的宽度超过外侧副韧带,缝合到外侧副韧带上,用缝线固定到韧带的股骨附着部。假如外侧正中关节囊韧带撕裂,可通过胫骨平台的钻孔,固定到胫骨内侧面的骨桥上。

后外侧关节囊的修补方法类似于后内侧关节囊。将后外侧关节囊牵到胫骨关节面下方,用缝线通过胫骨关节面下的钻孔,由前到后固定到胫骨上。固定前将胫骨后面附着部的骨面磨毛,或用凿做一新鲜骨创面,以保证后外侧关节囊的愈合。

如弓状韧带和豆腓韧带复合体从腓骨茎突附着部撕裂,用不吸收缝线缝合。如在上端撕裂,固定到腓肠肌外侧头深面的骨膜上。假如撕裂在韧带本身,在张力下应用多根不吸收缝线间断缝合。将后外侧角的外侧缘向前推进,并缝合到外侧正中关节囊的后缘,以及外侧副韧带的后缘。必须缝合后外侧角周围的弓状韧带复合体,以增加外侧间隔的张力。将腓肠肌外侧头的外侧缘尽可能牵向前面,缝合重建弓状韧带复合体,间断缝合髂胫束后缘和股二头肌之间的间隔。假如髂胫束和髌外侧支持带从经骨前肌结节松弛,暴露近端反折部,用"U"形钉固定到胫骨的前外侧如髂胫束的后 1/3 部撕裂,或从外上髁近外侧肌间隔分离,可固定到骨床上。

当修补后不够牢固,可应用股二头肌腱、腓肠肌和髂胫束的移位以加强修补。放松止血带后,仔细止血,分层缝合切口,放置引流管。长腿屈膝60°位石膏固定。

（3）术后处理　与内侧结构修复术相同。

3.急性前交叉韧带(ACL)撕裂的修复

除交叉韧带撕裂伴有骨片撕脱外,目前普遍认为,简单的初期修补的成功率较低。除非是伴有骨片的撕脱,用简单的缝合修补很少会成功。对 ACL 实质部分的严重损伤,具有重建手术指征,包括交叉韧带的重建和用适当的周围关节囊和侧副韧带修补来加强。

（1）手术显露和探查　患者仰卧在手术台上,应用气囊止血带,麻醉下检查膝关节,以确定预先没有发觉的韧带损伤,或在关节镜检查后再行修补。膝关节前内侧切口,通过内侧扩张部切开前内侧关节囊、滑膜,清除关节血肿并冲洗、检查胫骨和股骨髁的关节面、髌骨下关节面和髌上滑囊、外侧半月板,牵开脂肪垫,可看到前交叉韧带,它可能在 3 个位置中的一个部位有撕裂,即股骨止点的撕裂、韧带本身的撕裂和胫骨止点伴有胫骨髁间棘骨片的撕脱。而髁间棘的撕脱骨折是最好的修补指征。韧带很少从股骨止点上撕脱一块骨片。这说明前交叉韧带的胫骨止点比股骨止点更可靠地附着在骨上。因此,股骨附着部比胫骨附着部撕裂更多。许多前交叉韧带破裂是发生在韧带本身,因而导致修补技术上的困难,使修补效果不确切。修补韧带破裂的相近两端难以获得适当的张力,更重要的是由于韧带血供发生障碍,修补效果不肯定。中间部分的撕裂通常发生在近端,经韧带向后、向远端延伸,而近端残余部分多半是韧带的后外侧束;远端残余部分是前内侧束拉长的纤维。中央部撕裂通常采用重建手术(另述)。一旦前交叉韧带破裂在手术探查时得到证实,并识别了其他的关节内病理,膝关节前内侧切口应向近端和远侧延伸,后侧皮瓣向后剥离,检查内侧副韧带、内侧关节囊韧带有无出血,或组织间隙的损伤,如果怀疑有后内侧韧带的异常,应进一步检查膝关节后内侧角。当内侧半月板已经破裂,并需要切除时,可通过后内切口,将后角切断,切除半月板。并在修补时,使腘斜韧带和中部内侧关节囊结构紧张。尽量修补撕裂的半月板,半月板次全切除或保留半月板的边缘,也将具有一些稳定功能。假如广泛的内侧或外侧修补或重建是需要的,应首先修补前交叉韧带。沿股内侧肌外侧缘切开股四头肌肌腱,允许髌骨向外侧脱位,完全暴露并探查前交叉韧带和髁间凹。必要时切开韧带表面滑膜,确定韧带撕裂部位。根据 ACL 断裂的部位和性质确定修复方法。

（2）修复方法　如前交叉韧带是从胫骨止点上伴有骨片撕脱,可将骨块复位固定。骨片的固定方法,取决于骨片的大小,骨块较大时可用沉头螺钉固定。如骨片不太大时,可用不吸收缝线以 Bunnell 缝合法经骨隧道缝合固定。务必使交叉韧带基底部的骨片解剖复位,并恢复交叉韧带的张力。

前叉韧带从股骨附着部撕裂,要重新附着到股骨髁间凹顶部的后方,而不是附着到髁间凹的前部。膝关节极度屈曲,清除股骨外髁后方内侧面部分的软组织,以显露韧带附着部位。韧带撕裂端贯穿多根缝线,通过股骨外髁钻 2 个平行的骨孔,当其他韧带修补完成后,膝屈曲 45°～50°,缝线分成 2 组穿过骨隧道结扎在骨的外侧面。

当前交叉韧带实质部分的撕裂,必须决定韧带的修补是否可能及修复后的张力与强度。目前多数学者主张施行一期的重建手术而不施行韧带修补。传统的修复方法是在 ACL 的胫骨和股骨两端贯穿多根缝线,缝线经过韧带的胫骨部,通过股骨外髁的平行钻孔,缝线固定在股骨外上髁;另一情况是缝线通过韧带的股骨部,经股骨骨折端的平行钻孔,和以前描述的在胫骨止点部位的撕脱一样缝合。这种修补方法能够使修补韧带恢复接近正常的张力。避免两个断端的关节内直接缝合,因为直接缝合将不能恢复正常张力。

(3)急性前交叉韧带撕裂的加强手术 除 ACL 胫骨棘撕脱骨折以外,无论是股骨止点或体部的撕裂缝合强度均难以达到正常的 ACL 强度,因而有时需要在缝合后做 ACL 的加强手术,包括关节内加强和关节外加强手术。这也是更多的医生宁愿对急性 ACL 损伤的病例施行一期重建手术的原因。关节内加强通常采用自体的髂胫束移植或人工韧带加强;关节外加强手术则根据关节不稳的分类,采用鹅足移位、半腱肌腱移位等方式。

4.后交叉韧带(PCL)撕裂

后交叉韧带较前交叉韧带撕裂少见。后交叉韧带的撕裂常合并有内侧或外侧间隔的破裂,特别是后者。临床上,单纯的后交叉韧带撕裂是在跌倒时膝关节屈曲位引起,或者在摩托车意外中,屈曲的膝关节的胫骨上端撞击造成。后交叉韧带急性撕裂的临床诊断是困难的,除非是伴有胫骨后缘的骨块撕脱,其他类型的撕裂往往需要在麻醉下或关节镜检查或MR 检查时才被发现。

对后交叉韧带撕裂是否需要修复或重建曾经存在争议。因为临床上可以看到后抽屉试验阳性的病人,未经手术治疗仍能保持良好的关节功能。但更多的证据表面,后交叉韧带的撕裂将造成关节的退变。因此,对于带有骨块撕脱或完全性的后交叉韧带撕裂应该积极修复或重建。与前交叉韧带一样,伴随胫骨后缘骨块撕脱的后交叉韧带损伤应该复位和固定,对韧带体部的完全撕裂则可采用重建替代手术而较少使用缝合修复手术。

◆手术方法:患者在麻醉下,重新评价膝关节的稳定性。切口的选择应该允许暴露关节的前面,并暴露后关节囊、交叉韧带后面的止点。

对未经关节镜诊断且不带有胫骨骨块的后交叉韧带撕裂的修复,尽量采用前内侧切口切开前内侧关节囊,暴露关节,此入路可以获得较系统的检查。当后交叉韧带股骨部撕裂时,首先清理撕脱端,用多根不吸收缝线缝合。清理股骨内髁附着部,用 7.5 mm 钻头经皮质骨钻一个凹陷区域。在凹陷区内再用直径较小钻头,钻两个平行骨孔间隔至少 1 cm,韧带进入重新附着部,韧带撕裂端的缝线分别通过平行钻洞,缝线在持续张力下,膝关节做 0°～90°屈曲运动观察在此活动范围内是否等长。必要时调整定位点,以获得交叉韧带的等长修复。

当胫骨后面有较大的撕脱骨片时,可直接采用后入路,从股骨髁分离腓肠肌的内侧头,允许充分暴露后关节囊和髁间窝后面,如骨片较大,将骨片复位后用松质骨螺钉固定,或用不吸收缝线通过平行钻孔到骨前下方固定。

对后交叉韧带本身的撕裂,其修补是困难的,预后也难以判断。通常采用自体游离的骨-髌腱-骨移植重建后交叉韧带而放弃缝合修复术。

(三)膝关节创伤性慢性不稳定

1.病理机制

如果膝关节由于韧带、关节囊或其他稳定结构的急性创伤未获得及时有效的修复,或膝关节急性创伤时稳定结构损伤被忽略,或不适当的治疗或反复损伤,可以导致膝关节的晚期不稳定。事实上,由于膝关节急性外伤时的肿痛,和病人在物理检查时的不配合,往往导致韧带损伤的漏诊。另一方面,对某些急性膝关节韧带损伤的病例采用石膏固定等保守治疗方法,经数月后,患者可能仍表现为关节的不稳。因此,有相当比例的膝关节不稳是在创伤后较长的时间后发现的。一般认为,创伤后经 3 个月或以上的时间仍表现为关节不稳者,称之为创伤性膝关节慢性不稳定。而无外伤原因的关节松弛症或膝关节发育性问题导致的关节不稳不属于此范畴。

2.诊断与分类

膝关节慢性不稳的临床表现包括自觉关节松动甚至关节"脱位感"、"打软腿"、不能奔跑、易跌倒、肌肉萎缩以及反复的关节肿痛等,但上述症状并不具备特征性。正确的诊断依赖于专科医生的物理检查。侧副韧带和交叉韧带损伤导致的慢性不稳定也可用诊断急性韧带撕裂的相同的应力试验进行诊断。慢性韧带损伤时应力测试更容易,诊断和分类更明确,因为此时已没有急性损伤的疼痛和保护反应。为了明确评价关节不稳的类型和程度,前述各种操作检查方法和不稳的分类方法同样适用于膝关节慢性不稳。富有经验的专科医生的正确的物理检查是诊断慢性膝关节不稳的关键,必要时可借助应力位 X 射线片、特殊影像学检查如 MR 以及关节镜技术帮助诊断。关节镜检查膝关节慢性不稳定,对评价关节面和半月板是有价值的,更重要的是,现代的关节镜技术已经允许在关节镜下或关节镜辅助下完成大多数的韧带重建手术包括完成与韧带损伤相关联的半月板与关节软骨损伤的外科处理。

对交叉韧带断裂引起的膝关节不稳的定性诊断并不困难,但要明确损伤的结构则并非十分容易。

3.治疗原则

对创伤性慢性膝关节不稳的治疗原则,应该是通过保守或手术方法增加其关节稳定因素,包括肌力、关节内外结构等对维持膝关节功能的作用。并非每一个不稳定的陈旧性韧带损伤病例都要进行韧带重建,但在技术条件允许的情况下对韧带和膝关节稳定结构的重建持积极态度。其目的是重建关节的稳定性,恢复膝关节的正常生理和力学功能,从而避免进一步的关节退变。

治疗的重点应该放在导致关节不稳的主要结构的重建上。对交叉韧带和侧副韧带损伤同时存在的情况下,优先重建交叉韧带,但在开放手术的前提下,应争取同时修复或重建其他已经松弛的稳定结构。由于膝关节稳定结构的复杂性,使得重建手术将不可避免地影响和干扰膝关节的正常结构,从而导致可能的并发症的产生。膝关节重建手术应争取用最简单、最有效和最少影响膝关节正常生理功能的方法完成。

近年来被膝关节外科和运动医学外科普遍接受的手术方式是以关节镜下手术为代表的微创外科手术。但是,当技术和设备条件不具备的情况下,开放的直视下手术比不精确的关节镜下手术可能得到更好的效果。

(1)非手术治疗 老年病例和较低运动量的病例,保守治疗措施,可以使膝关节的基本功能得以恢复。其主要措施包括:股四头肌/腘绳肌的训练、理疗、膝关节支具和护膝的应用等。

最重要的内容是股四头肌肌力的训练。强大的股四头肌将对膝关节的稳定起到重要作用,为交叉韧带损伤或侧副韧带损伤特别设计的带有膝关节活动铰链的膝关节支具对维护膝关节的稳定也是非常有效的。但除非病人愿意终身使用支具,否则,在肌力恢复后还不能保持膝关节稳定的病例仍然有手术指征。

(2)手术治疗的适应证和治疗原则

◆手术适应证的选择:关节不稳的类型和程度、关节面的条件、控制关节的肌肉力量、患者的运动要求、病人的年龄和全身健康状况以及手术的器械条件和技术条件等。

长期的关节不稳导致的重度创伤性骨关节炎,由于关节面已出现明显的退变,韧带重建手术已不能改善骨关节炎症状,此时可能需要施行人工关节置换术。

韧带损伤的特性和关节不稳定的程度,是决定手术重建与否的关键。侧副韧带损伤,伴有中度外翻或内翻不稳定,若反复出现内在紊乱症状,常需手术重建,而一个"单纯性"陈旧性交叉韧带损伤(并非完全断裂),可不产生症状,因为其他稳定因素如关节囊结构等可提供足够的功能稳定,甚至当一个主要稳定因素稳定。如前交叉韧带破裂,仍可提供维持膝关节基本功能的稳定。一个单纯交叉韧带的破裂,可能在长时间里膝关节维持临床稳定。显然,当其他韧带正常,肌肉能有效地控制关节。交叉韧带功能部分丧失,仍然有正常的功能。但是,当内侧副韧带和前交叉韧带同时存在陈旧性破裂,将造成前移、外翻和旋转不稳定,以及反复的膝关节损伤,通常需要重建前交叉韧带或同时重建侧副韧带。

重建手术的适应证应是经过正规的康复训练仍然有明显临床症状和体征的膝关节慢性不稳并且经仔细地评价可预见到术后的疗效的病例。对操作检查发现的关节不稳或经 MR、关节镜等手段明确的交叉韧带撕裂但不出现临床不稳定症状的病例,应根据患者的运动要求和术者的技术经验慎重选择。

◆手术治疗原则:重建手术是"功能性重建"而不是"解剖性重建"。因此,重建手术的目的是解决膝关节最主要的稳定功能,而并不是刻意追求恢复韧带的解剖结构。因此重建术式的设计体现了重建稳定功能而不是重建解剖的观点,如交叉韧带的动力重建、"越顶"或"兜底"法重建 ACL/PCL 等术式。膝关节韧带重建手术方案设计的关键是对膝关节解剖和生物力学的熟悉,包括关节的骨形态、静力性和动力性稳定因素之间的相互关系。膝关节不稳的类型必须明确,否则手术将无法进行。诊断的疏忽或功能纠正的不足,常导致许多重建手术失败。缺乏对前外侧旋转不稳定和前内侧旋转不稳定共存的认识,而盲目施行鹅足成形术,将造成未被认识不稳定的进一步加剧。

重建手术从手术解剖上可分为关节内替代、关节外加强和关节内外的联合手术;按照重建的生物力学范畴可分为静力性重建和动力性重建;按照重建手术所使用的材料上可分为自体组织、异体组织和人工材料,以及自体组织和人工材料的复合应用。究竟选择何种方式重建关节的稳定性并无一定的答案。需要根据病人全面的和具备的情况以及手术者的经验进行合理地选择。

手术重建关节囊和侧副韧带结构的目的是恢复其适当的强度和张力。方法可用筋膜或肌腱转移、推进或折叠,以加强静力性稳定:交叉韧带的重建通常采用自体/异体腱性材料或人工材料移植,以及其他的替代手术。动力性交叉韧带重建可以提供关节的动力性稳定,改善临床症状,但通常并不能改变客观上的膝关节操作检查上的阳性结果。

(四)髌骨不稳定

除了股骨与髌骨的骨性结构发生异常可造成髌骨不稳定外,髌骨周围及膝部肌腱、肌筋膜、韧带等发生异常是造成髌骨不稳定的重要因素。髌骨不稳定,是引发髌骨软骨软化或髌股关节骨关节炎等髌股关节疾病,致使膝部疼痛的重要原因。

1. 肌肉与韧带

股四头肌及其肌腱附着于髌骨上缘,部分肌纤维经髌骨前面向下方移行为髌韧带,止于胫骨结节。髂胫束有一部分纤维连结于髌骨的外上方,它起稳定及约束髌骨的作用。股四头肌腱又分纵头及斜头,纵头肌纤维终止于髌骨上缘,斜头为水平位,附着于髌骨内上缘,故股四头肌有稳定髌骨及牵拉髌骨向内上的作用。髌骨两侧有来自股内、外侧肌腱的纵行纤维与深层横行的关节囊纤维层共同形成髌骨内、外侧支持带,具有稳定髌骨,限制其侧方活动的作用。

2. 肌腱韧带等对髌骨稳定性的影响

(1)髌韧带 髌韧带主要限制髌骨上移。内、外侧支持韧带限制髌骨侧方移位。髂胫束有加固髌骨外上方的作用,故髌骨外侧的限制机制强于内侧,当膝关节处于伸直位,股四头肌放松时,髌骨稍有向外偏移。

股骨内、外髁——滑车沟的内、外侧壁有限制髌骨侧方滑移的作用,当沟角增大,即沟槽变浅或股骨髁发育不良时,髌骨即失去这种限制作用,容易发生脱位。

另外,正常人髌骨的纵轴长度与髌腱长度几乎相等,当髌腱长于髌骨时,呈髌骨高位,亦为髌骨不稳定的因素。

(2)股四头肌的作用 股内侧肌的斜头肌腱纤维附着于髌骨内上缘,当该肌收缩时,有向内牵拉髌骨的作用,这是拮抗髌骨外移、稳定髌骨的重要动力因素。Q角指髂前上棘至髌骨中心点连线与髌骨中心至胫骨结节中心连线所形成的夹角,正常Q角为5°~10°。若Q角大于15°,则股四头肌收缩时产生使髌骨向外移动的分力。随着Q角的增大,向外侧牵拉髌骨的分力逐渐增大,髌骨稳定性也越来越差。

(3)股四头肌及髌韧带组成的合力 通过髌骨作用于膝关节,完成膝关节稳定状态下的各方活动,不同的运动方位,对肌腱及韧带的负荷也不同,平地行走时,膝关节屈膝只有30°左右,髌股作用力相当于体重的0.5倍,上、下楼梯时,屈膝达90°,髌股关节上的作用力可达体重的3.3倍,几乎是平地行走的7倍。站立位下蹲,当屈膝至90°时,作用力相当于体重的25倍。排除体重的影响,由坐位主动伸膝,当膝关节完全伸直时,作用力为体重的0.5倍;伸膝至 30°时,作用力最大,为体重的 14 倍。髌股关节上的作用力可随下肢关节的伸屈程度及姿势的不同而改变。

3.临床表现及诊断

髌骨不稳定的临床表现主要为髌股关节骨关节炎症状,与膝关节其他骨关节病症状极为相似,而独特的客观体征较少,因此诊断需综合分析病史及体检,并依靠影像学及各项辅助检查来判断。

(1)疼痛　为主要症状,通常其性质不恒定,但其位置均为膝前区,以膝前内侧为多见。疼痛可因活动过多而加重,特别是上下楼、登高或长时间屈伸活动时更为明显。

(2)打"软腿"　膝关节出现的瞬间软弱无力、不稳定感,甚至有时患者可摔倒。此现象常是由于股四头肌无力,或由于半脱位的髌骨滑出髁间沟所致。

(3)假性嵌顿　是指伸膝时出现的瞬间非主自性的限制障碍。当负重的膝关节由屈至伸位,半脱位的髌骨滑入滑车沟时,常出现此现象,临床上常须与半月板撕裂或移位出现的绞锁或游离体引起的真性嵌顿相鉴别。

(4)股四头肌萎缩　股四头肌萎缩是膝关节疾患的共同体征,在伸膝装置出现功能障碍时表现更为明显,以股内侧肌为重。

(5)肿胀　在髌骨不稳定的严重病例,股四头肌无力,导致滑膜炎,出现关节肿胀,浮髌试验阳性。

(6)髌骨"斜视"　存在于膝外翻、髌骨高位、股骨前倾角增大、胫骨外旋过大等膝部畸形和力线不正时,为了维持正常的步态而引起的髌骨向内侧倾斜,称为髌骨"斜视"。

(7)轨迹试验　患者坐于床边,双小腿下垂,膝关节屈曲 90°,使膝关节慢慢伸直,观察髌骨运动轨迹是否呈一直线。若有向外滑动,则为阳性,是髌骨不稳定的特异性体征。

(8)压轧音　膝关节伸直位时,压迫髌骨并使其上、下、左、右移动,可感到或听到髌骨下面有压轧音,并伴有酸痛。膝关节主动伸屈活动时亦可感到或听到压轧音。

(9)恐惧征　膝关节处于轻度屈曲位,向外推移其髌骨诱发半脱位或脱位时,病人产生恐惧不安和疼痛,使膝关节屈曲而使疼痛加剧(图 8-19)。恐惧征亦是髌骨不稳定的特异性体征。

(10)髌骨外移度增加　正常人膝关节在伸直位时髌骨被动外移的范围不超过它自身宽度的 1/2,屈膝 30°时髌骨外移的范围更小。如关节松弛,按髌骨可向外侧移动的程度分为三度。Ⅰ度:髌骨中心在下肢轴线的内侧或轴线上。Ⅱ度:髌骨中心位于轴线外侧。Ⅲ度:髌骨内缘越过下肢的轴线(图 8-20)。

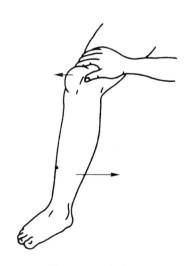

图 8-19　恐惧征

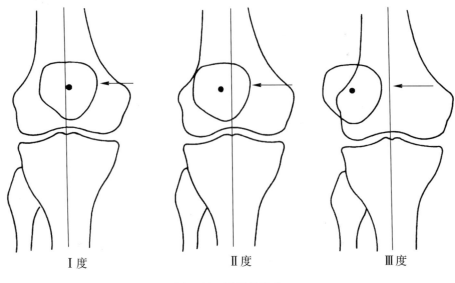

Ⅰ度   Ⅱ度   Ⅲ度

图 8-20　髌骨外移度

4.髌骨不稳定的 X 射线检查

（1）正位　患者仰卧位,双足靠拢,足尖向上,使股四头肌完全放松,摄前后位片,观察：①髌骨位置:正常髌骨中心点应位于下肢轴线上或稍内侧。②髌骨高度:正常髌骨下极刚好位于两侧股骨髁最低点连线之上。其下极在该连线近侧,距离大于 20 mm 者为高位髌骨。③髌骨及髁的外形:发育不良或畸形。

（2）侧位　可以显示有无髌骨软骨下骨质硬化和骨关节病的征象,常用于判断有无高位髌骨。①高位髌骨:患者膝关节屈曲30°时,髁间窝顶部在侧位像所显示的三角形硬化线投影称 Ludloff 三角,在其底边向前做延长线,正常髌骨下极应与该线相交。若髌骨下极位于该线近侧超过 5 mm,即为高位髌骨（图 8-21）。②低位髌骨:患者屈膝 90°,摄侧位像,沿着股骨皮质前缘向远端引线,正常97%的髌骨上极通过此线,高于此线为高位髌骨,相反,低于此线为低位髌骨（图 8-22）。

（3）轴位　轴位 X 射线检查在髌股关节稳定性的诊断中更具有重要意义,不仅可用以了解髌股关系是否适合,也可用于判明髌骨外侧面骨小梁方向改变,以及有无外侧过度压力综合征。

5.髌骨不稳定的关节镜检查

本检查主要是判明有无合并其他关节内紊乱病变,如半月板撕裂、滑膜皱襞、滑膜炎、剥脱性软骨炎、游离体等,在明确病变的同时也可做相应的处理。

6.CT 或 MR 检查

髌股关节不稳定可得到更加准确的诊断,避免了 X 射线影像的重叠和失真。

7.治疗

根据髌骨外上方的髂胫束挛缩及膝外侧支持韧带紧缩,或股四头肌内侧肌的斜头肌肌力减弱,股骨外髁发育不良等引发的髌骨外侧偏移或半脱位等髌骨不稳定因素,进行选择性治疗。

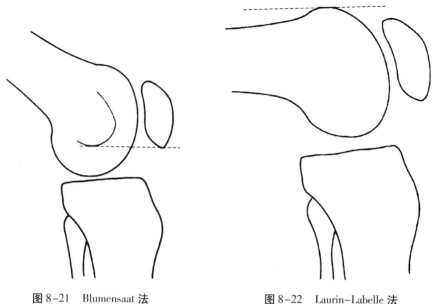

图8-21　Blumensaat法　　　　　图8-22　Laurin-Labelle法

(1)手术治疗　治疗原则应是消除髌骨不稳定因素,包括膝外侧结构如外侧支持韧带、髂胫束、外侧肌下端附着点的松解,内侧松弛结构包括内侧支持韧带、股内侧肌斜头的紧缩以及髌韧带远侧附着点内移等手术。

◆外侧松解术:髌骨力线不正与外侧软组织挛缩或紧张常为其因果关系,当病变不严重不需要做较大手术时,单独髌股关节外侧软组织结构松解(包括外侧支持韧带和股外侧肌止点部松解)是最简单和最基本的手术(图8-23)。该术式是从髌骨外侧做微弧形纵切口,远端沿髌韧带外侧向下至胫骨关节,近端至股骨外侧肌止点及股直肌腱连结处,充分松解,切开支持韧带及关节囊,但要保持关节滑膜的完整。术后2~3 d可行关节主动练习。2~3周后恢复正常活动。在轻型病例,外侧松解术亦可在关节镜下操作,使术后创伤减小,以免术后遗留较大切口瘢痕;术后加压包扎1~2周,防止或减少关节血肿。

◆外侧松解、内侧紧缩术:如上所述,在外侧广泛松解的同时,将内侧支持韧带及关节囊充分切开,向下至髌韧带,向上至股内侧肌止点与股中间肌交界处,将切开的关节囊及支持带两边重叠缩紧缝合(图8-24)。此亦为矫正髌骨力线不正的基本方法。

◆股内侧肌前置术:将股内侧肌止点部稍做分离,将其止点切断并重建于髌骨前外侧。但通常的做法是在外侧松解、内侧紧缩的同时,行股内侧肌斜头前置术(图8-25)。

◆Campbell法:在髌骨外侧松解的同时,自松解的内侧支持带及关节囊做一宽1 cm以上的纽带,翻向近侧,将内侧切开的关节囊紧缩缝合后,使纽带远端自股四头肌肌腱止点上方的内侧穿至外侧,再将纽带远端自外侧反折缝回至内侧(图8-26)。目的是改变股四头肌拉力的方向,恢复正常的髌股适合性。

◆上崎法:在髌骨外侧松解、内侧紧缩的同时,将半腱肌自止点切断,向近侧游离,然后自髌骨内上方向外下方做隧道,将半腱肌腱断端自髌骨隧道由上向下穿出,断端反折缝回。同样,目的是改变及加强股四头肌的内侧拉力,恢复或改善髌股关节适合性(图8-27)。

◆Backer法:在髌骨外侧松解、内侧紧缩的基础上,将半腱肌距止点10~15 cm处的腱部切断,将髌骨自内下向外上做隧道,将半腱肌的远侧断端自髌骨远侧穿过隧道,将腱拉紧,使腱断端反折缝回髌骨边缘,以矫正髌骨力线,减小Q角(图8-28)。

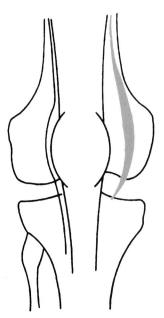 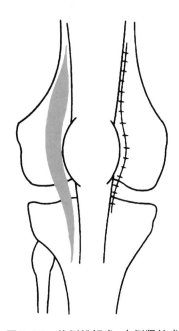

图8-23　外侧松解术　　　　图8-24　外侧松解术+内侧紧缩术

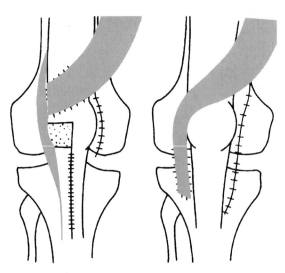

图8-25　股内侧肌前置术

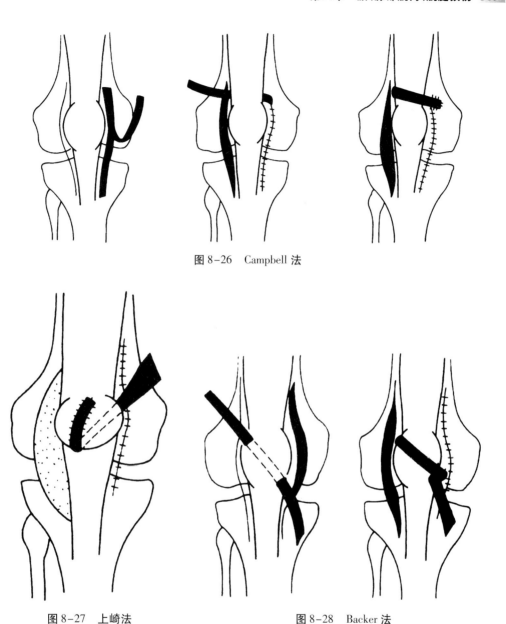

图 8-26 Campbell 法

图 8-27 上崎法

图 8-28 Backer 法

◆Roux-Goldthwait 法:是通过髌骨远端力线的改变,减小 Q 角,增加髌骨稳定性,治疗髌骨半脱位及膝前痛。即将髌韧带外侧一半由止点切断,翻向内侧,将止点重新缝于内侧缝匠肌的止点鹅足部(图 8-29)。

◆Hauser 法:是将髌韧带在胫骨结节的止点,连同其附着的骨皮质向内侧及远端移行、固定,对骨骺已闭合患者的髌骨脱位、半脱位或不稳定有满意的效果,但其术后晚期髌股关节骨性关节炎的发生率较高,可能与髌韧带止点过多地向远侧移位,髌股关节内压增高有关,故单纯 Hauser 法目前较少应用(图 8-30)。

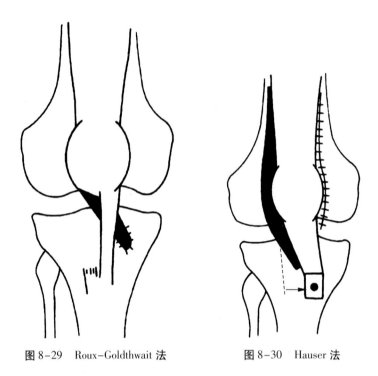

图 8-29　Roux-Goldthwait 法　　　　图 8-30　Hauser 法

◆Maquet 手术：即将髌韧带止点连同胫骨结节及部分胫骨嵴掀起，尽可能保持远侧胫骨嵴骨皮质的连续性，小心使胫骨结节抬高 0.8~1 cm，防止远侧皮质骨折断，在胫骨结节底面植骨，最后用螺钉固定（图 8-31）。这样，由于髌韧带的前置，有效地降低了髌股关节病灶区域的接触压应力，使髌骨软骨软化或髌股关节骨关节炎症状得到缓解。

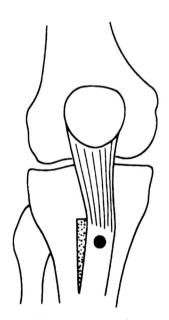

图 8-31　Maquet 法

◆胫骨结节内移、前置术:单纯的 Maquet 手术虽能减轻骨关节炎症状,但不能矫正髌骨力线,改善髌股关节的适合关系。因而更多学者在采用外侧松解、内侧紧缩术的同时,将胫骨结节内移并前置(图 8-32)。

(2)非手术治疗 ①限制活动:减少髌股关节磨损的诸如登高、爬坡等活动,减轻髌股关节的负荷。②股四头肌练习:加强股四头肌练习,改善股四头肌与腘绳肌的肌力比值,可行等长性训练,每日练习 3 回,每回练 30 次,当肌肉有一定恢复后,给小腿或足部加一抵抗的负荷,做伸膝直腿抬高训练,并逐渐加强锻炼强度。③药物治疗:非甾体消炎药可减轻髌股关节的骨性关节炎症状。有实验研究证明,关节液中有一定水平的水杨酸,可阻止关节软骨的纤维束改变,阻止软骨软化的发生,并建议长期服用阿司匹林治疗髌股关节病。但也有学者认为该药除减轻髌股关节骨关节炎症状外,其他治疗意义不大。

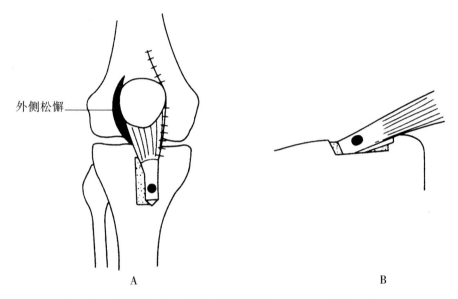

外侧松懈

A

B

图 8-32 外侧松解、内侧紧缩、胫骨结节内移(A)和胫骨结节前置(B)

(五)交叉韧带重建

交叉韧带损伤导致的膝关节慢性不稳定是临床上常见的类型,有文献报道的交叉韧带的重建术式,尤其是前交叉韧带重建术式非常多,可概括为 3 种类型,即关节内替代手术、关节外加强手术、关节内外的联合手术。

(1)关节内手术 是以各种移植物替代前交叉韧带,关节内手术最常用的替代物是取之于伸肌装置、半腱肌腱和髂胫束,以及人工材料。

(2)关节外手术 是通过加强前内侧或前外侧的制约力,以代偿交叉韧带的功能。对严重的不稳定,因为关节囊结构的松弛,在施行了关节内重建手术后,可能仍然需要关节外的加强手术。近年来,更多的医生主张对交叉韧带的功能不全进行静力性稳定重建而不做动力性稳定手术。

(3)关节内和关节外手术联合手术 手术的选择取决于不稳定的类型和严重程度。关节镜下交叉韧带重建手术特别是应用骨-髌腱-骨或半腱肌重建术是近年来膝关节镜外科中发展最为迅速和最受到重视的手术方式之一。

自体组织包括带近远端骨块的髌腱中 1/3 即骨-髌腱-骨、半腱肌肌腱、阔筋膜等,由于其重建交叉韧带的良好随访结果,而为越来越多的关节镜医生所采用。其缺点是对自身结构的损伤和可能因此而导致的并发症。

异体组织移植由于不损伤病人的自身结构而日益受到重视,由于肌腱组织的抗原性很弱,异体骨-髌腱-骨及带一端骨块的异体跟腱移植重建交叉韧带正成为交叉韧带重建外科的热点,也有较大量的病例报道了其与自体组织移植相似的随访结果。但异体组织的处理和保存技术对使用异体韧带的临床安全性和保持韧带组织的有效张力是非常重要的环节,尽管组织库技术的方法繁杂,但经深低温冻干处理的异体韧带是最理想的选择,采用此技术可完全灭活 HIV 及各类肝炎病毒并可有效地减低其抗原性,而且,对韧带的纤维张力无明显的影响,因而,异体韧带重建技术的推广还有赖于组织库技术的完善。

自 20 世纪 70 年代开始应用人工材料替代韧带肌腱以来,关于人工韧带的应用目前仍存在争议。其优点是无须切取自体组织,具有足够的强度、长度,且手术操作相对简单,术后康复时间短,可以得到早期稳定,其缺点是关节内组织反应和人工材料的应力疲劳甚至可致断裂。用于人工韧带的材料很多,从早期的碳纤维到目前使用较多的专门设计的高强度合成材料如特种涤纶纤维等,各种不同牌号的产品从强度及疲劳试验中的数据中都具有良好的性能指标,但其临床结果还有待于更长期的随访结果的检验,目前使用的人工韧带中一类为假体型,即完全以人工材料替代韧带功能;另一类是支架型,将人工编织物与自体组织如阔筋膜复合移植,即早期为假体作用,而晚期通过人工韧带的支架诱导作用使自身纤维长入并获得足够的强度,从而达到生物学韧带功能重建的目的。

重建交叉韧带的手术和技术方法上可分为双隧道技术、单隧道技术、越顶和越底技术等。此外,对移植物的固定方法也很多,目前较多采用的是界面固定螺钉(膨胀螺钉或挤压螺钉)、微型关节内扣板和专门设计的特种骑缝钉。

1. 原则

在交叉韧带重建外科中,稳定性功能重建和交叉韧带等长重建是两个极其重要的基本概念。所谓功能重建是指重建交叉韧带的目的应着重于重建膝关节所失去的稳定性功能而并非要完全恢复交叉韧带的生理解剖:事实上,任何韧带替代性的手术方式都不可能真正恢复与正常交叉韧带相同的复杂的解剖结构。因此,韧带重建的目的应该是重建其失去的最重要的关节稳定功能而不一定局限于恢复解剖结构,诸如越顶或越底技术都不是在交叉韧带的解剖附着点重建交叉韧带。由于胶原纤维的生物力学特点决定了任何游离移植的韧带在早期的张力应变能力较差,甚至在 12~18 个月内都不能达到如正常韧带结构所具有的弹性,等长重建的意义就在于经等长点重建的交叉韧带在膝关节的全范围活动过程中其被拉伸的距离最小,从而保证了在重建韧带具有确实、牢固的固定的前提下,允许早期的关节活动以避免长时间的关节制动对膝关节造成的粘连、活动度丧失以及软骨退变等不良影响,使手术后康复时间大为缩短。

另一方面,交叉韧带损伤往往伴有关节内其他结构如半月板、关节囊、侧副韧带等的损伤,在进行交叉韧带重建的同时应充分考虑其相关因素并争取一并解决,才能获得理想的疗效。

2. 前交叉韧带(ACL)重建

当 ACL 功能缺失时,膝关节的不稳定可能导致明显的临床症状和体征。重建 ACL 是一种积极地改善膝关节功能的手术。关节镜外科医生相信,通过关节镜技术完成 ACL 重建,要比以传统的切开手术方法具有更多的优点。但无论是关节镜下手术或是开放手术,都应该遵循上述同样的原则。尽管 ACL 重建的术式繁多,但近年来较为推崇的仍是关节镜下髌腱替代、半腱肌肌腱移植和人工韧带重建术。

3. 后交叉韧带(PCL)重建

与 ACL 重建一样,PCL 重建仍然应该遵循交叉韧带重建的一般原则。由于 PCL 损伤远较 ACL 损伤少见,对 PCL 重建的研究与随访的文献数量也较少。对 PCL 断裂后造成的膝关节不稳,是否进行 PCL 重建,曾经有不同的意见。但近年来,更多的学者认为因 PCL 断裂造成的关节不稳即使是不伴有明显的临床症状,也应该进行重建手术,以避免长期关节失稳造成骨关节炎的后果。关节镜下重建 PCL 并不十分普及,但随着关节镜技术和专业器械的发展,关节镜下重建 PCL 越来越多地被骨科医生和运动医学医生所接受。

(六)膝关节内外侧稳定结构的重建

1. 膝关节内侧稳定结构的重建

对膝关节不稳的内侧重建需根据韧带或其他稳定结构的损伤情况和松弛程度施行重建内侧副韧带、修补半月板和关节囊结构、重建腘斜韧带等手术。

(1)手术探查与评价 患者仰卧位,允许屈膝到 90°,可进入关节的后面。自股骨内上髁上方 4~5 cm 处开始,做内侧切口,弧形向下向前平行于股内侧肌下部纤维到髌骨内缘的中点,平行于髌腱,延伸到胫骨结节内侧。暴露深筋膜覆盖的内侧间隔,向前暴露髌骨、髌腱、胫骨结节内侧周围的肌肉肌腱结构。暴露覆盖在内侧副韧带和膝关节后内侧角上的伸肌支持带和深筋膜,应用外展应力试验和 Slocum 前内侧旋转试验来测试膝关节稳定性。在应力试验下决定是否需要加强修补手术。当膝关节在 30°~45° 屈曲时,在股骨外侧上方用力,检查髌骨的稳定性。当髌骨能够在股骨滑车上半脱位或脱位时,说明伸肌支持带和股内侧肌止点存在着松弛,可通过紧缩缝合处理。切开髌旁内侧关节囊,常规探查关节,检查内侧半月板是否撕裂或附着部撕裂。探查髌骨的关节面、股骨髁和胫骨平台,观察软骨或骨软骨是否有缺损。为了探查前或后交叉韧带是否松弛,用探针测试韧带的张力,当交叉韧带感觉到"柔软",而覆盖的滑膜是完整的,应小心切开滑膜并分离,观察是否发生交叉韧带的滑膜内破裂。Slocum 在重建内侧结构时强调常规切除内侧半月板,便于修补内侧和后关节囊,因为常有半月板附着部松弛或后部撕裂。但近年来多数学者均主张做半月板边缘的缝合而保留半月板。除非半月板的撕裂已无法修复。

从股内侧肌和缝匠肌之间切开深筋膜,暴露内侧关节囊的后部和半膜肌肌腱,将近股内侧肌的起始部间断缝合到胫骨结节部骨膜和远侧。牵开深筋膜瓣,显露内侧副韧带的股骨止点,明确内侧支持带结构的松弛情况和瘢痕组织,暴露膝关节后内侧角的半膜肌复合部,从内侧副韧带的后缘切开腱鞘,到肌肉纤维的近端,找出后关节囊和腓肠肌内侧头之间的间隙,牵开腓肠肌并与后关节分离,游离半膜肌膜鞘。此时,可对内侧结构包括鹅足、内侧副韧带、半膜肌复合体、关节囊、半月板进行充分的显露。

(2)内侧副韧带的重建　对严重的内侧间隔松弛病例,往往有内侧副韧带撕裂或功能不足。单纯地紧缩缝合内侧软组织是难以获得满意疗效的。可将内侧副韧带的股骨附着部,和内侧正中关节囊韧带一起,连同骨片从股骨髁上凿下,向近侧推进,在原附着部的近侧凿出一个新鲜的骨创面,将韧带近端用"U"形钉固定到新骨床中,使内侧副韧带产生适当的张力。

当内侧副韧带的远端在鹅足部位撕裂,要恢复内侧韧带这部分的正常张力,用缝线或"U"形钉固定到内侧韧带下端新鲜骨面上去。当髌骨有向外侧半脱位倾向时,内侧支持带和前内侧关节囊必须修补,将股内侧肌向远端推进到髌骨的内侧面,必要时松解外侧支持带。

(3)前内侧重建　当前内侧关节囊松弛时,可采用 Elmslie-Trillat 胫骨结节移位术或半髌腱移位术。对慢性内侧韧带松弛尤其是伴有前内侧不稳定时,可将鹅足股薄肌在胫骨上的联合肌腱与缝匠肌共同固定于胫骨结节内侧(图8-33)。这个手术可提供动力性稳定,加强内侧结构的重建。施行这一术式时,要求后关节囊和后交叉韧带必须完整且外侧结构必须正常。鹅足肌移植将增加后方和外侧的稳定性。在胫骨嵴缘,锐性切断和剥离远端90%的鹅足,分离鹅足附着部后缘的筋膜,直到游离鹅足的远端能够接近胫骨结节和髌腱内缘附近的粗隆,向后向远侧游离,屈膝90°,游离鹅足下缘向近端折叠,如此与上半部重叠,将鹅足游离部间断缝合到胫骨结节部骨膜和远侧。

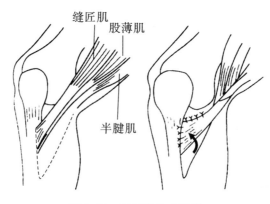

缝匠肌　股薄肌

半腱肌

图8-33　鹅足移位术示意

(4)后内侧重建　当后内侧明显松弛时,可参照 O'Donoghue 的隧道缝合法重建后关节囊韧带。

2.膝关节外侧稳定结构的重建

单纯的外侧松弛多数并不出现明显的临床关节不稳,因而无须重建。但对于前外侧旋转不稳、外侧旋转不稳定和前外侧与前内侧复合旋转不稳等情况则要根据松弛的定位和程度,来决定是否需要手术处理。

(1)外侧副韧带重建　对于严重的外侧直向不稳需要重建外侧副韧带、弓状韧带复合体及中1/3关节囊。方法与急性修复手术相似。首先修复和重建弓状韧带和关节囊。当外侧副韧带的连续性存在时,可以通过股骨止点上移或腓骨小头联合止点下移的方法紧缩外侧副韧带。当外侧副韧带的结构失去完整性时,可以采用股二头肌腱重建外侧副韧带。保留股二头肌肌腱的腓骨止点,切取 10 cm 长、6 mm 宽的肌腱,将其近端固定于原外侧副韧带的股骨止点(图 8-34)。

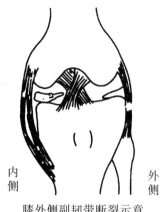

膝外侧副韧带断裂示意

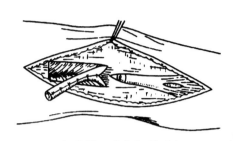

切取股二头肌肌腱示意

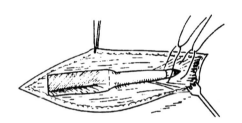

翻转缝合修补外侧副韧带

图 8-34 外侧副韧带重建示意

(2)后外侧重建 重建后外侧稳定的关键是重建腘肌肌腱、后外侧关节囊和外侧副韧带。沿髂胫束纤维做外侧纵向切口,从 Gerdy 结节中点近端延伸切口到股骨外髁,暴露外侧关节囊韧带的浅面显露腘肌肌腱、外侧副韧带和腓肠肌外侧头。在外侧副韧带前面、肌腱前 2 cm 处做外侧关节囊切口。观察外旋和胫骨外侧平台向后半脱位程度。用骨凿在腘肌、外侧副韧带和腓肠肌外侧头的股骨髁附着处连同这块骨片上的组织一起凿下,并向上延伸骨槽,将复合体附着部的骨瓣向近端推进前,必须识别并缝合撕裂部分。撕裂和松弛的关节囊等结构重建完成以后,保持髋关节屈曲 45°,膝关节屈曲 90°,将足固定在手术台上,胫骨轻度内旋位,向前牵拉胫骨,推进弓状复合体骨瓣,固定到股骨外髁的植入预定点,褥式缝合腓肠肌腱后侧切口和关节囊的后侧部分,关闭前外侧关节囊切口,如存在前外侧不稳定,向前方和远端推进外侧关节囊韧带,并缝合到胫骨。

以髂胫束或股二头肌腱的一部分重建外侧结构的手术,对外侧复合结构本身的缺损或连续性丧失的病例是首选的方法。保留髂胫束附着的 Gerdy 结节,切取一段 1 cm 宽、15 ~ 20 cm长的髂胫束条从前向后通过胫骨外侧平台的隧道固定到膝关节的后外侧角,再转折后平行于腘肌肌腱,向上向前拉到腘肌肌腱在股骨止点的前方,用"U"形钉固定。

（3）前外侧重建　前外侧旋转不稳定通常主要由于前交叉韧带撕裂和外侧结构损伤而导致，而前外侧关节囊或侧副韧带损伤往往是次要因素。在重建了 ACL 的功能以后，能获得基本的膝关节稳定。在 ACL 重建后，为加强前外侧结构的稳定，许多手术应用，包括髂胫束和股二头肌肌腱的向前下方的移位手术以控制胫骨前移位或内旋倾向。

（七）伸膝装置损伤

伸膝装置由股四头肌、髌骨、髌腱构成。当股四头肌的突然的收缩力的峰值超出伸膝装置的某一薄弱部分的力学负荷极限时，将会导致伸膝装置的断裂，包括髌骨骨折。伸膝装置的断裂可以是不完全的断裂，即部分胶原纤维的微观撕裂，使伸膝装置的张力减小，长度增加。直接的切割伤也同样可以造成股四头肌或髌腱的断裂。

伸膝装置的断裂多数发生在以下 4 个部位（图 8-35）。

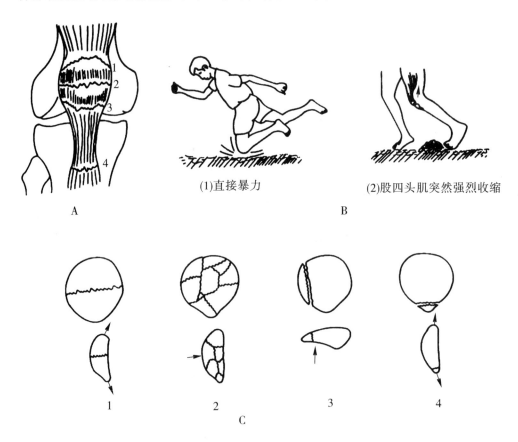

图 8-35　伸膝装置断裂好发部位（A）、致伤机制（B）及常见骨折类型（C）示意

　1.股四头肌腱在髌骨上极的附着处　2.经髌骨（髌骨骨折）　3.髌腱在髌骨下极的附着处　4.髌腱在胫骨结节的附着处

由于伸膝装置的损伤通常是在膝关节突然的屈曲而股四头肌突然猛烈的收缩时造成，而此时髌骨恰是整个伸膝装置的在股骨髁上的支点，因此，伸膝装置的损伤除了髌骨骨折

外,还会发生股四头肌腱与髌腱的断裂。

1.股四头肌腱断裂

(1)创伤机制和诊断 股四头肌腱完全断裂并不十分常见。典型的创伤机制是在膝关节无准备的屈曲(如跪跌状态)时股四头肌突然强力的保护性收缩导致退变或薄弱的股四头肌腱断裂。因此,较多地发生于40岁以上的人群,断裂位置多在髌骨上缘附近。创伤后病人出现典型的伸膝障碍,髌上压痛、髌上囊积血以及股四头肌腱不连续而出现空虚。

(2)新鲜股四头肌腱断裂的处理 为获得满意的修复效果,应争取在损伤后48 h之内完成修补手术。一般可选择2种手术方案:腱对腱的缝合,以及腱对骨的缝合。由于断裂几乎总是发生在退行性改变的区域,手术修补要用筋膜条或其他方式加强。也可采用三角形倒转的"舌"状股四头肌腱膜瓣进行修补手术。

◆腱对腱修复的手术方法:做前方纵行正中切口,长约20 cm,显露断裂肌腱。清除血肿,伸直膝关节使两断端靠近,同时用巾钳将近侧断端向远侧牵引。肌腱断端修整后以10号丝线或高强度尼龙线缝合。从肌腱的近侧部分,自前方做一三角形瓣,厚2~3 mm,每边长7.5 cm,基底宽5 cm,保留它的基部在近侧断端上。将此三角瓣的顶端翻转向远侧经过断裂处,于适当位置上缝合。为减少缝合部的张力,在肌腱和髌骨的两侧,自断端的近侧向远侧分别用抽出钢丝缝合法缝合,恰好在髌骨的远端平面,钢丝穿出皮肤固定。抽出的钢丝可以固定在皮肤外面的纽扣上。

◆腱对骨修复的手术方法:暴露方法同上。清创后在髌骨上纵向钻出2个平行的细的骨隧道,以高强度的尼龙线将股四头肌腱断端缝合于髌骨上极。修复周围软组织。此法适合于远侧断端已无腱性组织残留的病例。

(3)陈旧性股四头肌腱断裂 股四头肌腱断裂数月或数年,修补比较困难。若两断端能够对合,则可按新鲜股四头肌结节断裂方式修补。但往往发现两断端之间存在较大缺损,需用阔筋膜修补。

股四头肌严重缩短,不能对合者,也可采用V-Y肌腱延长术。在股四头肌断端的近侧部分做一倒"V"字形的筋膜瓣,从冠状面将此三角瓣前后剖开,前方瓣为全层厚度的1/3,后方瓣为2/3。将倒"V"形瓣向下牵引使股四头肌腱两断端对合,用丝线间断缝合。然后将前方瓣向远端翻转、缝合。再缝合后方瓣及"V"形顶端股四头肌腱的张开部。为减少缝合处的张力,用减张钢丝缝合法减张是有益的。

陈旧性股四头肌膜断裂的手术治疗结果不如急性损伤那样满意,虽然膝关节的稳定性恢复,活动度也有一定的恢复,但伸膝力量极少完全恢复。因此,强调术后的康复训练包括股四头肌的电脉冲刺激治疗等均有一定的意义。

2.髌韧带损伤

(1)解剖与病因 股四头肌腱之浅层的股直肌腱,附着于髌骨底的前缘,其纤维大部分覆盖髌骨前面的粗糙面,向下延长又附着于胫骨结节形成髌韧带。

造成髌韧带损伤的原因可分2种:直接暴力与间接暴力。直接暴力系指锐器对髌韧带的直接损伤,较少见。间接暴力指在膝关节突然屈曲,而股四头肌却猛力收缩所致的牵拉性损伤,一般多为完全性,不仅累及附着于髌骨下极的纤维,并扩展至两侧的扩张部,经常将髌骨下极或胫骨结节撕下一小块。

（2）临床表现与诊断　髌韧带损伤好发于儿童与青少年，可出现患膝关节前侧髌骨下方剧痛、肿胀、皮下瘀血，压痛明显。断裂后，由于股四头肌猛烈回缩，髌骨向上移位，断端之间的间隙可达 2 ～ 5 cm，故能扪出断裂部凹陷，患者伸膝功能受限。

X 射线检查有时可见断裂的髌韧带，如合并有撕裂之髌骨下极或胫骨结节时，可见骨折块显影。

（3）治疗　髌韧带断裂一般发生于髌骨下极的附着处。髌韧带断裂修补术原则基本与股四头肌腱断裂相同。对新鲜断裂可直接缝合，或加不锈钢丝拉出缝合法，可减轻缝合处张力（图 8-36）。对陈旧断裂，由于肌肉已发生纤维化，直接缝合有一定困难，须用筋膜条或半腱肌腱修复缺损和重建肌腱。兹将用筋膜条修复的手术方法叙述如下（图 8-37）。

手术前，做髌骨骨牵引，拉长股四头肌。在髌骨上部，横穿一根克氏针，避免进入膝关节。架上牵引弓，用 15 ～ 25 N 的力做持续牵引。1 ～ 4 周后，待股四头肌充分拉长后，即施行手术。如针周并无组织反应，针仍可留在原处，但取去牵引弓。手术时将针一起灭菌，用手术巾隔开。如针周有组织反应，则须拔去克氏针。

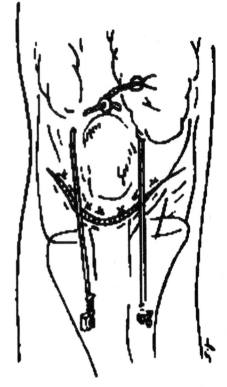

图 8-36　髌韧带断裂修补术

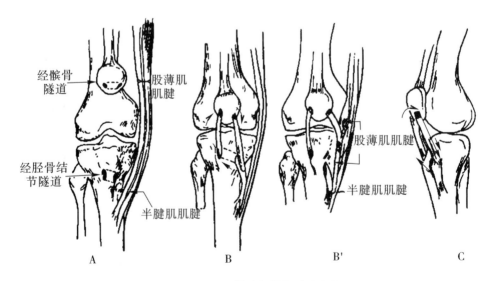

图 8-37　陈旧性髌韧带断裂重建术

A.在髌骨和胫骨结节钻骨隧道　B.切断半腱肌腱，将它穿过髌骨和胫骨结节骨隧道，再自身缝合　B′.另一种方法:当半腱肌腱长度不够时，穿出的半腱肌腱可缝合到股薄肌腱上　C.侧面观

术前准备健侧大腿外侧的皮肤,以便切取阔筋膜条。采用硬脊膜外麻醉,病人仰卧,膝伸直,大腿上部绑一气囊止血带。

如克氏针未拔去,可采用膝前"U"形切口。如已拔去,则采用膝前纵弯曲切口,从髌骨上极外侧开始,向下伸延,至髌骨下极处横越髌韧带,在后者内侧继续向下伸延,至胫骨结节下方为止。牵开皮肤,显露髌骨、髌韧带和胫骨上端。切除髌韧带上、下断端的瘢痕。在髌骨中 1/3 处,横钻一直径 0.5 cm 的骨隧道,避免进入膝关节。利用留在髌骨上的克氏针,或用尖头皮肤牵开器,把髌骨向下牵拉,减小髌韧带断端之间的距离。然后把取自健侧阔筋膜条穿入骨隧道,再把它的两端拉紧后缝在髌韧带的远端。将余下筋膜条交织起来,重建髌韧带,修补缺损,并将其游离端缝于新建的髌韧带上。

股四头肌的收缩与张力对新建髌韧带极为不利,可用下述方法减张:①如克氏针未拔去,术后仍可继续作骨牵引;②不锈钢丝拉出缝合法,在胫骨结节下方两侧斜向上各钻入一枚 1 cm 长的不锈钢螺丝钉,钉尾略向下,然后用 28 号不锈钢丝横贯股四头肌腱,向下牵拉,把钢丝绕扎在螺丝钉尾上,在缝合钢丝的内上角置一拉出祥,从股内侧皮肤上穿出。

不论使用何种减张方法,术后都须用长腿石膏将膝固定于伸直位。如继续骨牵引,则须有牵引装置。术后即可开始股四头肌的轻微收缩活动。2 周后,拆去缝线,去除骨牵引,用钢丝拉出缝合法减张的病人已可扶拐行走。6 周后,拆去石膏或牵引,开始膝关节 30°内的伸屈活动,晚上继续使用长腿后侧石膏托 2 周。8 周后,对钢丝拉出缝合法减张的病人,在胫骨结节处做一小切口,显露两螺丝钉,剪断不锈钢丝,取去螺丝钉,将钢丝从大腿内侧拉出。

(八)外侧盘状半月板综合征

外侧盘状半月板综合征,又名外侧盘状软骨,弹响膝综合征。其发病率在 1.4% ~ 15.5%,东方人先天性外侧盘状软骨较多,国内亦多见。膝关节软骨过去一直认为,胎儿全新生儿为盘状,因受股骨内外髁的压迫,其中央部分被吸收而形成半月板,如果半月板发育中途停止则出现盘状。这种观点一直到 1955 年,经解剖发现,在胚胎期,膝关节软骨一经形成即呈半月状,新生儿膝关节软骨也呈半月状,并发现哺乳类动物的膝关节软骨与人类的相似,都不呈盘状,但其外侧软骨后角不像人类那样附着于胫骨,而是通过 Wrisberg 韧带附着于股骨,在临床上也发现外侧盘状软骨后角也不附着于胫骨,根据其推论,盘状软骨不是先天性的,而是先天缺乏与胫骨附着,在发育过程中,异常活动的软骨逐渐增生变厚最终形成盘状,否定了发育停顿学说:胎儿至新生儿为盘状,因受股骨内外髁的压迫,其中央部分被吸收而形成半月板,如果半月板发育中途停止则出现盘状的观点被否定。

1. 病理

临床上将盘状半月板分为:原始型、婴儿型、中间型,又将外侧盘状半月板分为:完全型、不完全型、韧带型。盘状半月板比正常半月板大,位于股骨髁与胫骨平台之间,使两骨的关节软骨面不直接接触。原始型盘状半月板上有一横嵴,当膝关节伸屈时,股骨髁越过此嵴发出弹响声,造成特有的屈伸都发出响声的典型体征。此外,由于半月板软骨盘较大而质脆,损伤机会远比正常半月板为多,此时可出现疼痛,由于反复旋转研磨活动,多形成水平位撕裂。

2. 临床表现

盘状半月板多见于外侧,内侧较少见,其内外侧比例为1:7,而且往往多见于双膝外侧。10~22岁出现症状,典型表现为膝关节伸至20°~30°位时,患膝自觉发出响声和酸痛,响声钝而强,小腿发出震动,称为弹跳征。所以盘状半月板不但可以看到,而且还可以摸到膝关节外侧有滑进滑出的东西,且能听到响声。

3. 诊断

依据典型临床表现,膝关节外侧有压痛,关节不肿也无绞锁现象,麦氏征阳性,膝关节正位X射线片可见外侧间隙比正常宽,关节造影显示半月板阴影较厚并延伸接近髁间。当有撕裂时,造影对比剂溢入盘状半月板上、下面之间,关节镜检查可提供确切诊断。

4. 治疗

若症状明显诊断明确,应做手术切除。由于盘状半月板软而厚,位于股骨髁与胫骨平台之间,盘状半月板摘除后,关节弹响立即消失,但关节韧带相对松弛。目前采用在关节镜下进行破裂部分摘除或修整,也取得了较好的效果。对韧带型盘状半月板须做全半月板摘除。

(九) 前交叉韧带功能不全综合征

前交叉韧带功能不全综合征,是指膝部损伤中伴随前交叉韧带损伤后,必然发生的膝关节前内和前外侧的不稳定。当前交叉韧带损伤伴随半月板损伤后这种不稳定更易出现。

1. 解剖

膝关节为全身最大的关节之一。关节的稳定性由骨、韧带和肌肉来维持。前交叉韧带在维持关节稳定上起重要作用。交叉韧带位于股骨内、外髁之间。前交叉韧带位于股骨髁间窝之前,附着于胫骨髁间隆突的前部,向上向后和向外呈扇状,止于股骨外髁内侧面的凹陷处。前交叉韧带组织学结构较特殊,镜下观察呈多囊结构,每束纤维又以不同的方向呈螺旋形,附于韧带长轴的周围或直接从股骨到胫骨附着处。这种不大规则的排列具有多轴应力功能。

前交叉韧带分前内侧束和后外侧束,当膝关节屈曲50°~60°时,后外侧束的股骨髁部附着点与股骨附着点相互靠近,故后外侧束变得松弛;而前内侧束的股骨髁部附着点在最突出部,此时向下或向后移位,不随膝关节屈曲而向前移动,故于屈膝位时前内侧束紧张。前交叉韧带在膝关节过伸或过屈时均紧张,于半屈位时则略松弛,因此能防止胫骨向前移位,前交叉韧带具有控制胫骨向前移动、侧向移动,旋转活动和膝关节过伸或过屈活动的功能。

2. 病理

膝关节的稳定因素中,肌肉为动力稳定因素,骨骼、半月板、韧带为静力稳定因素。二者当任何一个失去作用时,均产生膝关节不稳定。而其中最常见、最主要的因素则为韧带损伤。前交叉韧带损伤多见,往往合并膝内侧韧带及关节囊等损伤。前交叉韧带断裂多系膝关节强力过伸或强力外展损伤的结果。前交叉韧带功能丧失时,可使胫骨外髁向前侧脱位。

目前对前交叉韧带功能不全与膝前内、外侧旋转不稳的关系尚有明显的分歧。一种观点认为,前交叉韧带功能不全伴内侧关节囊或外侧关节囊、韧带中1/3损伤,即可产生前内或前外旋转不稳定。当外侧关节囊、韧带中1/3损伤时,可以出现膝关节 Jerk 试验阳性。因此前交叉韧带损伤可以加重膝关节旋转不稳。所以有人认为前内侧旋转不稳定必然同时具备前交叉韧带和膝内侧结构损伤。另一种观点认为,单纯外侧关节囊韧带中1/3损伤或单纯前交叉韧带损伤均可发生前内侧旋转不稳定。通过对前交叉韧带损伤治疗的回顾性分析,认为单纯治疗前内侧旋转不稳定效果不佳,必须同时治疗因前交叉韧带功能不全引起的前内、外侧不稳才能获得较好的疗效。可见,前交叉韧带损伤引起其功能不全,在前内或前外侧旋转不稳定中有重要作用。

3. 临床表现

前交叉韧带损伤后引起前交叉韧带功能不全综合征,急性期和亚急性期有伤膝肿痛,活动障碍,有的有患膝不稳。慢性期病人主诉主要是打软腿,膝关节不稳感及关节痛;发作期短时间内可出现膝关节内积液。无半月板损伤一般不伴有绞锁和弹响。

检查前抽屉试验、Lachman 试验、轴移试验(pivot shift test,PST)可出现阳性。前抽屉试验需在3个体位进行,即旋转中立位,外旋15°和内旋30°位。Lachman 试验是另一种体位,即平卧屈膝10°~15°位的前抽屉试验(ADT),此试验有利于判断前交叉韧带的前内侧束或后外侧束损伤。轴移试验(PST)是试图使生活中膝关节前外侧不稳定的现象再现的一种检查方法。前交叉韧带损伤是产生轴移试验阳性的必然条件。

由于膝关节韧带损伤多为复合性和损伤组合的多样性,以及诸韧带之间的相互关联的协调作用,须综合膝关节各种稳定性试验检查结果进行全面分析,才能做出更为正确的诊断。

有些病人早期漏诊、误诊或忽视临床不稳定现象,以后外侧结构牵拉松弛,继发形成前外侧旋转不稳定,形成了临床上的晚期慢性不稳定。实际上,单独前交叉韧带损伤少见,多合并其他韧带及关节囊的微小而难以在临床上辨认的复合伤,未经合理治疗,后期更易继发不稳定,为治疗带来困难。因此,正确、及时、早期确诊十分重要。

4. 治疗

本病的治疗一般认为诊断明确即行手术治疗,但不强调对于急性期病人立即手术,可以暂时消炎、制动,但是此期千万不可负重活动,以免为后来的修复造成困难。

目前手术治疗尚未有一个尽善尽美的手术方式,必须联合应用各种术式。本病手术治疗必须同时处理前内和前外侧的不稳定,否则效果不满意。对于伴有髌股关节骨性关节炎者亦可取得初步的优良效果。

前外侧不稳定的处理采用 Macintosh 重建术。前内侧不稳定的处理将内侧关节囊后方缝合到半膜肌腱、关节囊上,同时进行鹅足转移术。

(十)膝关节滑膜皱襞综合征

本病的同义名有膝关节滑膜棚架综合征。棚架(shelf)是形容膝关节滑膜皱襞的一种形态类型。膝关节髌内侧滑膜皱襞的创伤炎症是主要的病理改变。膝关节疼痛和局限性压痛是其重要的临床表现。膝关节镜的临床广泛应用,为滑膜皱襞综合征的诊疗提供了更为良好的手段。

1. 解剖

滑膜为关节囊的内层结构。滑膜在一定部位向关节腔内突出形成滑膜皱襞,以填充关节内的空隙。皱襞内有时充填脂肪。膝关节是人体滑膜结构最丰富也最复杂的关节。在胎儿期4个月时,膝关节内存在有髌上、髌下,髌内侧及髌外侧等多个互相隔离的滑膜腔。至胎儿后期间隔退化消失而成为一个关节腔,残留的滑膜间隔即成为滑膜皱襞,依人种不同,在成人滑膜皱襞的出现率为50%～60%。有些人皱襞很发达,外形亦各不相同。髌内侧皱襞较其他皱襞少见,但发病率高。最常见的是髌下皱襞,但和本综合征无关。各滑膜皱襞具有各种形态特点。

(1)髌上滑膜皱襞　将髌上滑囊和其下方之关节腔分隔开,但很少完全隔开,往往于中央部位有孔相通。更多见的是内侧或外侧呈半月状皱襞。内侧之半月形皱襞最多见,起于股四头肌腱下而伸向膝关节内侧壁,其游离缘光滑圆钝或锐利,有时不规则。膝关节伸屈活动时,其位置和走行方向发生相应改变。伸膝时横位,屈膝时和股骨长轴方向一致。

(2)髌下滑膜皱襞　一端起于股骨髁间窝,跨过关节间隙前部,逐渐变宽呈带状,附着于髌下脂肪垫。

(3)髌内侧皱襞　其大小、形态多变,有呈棚架样结构的内侧皱襞分型的C型,为较大的滑膜片以棚架样结构介于髌-股关节间隙,容易损伤而出现症状;也有带状结构的,称内侧关节间带,属A型,在股骨内髁前内侧之滑膜上,带状伸向脂肪垫,此型一般不易损伤;B型者也为棚架样结构,但较小,不遮盖股骨关节面;另外还有索状等不定型的,属于D型。

2. 病因病理

膝关节滑膜皱襞多数并无症状。当膝关节伸屈运动时,滑膜皱襞因为有一定的弹性,其长度和外形随之变化,故不致产生摩擦而致伤,也不易嵌夹于两骨间造成损伤。但由于膝部急性外伤或大运动量活动因劳损等引起慢性滑膜炎,使之弹性下降,肥厚水肿,滑膜皱襞将变得易受磨损和嵌压,后者又可造成更严重的组织变性,反过来对股骨髁造成机械刺激,严重者将发生骨软骨炎。髌内侧滑膜皱襞,特别是C型,因其棚架于髌股关节间而且较大,屈膝时被拉紧贴于骨面,由于反复伸屈活动,逐渐肥厚和纤维化乃至瘢痕化,失去原有的弹性,活动时弹拨于股骨髁上,是最易引发疼痛的部位。经研究发现,屈膝30°时髌内侧皱襞和股骨内髁接触最紧密,关节镜下髌内侧滑膜皱襞的病理改变归纳如下:①皱襞增大,在股骨内髁和髌骨内侧面或胫骨平台间相互摩擦或嵌顿。②皱襞肥厚,弹性降低。③皱襞出血及边缘纤维化。④皱襞邻近骨软骨表面纤维性软骨软化。

滑膜皱襞的大小虽然和发病有关,但亦不尽然,如有的C型皱襞很大,但无症状,而较小的B型皱襞可出现症状,手术后症状即可消失。

3. 临床表现

滑膜皱襞综合征和其他膝关节紊乱症有相似的表现,确诊并不容易。在临床工作中应提高对该病的认识,给予充分的重视。

(1)膝关节疼　发病多在青少年发育较快的阶段,常有运动创伤,特别是膝内侧受伤史。上、下楼时膝疼。屈膝久坐时有典型的疼痛发作,行走时开始几步有疼痛,再走则疼减或消失。休息或减少活动可使症状减轻或消失,疼痛性质多为钝性。

（2）肿胀　约半数病人运动后有关节肿胀表示有较广泛的滑膜炎和渗出,但程度多不严重,浮髌试验可阳性。

（3）关节弹响及"绞锁"　一半以上病人主诉膝关节伸屈时有弹响,而且时常有突然"卡住"的感觉,但并非真正的绞锁。这是股骨滑过病变滑膜皱襞时遇到阻力的表现。

（4）压痛　检查时病人常可用示指准确指出疼痛最重的部位。该部位也是压疼所在的位置。疼痛多位于髌骨上缘或上内缘,髌-股间加压时并不诱发疼痛。在有的病例内侧可触到索条状组织结构。

4.X 射线检查

X 射线平片在本病无特征性表现,膝关节造影检查,有一定诊断价值。在 45 例慢性膝关节疾病,通过 X 射线造影,诊断 30 例为滑膜皱襞综合征。

5.关节镜检查

关节镜检查在膝关节疾病的诊断和治疗上的独到之处显而易见,它可以直接观察并确认关节内 X 射线检查不能显示的病变;也可以进行活组织病检或进行某些手术治疗,有人提出诊断滑膜皱襞综合征应常规进行关节镜检查。

6.诊断和鉴别诊断

对有典型临床表现者或者有类似膝关节紊乱症状的病人,要想到该病的诊断。确诊时常须进一步检查以排除半月板损伤、交叉韧带不全损伤、侧副韧带损伤、髌骨软骨软化症等疾病。滑膜皱襞对股骨髁的机械刺激,或滑膜炎症刺激,重者可侵蚀关节软骨,不可误诊为骨性关节炎。应常规进行 X 射线检查排除其他膝关节疾病。X 射线膝关节充气造影可发现皱襞的存在。如上所述膝关节镜检查对确诊此病有特殊重要价值,有条件的应尽量进行。手术探查也是确诊的一个手段,但应有探查的指征。临床上诊断半月板损伤而手术探查的病例发现实为该病的并不少见。

7.治疗

（1）非手术疗法　多数病人用非手术疗法可获得良好疗效或减轻症状,可采用休息、局部热敷、理疗等。积极锻炼股四头肌,可以恢复已废用性萎缩的股四头肌肌力,增加膝关节稳定性,减少髌股间机械压力,对恢复病变很有意义。锻炼方法可采用主动等长收缩股四头肌、坐位伸膝屈髋使下肢悬空,可在足踝部加沙袋,逐渐增加持续时间等。口服药物可用非甾体类消炎止疼药。普鲁卡因加皮质激素类药物作痛点局部封闭有明显疗效。

（2）手术治疗　保守治疗无效或病史在半年以上者多采用手术治疗。在关节镜检查时确诊后也可随即进行关节镜手术。手术治疗是经关节镜或关节切开切除髌内侧滑膜皱襞。关节镜一般采用髌下入路进入关节腔,用一种特殊的剪刀沿滑膜皱襞从附着部剪下,进行部分切除或行剪断松解。有明确的弹响或巨大的皱襞行全切除效果好。手术后膝关节无须固定,术后次日起开始锻炼股四头肌,5 d 后即可主动伸屈膝关节。手术效果大多良好。分析结果表明:疗效属于优和良的病例,临床上疼痛和压痛局限于髌内侧,且无任何髌骨、股骨髁关节软骨病损的证据,而术后疗效属于不良者,术前有髌-股关节压痛或其他髌股关节异常。

(十一)膝关节内、外侧支持带损伤

1. 解剖

股四头肌腱分为 3 层,其中层为股内、外侧肌,在股直肌腱旁形成 2 个隆起。股四头肌腱止于髌骨,在股直肌平面之后,相当于髌骨内、外侧缘上 1/3,股内侧肌腱在髌骨内缘的抵止处更为靠下,约占其内缘上 2/3,在股直肌腱之后,其附加纤维向下延伸至胫骨内、外侧髁,移行为髌内、外侧支持带。在髌尖及胫骨髁之间另有内、外侧支持带联系,支持带分为 2 层:浅层纤维纵行,称为内、外垂直支持带;深层纤维横行,称为内、外水平支持带。支持带甚为坚强,特别以内侧为甚,能防止髌骨向外脱位。

2. 病因

膝关节内、外侧支持带是髌骨的重要支持带,当受直接暴力,如锐器伤等,或间接暴力,如当膝关节处于半屈曲位时,股骨髁滑车顶点与髌骨密切接触成为支点,股四头肌猛力收缩造成髌骨骨折及髌旁支持带与关节囊撕裂。而在治疗髌骨骨折过程忽略了髌旁支持带及关节囊的修补,造成膝关节内侧支持带松弛,外侧支持带挛缩,其结果都会造成髌骨向外侧脱位。

3. 临床表现与诊断

膝关节内、外侧支持带损伤,早期主要为膝关节前面及两侧面肿胀、皮下瘀血、局部压痛。后期最主要的症状是髌骨向外侧脱位,即患者屈膝时,髌骨向外脱位,偏于膝关节外侧,膝关节正常形态受到破坏。

X 射线检查无特殊意义,只在合并髌骨骨折及髌骨脱位未复位时才有意义。

4. 治疗

治疗主要为内、外侧支持带的修补。在治疗髌骨骨折的过程中,一定要严密缝合髌旁断裂的支持带及关节囊。当晚期已出现内侧支持带松弛、外侧支持带挛缩的情况而造成髌骨向外侧脱位或习惯性脱位时,应行内侧支持带紧缩或移位术,外侧切开已挛缩的支持带术。

手术步骤如下:①采用膝前内侧弧形切口,即切口起自髌骨上 3～5 cm 之股直肌内缘,纵行向下绕髌骨内缘,止于胫骨结节下 2 cm 处。牵开皮瓣,显露髌韧带及髌内侧支持带。锐性游离髌韧带,将髌韧带止点连同约 1.5 cm×1.5 cm 的方形骨块自胫骨结节处凿出。再向上切开髌骨内、外侧支持带和关节纤维囊。必要时切开滑膜,探查膝关节,记录并处理关节内病变,随后缝合滑膜。②将髌韧带止点连同骨块向胫骨内侧牵拉至适当部位,使髌骨复位到股骨髁间正常位置,测试髌韧带新止点。一般在原止点内下方,向下 1～2 cm,向内 1～2 cm 处。然后,在确定髌韧带新止点的胫骨处,切开骨膜,凿出与前凿下骨块同等大小的方形骨块,形成骨槽,即新止点。放松止血带后,将带有髌韧带止点的骨块嵌入骨槽内,用一枚松质骨加压螺丝钉固定。缝合骨膜,再将胫骨新止点切下的骨块置换至原胫骨结节骨缺损处。冲洗创口,重叠缝合髌骨内侧关节纤维囊和股内侧肌筋膜。如髌骨外侧关节纤维囊不足时,可切取适当大小阔筋膜修补。最后,逐层缝合切口,包扎后,用长腿前、后石膏托将膝关节固定于伸直位。③术后处理:术后将患肢抬高,2 周后开始练习股四头肌收缩活动。6～8 周去掉石膏托,逐渐开始练习膝关节屈伸活动,并扶拐负重与行走。

（十二）膝关节周围钙化症

本征又称膝内侧副韧带钙化综合征、膝关节周围钙化综合征。

1.病因病理

病因尚不清楚。病理改变为骨膜增生或韧带骨化，股骨内髁上分离出碎裂的骨片，骨膜周围或软组织上血肿钙化，滑液囊或肌腱出现钙化。

2.临床表现

病变仅侵犯膝关节，自觉疼痛较重，关节内、关节周围的软组织肿胀，但关节腔无积液。肿胀非进行性加重，时轻时重，时消时现，显然与关节积液不同。

3.诊断

①上述典型症状。②X射线片可见骨膜增厚，肌腱、韧带、滑囊等软组织区显示钙化阴影，在股骨内髁上见有分离出来的骨质碎片，分裂线两端可吻合。③应与股骨内髁撕脱性骨折、风湿性关节炎、膝关节结核相鉴别。

4.治疗

①理疗：热敷、超短波、红外线照射等。②X射线照射。③手术治疗：症状顽固，保守治疗无效者。

（十三）膝关节内侧副韧带损伤

1.病因

膝关节无论是在伸直位还是屈曲位，各种能造成小腿突然外展的暴力的作用，使膝关节发生突然外翻，即可引起膝关节内侧副韧带损伤。轻者发生部分纤维撕裂，重者可造成内侧副韧带完全断裂，甚至合并十字韧带或半月板破裂。如足球运动员用足内侧踢球用力过猛，或当站立时突然有一强大外力撞击膝关节外侧，均可造成此种损伤。内侧副韧带是对抗胫骨外旋应力的主要静力结构之一，当单足站立，躯干过度内旋造成小腿过度外旋位时，亦易损伤膝关节内侧副韧带。如铁饼和链球运动员在掷铁饼和链球做旋转动作时，易发生膝关节内侧副韧带损伤。

2.临床表现与诊断

外翻应力作用于小腿引起内侧局限性疼痛，关节外翻时疼痛加重。膝关节内侧肿胀，当合并关节内损伤时可出现全关节肿胀，重者可出现浮髌试验阳性，穿刺可抽出关节内血性积液，有时可出现膝关节内侧皮下瘀斑。伤后大多存在不同程度的膝关节活动障碍。膝关节内侧局限性压痛明显，并可扪及关节内侧有缺损处。膝关节外展分离试验显示外翻明显，合并十字韧带断裂时，尤为显著。当出现关节绞锁时，表示有半月板或十字韧带断裂，或膝内侧副韧带深层断裂的断端嵌入关节内。

X射线检查对诊断膝内侧副韧带断裂有重要价值，撕脱骨折者可以显出。加压下外展位双膝正位X射线片，对本病更有诊断意义。取1%普鲁卡因压痛点注射后，病人平卧，两踝之间置放一软枕，用弹力绷带缠紧双大腿下端至膝关节上缘处，拍摄双膝关节正位X射线片。当膝关节内侧间隙加宽不超过 5～10 mm，为内侧副韧带部分断裂；而膝关节内侧间隙明显加宽，则为侧副韧带完全断裂（图 8-38）；当合并有十字韧带断裂时，膝关节半脱位。

3. 治疗

诊断明确后，应积极早期治疗。部分断裂可采用非手术治疗：将膝放于 20°～30°屈曲位，用膝关节前后石膏托固定，练习股四头肌，约 1 周后即可带石膏下地行走，6 周后拆去石膏托，练习膝关节伸屈活动，其功能可逐渐恢复。完全断裂与陈旧性内侧副韧带断裂者，应采用手术治疗。根据损伤的范围和程度及是否合并其他韧带损伤，其手术方法也不相同。

各种手术均采用仰卧位。在硬膜外麻醉（或腰麻）及气囊止膝关节内侧间隙加宽，示内侧副韧带断裂血带下，做膝内"S"形切口，起自股骨内髁上方 1.5～2.0 mm 处，止于胫骨内髁前侧，注意保护大隐静脉及隐神经。韧带断裂处多数可见深筋膜下有血肿存在，应仔细分离探查，必要时可做膝关节外展分离试验，以明确韧带断裂的部位。内侧副韧带深层断裂时，往往在浅层中有血肿或瘀血斑，此时应沿浅层韧带纤维走行方向进行挤压，即可发现浅韧带出现皱襞或泡状隆起。

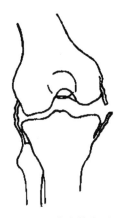

图 8-38　膝关节内侧间隙加宽（示内侧副韧带断裂）

（1）膝关节内侧副韧带浅层断裂的修补方法　应视断裂的部位不同而采用不同的方法。在上、下附着处断裂者，其修补方法相同。当撕脱端带有较大的撕脱骨折片者，可用螺丝钉固定。骨折片小或无骨折片者，则在韧带附着处凿一浅槽，在槽的边缘各钻 2 个孔，用粗丝线将断端固定于槽内。内侧副韧带中部断裂时，应行端端缝合或重叠缝合。当内侧副韧带撕裂严重有较多缺损，或经过修补仍不够坚强时，可按陈旧性内侧副韧带断裂（图 8-39）。

（2）膝关节内侧副韧带深层断裂修复方法　先纵行分开浅层韧带之纤维，在直视下对深层韧带断裂处进行端端缝合。

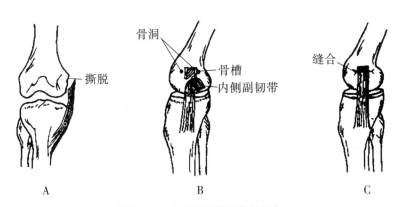

图 8-39　内侧副韧带损伤的修复

A.肌起点撕脱　B.股骨髁附着点凿骨槽及打孔　C.将韧带缝合于骨上

（3）内侧副韧带断裂合并前十字韧带断裂的修补方法　其原则是先行修补前十字韧带后，再修补膝关节内侧副韧带，具体方法各异。

◆前十字韧带上端附着点撕脱的修补方法:除做出了上述膝关节内侧"S"形切口外,另在股骨外髁附近做一直切口,长约3 cm,直达股骨外髁。自股骨外上髁向髁间窝钻2个孔,两孔相距0.7 cm。用粗丝线"8"字形缝合前十字韧带上端,并将两缝线分别自两骨孔引至股骨外上髁。再用前述方法修补膝关节内侧副韧带后,将股骨外上髁之两粗丝线拉紧结扎。

◆前十字韧带下端附着点撕脱的修补方法:通过膝关节内侧"S"形切口探查清楚前十字韧带下端附着点处断裂后,再在胫骨平台下方胫骨粗隆内侧做一小直切口,长约3 cm,在胫骨平台下4 cm处斜向胫骨髁间隆突前内侧钻2个平行骨孔,两孔相距0.7 cm。用粗丝线"8"字形缝合前十字韧带下端,丝线自两骨孔引至胫骨粗隆内侧,待修补内侧副韧带之后,再将胫骨粗隆内侧的粗丝线拉紧结扎。亦可以采用钢丝缝合法修复。

◆前十字韧带中部断裂的修补方法:用粗丝线端端缝合前十字韧带中部断裂处后,缝合修补膝关节内侧副韧带。

(4)膝内侧韧带断裂合并内侧半月板破裂的治疗方法　内侧半月板边缘附着处轻度裂者的治疗方法是先缝合修补破裂处,防止撕裂的半月板边缘返折入关节腔,引起膝关节绞锁,后再修补内侧副韧带。如果内侧半月板破裂较重时,则必须切除内侧半月板对内侧副韧带进行修补。

(5)陈旧性膝关节内侧副韧带断裂的治疗　凡陈旧性的膝关节内侧副韧带断裂者别是合并前十字韧带断裂时,膝关节的限制作用遭到破坏。由于长期慢性牵拉而继发内侧副韧带的松弛,造成膝关节侧方直向不稳定和前内侧旋转不稳,继而发生前外侧和后内侧旋转不稳定,甚至发生复合不稳等。由于膝关节内侧副韧带的断裂,失去了韧带紧张时使四头肌产生反射性收缩的机制,导致股四头肌废用性萎缩,最终造成下肢功能的严重障碍。由于陈旧性膝关节内侧副韧带断裂处理困难,治疗效果较差,故目前对其治疗方法的意见尚不完全一致,但近来多数学者认为以行手术修复为宜。本手术方法亦适用于膝内侧副韧带断裂伴有严重缺损的新鲜损伤,以及经过修补仍不够坚强的情况。手术方法有两大类,即静力修复法和动力修复法。

◆静力修复法:系利用膝关节附近的软组织,对损伤的韧带及缺损进行修补。

用的材料有伤处附近的筋膜或肌腱,也可将已经断裂的韧带行紧缩缝合,以恢复其张力。此种方法往往可得到立竿见影的效果。但是,由于所借用的材料缺乏血液供给,久之发生继发性弹性降低而逐渐松弛,所以往往远期效果不太理想。

现以股薄肌肌腱为材料进行修复为例简述。其手术方法的要点是:将膝关节内侧"S"形切口适当延长,分离出股薄肌的止点及其肌腱和肌肉的远端。在股骨内髁相当膝关节内侧副韧带附着的平面切断股薄肌的肌腱,将其近侧断端略拉紧,保持适当张力缝合于缝匠肌前下部,其远侧断端保留备用。然后,在股骨内髁膝内侧副韧带附着点上缘用骨刀掀起一骨片,将股薄肌之远侧断端的切断处提起拉紧,置于掀起的骨片之下用一枚细长螺丝钉或克氏针固定。一般在术后3~4周拔出克氏针。同法,也可取材于半腱肌腱和半膜肌腱。

◆动力修复法:系将正常肌腱移位,利用肌肉的拉力,达到稳定膝关节的目的。方法较多,须根据具体情况选用不同的方法。

鹅足移位术适用于膝关节内侧副韧带断裂,合并前十字韧带损伤,存在前抽屉试验阳性,当膝关节剧烈活动时,易出现膝关节摇摆不稳或发生软腿现象者。其手术方法的要点是:将鹅足腱(胫骨上端前内侧之股薄肌、缝匠肌和半腱肌的联合止点)的远端止点的2/3剥下,向上翻转,缝合在髌腱内缘和胫骨内髁的下方,使其变为水平走行,以加其内旋作用。或单独将缝匠肌远端游离,与股四头肌扩张部髌腱缝合,再将剩余之鹅足自止点切下。仍按上述方法,翻转缝合固定在髌腱内侧缘和胫骨内髁下方(图8-40)。

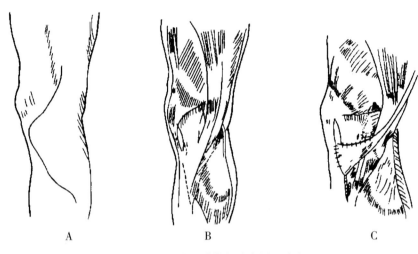

图8-40 用鹅足腱修复膝内侧不稳定
A.切口　B.鹅足腱下部切口　C.向上翻转缝合

本手术是动力性修复,术后症状可明显改善,而且可克服单纯静力性修复远期疗效欠佳的缺点。但在检查时,因韧带松弛出现的体征依然存在,所以,评定手术效果时,应以功能改善为主要指标。

(6)膝内侧副韧带紧缩缝合法　适用于膝内侧副韧带松弛的病例。其手术方法的要点是:将膝内侧副韧带的上方起点,连同其附丽的骨皮质一并凿下,向前上方移位,拉紧后用螺丝钉固定(图8-41)。

(7)膝内侧副韧带部分断裂的治疗　经查体及膝关节外展位 X 射线拍片无明显阳性发,而存在膝关节内侧轻度肿胀和局限性压痛的患者,表示存在有膝内侧副韧带轻度损伤,或仅有部分断裂。此类患者,可用石膏夹制动,以利于损伤的愈合。3周后去除石膏,开始做膝关节伸、屈活动的锻炼。若经3~4周锻炼观察,显示膝关节不稳,应考虑有膝内侧副韧带完全断裂和或膝部其他韧带合并伤的可能,宜行手术修复。

(8)术后处理　上述诸手术术后,均行下肢全长石膏夹固定于膝关节屈曲10°~20°位。如为单纯韧带、肌腱等软组织修补缝合者,固定3周后,去除石膏夹,开始下肢功能锻炼;凡做骨孔、骨槽或骨片的韧带、肌腱起止点移位固定者,术后4~6周去除石膏夹,练习下肢的功能。

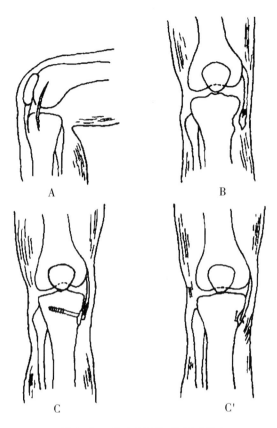

A　　　　　　　　　　　B

C　　　　　　　　　　　C'

图 8-41　膝内侧副韧带断裂修复

A.切口　B.内侧副韧带撕脱带骨片　C.以螺钉及齿状垫圈固定　C'.另一种方法：
骨块钻孔以粗丝线缝合固定

(十四)膝关节外侧副韧带损伤

1.病因

闭合性单纯膝外侧副韧带断裂罕见,只有在暴力作用于膝关节内侧或小腿外侧,造成突然膝内翻情况下,才有可能发生膝关节外侧副韧带断裂。此类损伤易发生在摔跤运动员、舞蹈演员和体力劳动者。临床所见膝关节外侧副韧带断裂,多合并外侧关节囊的损伤,有时甚至合并腘肌腱、十字韧带、半月板、腓肠肌外侧头、腓总神经、髂胫束或股二头肌等的损伤及骨折发生。

2.临床表现与诊断

膝外侧副韧带断裂,多发生在止点处,多数伴有腓骨小头撕脱骨折,故临床主要症状为膝关节外侧局限性疼痛,腓骨小头附近肿胀、皮下瘀血、局部压痛。膝关节活动障碍,有时合并腓总神经损伤。

膝关节内收应力试验阳性。当伸直位试验阴性、屈曲30°位阳性者,表示膝关节外侧副韧带断裂合并外侧关节囊、韧带的后1/3、弓状韧带、肌腱损伤;当伸直位和屈曲30°均为阳性者,表示膝外侧副韧带断裂同时合并十字韧带断裂;当伸直位阳性、屈曲位阴性者,表示单纯膝外侧副韧带断裂或松弛。

依据有强度膝内翻外伤史,膝外侧疼痛、肿胀及压痛,在腓骨小头附近最明显,膝关节内收应力试验阳性,可确定诊断。

一般双膝 X 射线正、侧位片,可见有腓骨小头骨折,但对确定膝外侧副韧带断裂诊断的依据不充分。小腿内收位双膝 X 射线正位片,对诊断的价值较大。其投照方法是:先在膝关节外侧压痛点处用1%普鲁卡因封闭止痛后,患者取仰卧位,双膝之间放一圆的软枕,再用弹力绷带缠紧双踝关节及小腿的远端,然后摄双膝正位 X 射线片。当膝外侧副韧带断裂时,伤肢膝关节外侧间隙较健侧加宽;当合并十字韧带断裂时,膝关节外侧间隙增宽更为明显(图 8-42)。健侧膝关节的间隙则无明显改变。

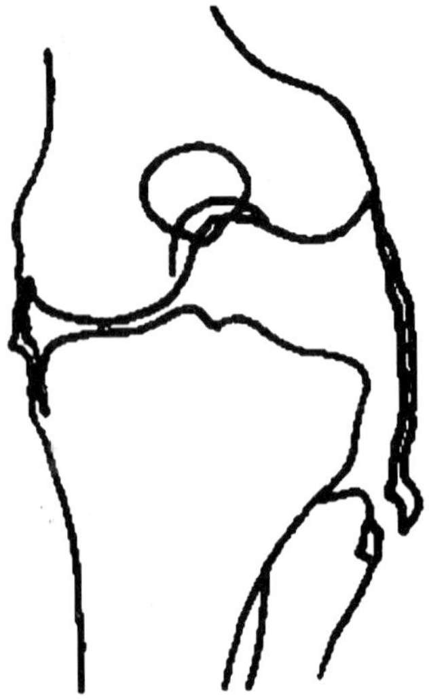

图 8-42　膝关节外侧间隙加宽
(示外侧副韧带断裂)

3.治疗

(1)非手术治疗　适用于损伤较轻的单纯膝外侧副韧带损伤者。膝内收应力 X 射线摄片,关节间隙开大 0.4 cm,可用弹性绷带加压包扎;关节间隙开大为 0.5 ~ 1.2 cm,给予抽尽膝关节内积血加压包扎,屈膝 20°位前后用长腿石膏托固定,6 周后拆除石膏,开始练习膝关节活动。石膏固定期间,应加强股四头肌收缩训练,以防止发生废用性肌萎缩。

(2)手术治疗　膝外侧副韧带完全断裂,过去认为可以不必进行修补,但近年来观察,未进行修补者,有的后遗症明显,常导致膝关节前外侧旋转不稳定。如合并前交叉韧带损伤,则更为明显。当合并后十字韧带损伤时,则发生后外侧旋转不稳定,出现胫骨外髁向后旋转半脱位。所以,近年来对严重外侧副韧带断裂或保守治疗未愈者,一经确诊,即决定手术修复。

◆撕脱骨折切开复位内固定和腓总神经探查术:适用于膝外侧副韧带止点之腓骨小头撕脱骨折移位明显且合并腓总神经损伤、膝关节外侧间隙加宽示外侧副韧带断裂损伤者。采用腓骨头上、下各 2 ~ 3 cm 的直切口,将移位之撕脱骨折块复位,保持骨折片与膝外侧副韧带的联系,用 1 枚螺丝钉或 2 根交叉克氏针将骨折片固定。再探查腓总神经,如发现腓总神经断裂,应在手术显微镜下使用显微外科器械和无损伤缝合针线进行束膜和鞘膜吻合。有时长度不足,断端对合十分困难者,应采用自体神经移植术,常采用隐神经进行移植。

◆膝关节外侧副韧带缝合法:适用于单纯膝外侧副韧带在中部的断裂者。采用膝关节外侧直切口,长 4 ~ 5 cm。仔细分离,找出膝外侧副韧带两断端,屈膝 30°位,拉紧两断端行对端缝合,如果膝外侧副韧带较松弛,可做重叠缝合。

◆膝外侧副韧带紧缩法:适用于突发性膝外侧副韧带松弛所造成的膝关节不稳定者。其手术方法是:膝关节外侧做直切口或"S"形切口,长 5 ~ 6 cm。将膝外侧副韧带的起点处的股骨外上髁骨皮质凿下,向原起点的前上方移位并拉紧,在此新起点处用骨凿切去相应的小块骨皮质层,使之粗糙后,用 1 枚螺丝钉拧入固定,使原起点之骨皮质块牢固固定在新起点处。另外,有人在上述方法的基础上,再将腓肠肌的外侧头自起点处切下,并移向前方,与移位后膝外侧副韧带的起点缝合在一起加强。

◆膝外侧副韧带起点上移紧缩法(Augustine 法):适用于膝外侧副韧带松弛所致的后外侧不稳定的病人。其手术方法的要点是:将膝外侧副韧带起点处的股骨外髁皮质凿下,向原起点的后上方1~2 cm 处拉紧后,用1 枚螺丝钉固定。此法系单纯静力结构转移的方法,久之,有发生膝外侧副韧带再松弛的可能。

◆髂胫束转移术:适用于膝外侧副韧带断裂合并十字韧带损伤所造成的后外侧旋转不稳定的患者。其手术方法的要点是:做股骨外髁至腓骨小头下2 cm 的直切口,沿股二头肌前缘与髂胫束后缘之间进入,显露膝外侧副韧带并游离之。在股骨外髁之膝外侧副韧带起点处凿下约1.5 cm×1.5 cm 骨皮质片。再在膝外侧副韧带原起点后上方1~2 cm 处切开骨膜,将骨皮质凿成粗糙面。在膝关节屈曲30°位,把膝外侧副韧带之起点拉紧并移到已凿成的粗糙面处,用1 枚螺丝钉固定。然后在胫骨外髁处切断髂胫束止点的大部分并向近端游离3 cm,将切下的髂胫束之止点移至腓骨小头处,牵紧后用丝线缝合固定。

◆膝外侧副韧带止点前移术(Trillat 术):适用于前外侧旋转不稳定者。其手术方法的要点是:采用膝外侧直切口,将膝外侧副韧带和股二头肌在腓骨小头的附着点纵向凿下,并向上翻转,显露膝关节后外侧关节囊,将松弛的后外侧关节囊向下拉紧并行重叠缝合。屈膝30°位将已凿下之膝外侧副韧带和股二头肌止点拉紧移至胫骨外髁处(预先将此处骨皮质凿成粗糙面),用1 枚螺丝钉固定。

◆股二头肌悬吊术(Kromer 术):适用于膝外侧副韧带断裂后所致膝关节前外侧旋转不稳定者。其手术方法的要点是:作膝关节外侧"S"形切口,下端止于腓骨小头,长8~12 cm。保留股二头肌的止点,分离股二头肌腱的前部1/3~1/2,自近端相当于膝外侧副韧带的起点平面处切断股二头肌腱已分离的前部。将切下的前1/3~1/2 股二头肌腱前移至外侧副韧带起点处拉紧,屈膝30°位缝合固定。前外侧旋转不稳定越严重,股二头肌腱前移的程度就越大。严重的病人,可将切下之股二头肌腱近端向前移至髌骨外下角处,拉紧后与髌腱的外侧缘缝合固定。

◆股二头肌腱止点前移术(Trillat 法):适用于膝关节前外侧旋转不稳定者。其手术方法的要点是:采用膝关节外侧"S"形切口,远端切口经过腓骨小头弯向前方,止于胫骨粗隆外下方,长约10 cm。将股二头肌止点连同膝外侧副韧带止点自腓骨小头一并凿下一骨皮质片,游离股二头肌腱。在胫骨粗隆外侧凿下一块与腓骨小头切下之骨片大小相等的骨皮质。将游离的股二头肌腱和膝外侧副韧带之止点骨块移至胫骨粗隆外侧之骨缺损处,拉紧股二头肌腱和膝外侧副韧带,屈膝30°位,用螺丝钉固定。本手术是动力结构和静力结构相结合的移位治疗方法,可防止晚期因单纯静力结构松弛而致手术失效。

(3)手术后处理　手术后,一般不用抗生素。术后均需使用长腿前后石膏托固定于膝关节屈曲30°位4~6 周,外固定期间要主动练习股四头肌收缩,以防止股四头肌发生废用性肌萎缩。去除石膏外固定后,积极练习膝关节及全下肢的活动。

五、股四头肌损伤

(一)股四头肌腱损伤

1. 解剖与病因

股四头肌腱由股四头肌的 4 部分相合而成,分为 3 层。浅层为股直肌腱,附着于髌骨前缘,其纤维大部分覆盖髌骨前面的粗糙面,向下延伸为髌韧带。中层为股内、外侧肌腱,在股直肌腱旁形成 2 个隆起,此二肌腱亦止于髌骨,但在股直肌平面之后,相当于髌骨内、外侧缘上 1/3。股内侧肌腱在髌骨内缘的抵止处更为靠下,约占其内缘上 2/3。在股直肌腱之后,其附加纤维向下延伸至胫骨内、外侧髁,移行为髌内、外侧支持带。深层为股中间肌腱,附着于髌底更后的平面。股中间肌下部深面有少许肌束形成膝关节肌,止于髌上缘和膝关节囊,作用为伸膝及向上牵引膝关节囊。由于股四头肌的 4 部分在不同平面附着于髌底,故当股四头肌断裂时,仅有一部分受到牵连。

任何暴力使已强烈收缩的股四头肌猛烈被动拉伸者,可使伸膝装置的任何部分发生完全或不完全断裂。股四头肌腱断裂是伸膝装置的损伤之一。常见于中年和老年,常伴有退行性变。另外,还可见于锐器直接作用于股四头肌腱而引起的开放性损伤。

2. 临床表现与诊断

开放性损伤,可于清理创口时直接见到断裂的股四头肌。闭合性股四头肌腱损伤好发于中老年人,因其股四头肌变性、变脆容易断裂。损伤后可出现膝部剧痛,髌骨上部肿胀,有时有皮下瘀血,髌骨上方股四头肌腱处压痛,断端分离较远、伤后不久者能看出或扪出断裂部凹陷。完全断裂者伤肢即失去主动伸膝功能;部分断裂者,虽能主动伸膝,但伸力较差。

X 射线检查:新鲜股四头肌腱损伤,且肌腱完全断裂者可见显影;对不完全损伤与陈旧性损伤,X 射线检查无特殊意义。

3. 治疗

股四头肌腱部分断裂者,可用石膏固定 5~6 周,去除石膏后,做理疗、按摩与膝关节伸展功能锻炼,以恢复膝关节正常功能。股四头肌完全断裂者,应做急诊手术,不能进行手术,也要争取 1~2 d 内修补,以免组织水肿变脆弱,缝合不牢。时间越长,肌萎缩、肌纤维化和肌肉回缩的程度越大,疗效越差。早期修复可以直接缝合;稍晚,张力较大者须加做不锈钢丝拉出缝合;断裂几周后,其近侧断端可回缩达 5 cm 以上,须做肌腱延长修补术等,但修复后,膝虽较稳定,但伸膝力仍差。对年老患者,修复手术更为重要,因为膝若不稳、无力,容易摔跌,容易发生更为严重的损伤。

手术一般采用硬脊膜外麻醉,仰卧位,手术方法一般有以下 3 种。

(1)用筋膜条直接缝合术 采用膝关节前内侧手术行入路,显露股四头肌腱和髌骨。清除断端之间和髌上滑囊内的瘀血和液体。切除粗糙的肌腱断面,但不可过多。在髌骨中下部的前方两侧向上各钻 1 个直径约 3 mm 的骨隧道,从髌骨上端钻出。骨隧道不可钻出髌骨的关节面,并须相互保持平行。从健侧大腿外侧取下一条 1 cm 宽 15 cm 长的阔筋膜条。在股四头肌腱断面上方1.5～2 cm处,先把筋膜条横贯肌腱,然后把筋膜条的两端穿过髌骨骨隧道。拉紧筋膜条,使肌腱断面对接,缝合筋膜条,再用丝线间断缝合肌腱(图8-43)。

术后,用长腿石膏固定膝关节于伸直位。4～5周后,拆去石膏,在理疗的配合下,锻炼股四头肌,至膝能主动屈至90°时,即可扶一拐行走。

(2)不锈钢丝拉出缝合术　切口和显露方法同上,在髌骨中下段交界处的内、外缘各旋入一枚1 cm长的不锈钢螺丝钉。螺丝钉不可进入关节,方向向上、向中线。然后用一根28号不锈钢丝横贯股四头肌腱上段,向远侧牵拉,使肌腱断端对接,把不锈钢丝固定在两侧螺丝钉上。在钢丝缝线的内上角处,另穿一根拉出钢丝袢,在大腿近段内侧皮肤上穿出。用丝线间断缝合肌腱断端,加固缝合。缝合皮肤切口,注意不使螺丝钉顶压皮肤,以防溃破(图8-44)。

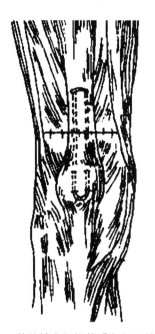
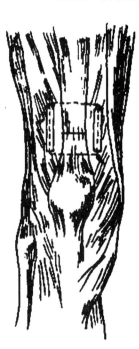

图8-43　单纯缝合加阔筋膜条加固缝合法　　图8-44　股四头肌断裂除直接缝合外须用钢
　　　　　　　　　　　　　　　　　　　　　　　　　　　　丝做减张缝合

术后用长腿石膏固定膝关节于伸直位。由于已有不锈钢丝内固定,可以适当提前进行功能锻炼。术后3～4周,拆去石膏,将患肢置于Thomas架和小腿附架上,做平衡悬吊装置,开始30°～40°内的屈伸功能锻炼。8周后,在螺丝钉部位各做一小切口,剪断不锈钢丝,从大腿下段拉出,同时取出螺丝钉,继续锻炼膝关节。

(3)带蒂腱瓣修补术　对晚期病例,股四头肌腱断端之间的间隙不能直接缝合者,可用带蒂腱瓣修补。从股四头肌腱的近侧段,切下一块倒置的"V"形腱组织,基底置于断裂缘上方1～1.5 cm处。腱瓣的长度视间隙的大小而定,其厚度则须包括全层肌腱。将腱瓣切成前后两半,前半占肌腱的1/3厚度,后半占2/3。用羊肠线或阔筋膜条尽可能地将肌腱断端间隙缝合,又可加用不锈钢丝拉出缝合法,以作保护。将腱瓣的前半向远侧翻转,缝于远段,修补断端间的缺损。将"V"形切口的上部间断缝合,用腱瓣的后半修复余下的缺损(图8-45)。

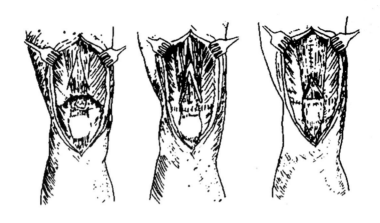

图 8-45　肌腱延长术治疗股回头肌腱断裂

术后处理同上,但须适当延长外固定期。晚期修复的疗效不如早期好,虽可改善膝的稳定性,但难于恢复有力的伸膝力。

(二)股四头肌的替代手术

1.股二头肌与半腱肌代股四头肌手术

股二头肌与半腱肌代股四头肌手术适用于单纯股四头肌瘫痪者,是常采用的手术方式。肌腱止点前置后,对恢复伸膝肌力较强,功能良好。但步行屈髋时,由于前置股二头肌与半腱肌呈紧张状态,伸膝的作用在力学上较为合理。

(1)手术方法1(图 8-46)

◆第一切口:自大腿后外侧做纵向切口,由大腿中点开始至腓骨头,沿股外侧肌的后缘切开深筋膜,以暴露股二头肌,从二头肌的止点处向上游离到股骨中点水平;由于该肌的神经支配多由中上1/3处进入,不超过中点水平,就不会损伤该肌的主要神经支配。腓总神经被二头肌覆盖,恰在该肌的深面,隔以透明的筋膜,可以看到在脂肪组织的表面,行径与二头肌一致,到腓骨头处在二头肌止点偏后,但非常接近,绕过腓骨头下方向前,进入小腿前外侧的肌肉组织中。在腓骨头处切断二头肌止点时,特别要注意不要损伤到腓总神经。髂胫束如有挛缩,可同时在股骨中下1/3处切断,并做部分切除,但须保留下部,才不致影响膝关节的稳定性。

◆第二切口:在髌骨正中上缘,做一长3~4 cm的纵向皮肤切口,以暴露髌骨前面与髌上韧带。在第二切口与第一切口之间,用止血钳伸向已游离的股二头肌蒂部,分开皮下组织,做一皮下隧道,隧道宽为3~4 cm,将股二头肌腱自第一切口畅行无阻地拉入第二切口内,适当地拉紧作临时固定。

◆第三切口:由大腿内侧中点开始向下做一纵向皮肤切口,至胫骨上端内髁(也可以分成两端做两小切口),切开深筋膜,注意不要损伤大隐静脉和隐神经,显露半膜肌与半腱肌。半腱肌位于半膜肌后内侧,其肌腱细长,容易识别。找到该肌后,观察该肌,如肌腹及色泽较好时,可供移植之用时,将该肌腱止点处切断,向上游离肌腹至大腿中段,再做一皮下隧道,

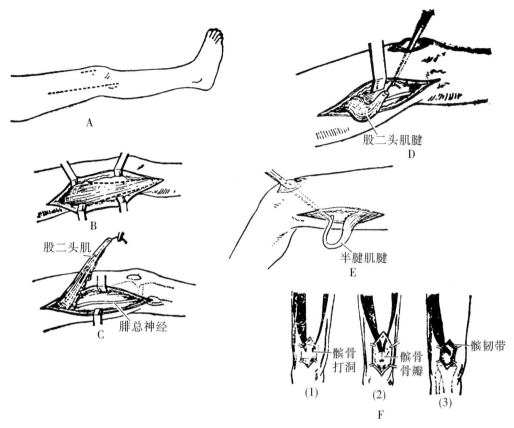

图 8-46 上海市第一人民医院骨科代股四头肌手术步骤

A. 皮肤切口位置 B. 股二头肌剥离范围 C. 游离股二头肌,注意不损伤腓总神经 D. 从髌骨前切口内抽出股二头肌腱 4. 在大腿内侧作直切口,切断并游离半腱肌,并从皮下隧道引至髌骨前切口内 F. 肌腱的固定方法:(1)股二头肌腱、半腱肌腱穿过髌骨骨孔固定;(2)髌骨前骨瓣固定;(3)肌腱横穿韧带固定

把切断的半腱肌腱通过隧道拉入第二切口内(若观察半腱肌萎缩无力,而半膜肌较好,也可以用半膜肌腱止点前移),然后在第二切口内将移位的肌腱止点固定于髌骨或髌上韧带。固定方法:有的主张通过髌骨,横钻一孔,将半腱肌腱由孔中穿过与股二头肌腱缝合;有的主张在髌骨前面做一骨瓣,把移植的肌腱止点植于骨瓣下埋藏缝合;有的主张在移植的肌腱紧靠髌骨上缘,将韧带横行劈开,穿过固定。如果采取肌腱与肌腱缝合固定,手术简便。只要固定牢固,就可以达到目的,因此多采用肌腱与肌腱缝合方式。最后缝合个切口,不放引流,适当地加压包扎后,外用石膏托固定,10 d 后拆线,换长腿管型石膏固定,一个月后拆除石膏,进行功能锻炼。

非手术治疗:适用于损伤较轻的单纯膝外侧副韧带损伤者。膝内收应力照相,关节间隙开大 0.4 cm,可用弹性绷带加压包扎;关节间隙开大为 0.5~1.2 cm,给予抽尽膝关节内积血加压包扎,屈膝 20°位前后用长腿石膏托固定,6 周后拆除石膏,开始练习膝关节活动。石膏固定期间,应加强股四头肌收缩训练,以防止发生废用性肌萎缩。

(2)手术方法2(图 8-47) 患者平卧位,屈膝至 110°左右,在小腿外侧,自腓骨头下向上做4~5 cm纵切口,寻出股二头肌腱止点,并仔细分离后,连同二头肌腱表面2 cm长的筋膜一起切下,注意勿损伤腓总神经及外侧副韧带。在股骨下1/3的外侧,做长8~12 cm皮肤切口,切开髂胫束,找出股二头肌肌腹,作内、外、前、后分离,将肌腱止点由第一切口转至第二切口中,继续将肌腹沿股骨后外侧钝性向上分离,至见到神经血管自内下进入肌腹为止;切除部分紧张的髂胫束,使股二头肌腹向髌骨方向转位时免受压迫。

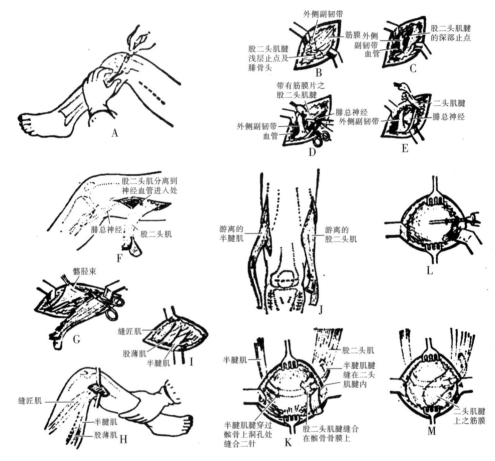

图8-47 上海新华医院小儿骨科代股四头肌的手术步骤

A.半屈膝关节平卧位,在腓骨头处做切口 B.切开皮肤,暴露筋膜及股二头肌腱浅部止点 C.切开筋膜,显露外侧副韧带及股二头肌腱深部止点 D.保护深部之腓总神经,连有筋膜切断股二头肌腱浅深止点 E.游离股二头肌腱 F.从大腿外侧切口中,抽出股二头肌腱 G.剪除部分髂胫束及外侧肌间隔 H,I.在大腿内侧做切口,分清缝匠肌、股薄肌及半腱肌止点之关系后,切断半腱肌止点并游离之 J.在髌骨前做横切口 K.在髌骨上钻洞 L.半腱肌腱穿髌骨骨洞后,与股二头肌腱贯穿缝合 M.股二头肌腱上的筋膜片盖于髌韧带上缝合

在小腿上端内侧做长4~5 cm的皮肤切口,找出缝匠肌、股薄肌、半腱肌各腱的联合止点,将半腱肌止点分出。半腱肌止点为最下面一支。呈圆束带状,将止点切断,较易抽出。在大腿中段后内侧做8~10 cm长皮肤切口,分离皮下脂肪,牵开半膜肌,暴露出半腱肌,切开腱膜,将半腱肌断端抽出至该切口中备用。

在髌骨前面做长约 6 cm 横向行切口,暴露髌骨两侧,在髌骨中部横贯穿钻孔后,用止血钳逐步扩大通向大腿内侧切口,做一皮下隧道,将半腱肌止点用血管钳夹住,经隧道引向髌骨,并将该腱断端穿过髌骨钻孔,由内拉向外上侧,露出 3~4 cm 断端,在入口处将肌腱与髌骨骨膜缝合固定,以防回缩。再在髌骨外侧向上外方用血管钳分离至大腿外侧切口,做一宽松皮下隧道,经隧道将股二头肌止点引向髌骨外侧,将半腱肌腱止点残端与股二头肌腱贯穿缝合,并将二头肌腱止点与髌骨皮质加固缝合,二头肌之筋膜部分缝合于髌骨前面及髌韧带上。缝合切口,屈膝 5°~10°,外用长腿石膏固定 6~8 周。

2. 半腱肌、半膜肌代股四头肌手术

半腱肌、半膜肌代股四头肌手术适用于股四头肌部分瘫痪伴有外旋步态的病人,可将以上两肌的止点同时向前转位,增加伸膝力量,又有矫正股外旋的作用,但力量弱。

3. 股二头肌代股四头肌手术

股二头肌代股四头肌手术适用于股四头肌瘫痪伴有内旋步态的患者,可将股二头肌或合并髂胫束一起移位于髌骨,有增加伸膝和矫正膝内旋作用。由于临床所见内旋步态较少,故很少使用该术式。

上述前两种术式,为单侧的代股四头肌,其手术方法与第一种术式的单侧做法相同。

4. 用阔筋膜张肌(髂胫束)与缝匠肌代股四头肌手术

由于其起点均在髋关节前方,当步行抬腿伸膝的同时,需要有屈髋的动作。但屈髋时移植的肌肉松弛,伸膝无力。另外,用髂腰肌、腹外斜肌代股四头肌,由于要通过很长的肌腱,故力量不强。以上方式,效果不佳,不宜采用。

5. 股四头肌替代手术的注意事项

(1)游离肌腹时要达到适当的高度 腘绳肌主要的神经是由股骨上 1/3 处进入,游离大腿中点处时不要损伤支配肌肉的主要神经。若分离过高,则有损伤神经的可能;一旦神经受损,则肌肉萎缩,影响手术效果。但如游离的高度不足,肌止点前移时成角过大,则又影响肌肉发挥作用。隧道要通畅,使移位的肌腱收缩时滑动无阻。移植的肌止点固定时要牢固,若被拉滑脱松弛,可影响手术效果,或导致手术失败。转位的肌腱张力要适当,过松不起作用,过紧将来影响屈膝功能;但一般宁愿稍紧,较有效果,过松常失效。

(2)手术操作要细致 尤其在切断股二头肌止点时,勿损伤腓总神经和外侧副韧带。止血要彻底,包扎要松紧适当,但需要有一定的压力,避免术后血肿发生、感染或粘连,造成手术失败。

(3)手术必须制定正确的方案 如膝关节有轻度屈曲挛缩,在肌止点前移时,可以同时作股骨髁上截骨矫正屈曲畸形。若膝关节屈曲畸形较大,超过20°以上者,或髋、踝关节同时伴有畸形者,代股四头肌手术之前,必须先做矫正。若畸形未予矫正,转位的肌肉不能发挥作用。

(4)手术后要注意肢体血运 发现包扎过紧,可将石膏托前部的绷带剪开(不要去除石膏托),再在石膏托的外层用绷带包扎好。10 d 后拆线,换长腿管型石膏固定,在石膏的保护下可以锻炼肌肉收缩,逐步下地行走。术后 1 个月拆除石膏,锻炼主动的关节屈伸活动,勿做被动的或强制的关节活动,可用理疗、体疗、电刺激等促进肌力的恢复。

第九章　小腿及踝足部肌肉、肌腱损伤

一、小腿部

小腿前后至足背或足底的肌腱均裹以滑膜鞘,起到灵活滑车的作用。

(一)小腿肌腱

1. 前侧肌腱

足背最内侧的鞘包裹胫骨前肌腱,由小腿横韧带的上缘向下达于胫骨前肌腱止端的稍上侧;第2鞘包裹鉧长伸肌腱,于小腿十字韧带深面,向下达于第1趾骨,胫前血管及腓深神经位于该管中;第3鞘包裹趾长伸肌腱与第3腓骨肌腱,由小腿横韧带的下缘达于足背的中部(图9-1)。

在腱的深面可以看到由致密固有筋膜形成的腱鞘后壁,在该壁的深面为关节囊和韧带,二者互相之间不相通。

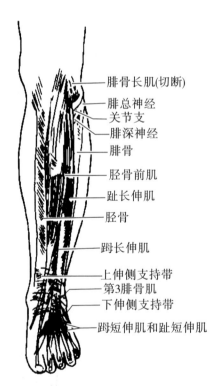

图9-1　小腿前部肌

2. 外侧肌腱

腓骨肌腱滑膜鞘起于外踝尖上 5 cm,初为一鞘,包裹二腱至跟骨的外侧面一分为二。包裹腓骨短肌的鞘几达其止端,包裹腓骨长肌长腱的鞘则进入足底,直至其止端。此滑膜鞘如有感染常可蔓延至足底(图 9-2)。

3. 内侧肌腱

在分裂韧带之下,胫骨后肌腱、蹬长屈肌腱及趾长屈肌腱均裹以滑膜鞘,其近端在内踝上 2.5 cm。胫骨后肌腱滑膜鞘的远端达于舟骨粗隆,趾长屈肌腱的滑膜鞘至足的中部,蹬长屈肌腱的滑膜鞘达于第 1 跖骨的中部。三者排序,由前向后依次为胫骨后肌腱、趾长屈肌腱及蹬长屈肌腱,在后二者之间有胫后血管及神经通过(图 9-3)。

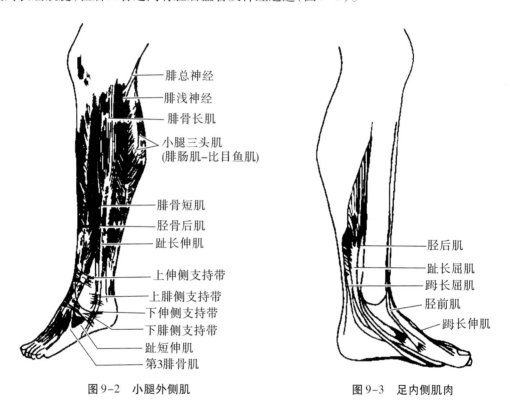

图 9-2　小腿外侧肌　　　　　图 9-3　足内侧肌肉

4. 后侧肌腱

跟腱为身体最坚强肌腱,长约 15 cm,起于小腿中部,由腓肠肌与比目鱼肌合成,前部肌肉纤维延续至下端。肌腱由上向下逐渐增厚变窄,在踝的后部最窄,但甚厚,至跟骨结节上 4 cm 处向下又逐步扩展,而止于跟骨结节后面的下半(图 9-4)。

跟腱有 2 个鞘,外鞘由小腿固有筋膜形成,内鞘直接贴附于跟腱,其结构很似滑膜。在跟骨与跟腱之间有一滑膜囊,在跟腱与足跟皮肤之间亦有一滑膜囊,能引起发炎。在跟腱之前尚有一甚厚的脂肪垫,胫后血管理于其中,故在跟腱手术时,不易引起血管损伤。有先天性跟腱短缩的人,易引起平足症。

跟腱是人体最强大肌腱之一,能承受很大张力,虽然在日常生活中跟腱断裂不多见,但在运动员中并非少见。跟腱断裂除因直接损伤引起外,多系间接损伤,如在膝关节伸直、足尖着地或足部强力背伸、跟腱突然猛力收缩时即可引起跟腱断裂,或甚至引起胫骨后踝骨折。老年人因跟腱变性,更易引起断裂。

足底的肌腱由浅入深分为4层排列:第1层为蹞展肌、趾短屈肌和小趾展肌;第2层为趾长屈肌腱、蹞长屈肌腱、足底方肌和蚓状肌;第3层为蹞短屈肌、蹞收肌和小趾短屈肌;第4层为骨间足底肌、骨间背侧肌、腓骨长短肌腱和胫骨后肌腱(图9-5)。

足底腱膜呈三角形,尖向后附着于跟骨结节,底向前分裂成5束,至各趾的趾腱鞘,但彼此借横纤维相连,附着于各跖趾关节囊和趾腱鞘。

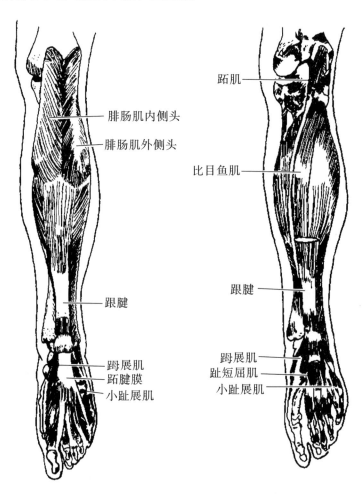

腓肠肌内侧头
腓肠肌外侧头
跖肌
比目鱼肌
跟腱
跟腱
蹞展肌
跖腱膜
小趾展肌
蹞展肌
趾短屈肌
小趾展肌

图9-4 小腿后和足底肌(浅层)

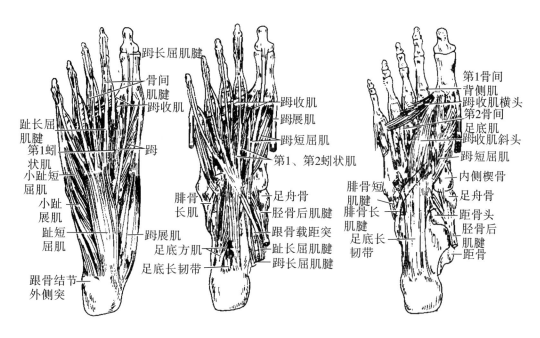

图9-5　足底肌

（二）胫骨前肌损伤

1. 解剖

胫骨前肌起于胫骨外侧面上 2/3，邻近骨间膜及深筋膜的深面，肌腱经小腿横韧带及小腿十字韧带之下，止于第 1 楔状骨与第 1 跖骨底的内侧，能背踝关节及内翻足（图 9-6）。

2. 病因

由于胫骨前肌位于小腿前方及足背面易遭受挫伤断裂，如足球运动员的剧烈冲撞、利刃和棍棒的直接暴力打击。肌肉断裂多发生在肌腹或肌腱交界处，大的暴力使该处筋膜与肌肉同时断裂，形成部分或完全的横断损伤；小的暴力只发生胫骨前肌纤维断裂，或筋膜破裂，肌纤维膨出形成肌疝。

3. 临床表现与诊断

青年人多见，伤后即出现局部肿胀、疼痛、步行功能障碍，触之有肌束状空虚感，胫骨前肌断裂出现足下垂，不能主动背伸踝关节。

4. 治疗

①胫骨前肌部分撕裂者，石膏托外固定制动，用活血祛瘀、消肿止痛药物，肿胀明显的可局部穿刺抽积血，注入泼尼

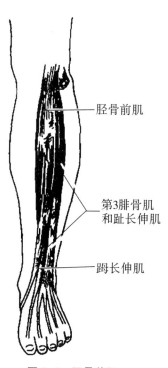

图9-6　胫骨前肌

松 0.5 mL 止痛。②胫骨前肌完全断裂需行缝合。

(三)胫前疼综合征

多见于舞蹈演员及运动员,在较长时间做足背屈动作后突然出现胫前区疼痛,停止活动后可逐渐缓解。局部有压痛,轻度肿胀,局部皮温可稍增高。其发病机制是由于胫骨前肌群强烈而持续收缩后,肌肉及其周围软组织内压力显著升高,造成血循环障碍所致。使用弹力绷带有预防作用。

(四)跖肌腱损伤

跖肌系人体退化的肌肉,人群中跖肌缺如者占 8% 左右,因跖肌在人体的功能作用不大,所以损伤后的表现往往不能引起注意,跖肌损伤的报道也不多,但这类病变门诊并不少见。跖肌撕裂伤因其多发生在网球运动员,故称网球腿。

1. 解剖

跖肌起于股骨外上髁的下部及膝关节囊,肌腹呈细小的梭形,外侧一半被腓肠肌的外侧头所覆盖,肌腹在腘肌表面中下部形成腱性组织,并向内移行,紧贴比目鱼肌内侧缘腓肠肌肌面行于跟腱或抵止于跟骨的内侧腓肠肌内侧头从跖肌的腹腱结合部上方越过,腓肠肌内侧覆盖在跖腱上方,跖腱行走在比目鱼肌和腓肠肌内侧缘的比目鱼肌面,跖肌的神经支配来自腰 4~骶 2 组成的胫神经,肌支分布在腓肠肌和比目鱼肌上。

2. 病理

跖肌在人体正常活动时所起到的提足跟作用,被强有力的腓肠肌和比目鱼肌组成的跟腱代替,且本身肌腹细小呈梭形而较薄,和腓肠肌、比目鱼肌同步活动时无任何表现。如果这种同步关系被破坏或被频繁活动所干扰,将引起局部的炎性反应,导致临床一系列症状的出现。跖肌突然的先于腓肠肌、比目鱼肌两肌的活动,尤其是先于比目鱼肌的活动时,行走在比目鱼肌腹面内侧缘的跖肌长行腱条会向比目鱼肌肌腹内缘内侧滑动,在比目鱼肌和腓肠肌肌腹中部内侧间隙内形成嵌顿,引起疼痛,这可以由小腿及膝关节的突然伸屈活动及急剧旋转扭曲运动而引起。长途快步行走等慢性频繁的活动,也可以使跖肌腱在腓肠肌与比目鱼肌间隙内形成慢性轻度嵌顿下的疲劳性滑动,引起疼痛(图 9-7)。

3. 临床表现

病人多以小腿内后侧肌肉丰满处疼痛为主诉,有抽筋样感觉、疼痛甚者膝及踝关节活动受限,被动活动疼痛加剧。病人往往采取下垂踝关节及屈膝使跖肌腱松弛的保护姿势,病人多有慢性小腿及膝的旋转伸屈扭曲外伤史。检查时,外观小腿无明显肿胀,触扪小腿后侧组织,较健侧韧硬。沿小腿后内侧丰满处中段,有条索样固定压痛区,伸膝、踝试验阳性,没有血管神经等损伤样改变。

4. 诊断

根据临床表现,诊断不难,西医诊断为"急性跖肌腱损伤(腱嵌顿)",有频繁活动史者诊断为"疲劳性跖腱炎";中医诊断为"小腿外伤,气滞血瘀"。

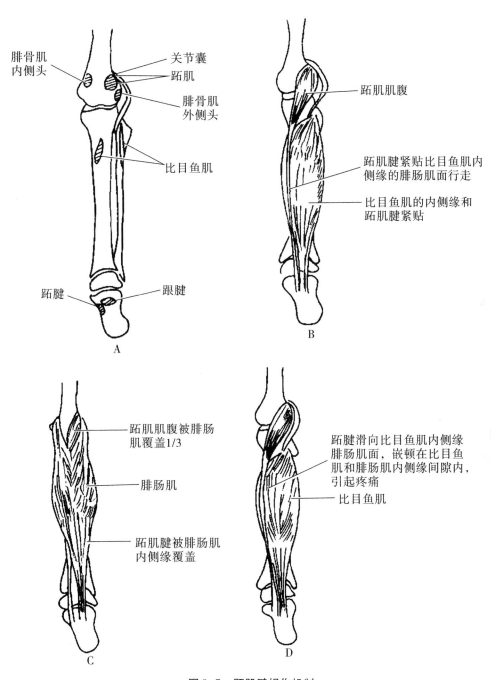

图9-7　跖肌腱损伤机制

5.治疗

（1）西医治疗　"急性跖肌损伤腱嵌顿"可以给予利多卡因在疼痛处做较大范围的封闭，并给予超膝踝石膏外固定，制动患肢；对"疲劳性跖腱炎"给予弹性绷带，包绕小腿，也可用泼尼松做局部封闭,但两者疗效均不理想。

(2)中西医结合治疗 中医治疗方法较多,对"小腿外伤,气滞血瘀"者,诊断的解释是,气滞血瘀的表现为气血不通,气为血帅,气行则血行,气滞则瘀,不通则痛,活血化瘀可使瘀散气通,通达到祛瘀生新并恢复组织功能。活血化瘀药配合理气药一起应用,能疏畅气机,纠正气机失常,使之出入升降,回归中焦、周流全身。瘀散、气通,再辅用石膏或弹力绷带的局部制动,疗效益彰。如同时施以手法,效果更佳。

(3)手法治疗(右侧为例) 背对病人,左手虎口向上,手掌握持踝部,在拇指向上紧贴跟腱内侧,指腹适当用力向下压,向内上方弹拨,沿跟腱及小腿三头肌内侧1/4处向上行动。拇指向上行进中每一点要重复弹拨3次,每次弹拨指压部向上时要重叠。右手虎口向上,手掌握持踝部于左手相对应位置,向上重复左手动作,左右手及拇指向上运动中下压,弹拨要一致并重叠行进。如为左侧,双手调行进位置即可。

6.讨论

①跖肌损伤的提法并不确切,实为比目鱼肌、腓肠肌内侧间隙跖腱的嵌顿,这种嵌顿的表现较微细,不像跖肌腱撕裂那样强烈。②跖肌虽是人体退化肌肉,但对跟腱收缩爆发力的发动,起积极作用。在小腿三头肌发动的同时,跖肌的先发动力的动作,牵带了第1跖骨。足跖腱膜及屈趾腱的紧张,而背伸对抗条件的松弛,增加了小腿三头爆发力和回弹力。一些弹跳好的运动员的跖肌相应的作用发育也好。③跖肌断裂无须手术修复,只在同时伴有腓肠肌内侧头断裂者,宜手术清除血肿,缝合肌肉断端。晚期已有粘连或瘢痕影响功能者,要手术切除瘢痕,松解粘连。

(五)不安腿综合征

不安腿综合征,又称不宁腿综合征,是一种感觉运动障碍疾病,其主要临床表现为夜间睡眠时,双下肢出现极度的不适感,迫使病人不停地移动下肢或下地行走,导致病人严重的睡眠障碍。本综合征又称魏-艾综合征、腿部过敏综合征和感觉异常性脚无力综合征。1995年该综合征已统一定名为"不安腿综合征",并建立了国际不安腿综合征研究委员会(IRLSSG),制定出了诊断标准。国外报道发病率为5%~15%,其中孕妇约占10%,本病确切病因不明,其中25%~50%有家族病史,多呈常染色体显性遗传。

1.病因病理

确切病因还不十分明确,但与精神因素、缺铁性贫血、妊娠、遗传等因素有一定的关系。目前认为是因中枢神经系统黑质纹状体通路多巴胺功能低下所致,是帕金森病的首发症状。

近期研究发现,本病 CSF 中铁蛋白及转铁蛋白均低,颅脑 MRI 显示黑质、壳核中铁含量下降,常继发于缺铁性贫血、妊娠及叶酸和维生素 B_{12} 缺乏,认为铁缺乏致多巴胺合成减少及 D_2 受体功能低下有关。另外,周围神经损伤已证实部分病人感觉及运动传导速度异常,神经组织活检可见轴突轻度萎缩,常发生于腰骶神经根及其他周围神经。还有某些交感神经功能异常或全身性疾病,如尿毒症、糖尿病、风湿性关节炎、甲状腺功能低下等都可合并本病。还有一种观点认为与继发性血管病变致局部代谢产物堆积,如 CO_2、乳酸、高血脂等引起缺血缺氧有关,腿部活动后,由于"肌泵"作用使血循改善,故症状可缓解。另据美国罗切斯特大学 Sloand 等（2004 年）的临床研究,不安腿综合征是终末期肾病病人常见伴随症状,研究人员认为该综合征病人的运动中枢可能存在铁运转异常。

2. 临床表现

任何年龄均可发病,老年病人多为继发因素所致,临床表现为发作性小腿深部难以忍受的非痛性不适感,呈蚁行样、针刺样,常为对称性。安静休息或卧床时诱发,可持续数秒或数分钟,小腿活动后即缓解。强迫性安静休息可使症状加重,伴入睡困难。病程缓慢,神经系统检查无阳性体征。

3. 诊断与鉴别诊断

本病诊断主要依靠病史和临床表现。1995 年国际不安腿综合征研究委员会（IRSSG）制定出 4 条诊断标准:①因感觉异常,患者不由自主地活动患肢。②运动不宁。③休息时发病和加重、活动后缓解。④夜间入睡后症状加重。

不安腿综合征病人需要跟下述情况鉴别。

（1）静坐不能症　多为长期使用抗精神疾病药物和安定类药物者所出现的不良反应,有时即便少量使用也可以出现,患者常主诉自己焦虑不安,腿脚不能着地,严重的患者常反复站立,来回走动,症状表现夜间比白天明显。使用抗焦虑治疗有效,部分患者头颅 MRI 可见到基底节区铁的异常沉积。

（2）睡眠中周期性腿动　在夜间睡眠中,出现周期性的两侧足部肌肉的不随意运动。常与不安腿综合征同时存在,或者某种情况下是不安腿综合征的前兆,两者具有共同的病理生理学基础,单独发病时不伴有感觉异常,睡眠中因下肢运动而导致觉醒,病人经常主诉有失眠。

（3）下肢疼痛足趾运动症　下肢和足部疼痛,伴有不适感,足趾出现特征性的不随意运动,一侧肢体或者两侧肢体均可以出现,这种病人下肢可以出现异常性疼痛,常可以持续存在。下肢的不随意运动主要表现为足趾的伸屈和内外旋转、足关节的屈伸,与不安腿综合征疼痛的性质、特点不同。常见于跟痛症、腰痛、坐骨神经痛等脊髓和神经末梢疾病。

（4）肢端感觉异常　夜间睡眠中手指和足指出现麻木,针刺般的疼痛,由于疼痛而经常觉醒。成年女性多见。

（5）夜间阵发性腿部痛性肌肉痉挛　常表现为夜间睡眠中突然出现的小腿肌肉疼痛,活动或按摩后改善,但是多为单侧发病,发病时可以摸到发痛的肌肉挛缩。其他需要鉴别的疾病还有:糖尿病性周围神经病、下肢血管病变、老年性瘙痒症、风湿性关节炎、腰椎病等。

4. 治疗

本综合征寻找病因是指导治疗的关键。继发者首先应祛除病因,以药物治疗为主。

（1）多巴胺制剂有确切疗效　如帕金宁、甲磺酸,另外,据美国詹姆森博士研究提出用于甲基多巴胺-左旋多巴合剂治疗效果可达75%（含多巴胺 100 mg,甲基多巴胺 25 mg）属外周羧化酶抑制剂。

（2）改善微循环药物　烟酸、β-受体阻滞剂普萘洛尔（10 mg,2 次/d 口服,无不良反应后改为 10 mg,3 次/d,每晚睡前服,15 d 为 1 个疗程）。

（3）肌肉松弛剂　氧苯氨丁酸。

（4）其他　①维生素 E 胶丸,150 mg/d 或 300 mg/d 口服,30 d 为 1 个疗程。维生素 E 具有增强细胞抗氧化作用,改善末梢循环,维持毛细血管正常的通透性,保持肌肉的生理功能。②卡马西平、丙戊酸钠、藻酸双酯钠、可乐定等都有治疗该病收到良好效果的报道。③阿片类药物有镇痛和放松效果,可控制一部分人的不安腿和睡眠中周期性肢体活动,对比较严重者有效。④右旋糖酐铁治疗 1 周后,可显著改善症状。⑤经皮电神经刺激疗法:睡前对腿部或足部常用穴位行电刺激 15～30 min。⑥中药治疗:迄今为止,中药治疗本病的报道中按辨证分型治疗的不多,大部分属成方或自拟方,所见文献中以养肝舒筋法、活血化瘀法、化湿通络法、补肾益精法、温经散寒法等治法为多见。

（六）腓骨肌腱滑脱

腓骨肌腱滑脱是骨科少见的病症。

1. 解剖

腓骨长肌位于小腿外侧皮下,起自腓骨小头及腓骨上 2/3 的外侧面和小腿深筋膜,肌束向下移行于长的肌腱,经腓骨短肌的后面,行于外踝的后方,经腓骨上支持带的深面,继经跟骨外侧面的滑囊突下方再经过腓骨肌下支持带深面的骨性纤维管,弯至足底内侧,止于第 1 楔骨和第 1 跖骨基底部。

腓骨短肌,位于腓骨长肌的深面,起自腓骨外侧面下 1/3 及前后肌间隔。其肌腱与腓骨长肌腱一同下降,先居其内,后居其前,然后行之外踝后方腓骨上支持带的深面,沿跟骨外侧向前行,止于第 5 跖骨粗隆(图 9-8)。

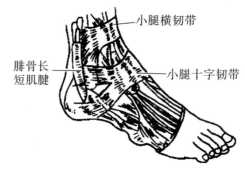

小腿横韧带

腓骨长
短肌腱

小腿十字韧带

图 9-8　腓骨长、短肌腱

腓骨长、短肌共同作用使足外翻、跖屈、前足外展,正常情况下,腓骨长、短肌腱一起通过外踝后侧的腓骨上下支持带深面的骨性纤维管向前进入足部外侧。若纤维带断裂,肌腱滑出沟,发生滑脱,便出现临床症状。

2. 病因

腓骨长、短肌腱损伤以外伤性脱位多见,肌腱断裂和弹响少见,多见于体育运动员或舞蹈演员。当足内翻位时,踝关节突然被动的背伸,由于腓骨长、短肌猛烈保护性的收缩,腓骨肌腱冲破上支持带的限制,滑向外踝前方。由于种种原因,腓骨上下支持带及骨性纤维管韧带发育不良、沟浅或缺如,均可导致腓骨肌脱位。或者慢性损伤而发生退行性改变,使韧带变脆,往往在腓骨肌紧张状态下,足急剧内翻背伸造成骨性纤维管韧带断裂,腓骨长、短腱向前滑脱。

3. 临床表现与诊断

有外伤史,局部肿胀,皮下有瘀血斑,外踝下端压痛明显。行走时,足背伸腓骨肌腱滑脱移出踝沟,移至外踝外面;足跖屈时又回至踝沟。腓骨肌腱脱位时,患者感到患足不稳有跌倒倾向,局部疼痛。急性损伤,呈现跛行,外踝处疼痛、肿胀,于外踝后上方可能触到移位的腓骨肌腱并有明显的压痛。慢性损伤,足部易发生疲劳、疼痛,跛行,局部或有肿胀,足伸屈时肌腱滑动弹响,可触及脱位的肌腱及压痛。急性脱位可有皮下瘀血,晚期,习惯性脱位多伴有腱鞘炎症状。检查时,将足背伸即可见腓骨肌腱脱出及其腱隆起和可推动腱条。X射线摄片如外踝后缘有撕脱骨折,可诊断此病。

4. 治疗

(1)非手术治疗　较轻的支持带损伤按一般踝关节扭伤处理即可。对新鲜腓骨肌腱滑脱病人可行手法复位,可先用手法自外踝上向后下方推挤脱位的肌腱,将肌腱纳回原位。然后用短腿石膏托固定足以轻度外翻、跖屈位4~6周。

(2)功能锻炼　固定期间练习跖屈,除去固定后穿垫高鞋跟的矫形鞋,活动5~6个月后,恢复正常活动。

(3)药物治疗　内服或外敷活血化瘀的药物,除去固定后可用熏洗药。

(4)手术治疗　非手术治疗无效,已成习惯性滑脱,并产生腱鞘炎,影响踝关节活动,主张手术治疗,用跟腱再造一支持带(图9-9)。取踝部外侧切口,在跟腱外侧游离1条长约7 cm、宽0.7 cm的跟腱条,保留其腱附着处不切断,再在外踝处前后方向钻孔,使腓骨肌腱复位后,将跟腱条由腓骨肌腱外侧穿过腓骨的孔、拉紧缝合。术后踝关节固定于中立位。4~6周解除外固定进行功能锻炼。

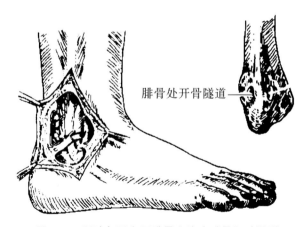

腓骨处开骨隧道

图9-9　跟腱条固定于腓骨上治疗腓骨肌腱滑脱

（七）小腿骨筋膜室综合征

小腿部由胫骨、腓骨、骨间膜、肌间隔及深筋组成骨筋膜室，内有肌肉及血管、神经通过。骨折或肌肉等软组织损伤，发生血肿、反应性水肿，使筋膜间隙内压力增高时，可以造成血循环境障碍，形成骨筋膜室综合征（图9-10）。

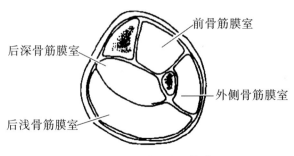

图9-10 小腿的4个骨筋膜室

1. 局部解剖

小腿的筋膜最为厚实、坚韧，伸入肌肉间形成肌间隔直达腓骨，附着于腓骨前后缘并和其骨膜相融合。附着于腓骨前缘者称前间隔，附着于其后缘者为后间隔。这两个肌间隔和骨间膜，腓骨及小腿固有筋膜共同围成3个骨筋膜室。位于小腿前面的是由前肌间隔、胫骨外侧、骨间膜和小腿前固有筋膜共同构成的间室，称胫前骨筋膜室。位于小腿前外侧的，由前后肌间隔、腓骨和外侧固有筋膜共同构成胫前外侧骨筋膜室。位于小腿后边的由胫腓骨后部、骨间膜、后肌间隔和小腿后侧固有筋膜共同构成小腿后侧或胫后骨筋膜室。后室又被比目鱼肌和小腿屈肌群之间的深筋膜分隔为后浅和后深两间室。

胫前室内包含有胫骨前肌、趾长伸肌和蹞长伸肌以及腓深神经和胫前血管。胫前外侧室内包含有腓骨长、短肌和腓浅神经。胫后深室内包含有胫骨后肌、趾长屈肌、蹞长屈肌、胫神经和胫后血管。胫后浅室内含有腓肠肌、比目鱼肌和腓肠神经。

由于小腿筋膜坚韧厚实，闭合性强，伸缩性差，容量小而内容物充填紧密。一旦发病，室内压骤然上升，短时间内即可造成肌肉、神经血管的缺血坏死。小腿各骨筋膜室互相渗透性非常差，因此常可单室发病而其他间室不受影响或影响极微，多室受累者大都为膝上或腘窝处的股动脉损伤或严重广泛的小腿挤压伤所致

2. 病因

常见的有如下几种：①软组织挫伤严重（如挤压伤）的闭合性胫、腓骨骨折。②自身压迫、挤压或石膏、夹板、绷带、皮牵引、止血带等医源性压迫因素，由于压力过大或时间过长。③剧烈运动或长途行走，所致肌肉充血、水肿或小出血，形成压力→缺血恶性循环所致。④手术并发症：如断肢再植术后危象或缺血时间过长；胫骨上端骨折术后；膝屈曲挛缩矫形术后；髌骨习惯性脱位胫骨结节内移术（Hauser 手术）后、小腿骨肌疝修补术后等均可继发或并发本征。⑤股动脉或腘动脉损伤或栓塞。⑥灼伤，特别是电灼伤。⑦输血或输液外溢。⑧出血性疾病如血友病等。⑨肾病综合征的并发症。⑩毒蛇、毒虫螫咬等。

3. 临床表现

与前臂骨筋膜室综合征基本相同,进行性加重的剧痛为其主要症状。

(1)胫前骨筋膜室综合征　胫前骨筋膜室综合征又称胫前综合征、行军坏疽和胫前间室缺血性坏死综合征。

本征的主要临床表现是:胫前区剧痛、肿胀、压痛,踝和趾背伸力减弱,被动屈趾,足下垂时有牵涉性胫前区疼痛,腓深神经皮肤支配区痛觉减退。临床上分特发性、创伤性和血管性3 个类型。

◆特发性:又称运动型,多发生于缺乏锻炼的青年男子。在骤然进行剧烈运动如球类、跳跃、长途行军等运动时或者在输血、输液时发生外溢后,突然发病。其临床表现为胫骨前肌肉剧痛。尤其进行小腿、足主被动活动时疼痛剧烈。胫前发生软组织肿胀、变硬、触痛,局部皮肤红热,改变位置或抬高患肢均不能使疼痛缓解。踝和趾关节惧动或活动受限或足下垂。可发生胫骨前肌,踇长和趾长伸肌的部分或完全性麻痹,有时也发生踇短伸肌麻痹,这是病情加重的指征。如不能及时治疗,也可出现屈肌群假性瘫痪,继而局部皮肤红、肿、热、痛,酷似急性蜂窝组织炎的表现。足背动脉搏动可正常或减弱。腓深神经感觉分布区痛觉减退或缺失(第 1 趾蹼背侧皮肤痛觉减退或缺失)。

◆局部创伤性:局部大血管损伤、阻塞或软组织损伤所致。缺血发生在损伤部位,如胫骨、腓骨骨折或胫腓骨双骨折等,一般为单纯闭合性,亦可因长腿管型石膏固定,小夹板固定术后发生。被动屈趾和踇屈趾时,胫前区可有牵拉痛。胫骨前肌、踇长和趾长伸肌无力,预示着本征还在继续加重。

◆血管性:本征一般在动脉供血障碍缓解后发生,如股动脉挫伤或栓塞,经修复或取出栓子恢复血运后 12 ～ 36 h 内发生。亦可发生于断肢再植通血后发生,其表现为:在早期如使小腿下垂,在胫前区发生疼痛和皮肤红斑,再将小腿放平后红斑即消失。晚期可发生足下垂畸形,预示着后果不佳。

(2)胫前外侧骨筋膜室综合征　胫前外侧骨筋膜室综合征又称小腿外侧骨筋膜室综合征或腓侧骨筋膜室综合征。临床少见,一般由直接创伤所致,如外踝扭伤、腓骨长肌断裂或小腿的剧烈活动、小腿外侧软组织挫伤或挤压伤等。

由于胫前外侧室内包含有腓骨长、短肌和腓浅神经,一旦受累早期即可发生腓骨长、短肌肌力减弱或麻痹,并在足踝部被动内翻时,发生剧烈的肌肉牵拉痛;足主动外翻活动受限或不能外翻,可出现足背外侧部痛觉减退或缺失。偶尔也可使腓深神经受累,引起胫骨前肌,趾长伸肌和踇长伸肌,第 3 腓骨肌不同程度的运动障碍(如肌肉无力,足下垂等)和感觉障碍(第 1 趾蹼背侧皮肤痛觉减退或缺失)。这是由于腓深神经在进入胫前室前,途经胫前外侧室一段距离之故。

胫前外侧骨筋膜室综合征的主要临床表现是:小腿前外侧肿胀、紧张、疼痛和触痛。局部皮肤红热。疼痛多发生于剧烈活动之后或之中,偶尔亦可在运动后 10 ～ 12 h 发生。受累肌肉有被动牵拉痛及受累神经的运动和感觉障碍。室内压测定增高。

(3)胫后骨筋膜室综合征　胫后骨筋膜室综合征的主要临床表现是:小腿后部疼痛、肿胀、紧张和触痛,尤其在跟腱和胫骨之间压痛更为明显。足底部痛觉减退或缺失,四趾屈曲力量减弱,其余各趾呈痉挛性屈曲。被动足、踇趾、趾背伸有明显的肌肉牵拉痛。

胫后浅室发病主要波及比目鱼肌,在小腿上半部的后侧出现明显的肿胀、紧张和触痛,可发生张力性水疱。跟腱无力,使足背伸时有肌肉牵拉痛和抵抗,足背伸受限。胫后深室发病主要波及小腿屈肌群,在小腿下1/3内侧跟腱和胫骨之间区域紧张和触痛。屈趾肌和胫骨后肌肌力减弱。被动伸趾时有肌肉牵拉痛,足底感觉障碍。

本征很少有全身症状,偶尔深、浅两室同时受累。小腿后部肌肉广泛坏死时,亦可发生酸中毒,高钾血症等挤压综合征的表现。

4. 诊断与鉴别诊断

①明显的小腿外伤史和剧烈运动史或医源性因素(绷带、石膏、小夹板包扎固定过紧,下肢输血、输液外溢,下肢手术损伤血管,断肢再植术后等)。②典型的临床表现。③室内压的测定,如>4 kPa不但可以确诊,也是立即手术的依据。④CT检查可显示局灶性的肌肉缺血坏死,可作参考。有人用作手术定位。⑤晚期肌电图可协助确定肌肉损害程度和可能恢复的程度。

本征主要应和小腿部蜂窝组织炎、血栓性静脉炎、胫骨应力性骨折、骨髓炎、腱鞘炎、脉管炎、滑囊炎、类风湿性关节炎相鉴别。

5. 治疗

诊断明确后应立即行手术切开筋膜减压。注意减压要彻底,术后处理要恰当。

(1)早期预防性治疗 临床上应警惕本征的发生,如有怀疑本征的存在,应置于严密监护之下,观察其发展,并做以下预防性治疗:停止运动、卧床休息,应用低分子右旋糖酐、纤溶酶等,严禁热敷。

(2)手术治疗 如病情严重或迅速发展,室内压有上升趋势或已超过4 kPa应立即切开减压。当机立断,抓住时机,任何犹豫都可能造成严重后果。

手术切口,全长皮肤切口,筋膜切开减压,尽可能切除坏死组织,适当止血,不缝切口(二期缝合)以充分引流减压,避免应用止血带。

◆胫前室减压切口:自胫骨结节沿胫骨嵴外缘4 cm处,向下至踝部伸肌支持带行纵切口,长12~14 cm。皮肤和筋膜一并切开。

◆胫前外侧室减压切口:采用小腿外侧纵向切口,即自腓骨颈沿腓骨干外侧至外踝上5 cm行纵切口,此切口还可同时对胫前室进行减压。一般主张一个皮肤切口,两处筋膜切开以分别减压。

◆胫后侧室减压切口:采用后内侧切口,即自胫骨内髁沿腓肠肌内侧头内缘(或距胫骨后缘后2 cm)向下达内踝上5~7 cm处,行纵切口,长12~14 cm。避开隐神经和大隐静脉,在比目鱼肌肌腹下方切开深筋膜,可同时对胫后深、胫后浅室进行减压(图9-11)。

减压后不缝切口,5~7 d后二期缝合。术后应及时更换无菌敷料,防止感染。术中允许切除坏死组织、止血、整复骨折但不作内固定。如肌肉内压力很大,亦可切开肌膜行肌肉减压。

(3)全身治疗 对小腿骨筋膜室综合征应严密注意全身中毒症状的发生,在肢体危及生命时,生命是第一位的,应丢肢保命。决断时既要慎重也应果断。

(4)小腿晚期骨筋膜室综合征的治疗 主要为矫正畸形,改进功能。如肌腱移位术、腱延长术、三关节固定术、挛缩跖腱膜切断术等。

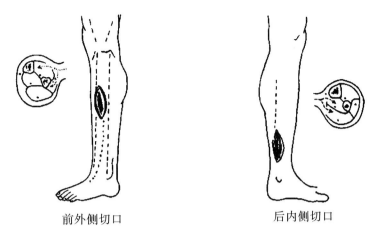

前外侧切口　　　　　　后内侧切口

图9-11　小腿骨筋膜间室综合征双切口筋膜切开术

(八)腓总神经卡压症

1.临床解剖

腓总神经于大腿下1/3处由坐骨神经分出,经腘窝上外侧沿股二头肌肌腱的内缘下行,约有1/3被该肌所覆盖,走行于股二头肌肌腱与腓肠肌外侧头之间,越过腓肠肌外侧头的后面并贴近膝关节纤维性关节囊,在腓骨头后面于腓骨长肌的深侧绕过腓骨颈,在此处与骨膜紧贴,再进入肌腓骨上管之中(肌腓骨上管位于小腿上1/3,在腓骨的外侧面与起自腓骨的腓骨长、短肌之间),支配小腿相应诸肌(图9-12)。

2.病因

腓总神经在绕腓骨颈处位置固定且不移动,位于皮下,其深面又为坚韧的腓骨,最易引起卡压。除了外伤、慢性损伤、医源性因素、肿物等,股二头肌肌腱、腓骨长肌起始部的腱鞘囊肿、肌筋膜纤维组织等的异常,也是造成腓总神经卡压的重要因素。

3.临床表现及诊断

慢性卡压者,开始时小腿外侧疼痛,行走时加重,休息后减轻,随后渐出现小腿酸胀无力、易于疲劳,小腿外侧及足背感觉减退或消失。胫骨前肌、趾长伸肌、踇长伸肌以及腓骨长、短肌不同程度的麻痹可引起足下垂并且轻度内翻。

急性卡压的病人多在一次局部压迫后出现小腿侧及足背感觉障碍、足下垂(图9-14,图9-15)。

(1)Tinel征　腓骨颈部叩打有放射痛为阳性。

(2)肌电图　可了解损伤的部位及程度,同时可排除其他疾病。

(3)X射线片　膝关节X射线片可发现骨骼的病变。

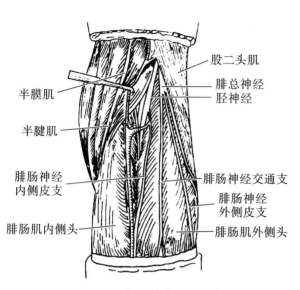

半膜肌
半腱肌
腓肠神经内侧皮支
腓肠肌内侧头
股二头肌
腓总神经
胫神经
腓肠神经交通支
腓肠神经外侧皮支
腓肠肌外侧头

图9-12　腓总神经解剖及毗邻

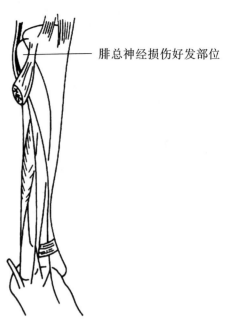

腓总神经损伤好发部位

图9-13　腓总神经损伤好发部位示意

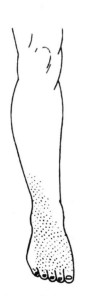

图9-14　腓总神经损伤或感觉障碍范围示意

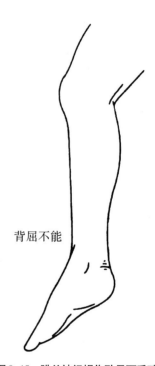

背屈不能

图9-15　腓总神经损伤致足下垂畸形

4. 鉴别诊断

应与小儿麻痹后遗症足下垂、腰椎间盘突出症等相鉴别。

5. 治疗

（1）保守治疗　消炎镇痛药物，局部封闭，矫正支具固定踝关节于外翻位，并辅以电刺激及神经营养药物治疗。

（2）手术治疗　对外在压迫因素解除后观察 1 个月神经功能无恢复及保守治疗无效者，应及早手术治疗。可行腓总神经探查松解术，如腓总神经已完全变性、纤维化，则需行病变段神经切除神经移植术。

对晚期病人，如踝关节功能正常，无骨性改变，可行肌腱移植术，如胫骨后肌代趾长伸肌；如踝关节已有骨性改变，则须行骨性手术，如三关节融合术。

二、踝部

（一）踝外侧韧带损伤

1. 解剖

踝外侧韧带由 3 束构成，它们是距腓前韧带、距腓后韧带、跟腓韧带。

（1）距腓前韧带　起于外踝前缘，向下、向前斜行、止于距骨颈外侧面，近距骨窦部。

（2）距腓后韧带　呈三角形，起自外踝关节面后下方、向外、向内、止于距骨关节面后缘。

（3）跟腓韧带　起自外踝尖端前凹陷处，斜向下、后、止于跟骨外侧面。

2. 病因

踝关节内踝较外踝短，外侧韧带较内踝侧薄弱。足部内翻肌群较外翻肌群力量强。因此当快速行走等运动时，如果足部来不及协调，容易造成内翻跖屈位着地，使外侧韧带遭受超过生理极限的强大张力，发生损伤。

3. 临床表现与诊断

踝外侧韧带由于损伤程度不同，可分为韧带扭伤和韧带断裂两类。

（1）韧带扭伤　韧带遭受过大的牵拉力，韧带部分撕裂，但韧带并未完全断裂，因此，踝关节的稳定性未受到严重影响。主要表现为外踝部肿胀、运动痛等。局部麻醉下正位内翻应力摄 X 射线片距骨倾斜小于 15°。

（2）韧带断裂　踝关节突然强力内翻跖屈位着地，外侧韧带遭受过大的牵拉张力，韧带可以断裂。内翻跖屈位时，距腓前韧带最紧张，断裂的机会也最多。跟腓韧带在内翻时紧张，但跖屈时紧张度不大，断裂机会较前者少。距腓后韧带仅内翻时稍紧张，一般不易离断。踝外侧韧带断裂时，局部肿胀及运动痛明显，可出现踝关节松动现象。诊断发现：成人踝关节过度活动者占 4% ~6%，可用抽屉试验以资鉴别。抽屉试验方法为：一手抬脚跟向上，另一手向下压小腿下部，与健侧比较，活动较大者为阳性。X 射线检查：应摄正、侧位 X 射线片，查有无骨折，对无骨折又不能排除韧带断裂的病例，应进一步行内翻加压摄片。方法为在局部麻醉下,将踝关节加压,使其跖屈内翻,摄踝关节正位 X 射线片,如果距骨倾斜,距骨体关节面与胫骨下关节外侧间隙增宽大于15°时,表示外侧韧带断裂(图9-16)。一般倾斜度越大,损伤的韧带数也越多。矢状应力试验和踝关节造影有助于外侧韧带断裂的诊断。病人屈曲膝关节45°,放松腓肠肌以利跟骨、距骨向前移动。术者一手将病人的胫骨推向后,另一手将跟骨向前拉。在距腓前韧带断裂的病人,术者可感到病人距骨向前移动。

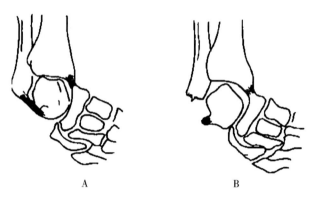

A   B

图9-16 踝关节外侧韧带损伤

A.踝关节外侧韧带扭伤 B.踝关节侧韧带断裂并暂时脱位

4.治疗

症状轻微者,可用局部封闭止痛及弹性绷带包扎制动,限制踝关节内翻、跖屈运动。一般2~3周可以恢复。症状严重者,则应行石膏固定。

新鲜的距腓前韧带和跟腓韧带断裂应立即手术修补,无法缝合韧带断端的,应做重建外侧韧带手术。外侧韧带陈旧性损伤造成踝关节不稳或继发半脱位者,可坚持腓骨肌锻炼,垫高鞋底的外侧缘,功能明显障碍者,也可行外侧韧带重建术(图9-17)。

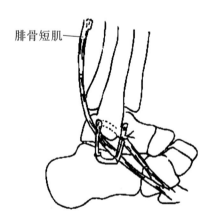

腓骨短肌

图9-17 踝外侧韧带重建术

(二)三角韧带及外侧韧带损伤

1. 三角韧带损伤

(1)病因　损伤多发生于旋前外展或旋前外旋位,此种损伤往往伴有腓骨骨折或胫腓下联合损伤,三角韧带的损伤是其组成部分。在旋后外旋损伤中,也可有三角韧带损伤,在此类型损伤中,先产生胫腓下联合前韧带损伤,其后腓骨骨折,再次是胫腓下联合后韧带撕裂,最后是三角韧带损伤。

在 X 射线片上显示外踝在胫腓下联合附近的螺旋形骨折时,即应怀疑有三角韧带损伤。当踝关节外侧韧带断裂,即胫腓前韧带及跟腓韧带断裂后,如果伤力继续,距骨发生极度倾斜时,也会损伤三角韧带(图9-18)。

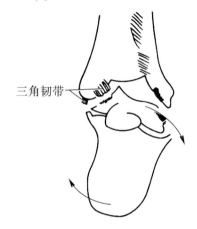

图9-18　距骨极度倾斜(外旋并向外脱位)致三角韧带撕裂

(2)临床表现　以内踝尖端为中心的踝关节内侧有明显肿胀,肿胀下方的内侧,有明显的凹陷。压痛位于内踝尖端或其下,单纯的三角韧带损伤不多,所以三角韧带损伤常伴有并发其他损伤的体征。常规正位侧位 X 射线片及踝穴摄片,注意距骨向外移位,内侧间隙增宽。如距骨明显向外移位,踝关节内侧间隙大于 3 mm,可能三角韧带断裂,如果内侧间隙大于4 mm,可确定三角韧带断裂。

(3)治疗方法　骨折闭合复位满意,断裂的三角韧带多可随之复位,踝关节内侧间隙恢复正常,可石膏固定。

腓骨或外踝需手术者,可同时修补三角韧带。手术时先内、外侧分别做切口,显露损伤组织,但要先将缝线贯穿好三角韧带两断端,暂不打结扎紧。注意:三角韧带可以从内踝撕裂,也可以从距骨上撕脱,或韧带本身断裂。修补时内踝或距骨钻孔,缝线穿过骨隧道,以便修复韧带(图9-19)。然后经外侧切口固定腓骨或外踝,根据骨折类型选用不同内固定,最后再结扎修复三角韧带的缝线。如固定腓骨后再缝三角韧带,因距骨已复位,缝合相当困难,相反先穿好内侧韧带两断端缝线,则操作容易。因距骨尚未复位,操作区域较大,当然在外踝未固定前不宜结扎缝线,不然容易撕脱,亦不能收紧韧带断端。

在治疗内踝前丘部骨折等可致骨移位病例,要注意伴有三角韧带深层断裂。在螺钉固定内踝前丘部时,同时修补三角韧带深层。

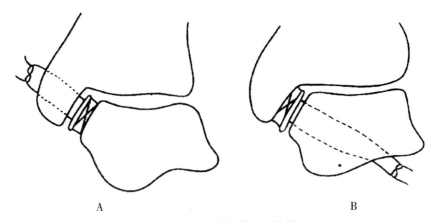

图9-19　三角韧带深层修补
A.内踝附着点撕裂修补　B.距骨附着点撕裂修补

2.外侧韧带损伤

(1)病因　在距骨内收、内旋,或同时伴有跖屈造成的损伤时,已被拉紧的距腓前韧带损伤后,如伤力继续,则造成跟腓韧带断裂,外侧跟距韧带及相邻的距下关节囊亦破裂,造成外侧韧带撕裂。内翻和跖屈是踝关节外侧韧带损伤的主要原因,如果存在有跟骨的内翻畸形,则更易造成外侧韧带损伤。

(2)诊断　①有足踝内收、内旋,或跖屈损伤史。②内翻应力X射线片。X射线片,在胫骨远端关节面及距骨体上关节面分别画线,两线相交处形成的角度,即距骨倾斜度,此角称距骨倾斜角。在麻醉下,内翻应力试验更可靠。有些患者的生理性距骨倾斜角比较大,儿童一般大于成人,习惯使用右手的人,左踝关节生理性距骨倾斜度大于右踝。患侧距骨倾斜角大于对侧9°时,才有诊断价值。健侧踝关节内翻应力试验,腓骨产生外旋。正位X射线片见外踝有泪滴状阴影。在外侧韧带断裂的人,外踝无泪滴状阴影存在(图9-20)。③矢状应力试验或前抽屉试验:距腓前韧带撕裂后,造成踝关节前后不稳定,距骨向前移位。正常做矢状应力试验时,也有一定生理活动范围。嘱伤员屈曲膝关节45°,放松腓肠肌,以利跟骨距骨向前移动。术者一手将病人的胫骨推向后,另一手将跟骨向前拉。在距腓前韧带断裂的病人,术者可感到患足及距骨向前移动。阳性矢状应力试验仅能确诊距腓前韧带损伤,而不能确定跟腓韧带是否损伤。

(3)分类　按外侧韧带损伤部位和程度分类:

Ⅰ度:轻度损伤,距腓前韧带部分纤维撕裂,韧带仍连续。

Ⅱ度:韧带有较多纤维撕裂,但韧带仍连续。

Ⅲ度:严重损伤,韧带完全断裂。

Ⅳ度:最严重损伤,是距腓前韧带和跟腓韧带、距腓后韧带完全断裂。

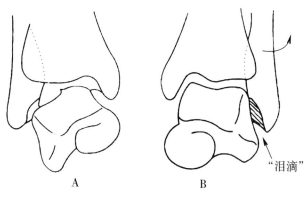

图9-20　内翻应力试验

（4）治疗

◆石膏固定：置患足与伤力相反位置，撕裂组织可靠近，小腿石膏固定，距腓前韧带可愈合。拆除石膏后，应用弹力绷带包扎，直至肿胀消退。必要时患足鞋跟外侧垫高。

◆手术治疗：对年轻的运动员，新鲜的距腓前韧带和跟腓韧带损伤应立即手术修补，手术越早越好。如果延迟，断裂的韧带已收缩，且周围组织粘连，又要修剪韧带断端，以致缝合困难。有软骨碎片者应摘除。

①距腓韧带断裂部位，常位于距骨体外侧的骨隆起部，甚易修补缝合。②跟腓韧带可从外踝附着点撕脱，或附有外踝尖端发生撕脱骨折，可将韧带断端固定于外踝，并做"8"字形缝合。有时在距下关节处断裂，远端韧带隐藏在腓骨肌腱下，术者必须切开支持带，并牵开腓骨肌腱缝合韧带。一般采用弧形切口，并避免损伤趾短伸肌的运动支神经及腓肠神经感觉支。③陈旧性外侧韧带损伤，对反复扭伤，距骨倾斜，在矢状向不稳者需重建韧带。用游离的筋膜条或游离肌腱，一端仍保持附着点的肌腱，也可用劈开一半的腓骨短肌腱做肌腱固定术。④用跖肌腱重建距腓前韧带及跟腓韧带（图9-21）。手术时先在小腿中部腓肠肌内侧做一小切口，找到跖肌腱，并切断之，然后在跟骨结节处做纵向切口将肌腱抽出，再在跟骨钻孔道，自跟骨内侧至跟骨外侧壁的隆起，相当跟腓韧带附着点。跖肌腱经此孔道穿至跟骨外侧。把腓骨肌腱牵向前。再在外踝钻一水平孔，此时把腓骨肌腱牵向后下。在距骨颈外侧钻垂直孔，跖肌腱末端缝至跟骨外侧。后期已产生损伤性关节炎者，宜做踝关节融合术。

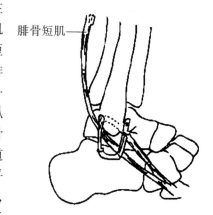

腓骨短肌

图9-21　踝外侧韧带重建术

（三）踝内侧韧带损伤

1.解剖

踝内侧韧带又称三角韧带，有深、浅两部分。韧带起自胫骨内踝，向下方延伸（图9-

22）。①三角韧带浅部纤维呈三角形,附着于内踝前丘部,其远端止于舟骨、弹簧韧带、载距突,小部分止于距骨。②三角韧带深层,主要起于内踝后丘部及前后丘部间沟,止于距骨滑车面之胫侧缘。三角韧带深层极粗大,深层纤维由起点至止点的方向较水平,能限制距骨侧向移位。

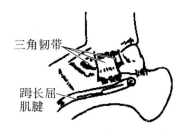

图9-22　内侧副韧带(三角韧带)

2. 病因

踝的三角韧带损伤比较少见。当足发生旋前(外翻)的损伤动作时,三角韧带可发生断裂,引起踝关节不稳,常合并有下胫腓韧带损伤和腓骨下端骨折。

3. 临床表现与诊断

踝关节内侧有明显肿胀、压痛、韧带断裂部有凹陷,如有可疑即应检查距骨有无侧向不稳、外翻不稳;因单纯的三角韧带损伤少见,伴胫腓下联合分离者,相应局部有肿胀及压痛,伴腓骨骨折部位有压痛。X射线射片观察距骨向外移位,内侧间隙增宽。一般踝关节内侧间隙大于3 mm可能有三角韧带断裂,如果内侧间隙大于4 mm,可确定三角韧带断裂。伴有腓骨骨折或胫腓下联合分离的三角韧带损伤者,可在踝关节应力下摄X射线片显示距骨外移,踝关节内侧间隔增宽。

4. 治疗

三角韧带断裂有脱位时,无论是否合并骨折,均要石膏管型固定,时间1个月左右,三角韧带损伤后嵌入关节间隙使闭合复位困难者应手术治疗。合并有骨折的三角韧带损伤也可在固定骨折的同时修补三角韧带。

(四)胫腓下联合分离

1. 胫腓下联合前部分离

(1)病因　多为距骨外旋伤力所致,距骨体的前部分向外向后扭转推挤外踝,常见胫骨前结节撕脱。但多数病例为胫腓前韧带本身撕裂,以后是韧带后方的滑膜盲管被撕裂及骨间韧带部分纤维断裂,腓骨在外旋时,胫腓后韧带也承受应力,可发生胫骨后唇撕脱骨折,此点被学者认为是外旋损伤的特征,并暗示前胫腓联合亦分离。撕脱骨片很小,极少超过关节面的1/4(图9-23)。

(2)诊断　小腿内旋位,踝关节X射线摄片如果踝关节及小腿内旋30°~40°时,在踝关节正位片上,外踝呈现凹陷,说明腓骨处于外旋位,应该检查腓骨,排除腓骨骨折。此外,可做患足跖屈位时踝关节侧位X射线摄片,如发现踝关节前部间隙不平行且增宽,应怀疑胫腓下联合前韧带撕裂。

踝穴X射线片是诊断胫腓下联合分离的重要手段。正常腓骨与胫骨前结节的重叠阴影B~C,不小于8 mm,或不小于腓骨宽度的1/3。正常胫腓骨联合间隙A~B应不超过3 mm。如X射线摄片时足外旋,此间隙缩小,足内旋时间隙清晰可见。摄踝穴位X射线片,踝关节内侧间隙最清楚,并有增宽。说明胫腓联合前部撕裂及内侧三角韧带损伤。

踝关节侧位 X 射线片:在应力下胫骨向前拉,患足向后推,胫骨向前移而距骨腓骨向后外移。因此在侧位 X 射线片显示踝关节前间隙增宽。

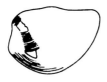
正常韧带

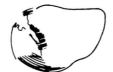
胫腓前韧带、滑膜盲管及部分骨间韧带撕裂

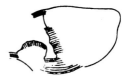
骨间韧带完全撕裂

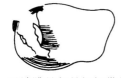
近端腓骨与骨间韧带相连

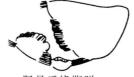
胫骨后缘撕脱

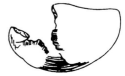
胫骨前结节撕脱

图 9-23 胫腓下联合前解剖损伤呈不同程度解剖改变

(3)治疗 若是单纯下胫腓联合韧带损伤,只须闭合复位和小腿石膏固定 6 周,胫骨后唇撕脱骨折,骨折片不超过 1/4 关节面,且对关节无影响者,亦可用石膏固定。在伴腓骨骨折的病例如能复位,仍可用石膏固定。

胫腓下联合分离,一般不做内固定,但在下列情况下应固定胫腓下联合:腓骨高位骨折单纯固定腓骨不能保持下联合复位,外踝固定后或修补三角韧带并固定外踝后仍不能维持下联合稳定者。

胫腓下联合可用螺钉固定,也可用"U"形钉固定。在胫腓下联合前做 6 cm 长切口,内旋腓骨复位,然后用 1 或 2 枚胫腓联合"U"形钉,短臂插入腓骨,长臂插入胫骨,"U"形钉应与胫腓前韧带平行。

伴有三角韧带撕裂者可以闭合复位并用石膏固定 8 周。固定期必须经常随访,一旦发现内侧间隙增宽,即应手术治疗。

2. 胫腓下联合完全分离

(1)损伤机制 胫腓下联合分离较常见,由外展或外旋暴力所造成,有时是两种暴力联合致伤,4 条韧带均遭破坏,骨间膜也同时损伤,骨间膜损伤范围直至腓骨骨折的平面,胫腓下联合完全分离是一种复杂的损伤,包括:胫腓联合近端高位的腓骨骨折;胫腓联合近侧骨间膜破裂,直至骨折平面;4 条韧带完全断裂以及内踝撕脱骨折或三角韧带断裂(图 9-24)。

在以外展伤力为主的病例,胫腓联合的韧带均断裂,并伴随骨间膜破裂,伤力使距骨及腓骨远端向外,腓骨产生横形、短斜形骨折或呈蝶形骨折;以外旋伤力为主的损伤,腓骨产生螺旋形或长斜形骨折,胫腓联合韧带也同时损伤。

(2)治疗 多数情况须手术切开复位内固定。腓骨干骨折须正确复位及坚强固定,恢复腓骨长度,确保胫腓下联合的解剖关系。横形、短斜形的骨折,可用髓内钉固定。横形、短斜形及粉碎性骨折也可用半管型钢板螺钉固定,或 1/3 管型钢板螺钉固定。长斜形或螺旋形腓骨骨折,可用钢丝环扎,或结合小螺钉固定。在螺钉固定胫腓下联合时,踝关节应置于 90°

位。三角韧带撕裂伤须同时进行修复。经三角韧带修补和腓骨牢固地固定的踝关节,也可不固定胫腓下联合。若骨折固定后,不稳定,腓骨处于外旋位,此时应固定胫腓下联合。

3.儿童胫腓骨分离

因儿童的胫腓骨远端骨骺尚未融合,当发生损伤时,腓骨远端与胫骨骨骺仍保持紧密的解剖关系,胫腓下联合的韧带完整无损(图9-25)。成人是胫腓下联合的韧带首先撕裂,儿童胫腓骨远端骨骺一起向外移位,胫腓下联合无分离。治疗比较容易,通常麻醉下闭合复位,石膏固定6~8周。

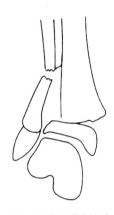

图9-24　胫腓下联合完全分离

骨间膜及胫腓联合条韧带撕裂,可伴内踝撕脱骨折

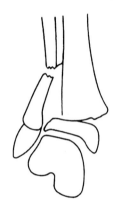

图9-25　儿童胫腓联合损伤

骨间膜破裂,而胫腓下联合完整

(五)踝管综合征

踝管综合征比较常见。胫后神经最常见的受压部位是在踝关节内侧(图9-26),在腘窝部受压者少见。常见病因为附近的肌腱等软组织感染、足外翻畸形、扁平足、距骨向内塌陷和踝关节炎症等。主要症状是内踝酸痛、足底烧灼样疼痛或麻木,踝内侧有压痛及放射痛,肌力一般不受影响。可先行保守治疗,如症状不见缓解,可行手术松解减压。

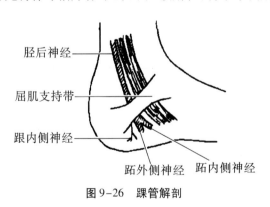

图9-26　踝管解剖

1. 解剖与病理

踝管是由连结于内踝后下方与跟骨后内侧的屈肌支持带所形成的一骨纤维性管。踝管

长 2~2.5 cm,其横断面为梭形,踝管的顶为屈肌支持带,底自上而下为关节囊以及内踝、距骨、跟骨的相应部分。从屈肌支持带的深面发出 3 个纤维性隔将踝管分隔为 4 个小的骨纤维性管,通过的结构自前至后分别为胫骨后肌腱,趾长屈肌腱,胫后动脉、静脉及胫神经,以及踇长屈肌腱(肌腱的周围有腱鞘)。

　　胫神经在踝管近端发出的分支为跟内侧神经,此神经为感觉性,司足跟部及内踝后下方的皮肤感觉。在踝管内,胫神经分为足底内侧神经和足底外侧神经两个终末支,它们都是混合神经。足底内侧神经的肌支支配邻近肌肉,皮支分布于足底内侧半及内侧 3 个半足趾底面的皮肤,足底外侧神经的皮支分布于足底外侧半及外侧 1 个半足趾的皮肤,肌支支配足底深层肌肉,关节支至跗骨间关节和跗跖关节。

　　踝管最狭窄处在其远端,神经分支均在此通过并穿过踇外展肌起点的纤维孔才进入足部。足底内侧神经孔有跟舟韧带为其上缘,外侧神经孔的四周为跖方肌,故足外翻可牵拉支持带和踇外展肌使踇内侧神经、血管产生扭曲和卡压,容易出现神经受压症状。另外,踝关节背屈或跖屈时,屈肌支持带在踝管处起着约束作用,防止肌腱滑脱,如果足踝部活动骤然增加,肌腱滑动增多、摩擦增强,即可引起腱鞘炎。如足踝部活动继续增加,则腱鞘充血肿胀日益严重,屈肌支持带亦相应增厚,踝管伸缩性下降,因而踝管内压力增高,可挤压胫神经,影响其血供,使神经发生功能障碍(图 9-27)。

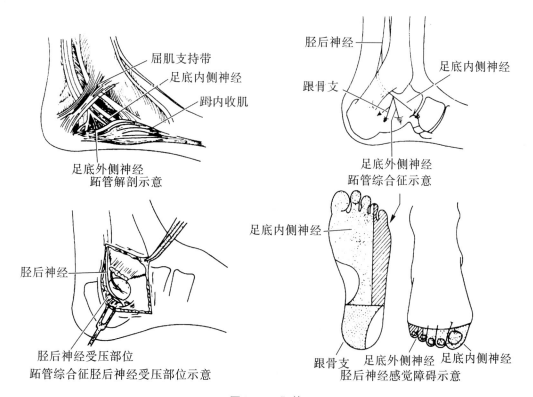

图 9-27　踝管

2. 病因

（1）先天性因素　踇外展肌肥大以及副踇外展肌、跟骨外翻畸形、扁平足等都可使踝管的实用容积减小，从而引起胫神经卡压。

（2）跟骨及踝部骨折　如复位不良、畸形愈合亦可使踝管容积减小。另外，踝管的基底部不光滑可产生压迫、摩擦而伤及胫神经。

（3）慢性损伤　从事强体力劳动者、长跑运动员以及踝关节频繁高强度跖屈背伸者，肌腱滑动增多、摩擦增强，可引起腱鞘炎、腱鞘充血水肿，加之屈肌支持带相应增厚，踝管伸缩性减小，其内压力增高，可压迫胫神经并影响其血供，产生神经功能障碍。另外，类风湿关节炎、老年骨关节病等患者皆可形成增生的骨赘，骨赘突入踝管亦可使胫神经受压。

（4）踝管内部因素　腱鞘囊肿、脂肪瘤、曲张的静脉亦可引起胫神经卡压。

（5）其他　如甲状腺功能低下、妊娠、大隐静脉及小隐静脉曲张。

3. 临床表现

本病多见于男性，好发于青壮年，早期症状轻微，仅在站立过久，行走过多出现内踝后下部轻度麻木及灼样痛，局部有触痛，休息后症状减轻或消失。以上情况如不及时采取措施，以致反复发作，就会出现典型的踝管综合征症状，即：休息时亦有疼痛，夜间疼痛，乃至烧灼痛，足底感觉减退。踝管附近出现梭形肿块，叩之可引起明显疼痛，并向足底放射，Kopell 称之为 Valliex 征。晚期除上述症状明显加剧外，还出现自主神经营养性改变，皮肤干燥不出汗、脱毛、发凉，甚至产生溃疡。肌肉亦发生萎缩，主要为踇或小趾展肌和第 1,2 骨间肌。

4. 辅助检查

（1）EMG 检查　可见足底内、外侧神经传导速度减慢、潜伏期延长。

（2）X 射线检查　可发现及了解踝关节及跟骨骨折愈合情况。

（3）CT 检查　双侧对比有助于发现踝管内的囊肿及肿瘤等。

5. 鉴别诊断

（1）踇痛　这是一种症状诊断，多见于 30 岁左右的女性，以穿尖头高跟鞋者好发，最早的症状是前足掌部疼痛、灼痛或束紧感，严重者疼痛可累及足趾或小腿，一般在更换鞋子后缓解，检查时跖骨头外有压痛，可伴有胖胀，足趾可呈屈曲畸形。

（2）糖尿病的足部表现　病人有糖尿病史。由于病人的小血管多受累，出现小血管硬化、变性，使累及的器官组织血供不足，引起神经缺血缺氧，代谢退化。此外，由于糖尿病病人的自身抗感染能力减低，易引起感染。在足部表现为足趾缺血性疼痛，以小趾为多见，足部的振动觉、痛温觉消失，足内在肌萎缩，近趾间关节背侧（蚓状肌）中跖趾关节跖趾屈（骨间肌）障碍，从而可形成"爪"状趾畸形，严重者可有小趾坏死、感染。X 射线片可见跖部血管钙化阴影、足部骨质溶解疏松、夏柯关节炎。

（3）足部类风湿关节炎　为全身性病变的局部表现，女性患者多见，局部表现为足底部痛，行走时痛重，跖趾关节最易受累。此后可侵及足的任何部位，可伴发腱鞘炎，关节周围沿腱鞘有肿胀、疼痛。晚期可出现前足畸形，如尖足、足内翻、足外翻、踇外翻等。发作时 ESR 增快，X 射线片可见关节间隙狭窄、骨质疏松、关节破坏及脱位等。

（4）足部痛风性关节炎　多见于男性，初发时多在第 1 跖趾关节，发病急骤，疼痛剧烈，压痛明显,局部皮肤有红肿,发作时疼痛可持续几天到几周,常反复发作,间歇期无任何症状,发作期血尿酸可增高,关节穿刺液中如找到尿酸钙结晶可明确诊断,慢性病人 X 射线片可见关节面附近有虫蚀样阴影。

6. 治疗

早期采用保守治疗,减少患肢活动,穿松软宽大鞋袜,局部理疗、热敷、按摩、注射醋酸氢化可的松,减少神经水肿和粘连,症状可减轻或完全消失。若反复发作,非手术疗法无效,要采用手术疗法,切开踝管,松解压迫,有骨折碎片或骨赘生物者应凿去。有的病人术后症状马上消失,部分病人可逐渐改善。

(六)腓管综合征

腓管综合征是指腓总神经在腓骨小头(腓骨颈)区域内受压,而产生足下垂及腓总神经支配区域的感觉障碍等一系列症候群。

1. 应用解剖

腓管在正常人体上是不存在的,因为腓骨的外侧虽有腓总神经经过,但在神经的浅层并无韧带或腱膜样组织。髂胫束的腱膜止于胫骨外髁缘而不再向下延续。由于以上的解剖学特征,所以临床工作中很难遇到因腓管内压增高而引起的腓总神经受压症状,只有在解剖变异的情况下引起该征。

2. 病因病理

腓管综合征在不知不觉中发展,无明显诱因,可能与解剖变异有关,即髂胫束止点下移,越过腓骨小头或腓骨颈部,使腓总神经被缠绕而受压。这种"腓管"是由腓骨小头(或颈)和腱膜增厚部分所组成,其内容物为腓总神经。一旦受压,即可发病。

3. 临床表现

多数病人在腓骨小头或腓骨颈部有肿、胀、压痛、发麻及传导放射性疼痛,局部可摸到组织增厚。腓总神经的感觉分布区,即小腿前外方、第 1,2,3 趾背部及相应的足背部皮肤麻木,痛觉过敏及痛觉减退现象。运动障碍表现为伸肌群和腓骨长肌、腓骨短肌麻痹,典型体征为跛行及足下垂。由于病变不累及脊髓、神经根,因此无病理反射出现。本综合征无阳性 X 射线征,实验室检查无阳性所见。

4. 诊断

典型病例诊断并不难,但确诊亦非易事,因为腓总神经麻痹并不等于腓管综合征,腓总神经麻痹的原因很多,腓管综合征只是其中的一种表现形式,有时确立诊断必须在手术探查后成立。

5. 治疗

诊断一经确定,必须尽早手术松解,以免腓总神经受压过久,造成不可逆的病理损害。手术要正确定位,明确腓总神经的受压部位,松解神经时要保证一定的深度和广度,对于与腓骨、腱膜有绞窄的神经,必须游离充分,必要时切除其周围组织。

6. 预后

早期手术的病例,恢复快、疗效好。神经受压过久,造成不可逆的损害,可能致残终生。神经松解后尚不能恢复的晚期病人,可考虑行肌腱移位术以矫正足下垂畸形。

(七)踝前腓深神经受压综合征

踝前腓深神经受压综合征是由于踝部伸肌支持带下方腓深神经受压引起的一种病症,又称前跗管综合征。

1. 解剖与病因

小腿深筋膜至踝关节稍上方增厚,在胫、腓骨前方形成小腿横韧带,在足背形成小腿十字韧带。小腿伸肌及腓深神经、胫前动静脉经过这两个韧带深面向足背行进。该神经支配小腿前肌群及第 1~2 趾间隙背面的皮肤感觉。若因骨折、脱位、扭伤或挫伤、局部水肿,便致腓深神经、血管在此韧带下受压产生症状;或穿鞋不合适,系鞋带过紧压迫亦可致本征发生。

2. 临床表现

足背部、踝部疼痛,夜间疼痛,休息痛明显,站立或行走可减轻症状。在第 1~2 趾间隙有感觉异常或感觉迟钝。一般运动功能受影响轻微,虽然趾短伸肌的功能丧失,但因𧿹长伸肌和趾长伸肌的代偿作用,不易发现。

3. 诊断

主要依靠临床检查,根据上述典型的病史和体征可以确诊。肌电图检查有助于诊断,可表现为潜伏期延长。

4. 治疗

查找病因(如穿鞋不适等),并解除病因,局部封闭,即可痊愈。若病史长,非手术治疗无效,可行手术探查,切断小腿横韧带及十字韧带。术后症状可消失。

(八)月靴脚综合征

目前,市面上流行着长筒靴,这种靴类型繁多,穿着舒适,给穿者添加了美感,但是笨重不易携带,靴内封闭严密,如果连续穿靴时间过长,双足则出现疼痛,犹如站在粗糙的硬质地板上一样的感觉,常可出现双靴衬里完全被汗水浸湿;足底发白、肿胀,有皱纹及褥疮,症状只限于足底,无全身不适。

月靴综合征的病因显然是由于双足被封闭在一个狭小封闭严密的长靴中,该环境既热又湿,再加之乘车、船时,双足下垂,又下肢被限制在座位前,运动量减少,静脉回流差,因此而出现肿胀。

月靴综合征极类似于战壕足和热水浸泡综合征,后者是由于热水的浸泡使角质层膨胀的缘故。而战壕足是由于足在冷湿环境中 48 h 以上,寒冷、创伤、疲劳和脱水所致。热水浸泡足也被认为是热带湿足或水田足,即在热带地区双足长时间浸泡在水中引起的一种疼痛,在越南及菲律宾常见。

月靴综合征发生时,无全身症状,病变仅限于足底,无腹股沟淋巴结肿大及发热。一旦发现本综合征,经休息及应用一般止痛药物治疗后症状和体征可完全缓解。

避免长时间连续穿封闭严密的长筒靴可预防月靴综合征的发生。

本病预后良好。

(九)足部骨筋膜室综合征

足部骨筋膜室综合征比较少见。

1. 局部解剖

足部骨筋膜室有内、中、外3个。足底皮肤、跖腱膜构成以上三室的跖侧壁,比较厚实坚韧而无弹性,紧连于跟骨结节和趾骨基部之间。然后从跖腱膜向深部的第1和第5跖骨各发出1个间隔,和背侧的跖骨及其骨间膜共同构成内、中、外3个间室。

外侧室内含有小趾展肌、小趾短屈肌和小趾对跖肌。内侧室含有姆短屈肌、姆展肌、姆收肌和姆长屈肌腱。中间室内有趾短屈肌、趾长屈肌腱、跖方肌、4块蚓状肌、3块跖侧骨间肌和4块背侧骨间肌。三室之间分隔并不严密。有许多血管和神经孔将其互相沟通。中间室内含有足底内侧动、静脉和足底内侧神经。外侧室内含有足底外侧血管和神经。

2. 病因

①足部严重挫伤或挤压伤。②跟骨和其他跗骨骨折及跖骨骨折。③其他可以引发筋膜室高压的因素。

3. 临床表现

①足背肿胀,紧张明显,而足底部饱满、增厚。足部剧烈胀痛、触痛明显,尤以足底为甚。②被动伸姆、伸趾时,有明显牵拉痛。③中间室发病时,可累及足底内侧神经。出现足底内侧和内侧三个半足趾底部皮肤痛觉减退或缺失。外侧室发病时,可累及足底外侧神经,出现足底外侧和外侧一个半足趾底部皮肤的痛觉减退或缺失。

4. 诊断要点

①足部外伤史。②典型的症状和体征。③室内压测定>4 kPa。

5. 治疗及预后

①患足制动,冷水浴,严禁热敷、按摩和抬高患肢。②如室内压超过4 kPa应立即切开减压。其方法可采用足底内侧或外侧纵切口,两切口联合可同时进行3个间室的减压。如为跟骨骨折,可采用多个小切口减压。

(十)足背隆凸征

足背隆凸征表现为单侧足背局限性皮下骨性肿块伴患足程度不一的疼痛。

1. 解剖

足骨分为跗骨(包括跟骨、距骨、舟骨、骰骨和第1、2、3楔骨)、跖骨(5块)、趾骨(14块)。3块楔骨和骰骨与5块跖骨构成跗跖关节,其中第1跗跖关节活动性较大。足部的跗骨、跖骨以及足底的韧带、肌腱共同构成足弓,分内外纵弓和横弓。内侧纵弓由跟骨、距骨、舟骨、3块楔骨和内侧1、2、3跖骨构成,此弓曲度大弹性强,适于动态地跳跃,并能吸收震荡;外侧纵弓由跟骨、骰骨及第4、5跖骨构成,主要与负重直立的静态功能有关;横弓由骰骨及3块楔骨砌成。第1跖骨承受内侧纵弓的重力,重力主要分散到跟骨和第1~5跖骨小头(主要分散到1、5跖骨)。

2. 发病机制

足作为支持人体重的最下部"平台",在行走、跳、跑等动作中,承受并缓冲体重和惯性力等向下传导的应力。为了适应这一生理解剖要求,足的多块小骨卓有成效地组成了富有弹性的足纵、横弓,并由韧带和足肌加强。人在行走、站立时,由跟骨、第1、5跖骨头三点负重,下肢负重的垂直线正好通过髌骨中点和第1、2跖间隙。可见第1、2跖跗关节在这种拱挤样骨性结构中,所受的负荷应力最大。而跖、跗关节为几乎成垂直平面状的微动关节,第1跖跗关节活动度大,应力尤其集中在关节面背缘。当足骨支持韧带和足内在肌之间力学结构不平衡或长期施于过量负荷时,均会使应力最大的跖跗关节因积累性劳损而发生局限性退变,继而出现软骨退变或软骨下骨质增生。本病绝大多数患足纵弓或横弓减弱,支持足结构虚弱和慢性劳损并存。

3. 临床表现

本病主要表现为单侧足背局限性隆起于皮下的骨性肿块,边界清楚,与皮肤无粘连。平时患足局部无症状或酸胀、隐痛,静止休息后缓解。走路多足劳损后可诱发疼痛加剧,但疼痛加剧并非剧烈难忍。由于肿块隆起于皮下,所以该处皮肤粗糙暗红,乃穿鞋磨压所致。病人常因患足酸疼,穿鞋不适,甚至因肿块增大,发展为"骨肿瘤"而就诊。

4. 诊断及鉴别诊断

本病诊断主要依据临床表现和X射线片。单侧足背偏内侧皮下骨性肿块伴有患足程度不一的疼痛为其典型临床表现。X射线切线位片或平片可见患足第1或第2跖跗关节面背侧缘唇样骨质增生,关节面骨密度增高。典型者可见明显的米粒状骨赘,关节间隙变窄。

本病应与蹑长伸肌腱腱鞘炎酷似,易混淆。后者也是单侧足背局限性肿块,位置也偏向足背内侧,质块硬韧,有酸痛或剧痛感。但肿物有一定程度的弹性感,蹑趾背伸受限并诱发疼痛加剧。X射线切位片见该处软组织丘状隆起影像,跖跗关节无骨质增生灶和关节间隙变窄。

5. 治疗

多数病人经治疗,避免足部进一步劳损,保守治疗都能获得比较满意的疗效。尤其是用海绵垫局部垫高患足减低纵弓或横弓后,症状明显缓解。严重疼痛病例可考虑受累的跖跗关节融合和隆凸铲平术。

三、足部

（一）足的筋膜与韧带

1. 跖筋膜（跖腱膜）

跖筋膜（跖腱膜）为足底最大、最重要的筋膜，分为 3 部分，其内、外两侧较薄弱，中间部坚厚，起于跟骨结节，向前呈扇形止于跖骨头，是维持足弓的重要结构（图 9-28）。足底的血管神经都在其深层经过。跖长韧带：是连结跟骨与第 3、4、5 跖骨的粗厚韧带（图9-29），虽然结构上不太重要，但在跖筋膜挛缩时，往往同时挛缩，故手术时常需要同时解决。

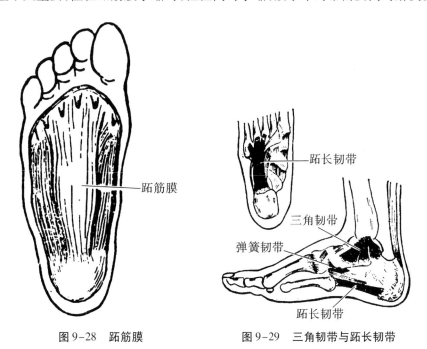

图 9-28　跖筋膜　　　　图 9-29　三角韧带与跖长韧带

2. 跟舟韧带

在足底起自跟骨载距突，止于舟骨的跖侧，有托起距骨头的作用，故又称弹簧韧带（图9-29）。跟距骨间韧带：为跟骨载距突通向距骨下缘的韧带，短、粗而有力，可限制跟距关节间的活动，使距下关节稳定，减少侧向活动。在三关节固定手术中，要充分暴露，将其切断，否则想前推动距骨时会增加困难。

（二）足部的肌肉

足部的肌肉可分为长肌（来自小腿的外在肌）与短肌（起止于足本身的内在肌）两大组。

1. 足前肌群

足前肌群包括蹈长伸肌、趾长伸肌、胫骨前肌与第三腓骨肌。这些肌肉均来自小腿上端外侧胫腓骨之间,向下经踝关节的前面穿过支持带的深层进入足背,开始呈扇形分开各自走向止点(图9-30)。

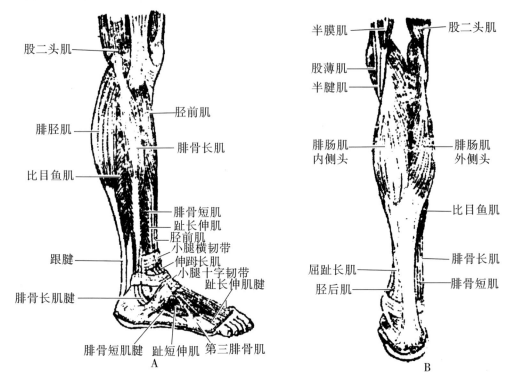

图9-30 小腿之肌肉

A.外侧面 B.后侧面

(1)胫骨前肌 起自胫骨外侧面,止于第1楔骨的跖侧面与第1跖骨底,该肌收缩时可使足内收内翻,与其他足前肌群共同收缩时可使足背屈,为该组中最强有力的肌肉,并能协助维持足弓。

(2)踇长伸肌 在胫骨前肌与趾长伸肌之间,经踝关节前面与胫骨前肌平行向下,止于踇趾末节,在跖趾关节处有小分支至关节囊,以控制踇趾、跖趾关节的背伸活动,收缩时使足背伸,并伸踇趾。

(3)趾长伸肌 经踝关节向下,止于2、3、4、5趾的趾背筋膜,每腱的二个侧束会合于末节趾骨底,中间束则止于中间趾骨底,趾长伸肌2、3、4肌腱与骨间肌、趾短伸肌在跖趾关节处合并,以增强伸趾功能。

(4)第三腓骨肌 可以把它看成是趾长伸肌外侧的一部分,与趾长伸肌并行向下并成一细条肌腱,止于第5趾骨基底,实际上是趾长伸肌的第5条肌腱,它有时缺如。由于趾伸肌与第三腓骨肌的止点偏向足背外侧,除有使足背屈外,也是足的外翻展力量,当胫骨前肌、踇伸肌瘫痪时,其外翻作用尤为突出,是造成足外翻畸形的原因之一。

2.足外侧肌群

(1)腓骨长肌 起自腓骨上段向下位于小腿外侧,有一个独立的肌间隔。在小腿下1/3

处形成肌腱,向下经外踝后方,及跟骨滑车突之下,经骰骨与第5跖骨间沟斜穿足底,止于第1跖骨底之外及第2、3楔骨的跖侧面(图9-31)。该肌收缩时,使足跖屈外翻,它是维持足弓的重要肌肉,与胫骨前肌、胫骨后肌肉同时收缩时可抬高足弓。

　　(2)腓骨短肌　在腓骨长肌深面,它的腱与腓骨长肌伴行,经外踝后下方,止于第5跖骨底,该肌的作用:使足外展、外翻及跖屈,本身并无旋转功能。

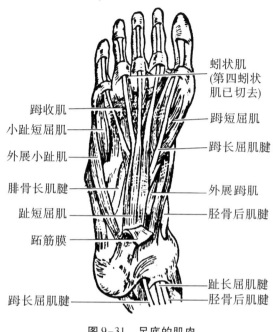

图9-31　足底的肌肉

左侧标注（自上而下）:蹈收肌、小趾短屈肌、外展小趾肌、腓骨长肌腱、趾短屈肌、跖筋膜、蹈长屈肌腱

右侧标注（自上而下）:蚓状肌(第四蚓状肌已切去)、蹈短屈肌、蹈长屈肌腱、外展蹈肌、胫骨后肌腱、趾长屈肌腱、胫骨后肌腱

3.足后侧肌群

　　足后侧肌群含所有的小腿后肌,可以分为深浅二层:浅层有腓肠肌、比目鱼肌和跖肌,又称小腿三头肌;深层有胫骨后肌、蹈长屈肌以及趾长屈肌。

　　(1)小腿三头肌　该肌特别发达,使小腿有特殊的圆形隆起,这在任何动物都不如人类表现的明显。因为这3块肌肉向下形成一个人体最粗大的、共同的腱性组织,止于跟骨结节,统称跟腱。腓肠肌较强大,它起自股骨内、外髁的后部,肌肉分为二头,在小腿中上1/3处合成一块肌肉。比目鱼肌位于腓肠肌的深面,起自腓骨头和腓骨后上1/3与胫骨之斜线,肌腹向下至小腿下1/3处与跟腱合并,止于跟骨后方(图9-30)。腓肠肌的二头合并成肌腱时,有30°~90°的旋转,手术中要注意。跖肌是小的梭形肌肉,其肌腹仅3~6 cm,其腱细长,止于跟骨后,此肌有时缺如,但在矫形马蹄足畸形时,亦需注意将其切断。

　　(2)胫骨后肌、蹈长屈肌以及趾长屈肌　①胫骨后肌:起于胫骨上部后面,趾长屈肌与蹈长屈肌之间,紧贴胫骨下行,为小腿后面最深层的肌肉,其腱经分裂韧带的深面靠内踝下转向足底内侧,有一分支止于舟状骨,其他止于第1~3楔骨。该肌收缩时,使足内收内翻及跖屈,并有维持足弓的作用。②蹈长屈肌:起于腓骨上部后面,肌腹向下内行,经内踝下转入足底,经蹈短屈肌的两个头之间而止于蹈趾末节趾骨底(图9-31)。其作用是屈蹈并使足跖屈。③趾长屈肌:起自胫骨中上1/3后面,其肌腹向下,经内踝后方,潜过分裂韧带的深面转入足底,止于2、3、4、5足趾末节趾骨底。其作用为屈趾以及使足跖屈。姆屈肌与趾屈肌是推进足底离地的主要肌肉,收缩时使足趾下抓,以便向前跨步,是行走的重要条件之一。

4.足部内在肌(小肌肉群)

足部内在肌(小肌肉群)又可以分为足背与足底两大组。这些足部短小肌肉,一旦瘫痪挛缩后,是产生足趾、足弓各种畸形的重要原因。

(1)足背的短肌 有趾短伸肌与姆短伸肌,起自骰骨的背侧面,分别止于姆趾及2~4近节趾骨底,以加强伸趾功能。

(2)足底的小肌肉可分为4层 第1层由内向外,有姆短展肌、趾短屈肌、小趾展肌,这3块小肌肉对足弓的维持有一定作用。足高弓畸形中亦有变化。第2层为跖方肌与蚓状肌。第3层包括小趾短屈肌、姆短收肌以及姆短屈肌。第4层为4块骨间肌(图9-32)。

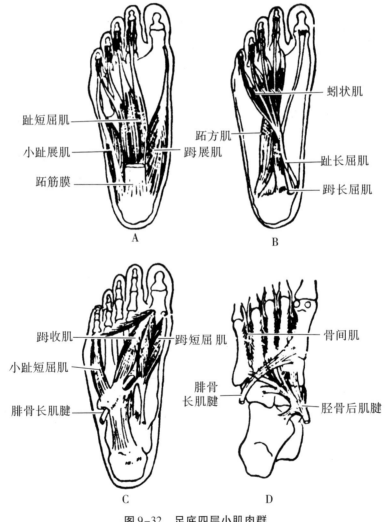

图9-32 足底四层小肌肉群

A.第一层 B.第2层 C.第三层 D.第四层

(三)跖腱膜挛缩

跖腱膜挛缩与手掌腱膜挛缩类似,中老年易患,男多于女,偶有双侧发病。

1.解剖

跖腱膜位于足底,为足底深筋膜在足底中间部增厚而成。后方附着于跟骨结节;向前分为5束,附着于各跖趾关节囊和屈肌腱鞘。跖腱膜作为足底的弓弦,有加强纵弓的作用。

2.病因

病因不明,但与遗传有关,创伤可能是发病因素,部分掌腱膜挛缩患者伴发跖腱膜挛缩,部分或全部跖腱膜瘢痕增殖而增厚,挛缩使足跖腱膜短缩。短缩多见于跖腱膜内侧足腰部,使跖面如层层云片相叠。

3.临床表现与诊断

①早期跖部不适,疲劳,足发僵、疼痛、发麻等,足跖内侧挛缩逐渐明显。②足腰内侧部饱满,有相叠云层状隆起,跖面角质层增厚,有皱褶状皮沟;足内侧数趾活动发僵,麻木明显。③组织病理学诊断。

4.治疗

(1)早期 轻微挛缩无须特殊治疗,但挛缩引起跖部疼痛,过行性加重,或引起患足负重及活动能障碍者,应及早手术。

(2)手术 宜在止血带控制下,取跖内缘切口,起自足腰后部,向前至趾蹼部折向跖面外侧缘。显露跖腱膜,保护跖血管神经束,切除挛缩瘢痕组织,保留正常部分。若全部瘢痕化,应全部切除(图9-33)。彻底止血后分层逢合。术后小腿石膏固定,足底良好塑形,2周后去除固定并拆线。

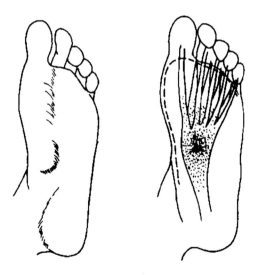

图9-33 跖筋膜挛缩切除示意

（四）中跗关节脱位

中跗关节，又称跗横关节，系指由距-舟、跟-骰联合构成的"S"状关节，是前足与后足调节的枢纽。舟骨处于足纵弓的重要位置，损伤后将对足纵弓造成影响，该部位结构稳定，极少发生脱位；但遇有强大外力受损时，多与骨折同时发生，单独脱位者少见。

1. 致伤机制

除被强烈外力挤压外，多系来自足前部的扭转暴力所致，以距舟和跟骰关节脱位为多见。

2. 诊断

根据外伤史、足背部畸形及 X 射线片所见，诊断多无困难，但应注意足背动脉是否受波及。

3. 治疗

早期病例以手法复位较为简便易行，然后小腿石膏固定 6～8 周。因软组织嵌顿致使手法复位失败者，可行开放复位，并用克氏针交叉固定（3 周左右拔除）。陈旧性病例如有疼痛，则多须行关节融合术。

（五）跖跗关节脱位

跖跗关节脱位较多见，尤以 Ⅱ～Ⅴ 跖骨共同向外、向背脱位居多，易伴有骨折，称为分离性脱位（图 9-34）。也有 5 个跖跗关节脱位或向外、跖侧脱位者，称为同向性脱位（图 9-35）。临床上也有一个或两个跖跗关节脱位的病例。

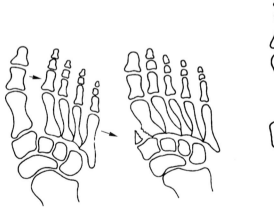 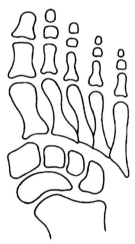

图 9-34　Lisfranc 骨折移位　　　　图 9-35　同向性跖跗关节脱位

1. 诊断

参照解剖关系的改变及观察 X 射线片，诊断较容易，同时应注意足背动脉情况，尤其是直接暴力致伤者。

2. 治疗

（1）早期病例　尽早在麻醉下行手法复位，连足小腿石膏固定，足弓的塑形，可避免创伤后继发扁平足,对于不稳定者,须辅以足趾或跖骨头牵引。

伤后 7～20 d 之间来诊者,仍试以手法复位(麻醉下先行推拿及按摩、牵引,最后施以复位手法),并按前法石膏固定及足弓塑形。手法复位失败者,予以持续牵引复位。

(2)晚期病例　开放复位及内固定术:内固定多选择螺钉或克氏针交叉固定(图 9-36),同时对韧带进行修补。但其中有半数以上病例已形成损伤性关节炎或畸形愈合,从而影响足部的负重及活动。对此组病例须酌情处理,包括内侧骨性肿块切除术(主要切除形成突起的跗骨)、跖跗关节切除术(损伤性关节炎者)及足弓再造术(因此种损伤造成纵弓塌陷者)等。

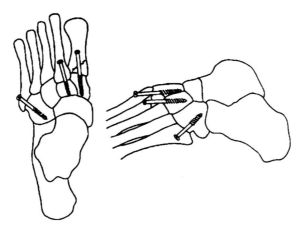

图 9-36　跖跗关节脱位内固定

(六)跖趾及趾间关节脱位

1. 跖趾关节脱位

临床上较为少见,多因直接暴力或自高处跌下时所致,故以第 1 跖趾关节为多发。因其浅在,易于诊断。治疗以手法复位为主,不伴有骨折者容易还纳,以石膏短靴制动 4 周左右。陈旧性者则多需开放复位+外固定;但复位后不稳定者则须用克氏针交叉固定,并早日拔除改用外固定。

2. 趾间关节脱位

多属开放性损伤,以踇趾及小趾为多见,可在清创的同时将其复位。如系闭合性损伤,局麻下牵引复位,并以铁丝夹板固定,或采用与邻趾一并固定的方式。对不稳定者,亦可用克氏针内固定。

(七)塑胶跑道综合征(运动型足踝腱鞘炎)

在塑胶跑道进行体育训练和比赛所致足踝部的腱鞘炎与狭窄性腱鞘炎称为塑胶跑道综合征。损伤最易发生在跑、跳项目的运动员。腓骨肌、胫骨后肌及肌腱最易受累。发病原因可以是慢性劳损,也可由急性韧带损伤出血进入腱鞘,后期肌腱钙化,都可以引起腱鞘炎或因瘢痕挛缩而形成狭窄性腱鞘炎。胫骨后肌和腓骨肌分别绕过内踝后方和外踝后的骨纤维管止于足内侧和足底。肌腱在骨纤维管道中易受损伤。跗长屈肌腱易受伤部位在距骨后的结节间沟、跟骨载距突下和第 1 跖趾关节部。

本征的主要症状是跑、跳时足疼,上述病损部压疼。特别是在抗阻力用力时,有时有吱吱声。活动度受限。鞘内注射泼尼松是较好的治疗方法。治疗期应停止或减少训练量,特别是踏跳活动。顽固病例或狭窄性腱鞘炎可行纤维腱鞘切开粘连松解手术。

(八)黑格隆德综合征(运动型跟腱止点末端病)

该病又称后跟痛综合征,临床特征为跟腱附着点软组织无菌性炎症,包括跟腱滑囊炎、跟腱炎、跟腱周围炎,表现为病变部位疼痛、压痛及跟腱附着点的软组织肿胀,多见于年轻妇女及体操、技巧、跳高等运动员,在运动医学上称跟腱止点末端病。Haglund(1928 年)首先描述了跟腱滑囊炎与跟骨形态及硬而低跟的鞋的摩擦有关,并以此命名为黑格隆德综合征。

1. 局部解剖

跟骨的后 1/3,在距骨的下方,向后突出,其上面呈马鞍状,有脂肪垫覆盖。后上缘向上突出,称为后上结节,又称滑囊突。跟骨后方呈一自上向下不光滑的凸出形状,上窄中间向后方凸起,此为跟骨后侧结节,位于后上结节下方,是跟腱的止点;向下较宽阔,直抵跖面,形成较大的内侧结节及较小的外侧结节。站立时仅内侧结节触地负重。跟腱止于跟骨后方。位于皮肤与跟腱之间的滑囊,称为皮下滑囊;位于跟腱与跟骨后上角及脂肪垫间的滑囊,称为跟骨后滑囊。有人认为前者系正常滑囊,后者为摩擦所致。

2. 病因及发病机制

跟腱止点及周围的软组织与后侧鞋帮间长期反复的挤压、摩擦形成滑囊炎,可继发于外伤、炎症、风湿等。

该症与跟骨的形态有关,跟后疼痛与跟骨的倾斜度有关,"船头状的"跟骨使得肌腱及其周围组织易受鞋帮的挤压,继而发炎、疼痛。跟骨后滑囊炎在扁平足的人中更多见,而这种人的跟骨的方向比正常人更加垂直,鞋后跟抬高能减少 Haglund 综合征病人的症状。囊性突出和跟骨的倾斜度均受跟骨跖面的影响,尤其是跖面内侧结节上骨性凸起的存在。跟骨跖面内侧结节(该结节为跖腱膜和屈趾肌支持带附着点)的肥大和鞋跟高低是发病学中的关键因素,了解这些对指导治疗起重要作用。跖面内侧结节有肥大性改变者称之为骨性跖突。成人中约 40% 有骨性跖突,当骨性跖突增大时,跟骨倾斜角(跟骨跖面切线与地平线交角)呈正比增大,后者可导致跟骨后软组织向后移动而受压。当抬高鞋跟时,跟骨倾斜角变小,足在高跟鞋内向前滑动使足跟和鞋帮间距离增大,因此抬高鞋跟可减轻跟骨后软组织受压。

3. 病理

外伤性跟腱炎、滑囊炎及跟腱周围炎,是因长期持续压迫、摩擦引起跟腱及滑囊等腱周组织充血、水肿、浆液性渗出、纤维性增生、粘连、囊壁增厚、跟腱周围粘连、骨质增生等慢性无菌性炎症现象。总之,该处跟腱止点前后滑囊、周围软组织及骨骼均被波及。

4. 临床表现

本病多见于年轻女性及运动员。跟腱附着部疼痛及肿胀,如系跟腱后滑囊炎,则局限性隆起更显著。疼痛可在走路时因鞋的摩擦加重，且冬季比夏季重。因而有"冬季足跟"（winter heel）之称；休息时放松跟腱，疼痛可减轻。跟骨后上方有软骨性隆起。表面皮肤增厚、皮色微红、肿胀、触之有囊性感、局部压痛明显。如系跟腱周围炎，可听到轻声的摩擦音。

X射线检查早期多无改变，部分患者踝关节侧位片上可见在后方的透亮三角区模糊或消失。晚期可见跟骨结节脱钙、骨质疏松、囊性变，也可见骨质增生等表现。此外X射线片上注意观察跟骨形态、倾斜角及骨性跖突的大小。

5. 诊断及鉴别诊断

根据以上症状及体征，本征诊断多无困难，要注意与以下疾病鉴别。

（1）跟骨内高压症　本症多发生于中老年长期站立位工作者，跟骨内、外、跖侧均有压痛及叩击痛，系由于跟骨内骨髓压力增高所致，非手术疗法效果不佳。跟骨钻孔减压常能使疼痛戏剧般的消失，与活血化瘀疗法合用效果更佳，国内许振华等对此症钻孔减压机制及化瘀活血的机制进行了系统的研究。

（2）跟下痛　指跟骨跖面的病变引起相应部位的疼痛，如过敏性跟垫炎、跖腱膜炎、跟下滑囊炎，与劳损和退化有密切关系。该病多发生于中年以后，男性肥胖者，一侧或两侧同时发生。封闭治疗效果较好。

（3）跟内痛　系跟骨本身的病变，如肿瘤、结核、骨髓炎、畸形性骨炎以及跟距关节炎。

6. 治疗

发作时宜休息，一般不用外固定，足部进行热水浸浴或理疗，并在患足鞋内放置海绵垫，同时穿高跟鞋，可减少对跟腱的牵拉与摩擦，推拿疗法亦有一定的效果，局部封闭疗法多可治愈。

对于非手术疗法无效，病情严重，反复发作，且X射线片见到跟骨结节明显肥大，可做滑囊切除术。若该骨后上角突起明显者，将跟骨结节的后上角突起部切除，以防止术后复发。

（九）足伸肌腱断裂

1. 解剖

足伸肌腱位于小腿前方及足背面，包括胫骨前肌腱、踇长伸肌腱、趾长伸肌腱。在此处的肌腱位于骨纤维管道中，外伤撕裂后在愈合中易与骨、韧带或肌腱组合一起，形成瘢痕粘连，影响其活动度，使活动能受限。

2. 病因

（1）直接损伤　可由锐器操作所致，如刀切伤、玻璃划伤等。也可由钝器伤所致，如石、铁板或其他重物自高处坠落于足背，发生足背挫裂伤，多伴有皮肤损伤。

（2）间接损伤　如肌腱已有慢性积累性损伤，或慢性炎症改变，或其周围已有腱鞘炎、滑囊炎、关节周围炎，只要轻微暴力，也能使其发生断裂。

3. 临床表现与诊断

由于足伸肌腱位于小腿前方及足背面，因而容易遭受挫伤断裂，足伸肌腱外伤性断裂，多见于踇长伸肌及胫骨前肌腱。踇长伸肌断裂，踇趾不能背伸，胫骨前肌断裂出现足下垂现象。此二肌腱外伤断裂后,近端收缩不多,易在伤口附近寻到。

4.治疗

利器损伤的断面平整,没有组织挫伤,可在创口清洗后,一期缝合;钝器造成的肌腱断裂,不宜立即缝合,待伤口愈合后,二期缝合。

开放性损伤,要在良好的麻醉及止血带下,彻底冲洗、清创、修复肌腱,闭合伤口,要有健康的肌腱鞘覆盖。若条件差,不能修复肌腱,也要尽力使伤口闭合,以求得到一期愈合。此时要将肌腱断端固定在附近组织上,用肌肉筋膜覆盖肌腱,为今后二期修复肌腱打好基础。

损伤的肌腱鞘及周围韧带组织,已失去生机,难以修复,或修复后将与损伤肌腱粘连,应予切除。

如清创中须扩大切口或另做新切口,以寻找收缩肌腱断端。可采用横切口,或弧形切口,或稍离开肌腱的纵切口。总之,避免切口正位于修复肌腱上方,以免发生粘连。

也可应用肌腱移位术或肌腱移植手术于损伤过大的病人。但要伤口清洁,有健康的皮肤覆盖,并估计伤口可一期缝合者,方可采用。伤口已愈合的陈旧性断裂,完全可以在术前制订好肌腱移位或移植的方案。

(十)足部出血性腱鞘炎

1.病因

足部肌腱闭合性外伤引起的出血,溢入腱鞘后形成出血性腱鞘炎。血液凝集,在滑液鞘内构成刺激异物,导致该肌肉痉挛和粘连。

2.临床表现与诊断

外伤后或摩擦过多,引起腱鞘下肿胀、积液和疼痛,局部皮温高,触痛。数月后有瘀斑形成,活动受限情况逐渐减轻;或者,因患足长期活动受限而形成畸形姿势。

3.治疗

①急性期应给予制动,必要时石膏固定2~3周,固定后应尽可能抽尽鞘内积血。②积极鼓励患者采取主动锻炼,是所有各种血性腱鞘炎后期防止粘连的重要措施。③形成畸形足姿势后,应于伤后3个月以上施行手术治疗。

(十一)跟腱周围炎

跟腱周围由称为腱周组织的疏松的网状组织包绕。

1.解剖

跟腱是人体中最大的肌腱,其近端是腓肠肌和比目鱼肌的肌腹,远端止于跟骨的后结节。跟腱周围无腱鞘,仅有疏松的网状组织称作腱周组织,连结肌腱与其周围的筋膜,其中含有血管以供给肌腱营养。跟腱的背侧有7~8层滑润层,每层间有独自的营养血管,层与层之间有血管通行。踝活动时,层与层间可有滑动。在日常生活、工作或运动中,特别是在运动员踏跳时,跟腱受力极大,因此跟腱在强力下可以发生闭合性断裂;在慢性、积累性损伤时易发生跟腱周围炎。

2.病因

患者多无明显外伤史,而有跑跳过多或站立过久等劳损性损伤,即在生活、工作中,不断劳损,由多次小创伤逐渐积累而成。亦可能由于跟腱周围血管因伤被破坏,影响血供,致使腱纤维变性。

3.临床表现与诊断

跟腱周围炎的主要症状为疼痛,触痛可顺跟腱上下伸延,患者不能用足尖落地跳跃,穿平底鞋时疼痛加剧。依据临床表现即可做出诊断。

4.治疗

①明确诊断,局部休息。②较重患者,要卧床休息,禁止活动。③局部注射醋酸氢化可的松,效果较显著。④理疗早期采用超声波治疗。⑤晚期伤腱多已变性,血管壁硬化,再用激素治疗效果往往不佳。

跟腱腱周炎,经非手术方法治疗无效时,可考虑手术切除粘连的腱周组织、发炎的滑囊及变性的跟腱部分。术后石膏固定6周。

(十二)跟腱断裂

1.解剖

跟腱是人体中最坚强、肥大的肌腱,长约15 cm。起自小腿中1/3,止于跟骨后结节中点。跟腱是由比目鱼肌、腓肠肌的肌腱组成,称小腿三头肌腱。其作用是屈小腿、抬起足跟、使踝关节跖屈、固定踝关节、防止身体前倾,在机体跑跳和走路过程中均起主要的作用(图9-37)。

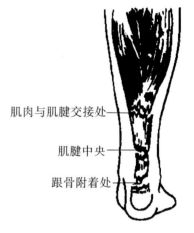

肌肉与肌腱交接处——

肌腱中央——

跟骨附着处——

图9-37　跟腱断裂的常见部位

2.病因

根据跟腱断裂的程度,可分为完全断裂和不安全断裂;根据断裂后是否与外界相交通可以分为开放性和闭合性。

(1)闭合性跟腱断裂　多发生于中年人,多数患者是以往肌肉发达的运动员、舞蹈演员,但后来因缺少锻炼,而使肌肉、肌腱退化,在遇较强的弹跳时,肌肉猛力收缩造成断裂。断裂部位多发生在跟腱止点以上3 cm处,因为此处是跟腱最狭窄的部位。

(2)开放性跟腱断裂　多因锐器直接切割在跟腱部位而引起。如镐头落下、机械切割或坠物所伤,均可造成跟腱断裂。

3.临床表现与诊断

(1)闭合性断裂　多数患者在剧烈的运动或劳动时,用力使足跖屈或拉紧跟腱时突然感到跟腱部位如受沉重打击的感觉。跟腱部位发生剧烈的疼痛,走路时跖屈无力。检查时可见跟腱部位肿胀,断裂处可触及凹陷,足跖屈功能障碍,失去正常行走步态。闭合性跟腱断裂,常有典型损伤史。损伤瞬间多突然闻及一撕扯声,行走困难。局部肿胀,压痛明显。肌肉收缩时在断裂部可触及一横沟。

跟腱完全断裂试验:令病员俯卧,双足恰好伸出检查床尾端,检查者用手挤压病员小腿的腓肠肌,若足不出现跖屈动作,表明该跟腱完全断裂。可两则对比。

X射线检查可见跟腱阴影连续性中断或紊乱。有时可见跟腱钙化或跟骨撕脱性骨折。

(2)开放性损伤 有明显的外伤史,跟腱部位有伤口,或可看到跟腱的明显断裂,足跖屈无力。开放性跟腱断裂,容易漏诊。

4.治疗

(1)开放性跟腱断裂 立即清创,缝合断裂之跟腱。

(2)闭合性跟腱完全断裂 早期手术修复多可直接缝合(图9-38)。

(3)闭合性跟腱部分断裂 膝关节屈曲20°~30°,踝关节跖屈位长腿管形石膏固定,3周更换石膏,置踝关节于中立位。第7周开始穿中跟鞋行走锻炼。

(4)陈旧性跟腱断裂 多须手术修补(图9-39)。

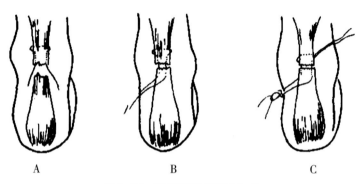

A B C

图9-38 跟腱断裂直接缝合术

A.不锈钢丝穿在断腱近段 B.再穿入远段 C.拉紧钢丝断端衔接,钢丝结扎在皮外纽扣上

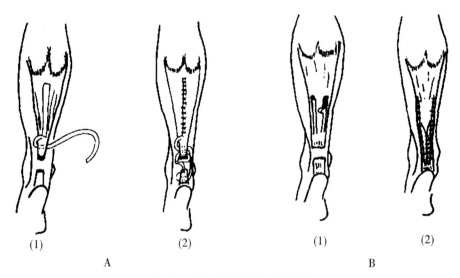

(1) (2) (1) (2)

A B

图9-39 手术修补陈旧性跟腱断裂

A. Bosworth's法修复跟腱 B. Lindhdm's法修复跟腱

术后即开始做股四头肌锻炼,拆除石膏后做踝关节功能锻炼,以免造成跟腱粘连。此外,还可用中药分期进行治疗。

(十三)跟腱止点撕裂伤

1. 解剖

跟腱起始于小腿中部,由小腿三头肌(腓肠肌与比目鱼肌)肌腱合并而成。长约 15 cm,片状,牢固地止于跟骨结节部位的后上方,为足跖屈、行走与弹跳的主要肌力传导组织。

2. 病因

多见于长途跋涉或多次弹跳者,由于小腿三头肌力多次通过跟腱作用于跟骨结节附丽处,使足反复跖屈,多次牵拉引起跟腱附丽处过度疲劳或少量的肌腱纤维撕裂伤(图9-40),导致局部充血、水肿、组织增生、变性等慢性炎症的改变。

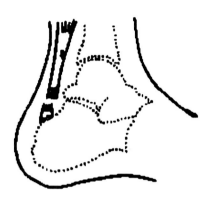

图9-40　跟腱撕裂伤

3. 临床表现与诊断

有走长路和弹跳多的外伤史,或有从事长期站立的职业史,跟腱附着处疼痛。X 射线片:跟骨无异常或跟腱附着处有轻度增生。根据以上病因、症状、体征,一般可以做出诊断。

4. 治疗

(1)药物治疗　骨科熏洗药外洗患足。
(2)封闭疗法　醋酸泼尼松0.25 mL加质量浓度为20 g/L普鲁卡因2 mL,痛点封闭,每周 1 次,3~4 次为一疗程。

(十四)跖腱膜断裂

1. 解剖

跖腱膜位于足底,相当于手掌的掌腱膜,足底深筋膜在足底中间部增厚而成。后方附着于跟骨结节;向前分为5束,附着于各跖趾关节囊和屈肌腱鞘。跖腱膜作为足底的弓弦,有加强纵弓的作用。

2. 病因

跖腱膜断裂,多见于田径运动员和文艺工作者。由于跖腱膜起自跟骨下内结节,向前分成5束,止于足的跖垫内,以纤维间隔和近节趾骨骨膜紧密相连,形成一体。可见跖腱膜之起点牢固不易损伤,而止点及中间部则显见相对的软弱。在跑、跳等田径竞赛中,跖趾关节背伸,跖腱膜拉紧,使足弓上提,受力大,软弱的止点及中间部易断裂。

3. 临床表现与诊断

在跑、跳一瞬间,突感足心锐痛,似被外力击中该处,皮下溢血。将踇趾背伸,致疼痛加剧。触诊可发现跖腱膜完全松弛,说明跖腱膜完全断裂;部分松弛,为部分断裂;或仅有反跳痛,跖腱膜仍紧张,说明系挫伤或少数纤维断裂。

4. 治疗

①早期压迫止血,用石膏将足固定在背伸立,以免跖腱膜断裂愈合后,因瘢痕挛缩影响活动。②1个月后拆除石膏,辅助理疗,锻炼活动,穿着保健鞋。

(十五)跗骨窦综合征

跗骨窦综合征是踝部内翻扭伤的伴随损伤。踝部内翻扭伤后继发跗骨窦处的持续疼痛及压痛,并常有小腿感觉异常,达数月或数年之久。跗骨窦综合征是 O'connen 在 1958 年后提出。

1. 局部解剖

跗骨窦由距骨沟和跟骨沟组成。距骨沟位于距骨跖面的中后跟距关节面之间,由内后斜向前外侧。跟骨沟位于跟骨上面后距骨关节面的前内方。两沟相对组成跗骨窦。窦口位于外踝的前下方,窦内含有骨间距跟韧带,脂肪垫和距跟关节、滑膜,并常有一滑囊(跗骨窦滑囊),位于骨间距跟韧带与前距跟韧带之间。骨间距跟韧带起于距骨沟,止于跟骨沟连结距跟二骨。其前部的外侧部分特别坚强,连结于距骨颈下外侧和跟骨上面之间,在足内翻时发生紧张,可防止足过度内翻。

2. 病因病理

跗骨窦内含有脂肪组织相隔而成前后 2 组韧带,其中前韧带在足内翻时紧张,故常与踝外侧副韧带的前束(即距前韧带)在内翻扭伤中同时受伤。除此之外,踝关节活动频繁,若跗骨窦中脂肪堆积较多,因之窦内力增加,再加上脂肪组织营养差,在频繁活动中,易因劳损积累,发生脂肪组织变性,也可以发生疼痛等症状。

3. 临床表现

病人在踝内翻扭伤后,诉说外踝前下方酸痛下适、无力,有时向足外侧前方放射。行走、内翻时加重,偶有跛行。压痛明显,局部偶有水肿。X 射线片正常,或在跟距关节有骨关节炎症。跗骨窦封闭可获得暂时或长期疗效,但有的虽经跗骨窦封闭和其他非手术疗法治疗,仍可持续数月、数年甚至数十年不愈。

4. 诊断及鉴别诊断

本病系继发踝部内翻扭伤后而得病,因后者常见,故本病并不罕见,但往往被误诊、漏诊,致使一些患者长期不愈,影响行走、工作、生活。

诊断依据如下:①患者有外伤史,以踝部内翻扭伤为特点。②伤后出现跗骨窦处疼痛及压痛。③患肢小腿自觉乏力、沉困、发凉等异常感。④行走后跗骨窦处疼痛加重伴有跛行。其他治疗多无效,持续数月、数年不愈。⑤跗骨窦处封闭可获得疗效。⑥X 射线检查骨关节无异常。踝关节及距跟关节 X 射线片目的是排除其他疾病,如结核、肿瘤或骨性关节炎;有时摄踝关节强迫内、外翻位 X 射线片,以排除踝关节半脱位。

本病诊断并不困难,关键是对踝关节内翻扭伤后长期有疼痛的患者,在 X 射线拍片示正常后也不能满足于"软组织损伤"的笼统诊断而漏诊本病。

5. 治疗

本病确诊后,多数经封闭、针灸、理疗等非手术方法,可以得到治愈。对病程长、症状重、久治无效者,可以考虑手术治疗。

(1)封闭法 以质量浓度为 10 g/L 普鲁卡因溶液 3~5 mL 加上醋酸泼尼松 12.5 mg,或氟美松磷酸钠 2~5 mg,每 5~7 d 跗骨窦内封闭 1 次,共 3~4 次。

(2)手术疗法 自足舟状骨外侧,趾长伸肌腱开始,斜向下后,经跗骨窦口绕至外踝下方腓骨腱处。切断小腿十字韧带,再将趾短伸肌切断,向远侧牵开。此时显露出跗骨窦口。切除窦内脂肪、筋膜及滑囊用明胶海绵填充止血和消灭死腔,按层缝合切口。加压包扎 2 d 待疼痛消失,便可下地行走。

(十六)趾底总神经卡压综合征

趾底总神经卡压综合征又称为 Morton 病、Morton 跖痛症、Morton 神经瘤、Morton 神经痛、Morton 趾底神经炎等。根据骨-纤维管、室卡压理论,本综合征是由于趾底神经在相邻的两个跖骨头和跖间深韧带与跖腱膜之间受到卡压所引起的一组症状及体征。

1. 应用解剖及发病机制

足底内侧神经与其伴随的动脉在跗展肌的深面通过,并在此肌和趾短屈肌之间向远处伸展。除分出肌支外,又分出一支趾底固有神经支配四趾内侧皮肤,又在跖骨基底部分出 3 支趾底总神经,后者在跖骨头水平又分成 2 支趾神经,支配两个相邻足趾的相对面。

足底外侧神经与动脉从跗管的出口处起,在趾短屈肌和跖方肌之间,以及趾短屈肌和小趾展肌之间,斜向足底外侧,除发出肌支外,又分出一支趾底固有神经支配小趾的外侧皮肤和一支趾底总神经,支配第 4 趾和第 5 趾的相对面的感觉。在第 3 趾和第 4 趾底总神经之间有一交通支,这一交通支限制了第 3 趾底总神经的移动,因而容易发病。

跖深筋膜在跖骨头处可增厚形成坚韧的韧带,连结各跖骨头的跖面,称为跖间深韧带或跖间横韧带,该韧带前缘尖锐,趾底总神经在此边缘的远侧才分为 2 支趾神经。

在步行过程中,每一步的站立相的最后阶段将使全身体重压于一侧足的跖骨头上,此时,趾底总神经被挤压于跖间深韧带和跖腱膜与地面之间。如果跚趾的功能有缺损,或平底足,或高弓畸形,或穿尖头高跟鞋,则每走一步都可使趾底总神经受到跖间深韧带前侧缘的挤压损伤。长期反复的卡压,神经呈慢性损伤性炎性肿块,但并非肿瘤。

本病不是由相邻的跖骨头的互相挤压而引起,它是由韧带的压迫所致,这一点与正中神经在腕管综合征中受腕横韧带的近侧缘卡压很相似。

2. 病因

任何跖间深筋膜部位及跖筋膜部位的炎症、肿瘤等病变,都可卡压此神经。女病人穿尖头高跟鞋,男病人穿鞋不合适是一重要致病因素;另外,跖趾关节的类风湿性关节炎,关节滑膜炎性水肿,跖骨头间的滑液囊压迫神经,也可引起本综合征。

3. 临床表现

发病的跖骨头下方有阵发性烧灼痛或剧烈疼痛,疼痛向脚面放射。疼痛部位一般在第 3~4 趾,其次为第 2~3 趾,很少在第 1~2 趾和第 4~5 趾间。疼痛有时可放射至小腿后侧和髋部。穿硬底鞋行走时,疼痛加重;休息和脱鞋后,疼痛减轻。部分病人感到患趾和趾蹼有异样感觉,并有足与趾的抽搐。疼痛于气候温暖时容易发作,冷置后可缓解。

病人站立时检查,可在足背的患病跖骨头之间摸到肿块,具有明显压痛,并向足趾放射。在被压神经所支配的足趾相对面上感觉迟钝、消失或异样,皮肤干燥无汗。横向挤压跖骨头可剧痛。由于趾底总神经是纯粹的感觉神经,故无瘫痪及肌萎缩现象。

4. 辅助检查

(1)诊断性局部封闭　用0.5%利多卡因1 mL注射至受累的趾间隙,如疼痛消失则为阳性。

(2)EMG检查　对诊断此病无多大帮助。

(3)X射线检查　可发现足部骨质改变,如第1跖骨缩短、第2跖骨颈疲劳骨折等。

5. 鉴别诊断

(1)跖骨头骨软骨病　亦称为Fieberg病,好发于青少年,女性多见。常发生在第2跖骨头,表现为受累的跖趾关节疼痛,站立行走时加重,跖骨头处有压痛,背侧软组织肿胀。急性症状消退后可扪及跖骨头增大,跖趾关节活动受限。X射线片可表现为受累的跖骨骨骺远端不规则且增亮,跖骨头呈月牙形、凹陷和密度增加,并有一些小圆形的透亮区。

(2)跖趾关节处胼胝　亦可表现为跖趾关节处疼痛,活动、行走后加重。可见跖趾关节处的足底侧皮肤异常增厚、变硬,可有触痛,而受累的趾蹼间隙皮肤感觉正常。

(3)第2跖骨颈疲劳骨折　又为行军脚,常为长途行军引起,或见于长跑运动员,表现为第2跖骨头颈处疼痛,行走活动后加重,休息后减轻,但趾蹼间处的皮肤感觉正常,早期X射线片多正常,晚期第2跖骨颈周围有骨膜反应及骨痂形成。

6. 治疗

(1)保守治疗　非手术治疗包括改穿宽松、平软底鞋,矫正足的横弓平坦等。穿宽松舒适的平底鞋,以便跖趾关节能充分屈曲,足趾能充分活动。把跖骨头垫高可缓解症状,但放置的位置必须准确,太靠前则加重疼痛,太靠后则没有效果。另外,局部类固醇激素如泼尼松龙等封闭亦可缓解疼痛。

(2)手术治疗　手术治疗仅用于保守治疗无效的病人。

一种术式是切除"神经瘤"。手术切除神经瘤的疗效比较肯定,可采用背侧切口或跖侧切口,以背侧切口常用,如神经瘤存在,可发现其位于趾底总神经分为两趾底固有神经的分叉处。神经瘤的近侧切除一定要充分,以免残端与跖间深横韧带发生瘢痕粘连。有医生喜欢跖侧切口,但此切口易损伤趾固有动脉,应予注意。神经瘤切除后足趾相邻两侧的皮肤感觉丧失,但对足趾的运动没有影响。

另一种术式为趾间深韧带切断术。优点有:①不会因切除趾底总神经而引起感觉消失;②不会失去皮肤出汗功能;③不会在神经残端发生神经瘤;④手术小,疗效显著,手术后恢复快。

7. 预后

本病治疗效果确切,预后满意。

(十七)灼热足综合征(痛足综合征)

灼热足综合征又称痛足综合征、电闪足综合征等。其特点是:下肢疼痛,感觉异常,步行障碍。

1. 病因病理

病因不清。目前认为是复杂的代谢障碍所引起的周围神经和脊髓、脑神经病变所致。

2. 临床表现与诊断

①膝以下之烧灼感和电击样疼痛,感觉减退,主要为双手双足底,尤其是双足底。②步态不稳,行走不便。伴有出汗过多。③腱反射亢进,甚至出现锥体束征。④个别病例可出现视神经、听神经障碍。

3. 治疗

①镇静药和止痛药。②冷水浴。③补充营养:烟酸、泛酸、维生素 B_1、维生素 B_{12}、核黄素等。④中医中药。

(十八)足背皮神经卡压

1. 解剖

足背部由 3 支皮神经支配。

①内侧皮神经、源于腓浅神经的中部皮神经、支配足外侧的腓肠神经。②中部背侧皮神经可于足跖屈、内翻时触及,类似于伸肌腱或浅静脉。该神经卡压常由直接创伤引起。③当腓肠神经缺如时,腓浅神经最外侧支称为外侧足背皮神经。

2. 发病与防治

局部瘢痕、穿鞋过紧以及溜冰鞋损伤等均可引发足背皮神经卡压,局部骨刺也可引起卡压;局部封闭对该卡压疗效较好。

(十九)足锤状趾

1. 病因

足锤状趾畸形常是伸踇、趾长伸肌腱过度收缩的结果,使跖趾关节过伸,趾间关节屈曲。它可由原发因素与继发因素引起。

(1)原发因素　是因足内在肌瘫痪,跖趾关节失去稳定与均衡能力,伸踇或趾长伸肌强力收缩,以代偿内在肌不足的结果所造成。往往伴有高弓足畸形。锤状趾畸形若由继发因素引起,是属于代偿性的。例如,胫骨前肌瘫痪时,踇长伸肌代偿性加强收缩,引起踇趾关节过伸。

(2)继发因素　由于一侧下肢短缩,病人以马蹄足补偿其长度时,久之出现跟腱挛缩与锤状趾。这种情况在步态中十分明显,触地相中足趾畸形消失,而在跨步态中锤状趾畸形又明显出现。对任何继发性锤状趾畸形,应分析其发病原因。不解决发病的根本原因,手术矫正后很易复发。

2. 手术治疗

自踇长伸肌腱外侧,即自趾间关节至第 1 跖骨中部作直切口,长 5~6 cm,这样可以避开大隐静脉,术后切口瘢痕不与踇长伸肌腱粘连,必要时剥离踇内收肌也方便。

切开踇伸肌腱鞘,在离开止点 2~3 cm 处切断,向上游离肌腱至跖骨中部,切骨膜 3~4 cm,暴露第 1 跖骨干,不要切开跖趾关节囊。在离开骨骺线约 0.5~1 cm,近跖骨头处二侧钻孔,使二孔相通,并加以扩大;将踇长伸肌腱的断端自内侧穿入孔内,由外侧抽出,并拉紧抽出的腱端,用拇指将第 1 跖骨头向上托起,以纠正跖骨头下垂畸形,将肌腱断端回转再与踇长伸肌腱缝合 3 针,保持一定的张力而不撕脱;在肌腱穿入跖骨之孔处各缝合一针,将踇长伸肌腱残端与伸踇短肌腱或趾关节囊缝合,使锤状畸形消失,这对 6~9 岁儿童是较好的方法[图 9-41(A,B)]。

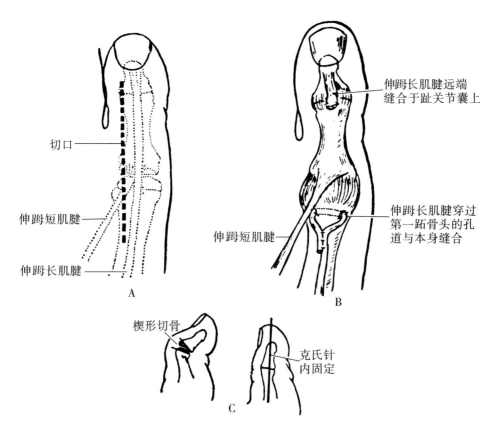

图 9-41　踇长伸肌腱止点后移手术(Jones 手术)
A. 切口　B. 踇长伸肌腱固定于第一跖骨头上　C. 趾关节固定

有时软组织缝合不能完全矫正畸形时,可以切开趾间关节,由近端向远端打入克氏针穿出趾尖,在返回穿入近端趾骨以纠正畸形,但克氏针不宜穿过跖趾关节。缝合关节囊。对 12 岁以上以及青少年畸形不能矫正时,可以切开关节囊,楔形切除趾间关节软骨,纠正畸形后用克氏针固定[图9-41（C）]。

切口依次缝合后,外用石膏固定。石膏固定的范围由小腿上端至足尖,外露的克氏针可用消毒软木塞套住,以免缩进皮肤。6周后拆除石膏,拔除克氏针,开始活动,但鞋跟不宜垫高,防止畸形复发。

可参考的手术方法:将踇屈长、短伸肌腱切断,缝合于趾伸肌腱上;将踇长伸肌腱切断,缝合于踇长屈肌腱上,融合趾间关节等手术,效果并不比上述方法更为有效。其他足趾的锤状趾畸形,其治疗可以在跖趾关节背侧作小切口,切断趾长伸肌腱,打开关节囊,作趾间关节融合术。

(二十)高弓足的治疗

高弓足多选择手术治疗,根据病人的年龄和畸形进展的程度而定。早期病变主要是软组织,当骨质未发生固定性畸形时,可以做软组织手术矫正,如跖筋膜松解术;一旦由软组织的变化转成骨质变形时,单纯软组织手术就难达到效果,应做切骨矫形手术。

1. 跖筋膜剥离术

适宜于6~12岁的病人,高弓足畸形开始出现,跖筋膜较紧张,X射线片中骨骼还未见明显改变时,手术效果较好,但在青少年或成人,足部已出现其他畸形时,如伴有马蹄高弓、锤状趾等,跖筋膜剥离仅是一种辅助性的手术,常应与其他手术合并进行,单独实施往往不能解决高弓畸形。

手术方法:沿跟骨底内侧缘做4~5 cm长直切口,至距骨头下(图9-42),分离皮下脂肪至筋膜层,纵行切开踇展肌筋膜,紧靠筋膜表面,向足底外侧剥离,以暴露跖筋膜与小趾展肌筋膜;在跟骨起点处将跖筋膜与跟骰韧带的止点切断,向上牵拉足趾使距骨头背伸,促使切断的跖筋膜分离。在青少年或成人,有时需要将跟骨上的肌止点全部切断剥离(包括小趾展肌、跖方肌和踇短展肌止点)。手术时勿损伤跟骨骨膜,以免术后骨刺形成,负重疼痛。如畸形严重,上法还不足以矫正时,可在第1跖骨头内侧另作一纵向3~4 cm切口,暴露踇短展肌腱与跖筋膜的止点,并在跖骨头下将其切断松解,缝合切口,外用管型石膏固定。在包石膏时必须注意用手顶住跖骨头使之背伸,以达到畸形完全矫正,直至石膏硬固。6周后,拆除石膏,穿无后跟的平底鞋锻炼,以防止畸形复发。

2. 跗间关节楔形截骨术(二关节固定术)

对青少年及成人的高弓足,骨骼已发生固定性畸形改变者,宜采用跗间关节楔形截骨术。手术中跖筋膜挛缩可以一并松解。有足跟明显内翻情况者,不宜采用这种手术。应考虑三关节固定为宜。

手术方法:在足背正中做6~8 cm长的纵行皮肤切口,拉开趾伸肌腱与足背血管神经,以暴露距骨头、舟状骨、1,2,3楔骨及跟骰关节,然后做上宽下窄的楔形截骨。切骨的多少,应根据高弓足畸形的程度,达到将畸形矫正为止。一般需要切除距骨头和跟骨前面的关节,切除舟骨与骰骨的后半部及关节软骨面,这样切除楔形的基底宽度约为1.5~2 cm,一般可以矫正15°~25°的高弓足畸形。将来使距、舟与跟、骰之间的关节融合(也叫二关节固定),效果较好(图9-43)。

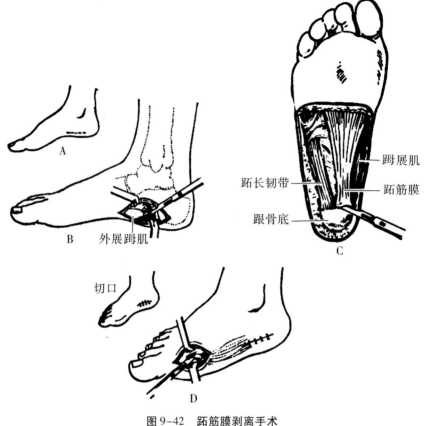

图9-42　跖筋膜剥离手术

A.切口位置　B.跖筋膜切断　C.足底面观,跖筋膜及跖长韧带切断处(虚线表示)
D.在第1跖骨头处切断跖筋膜及踇外展肌的止点

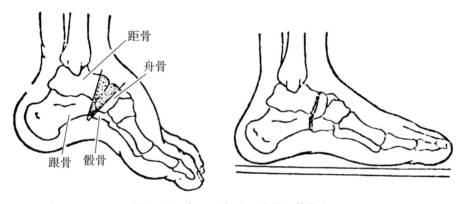

图9-43　高弓足畸形,跗中楔形截骨术

　　如果高弓足畸形严重,上法还不足以将畸形矫正时,有时需要将舟骨全部切除,将1,2,3楔骨的后部关节面与骰骨的后部大部分切除,使跟距前部与1,2,3楔骨以及骰骨融合,手术不能超出这个范围。楔形切骨之后,取出骨片,用手将前半足推向背侧,以关闭切除后的楔形间隙,使距舟、跟骰之切面准确地压紧对合,缝合骨膜以及皮肤切口。术后自小腿上端至足尖用石膏固定,手术中始终要保持前足推向背伸位,使切面压紧对合直至石膏变硬定型。这里必须强调,石膏的良好固定与骨面的紧密准确对合,是手术成功的重要环节。3 个月后,拆除石膏,锻炼行走。

跗中关节截骨可以矫正高弓足畸形,但足的长度有所缩短而且外形较宽,儿童未到 12 岁以前不宜使用。Japas 提出另一种手术方法,即在高弓的顶点作"V"形截骨,自高弓顶点向两侧扩大,截断高弓之后,将高弓之前半部推向下。它不切除骨片,因此足的长度无缩短和增宽现象,而且外观近似正常,对于 6~8 岁的儿童也可实施(图 9-44),似乎是一种理想的方法。

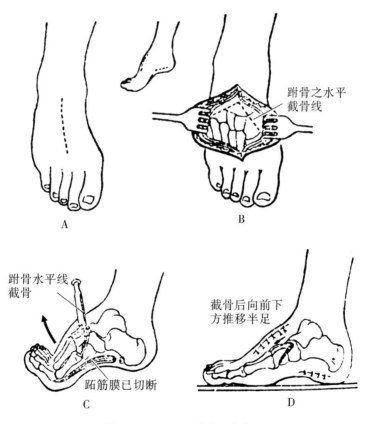

图 9-44　Japas 跗骨中间截骨术
A. 切口位置　B. 暴露跗骨　C. 跗中切骨　D. 缝合切口,高弓足已纠正

(二十一)代跟腱手术

1. 胫骨前肌代跟腱术

在足背内侧第 1 楔骨平面作 3~5 cm 长的直切口,找出胫骨前肌腱,向下追踪至足内侧止点处将肌腱切断。在踝关节上小腿中下 1/3 处作 5~6 cm 长直切口,靠近胫骨找出胫骨

前肌腱,并将其由切口内抽出,向外拉开趾伸肌腱,胫前血管、神经,以暴露胫腓骨间的骨间膜。在骨间膜打开 2 cm,然后将胫骨前肌腱穿过骨间膜送到小腿后面,沿跟腱内侧做长 6 ~ 8 cm 直切口,拉开跟腱,找到由前面穿过骨间膜的胫骨前肌腱断端,抽至跟腱外侧,将跟腱向上拉紧使足跖屈,胫骨前肌腱向下拉紧,然后将胫骨前肌腱断端与跟腱近止点处做侧向绞辫式缝合,将踝关节跖屈 100° ~ 110° 位缝合皮肤切口,外用石膏固定(图 9-45)。

如果术中发现踝关节不能跖屈,表示伸蹈、趾伸肌腱有挛缩存在,应在踝关节前向下做直切口,将伸蹈、趾伸肌腱作"Z"字形延长,至足能跖屈为止。

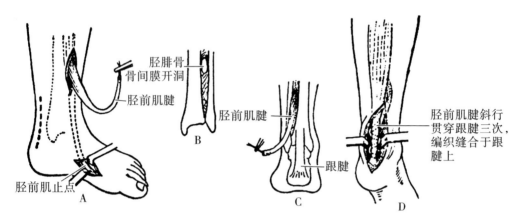

图 9-45 胫骨前肌腱代跟腱术

A.切断胫骨前肌腱止点,并从小腿切口内抽出 　B.骨间膜开洞 　C.胫骨前肌腱穿过骨间膜引到小腿后侧切口 　D.胫骨前肌腱与跟腱做编织交叉缝合,缝合时足处于跖屈位

2.胫骨后肌与腓骨长肌腱代跟腱术

在足背外侧第 5 跖骨底处向近端作 2 ~ 3 cm 长的直切口,将腓骨长肌腱找到切断。在腓骨下 1/3 处作 4 ~ 5 cm 长直切口,切开腓长肌腱腱膜,将断端由此切口抽出。由足内侧距、舟骨处作 2 ~ 3 cm 长切口,将胫骨后肌腱由舟状骨止点切断,在小腿中下 1/3 内侧,靠近胫骨后缘作 5 ~ 6 cm 直切口,紧贴胫骨,找出胫骨后肌腱,并将断端由此抽出。在跟腱内侧作 5 ~ 6 cm 直切口,牵开跟腱打开外侧肌间隔,通过皮下隧道,将外侧的腓骨长肌腱断端与内侧的胫骨后肌腱断端拉至跟腱的两侧,将跟腱中间侧向穿孔,交叉贯穿腓骨长肌腱与胫骨后肌腱作双绞辫式缝合,最后将残端相互缝合(图 9-46)。另一缝合方法是,在足跟处加横切口暴露跟骨结节,在跟骨结节处横行钻孔,然后将腓骨长肌腱经钻孔穿至内侧与胫骨后肌腱缝合(图 9-47)。

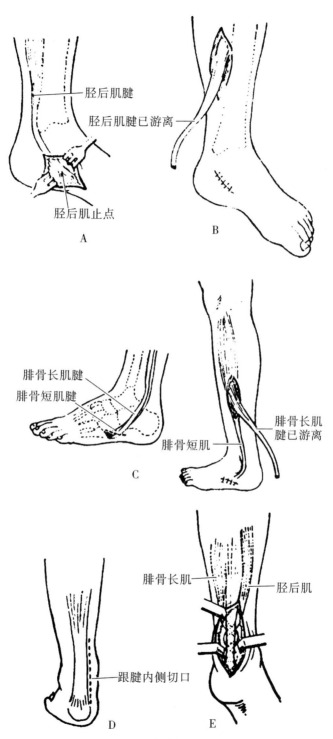

图 9-46　胫骨后肌与腓骨长肌代跟腱手术

　　A.暴露胫骨后肌止点　B.胫骨后肌止点切断后,从后小腿切口内抽出　C.腓骨长肌腱从止点切断后,并从小腿切口内抽出　D.跟腱内侧切口位置　E.胫骨后肌腱与腓骨长肌腱从皮下隧道引至跟腱处做双绞辫式缝合

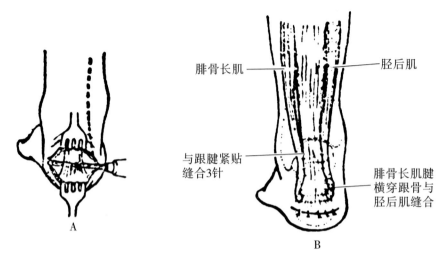

图9-47 腓骨长肌、胫骨后肌代跟腱手术,贯穿跟骨之缝合法
A.在跟骨上横行钻洞 B.腓骨长肌腱穿过跟骨与胫骨后肌腱缝合

3.腓骨长、短肌腱代跟腱术

腓骨长、短肌腱代跟腱术为代跟腱手术中常见的一种。如果整个下肢的条件尚好,以此法代跟腱的效果十分满意。但患者往往整个下肢为广泛性瘫痪和短缩,如臀肌、股四头肌严重瘫痪而无法完全手术弥补,这种情况下术后还需要用辅助器、病理鞋,以补偿其功能。在足背外侧第5跖骨底作2～3 cm长切口,将腓骨长、短肌腱切断。在腓骨外侧中下1/3处作5～6 cm长直切口,将两肌腱抽出,沿跟腱内侧作6～8 cm长直切口,以暴露跟腱;自跟腱前方用血管钳通向外侧切口,钳住腓骨长、短肌腱断端,拉至跟腱内侧,将腓骨长、短肌腱按Brand法剖开腓骨长肌腱,包裹缝合腓骨短肌腱,使两者合成一肌腱,照胫骨前肌代替绞辫式缝合法与跟腱缝合(图9-48)。

缝合时需要将跟腱拉紧,使踝跖屈,保持一定的张力。如发现有外翻存在,往往是由于第3腓骨肌、第4～5趾伸肌、小趾外展肌挛缩拉紧,应予切断或延长,缝合各切口后包扎。术后石膏固定踝关节于100°～110°位,6～8周拆除石膏,用补高病理鞋锻炼走路。

4.半腱肌、半膜肌、缝匠肌腱代跟腱手术

一般用于踝部无合适肌腱可供替代、又不宜做骨性手术时。在这一手术中,由于肌肉本身力量小,肌腱长度又扩大了10倍之多,效果并不理想。在腘窝处做5～6 cm长横切口,暴露内侧的腘绳肌腱,择其肌力在3～4级以上者,将其止端切断向下牵拉;在跟腱旁处做一10～12 cm直切口,暴露跟腱至肌腹交界处,前后对开跟腱,将后半止点处切断,缝合成管型,反转向上;在小腿后侧中上1/3处,作5～6 cm长直切口,将内侧腘绳肌断端与下面反折的跟腱重叠缝合,用力使足跖屈,缝合各切口(图9-49)。膝关节屈曲25°～30°,踝成马蹄20°,用长腿石膏固定6周,拆石膏逐步锻炼,一般需要病理鞋帮助走路。

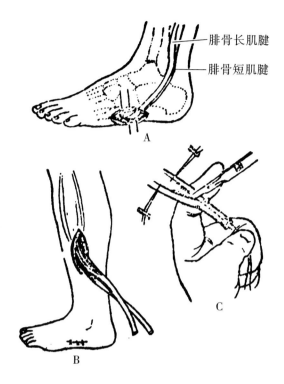

腓骨长肌腱
腓骨短肌腱

A

C

B

腓骨短
肌腱
腓骨长
肌腱

D

E

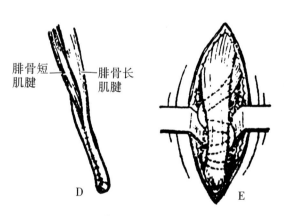

图 9-48　腓骨长、短肌腱代跟腱手术

A.暴露腓骨长、短肌腱止点并切断　B.从小腿切口内抽出腓骨长、短肌腱　C.腓骨长肌腱断端纵行劈开一部分　D.把腓骨短肌腱放入腓骨长肌腱劈开处,包裹缝合,使两肌腱合成一个腱端　E.腓骨长、短肌腱贯穿交差缝合于跟腱上

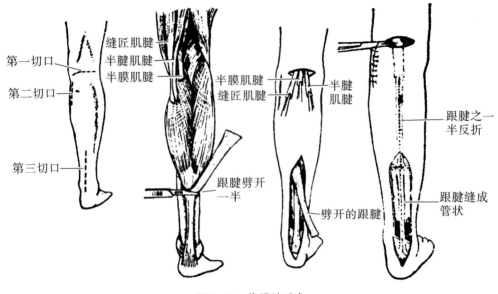

第一切口
第二切口
第三切口

缝匠肌腱
半腱肌腱
半膜肌腱

半膜肌腱
缝匠肌腱

跟腱劈开一半

半腱肌腱

劈开的跟腱

跟腱之一半反折

跟腱缝成管状

图9-49　代跟腱手术

(二十二) 马蹄内翻足畸形的肌腱转位手术

马蹄内翻足是下肢多见的畸形,其原因是跖屈内翻的肌力超过背伸外翻的力量。简单地讲,胫骨前肌、胫骨后肌的力量超过腓骨长、短肌的力量时就出现内翻。实际上内翻的力量除了胫骨前肌、胫骨后肌之外,还有跟腱、姆长屈肌、姆短展肌、跖筋膜,以及足底的一些内在肌。这些肌肉的相互作用是复杂的,除了内翻之外,尚有内收、跖屈等作用。例如,跟腱的作用主要使足跖屈,跖筋膜的挛缩主要是形成高弓足和内翻,胫骨后肌、姆短展肌的挛缩使足内翻与内收等。临床仔细观察,马蹄内翻足似乎无一完全相同的,除有各种程度上不同之外,往往有高弓、内收等畸形同时存在。如何正确认识这些复杂情况,应从力学上分析产生肌力不平衡的主要原因,正确评估某些肌肉瘫痪程度,某些肌肉的力量和挛缩情况。这些错综复杂的情况,在治疗中要仔细分析,全盘考虑,以做出一个十分正确的和预期效果相符的治疗方案,若不认真研究和没有丰富的临床经验,往往是不可能的。

在矫正马蹄内翻足、调整肌力平衡的手术中,胫骨前肌止点转位术是常用的。肌止点固定的部位越偏足背前外侧,矫形的作用越大,但往往估计不足,而不是超过。从肌肉力量来看,胫骨前肌比胫骨后肌力量强,但从造成畸形的角度来看,胫骨后肌产生畸形的作用却超过胫骨前肌和姆短展肌,这是因为它的止点在足底偏中点,拉力特别强大。治疗马蹄内翻足畸形的手术往往不是单一的手术,有时需要几种手术同时或分期进行,如胫骨前肌止点外移加跟腱延长手术等。除了跟腱延长术和跖筋膜剥离术等在前面已论述外,将矫正马蹄内翻足畸形常用的手术分述如下。

1. 胫骨前肌外置手术

胫骨前肌止点外置是足背肌腱中最起作用的手术,移位后的肌肉无须训练,立即起到作用,很少出现肌肉收缩无力情况,因为该肌腱的转位后方向呈一直线,肌腱有所短缩,肌力相对增强。但术中跟腱不能有挛缩的情况存在,跟腱是最强的内翻力量,跟腱挛缩未解决,伸肌不能发挥作用,这是导致手术失败的重要因素。

(1)手术方法　在足背内侧楔骨与第 1 跖骨关节处做 2 ~ 3 cm 长直切口,暴露胫骨前肌腱,追踪至足底止点处切断,牵拉断端,沿腱鞘周围向上分离至踝部前方。在胫骨中下 1/4 处做 4 ~ 5 cm 长直切口,找出胫骨前肌腱,切开腱鞘,将其远端由切口内抽出。在跟骰关节处做 3 ~ 5 cm 长直切口,暴露跟骰关节囊以及骰骨背面的全部,注意在此不能切开剥离骰骨骨膜或跟骰关节囊,从骰骨前用长血管钳经皮下隧道至小腿下部切口,咬住胫骨前肌腱断端并抽出至足背外侧切口。在骰骨前内侧向外下方钻孔,在骰骨中做骨内隧道。将胫骨前肌腱分成两半,内侧半拉紧,由上方孔经过骰骨隧道至外下方孔穿出,使胫骨前肌保持一定张力并成直线,将穿出的肌腱与另一半肌腱重叠缝合 3 针,同时在胫骨前肌腱在进出骰骨处跟骨膜缝合一针;若胫骨前肌腱太短,不能穿过骰骨,也可以跟腓骨长肌腱直接缝合。将游离的趾短伸肌盖住骰骨,缝合各皮肤切口(图 9-50)。

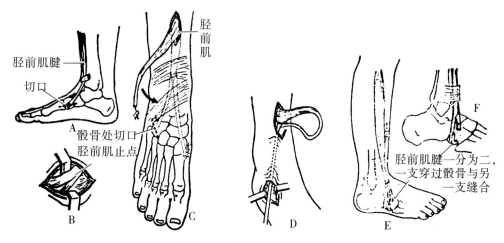

图 9-50　胫骨前肌外置手术

A.切口位置　B.暴露胫骨前肌止点　C.切断胫骨前肌止点,并从小腿之切口内抽出　D.胫骨前肌腱经皮下隧道牵引至骰骨处切口　E.胫骨前肌腱种植入骰骨骨孔内　F.胫骨前肌腱贯穿骰骨后与自身缝合固定,骨膜亦同肌腱各缝合一针

(2)术后处理　手术后用石膏固定,使足背伸外翻位以减少缝合张力。6 周后拆除石膏,穿无后跟矫形病理鞋,即横弓处加高 0.5 ~ 1 cm,足外侧垫高 0.5 cm,使足呈轻度背伸外翻位。

2.胫骨后肌外置手术

马蹄内翻并有严重内收畸形时,往往采用这种手术。胫骨后肌有挛缩存在时,加重内翻畸形,将其切断并转位至足背外侧,是化不利因素为有利因素。胫骨后肌止点转位后,牵拉力消失,畸形很快消失。

(1)手术方法　在足背内侧舟状骨、楔骨关节处,做 3 cm 直切口,沿足舟骨向下剥离,切断胫骨后肌止点,在内踝处分离肌腱与周围之粘连。在小腿内侧中下 1/3 处靠近胫骨后缘,做 6~8 cm 长直切口,找出胫骨后肌腱并将其断端由切口内抽出,牵开肌腱暴露腓骨与胫骨之间的骨膜,切开 2~3 cm,将胫骨后肌腱送到小腿前面。在小腿前面中下 1/3 处做 4~5 cm 切口,向外拉出胫骨前肌、趾伸肌与神经血管,抽出由后面送过来的胫骨后肌腱,拉紧后尽量将肌腱部分转到骨间膜前方,在足背外侧跟骰关节处做 3~4 cm 直切口,暴露骰骨,用长血管钳经皮下穿入小腿前方切口内,钳住胫骨后肌腱短端,拉至骰骨前面趾短伸肌之下。在骰骨前内下方向下、外方钻空,劈开胫骨后肌腱为两半,一半穿过骰骨钻孔隧道至外下方与另一半肌腱缝合。在缝合时将足背用力背伸外翻,拉紧胫骨后肌腱,保持一定张力(图 9-51)。一般来说,胫骨后肌腱较短,缝合时常有困难,因此取肌腱时,要争取长度,缝合时将足强力背伸外翻,并将胫骨后肌腱拉紧,才能缝合。若以上措施仍感不足,可以找出腓骨长肌腱与其重叠缝合。

(2)术后处理　与胫骨前肌止点外置法相同。

3.胫骨后肌、胫骨前肌外置术

胫骨后肌、胫骨前肌同时外移术不常应用。这种手术,仅在马蹄内翻足中腓骨长、短肌全部瘫痪,趾伸肌无力,胫骨前肌、胫骨后肌有力,而足底内在肌肌力良好的情况下才可进行。因跟腱、屈趾肌、蹞屈、蹞短展肌等均有内翻力量,而对抗组肌力全部消失,即使将胫骨后肌、胫骨前肌止点外移,也很难达到肌力平衡。在儿童年龄不能做骨性手术时,暂时采用这种手术可以减轻畸形发展程度。对青少年或成人,此种手术可与三关节融合手术同时进行,将胫骨前肌、胫骨后肌止点转位于足背中线作为辅助力量,以防止内翻畸形复发。手术方法与术后处理,均与胫骨后肌、胫骨前肌止点外移一致。

4.腓骨长肌止点内置术

(1)手术方法　在足背外侧以第 5 跖骨底为中心,作 3 cm 长直切口,找到腓骨长肌腱,并在足底外侧切断。在小腿外侧腓骨下 1/3 处做 5~6 cm 长直切口,暴露腓骨长肌腱,纵行切开腱鞘,抽出肌腱断端并向上游离。在踝关节前上方作 3~4 cm 长直切口,找出并牵开胫骨前肌腱,用长血管钳经骨间膜通向小腿外侧切口,咬住腓骨长肌腱断端,拉入踝前切口;将胫骨前肌腱中间分开 1 cm,使腓骨长肌腱由其中间通过,并将其拉紧,在进出口处各缝合一针与胫骨前肌腱相固定。将腓骨长肌断端的肌腱通过胫骨前肌鞘内送到足背内侧。在距骨、舟、第 1 楔骨内侧做 4~5 cm 长直切口,找出胫骨前肌腱鞘,切开腱鞘向近端找出腓骨长肌断端,并由切口内抽出,在第 1 楔骨前上向内下方钻孔,劈开腓骨长肌腱为两半,一半由楔骨前穿过钻孔隧道自内侧抽出,与另一半重叠缝合固定。缝合时将踝关节背伸,使足内翻、内收,保持一定张力(图 9-52)。腓骨长肌腱断端可与胫骨前肌止点再缝合 2~3 针,以加强固定,最后缝合皮肤切口,消毒敷料包扎。

(2)术后处理　用管型石膏自小腿上段至足趾将足固定于内收、内翻背屈位,6 周后拆除石膏,穿托马氏后跟矫形鞋走路。

5.腓骨长肌与腓骨短肌止点同时前置术

该手术的切口及取腱等方法,与上述手术相同,但肌腱止点转位时,一般将腓骨长、短肌缝合成一肌腱,或将切断之腓骨短肌腱缝合于腓骨长肌上,在足背第 3 跖骨底做 3~5 cm

长直切口,暴露出第3跖骨底,在两侧钻孔,劈开腓骨长肌腱为两半,横穿一半肌腱,抽出后与另一半自身肌腱缝合固定(图9-53),效果尚佳。

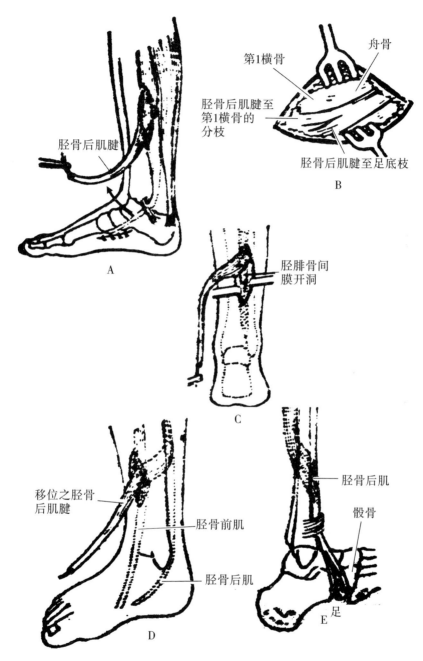

图9-51　胫骨后肌外置手术

A.切断胫骨后肌在舟骨处的止点,并从小腿中、下1/3处胫骨后缘的切口抽出　B.胫骨后肌腱止点　C.骨间膜打洞　D.胫骨后肌腱穿过骨间膜引到小腿前面　E.胫骨后肌腱贯穿骰骨后与自身缝合,缝合时足处背伸外翻位

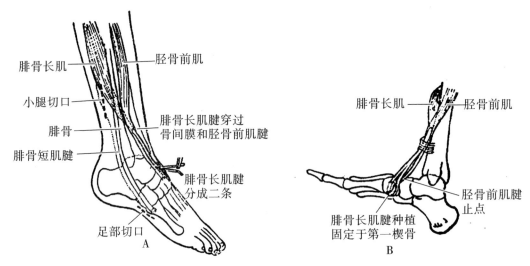

图 9-52　腓骨长肌内置手术

A.在足部切断腓骨长肌腱,从小腿切口引出,经骨间膜穿过胫骨前肌腱到足内侧第1楔骨处胫骨前肌腱止点

B.一条腓骨长肌腱穿过第1楔骨,在足背伸、内收、内翻位与另一肌腱缝合固定

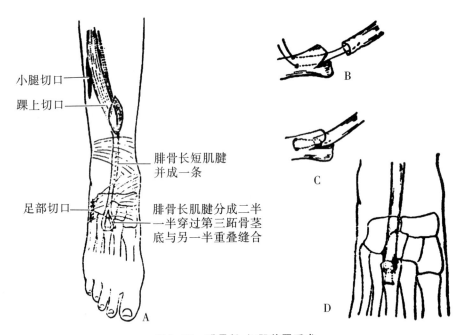

图 9-53　腓骨长、短肌前置手术

A.腓骨长、短肌腱在足部切口切断,从小腿切口内抽出,经皮下隧道引到踝上切口,再沿皮下隧道到第3跖骨基底部,穿过骨孔固定缝合　B、C、D.另一方法:把第3跖骨基底撬起一骨片,腓骨肌腱种植新鲜骨面上,以 Bunnell 氏法缝合固定肌腱

6. 第三腓骨肌内置术

这是伸肌群中一块细小肌肉,但当胫骨前、胫骨后肌瘫痪时,它往往与第 4、5 趾伸肌一起有相对强大的外翻力量,将其止点内移,与姆伸、趾伸肌缝合可以减少完翻力量,加强趾伸肌力,对调整肌力平衡,有明显效果。

沿小趾伸肌腱旁作平行切口,自第 5 跖骨基底向上直到踝关节前方,找出并切断第 3 腓骨肌腱止点,向上分离至踝关节前面,在趾伸肌腱下通过转向足背内侧,在姆伸肌腱旁作直切口,自第 1 跖骨底向上 3~4 cm,抽出第三腓骨肌腱断端,缝合于姆伸肌腱上(图 9-54)。如第 4、5 趾伸肌腱挛缩,可同时将其在跖骨基底平面切断,近端内移至伸趾总肌腱上,远断端缝合于第 2、3 趾伸肌腱上。缝合切口,外用石膏固定 6 周。

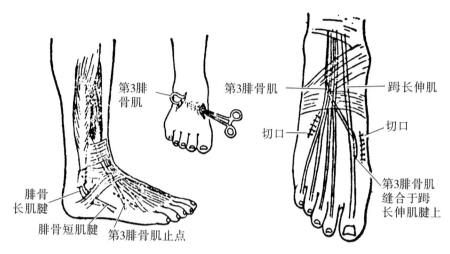

图 9-54　第三腓骨肌内置术

第三篇

腱鞘炎和腱鞘囊肿、滑囊炎和滑液囊肿

第十章　腱鞘炎和腱鞘囊肿

一、腱鞘炎

腱鞘炎是指腱鞘因机械性摩擦而引起的慢性无菌性炎性改变。腱鞘炎是骨科常见病,多见于手工劳动者,特别是用手指反复做伸、屈、捏、握操作的人易患此病,一般女性多于男性。

腱鞘是肌腱辅助装置的一种,是肌腱周围的结缔组织为适应肌腱的滑动而分化形成的包围肌腱的双层套管状结构,多见于腕、踝、指、趾等腱长且活动多的部位。腱鞘分为两层,外侧为纤维性腱鞘,由深筋膜的横行、斜行纤维增厚而成,附着于骨及关节囊,对肌腱起约束、支持、滑车和增强拉力的作用。内层为滑膜性腱鞘,位于纤维性腱鞘内。滑膜鞘又分脏、壁两层,壁层衬于纤维性腱鞘的内面,在骨面形成折叠的部分称为腱系膜,包绕在肌腱表面的一层即为脏层。脏、壁层滑膜两端封闭为盲腔,其间含有少量滑液,起润滑和保持肌腱活动度的作用(图10-1)。

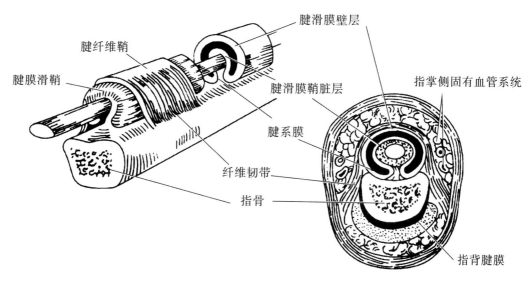

图 10-1　腱鞘结构示意

日常生活和工作中,由于频繁活动引起肌腱与腱鞘间的过度摩擦,加之某些部位有骨性隆起或肌腱走行方向发生改变形成角度,就更加大了肌腱和腱鞘之间的机械摩擦力。老年人滑膜鞘分泌功能衰退,更易出现症状。其病理改变,早期为充血、水肿、渗出等无菌性炎性反应。反复刺激或迁延日久,则发生慢性纤维结缔组织增生、肥厚、粘连等变化。腱鞘厚度可由正常时的 1 mm 以下,增至 2~3 mm,致使腱鞘发生狭窄,肌腱也发生变性、变形。狭窄性腱鞘炎也可能是某些静止期或亚临床型结缔组织病（如风湿、类风湿）的后果。增生狭窄的腱鞘犹如紧张的束带压迫肌腱，使邻近未受压的肌腱水肿、膨大呈葫芦状，严重者受压部位肌腱粘连、增生、变粗，形成中间膨大、两端正常的纺锤形。临床表现为受累部位疼痛、压痛、活动受限，当肌腱通过狭窄的腱鞘时，可发生如扳机样的绞锁、弹响和弹跳。

狭窄性腱鞘炎多发生在手部，常见的有桡骨茎突部腱鞘炎、手部指屈肌腱鞘炎、肱二头肌长头腱鞘炎和足踝部腱鞘炎。

一般有滑膜包绕的肌腱，在关节的屈面或是关节成较锐角处，多有一个或一段紧束的骨韧带隧道，即腱鞘形成的滑车结构，以防止肌腱拉紧时出现弓弦状或侧方滑脱（图10-2）。腱鞘是由深筋膜构成，在腕部有腕横韧带、腕背韧带，在掌指关节及指部有指鞘状韧带，在足部有分裂韧带，在小腿有横韧带和十字韧带等。

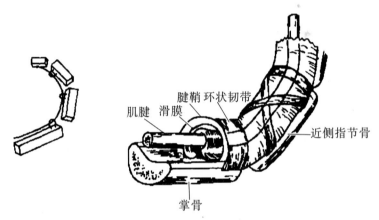

图10-2　屈指肌腱的骨纤维隧道示意

腱鞘炎便是在这样的组织结构上，加之肌腱在腱鞘上长时间过度磨损发生创伤性炎症病变，如变性和增生，甚至软骨样变。严重的腱鞘增厚，呈束带样压迫肌腱，致使肌腱也发生水肿和创伤炎性变，有时呈葫芦状膨大。当肌腱通过狭窄的腱鞘管时，发生弹响或绞锁。

手腕部较人体其他部位更容易发生狭窄性腱鞘炎。于第1背侧间隔内的踇短伸肌和踇长展肌腱发生狭窄性腱鞘炎通常称为"De Quervain病"（桡骨茎突狭窄性腱鞘炎）。拇指或手指的指屈肌腱受累称为"扳机指"。少数情况下，拇长伸肌腱可在桡骨远端结节平面受累，在腕背韧带下通过的其他肌腱也可累及。狭窄性腱鞘炎也可能是某些静止型、亚临床型结缔组织疾病的后果。一些遭受反复的轻微外伤职业者如木工、举重工、餐厅女服务员等，都容易发生狭窄性腱鞘炎。狭窄发生在肌腱发生变化的每一小段，因为那里的纤维腱鞘起着滑车作用，摩擦最大。虽然滑膜分泌滑润滑腱鞘，但某些特殊动作反复的摩擦是不可避免的。

各种狭窄性腱鞘炎，用皮质激素与局部麻醉剂的混合液做鞘内注射有较好的效果。一般在注射后最初的24 h内，麻醉药物被吸收之后局部疼痛增加。大概在注射后3~7 d皮质激素发生作用，使许多病人免受手术。注射前必须排除感染性腱鞘炎，否则将加重病情。另外，也应想到痛风的可能性。

(一)屈指肌腱狭窄性腱鞘炎

1. 病因病理

发病部位在掌骨头相对应的指屈肌纤维管的起始部。此处由较厚的环形维性腱鞘与掌骨头构成相对狭窄的纤维性骨管。手指长期快速用力活动,如织毛衣、演奏乐器、洗衣、打字等,是造成屈指肌腱慢性劳损的主要病因。病人先天性肌腱异常、类风湿性关节炎、病后虚弱更易发生本病。屈指肌腱和腱鞘均有水肿、增生、粘连,使纤维性骨管狭窄,进而压迫本已水肿、增生、粘连,使纤维性骨管狭窄,进而压迫本已水肿的肌腱呈葫芦状,阻碍肌腱的滑动。用力伸屈手指,葫芦状膨大部在环状韧带处强行挤过,产生了弹拨动作和响声,并伴有疼痛,故又称弹响指或扳机指(图10-3)。

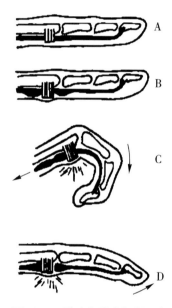

图 10-3　弹响指发生机制示意

A. 正常肌腱和腱鞘　B. 发病后,腱鞘肿胀,肌腱呈葫芦形肿大　C. 手指主动屈曲时,远侧膨大挤过狭窄的骨韧带隧道,发生弹响。　D. 手指由屈而伸时也同样发生弹响

2. 临床表现与诊断

起病缓慢,早期在掌指关节掌侧局限性酸痛,晨起或工作劳累后加重,轻微活动后消失。随病程延长逐渐出现弹响伴明显疼痛。严重时手指不能主动屈曲或绞锁在屈曲位不能伸直。体检时可在患指掌骨头掌侧皮下触及黄豆大小的痛性结节,手指屈伸时可感到结节状物滑动及跳感,有时有弹响,局部压痛明显。

3. 治疗

早期或症状轻的病例,可采用局部制动、理疗和腱鞘内注射类固醇药物。注射部位要准确,注入皮下无效,可用醋酸泼尼松 12.5～25 mg 加 1% 利多卡因 1 mL,注入腱鞘内,如未痊愈,间隔 1 周后再注射 1 次(图 10-4)。非手术治疗无效或狭窄严重时,可行狭窄的腱鞘切除术(图 10-5)。做局部麻醉,在痛性结节处做长约 2 cm 的横切口,切开皮肤后钝性分离皮下组织,牵开两侧的皮神经和血管,充分暴露腱鞘。此时被动活动患指,可见到膨大的结节的腱鞘狭窄处上、下移动,直视下在腱鞘的一侧纵行切开一小口,再用小剪刀剪去狭窄腱鞘的两则及前壁,以达到彻底解除狭窄。检查手指屈伸活动情况,见肌腱肿大部分滑动无阻碍即可,止血后缝合皮肤,不缝合切开的腱鞘。术后第 2 天即开始手指主动活动,术后 8～10 d 拆线。

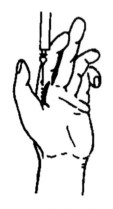

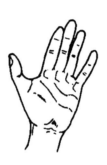

弹响指手术切口

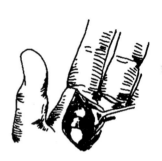

弹响指手术中所见

图 10-4　弹响指注药途径　　　　　图 10-5　腱鞘切除术

(二)拇指屈肌腱狭窄性腱鞘炎

1.病因

第 1 掌骨头处的腱鞘因拇长屈肌腱的长期机械性摩擦而引起的慢性无菌性炎症,称之为拇指屈肌腱狭窄性腱鞘炎。和其他屈指肌腱狭窄性腱鞘炎发生的机制一样,也可发生弹响,又称弹响拇。

弹响拇可以是先天性的,也常发生在 45 岁之后的成年人。患有结缔组织疾病的人可有多个手指发病,中指和环指尤多。在手掌远端横纹平面,恰好在腱鞘的近侧缘,肌腱呈结节样肿胀,造成了屈指肌腱鞘的相对狭窄。检查者可以触及该结节,并可感觉到它能随肌腱移动。此结节一般位于掌指关节平面肌腱进入近端滑车的入口处。但在类风湿病变者此结节可更向远端伸展,这类扳机指单纯切开近端滑车瘢痕不会解除。偶尔此处屈肌腱部分扯裂伤可与该结节粘连,足以引起扳机指。临床表现为局部压痛可以存在,但不是突出的主诉症状。拇指"绞锁",伸屈活动受限,伴有弹响声是最常见的就诊原因。局部加压可促发远端关节弹响。尤其在拇指,虽然"绞锁"或弹响声似出现在指间关节,实质受压部位在掌指关节平面。先天性扳机指畸形首位的治疗是观察,许多人在 6 个月之内自愈,几乎所有病人在 2 年之内都能自愈,2 岁以上儿童先天性扳机指是极少见的。

2.临床表现

可在拇指第 1 掌骨头掌侧皮下触及一结节状物,拇指屈伸时可感到结节状物滑动及弹响,压痛明显,活动腕部和拇指时疼痛加重。

3.治疗

①采用局部制动和腱鞘内注射醋酸泼尼松,于拇指掌指掌侧二横纹间中点触及结节并进针,针头以45°角刺入皮肤达腱鞘内。②如非手术治疗无效可考虑行腱鞘切除术。

手术方法:手指扳机指,正好在远端掌横纹的远侧作长约1.0 cm横切口。在拇指,皮肤切口正好位于掌指关节掌侧皮横纹的远端,注意不要损伤指神经,拇指的指神经比一般想象的更偏向掌侧(图10-6)。用探棒识别屈肌腱鞘的近侧缘,此时可用尖刀或稍微张开的钝性剪刀伸入腱鞘下缘,轻柔地将刀剪向远侧推进切开腱鞘,肌腱压迫得以松解,伸屈手指以肯定狭窄的腱鞘是否完全松解。缝合皮肤,敷料覆盖加压包扎。术后48 h解除加压包扎,用消毒纱布覆盖伤口,鼓励早期手指活动。

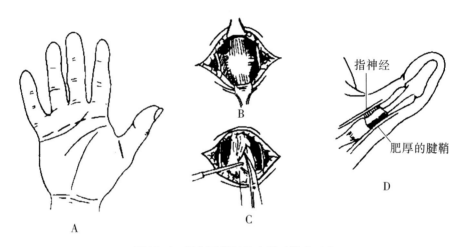

图10-6 拇指屈肌腱狭窄性腱鞘炎手术

A.切口 B.切开皮肤,注意两侧指神经 C.在腱鞘一侧纵行剪开 D.拇长屈肌狭窄性腱鞘炎的部位

(三)桡骨茎突狭窄性腱鞘炎

1.病因病理

桡骨茎突部有一窄而浅的骨沟,上面覆以腕背侧韧带,形成一纤维性鞘管,拇长展肌腱和拇短伸肌腱通过此鞘管后折成一定角度分别止于拇指近节指骨和第1掌骨(图10-7),因此肌腱滑动时产生较大的摩擦力。当拇指及腕部活动时,此折角加大,更增加肌腱与鞘管壁的摩擦,引起慢性无菌性炎症改变,逐渐产生狭窄症状。女性的折角大,此病发生率较男性高。

2.临床表现与诊断

起病缓慢,腕关节桡侧疼痛,并逐渐加重,无力提物,疼痛可放射至手和肘部,检查时桡骨茎突表面可触及硬结,压痛明显,握掌尺偏腕关节时,桡骨茎突处出现疼痛(图10-8)。

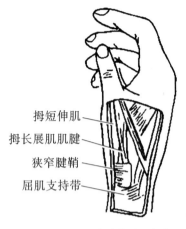

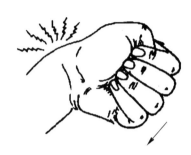

拇短伸肌

拇长展肌肌腱

狭窄腱鞘

屈肌支持带

图 10-7　桡骨茎突狭窄性腱鞘炎的局部解剖　　图 10-8　握掌尺屈试验

3. 治疗

发病早期或症状轻者可减少手部活动,或采用腱鞘内注射类固醇药物,症状多可缓解或消失。无效的病人可手术切开狭窄腱鞘。在桡骨茎突上一横指处做长约 2 cm 横切口,切开皮肤后纵行分离皮下组织,将桡神经浅支及头静脉牵向一侧加以保护,纵行切开深筋膜并牵开,即可显露拇长展肌及拇短伸肌的腱鞘。在腱鞘侧方纵行切开,松解粘连,检查拇指自动伸直、外展活动情况(图 10-9)。

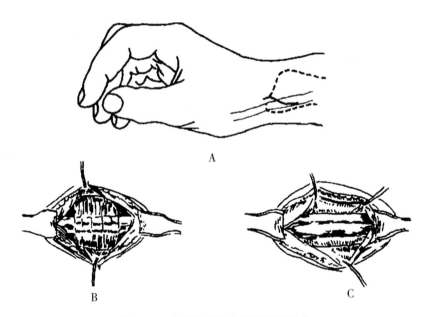

图 10-9　桡骨茎突狭窄性腱鞘炎手术

A. 切口　B. 显露腱鞘　C. 切开腱鞘

(四)肱二头肌长头腱鞘炎

肱二头肌长头腱经肱骨结节间沟进入肩峰下间隙前部,止于肩胛骨的盂上粗隆(图10-10)。该肌腱在肱骨结节间沟滑动是被动的,即当肩关节内收、内旋及后伸时,肌腱滑向上方,而外展、外旋,屈曲时肌腱滑向下方。肱二头肌长头腱鞘炎是这一部分肌腱在肩关节活动时长期遭受磨损而发生退变、粘连,使肌腱滑动功能发生障碍的病变。

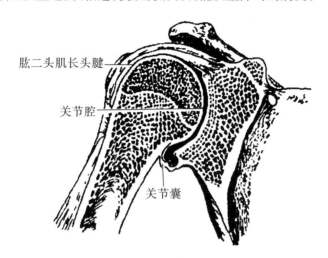

肱二头肌长头腱

关节腔

关节囊

图10-10　肩关节冠状切面

肱二头肌长头腱鞘炎好发于40岁以上的病人,可因轻度外伤、劳损或投球运动后急性发作。疼痛位于肩前方,可牵涉到三角肌止点及二头肌肌腹部,以夜间为重,前臂旋后位抗阻力下屈肘时可引起肱二头肌长头腱沟部疼痛(Yergason征),是诊断的重要依据。

本症以非手术疗法为主,包括三角巾悬托前臂、理疗及醋酸氢化可的松局部封闭等,症状消失后应及时练习肩关节活动,效果良好。

主要表现的临床特征是肱骨结节间沟部疼痛,肩关节活动受限,若不及时治疗,可发展成"冻结肩"。

1.病因病理

肱二头肌长头腱鞘炎可因外伤或劳损后急性发病,大多数是由于肌腱长期遭受磨损而发生退行性变的结果,主要原因有三点。①肌腱在肱骨结节间沟内遭受磨损。肱二头肌长头腱经肱骨结节间沟后进入肩关节,沟嵴上有横韧带将肌腱限制在沟内。日常生活和工作中,上臂常位于身体前侧并处于内旋位,使肱二头肌长头腱挤向结节间沟内侧壁,容易遭受磨损而发生退变,尤其是结节间沟有先天性异常或因肱骨外科颈骨折,使沟底变浅、表面粗糙不平,甚至有骨刺形成者。②肌腱长期遭受肩峰下撞击,肱二头肌长头腱的关节内部分位于肩峰下间隙前部。③继发于肩关节炎症,肱二头肌长头腱鞘与关节囊相通,任何肩关节的慢性炎症,都可以引起肌腱腱鞘充血、水肿、细胞浸润,甚至纤维化,腱鞘增厚、粘连形成,使肌腱滑动功能发生障碍。

2. 临床表现与诊断

（1）症状和体征　主要症状是肩部疼痛和肩关节活动受限，疼痛主要位于肩关节前面，可指向三角肌附着处和二头肌肌腹，夜间加剧，影响睡眠。结节间沟及其上方肱二头肌长头腱压痛是本病的主要特征，使肱二头肌长头腱紧张的主动或被动动作均可使疼痛加剧。Yergason（叶哥森）征阳性是诊断本病的主要依据，即抗阻力屈肘时及前臂旋后时，在肱二头肌长头腱处出现剧烈疼痛，急性发作时常有外伤史，症状重，有时可有不同程度肌肉痉挛。病人常用手托住患侧上肢于屈曲位，避免上臂旋转活动而加剧疼痛，慢性发病者，病程较长，疼痛较轻，疼痛常常能忍受，但过多活动患肢或在遭受轻微外伤后症状可加剧，严重者可有肩关节活动受限。

（2）X 射线检查　肩部的后前位 X 射线片常无明显异常。疑为肱二头肌长头腱鞘炎时，应常规拍照肱骨结节间切线位 X 射线片，部分病人可见结节间沟变窄、变浅、沟底或沟边有骨刺形成。

3. 治疗

（1）非手术治疗　肱二头肌长头腱鞘炎患者应避免过度使用肩关节，适当休息。疼痛较重者可用三角巾悬吊前臂加以保护在不加剧疼痛的情况下，注意练习肩部活动；服用消炎止痛药物可减轻疼痛，局部理疗或热敷有助于炎症消退。可的松、普鲁卡因局部封闭效果满意。封闭时应将药物直接注射到肱二头肌长头腱腱鞘内，每周 1 次，一般封闭 2~3 次。疼痛一旦缓解，即应开始肩关节活动练习，以防发生"冻结肩"。

（2）手术治疗　肱二头肌长头腱鞘炎经半年以上保守治疗无效者可行手术治疗（图 10-11）。将肩关节囊内肿大的肌腱切除或切断，在厚处将肱二头肌长长头腱固定在肱骨上端，这对于非肩部撞击症患者效果满意。对于因肩峰下撞击所致肱二头肌长头腱鞘炎，若将长头腱固定于结节间沟，则因丧失其对肱骨头上移的阻挡作用，使肩峰下撞击更加严重。正确的治疗方法是将长头腱固定在结节间沟或移至喙突上，同时行前肩峰成形术，以消除肩部撞击病因。

◆适应证：经非手术疗法治疗 3~4 个月未好转，出现早期"冻结肩"症状的少数病例，可做手术治疗。

◆手术操作：皮肤切口自肩锁关节在肩前部直下 8 cm 左右。纵向分离三角肌纤维并向两侧牵开，内外旋臂部下认清结节间沟及其上的肱横韧带。把三角肌内侧纤维向内侧牵开，显露喙突及喙肩韧带，把喙肩韧带切除。生理盐水冲洗伤口后，分层缝合切口。

◆术后处理：用三角巾悬吊前臂，术后第 1 天即可做钟摆运动，每日 3~4 次，每次 5 min 左右。第 5 天可去除吊带，在疼痛耐受范围下加大运动量。术后 2 周拆线。3 周后鼓励病人做肩部日常活动。肩部活动完全恢复约需 3 个月左右，但在此期间几无疼痛。

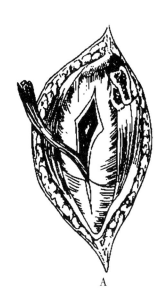 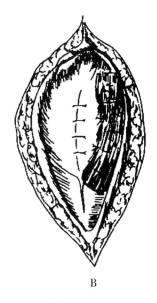

图 10-11　肱二头肌长头腱转移术

A. 自盂上结节处切断肱二头肌长头腱并游离出　B. 将肱二头肌长头缝于喙突上

附:肱二头肌长头肌腱转移术

纵向切开肱横韧带,可见位于结节间沟内的肱二头肌长头腱。然后通过过肩胛下肌及冈上肌之间的喙肱韧带,把切口向近侧延约 5 cm,显露长头腱关节内部分。在盂上结节长头腱起点附近切断该腱并将其从关节抽出。通过喙肱肌及肱二头短头联合腱在喙突上的止点,在喙突顶上作一 1.5 cm 纵向切口,骨膜下显露喙突顶部,并用小骨凿作一纵向骨沟,把肱二头肌长二头肌长头腱埋入此沟道内。用粗丝线把该腱与喙突骨膜及联合腱切口缘缝合固定。再用 2/0 号丝线把二头肌长头腱近侧 5 cm 与联合腱间断缝合固定数针。缝合关节囊及肱横韧带。

(五)创伤性足踝部腱鞘炎

体内肌腱除髌腱及跟腱外,均有滑膜腱鞘包绕。所谓腱鞘,是套在肌腱外面的双层纤维鞘管,具有固定肌腱行程、便于肌腱滑动的作用,是肌肉的一种辅助装置。某处肌肉的运动增加,肌腱在腱鞘内频繁来回滑动,腱鞘因摩擦而水肿、增厚乃至鞘管狭窄,就叫腱鞘炎。

1. 解剖

踝关节前面有胫骨前肌腱、踇长伸肌腱和趾长伸肌腱通过,肌腱均紧贴胫骨下端之骨面,其上面有小腿横韧带和小腿十字韧带束住。腓骨踝后方有腓骨长肌腱与腓骨短肌腱通过,其下为跟骨,其上有腓骨下支持带约束。胫骨内踝后下方有胫骨后肌腱、趾长屈肌腱和踇长屈肌腱通过,它们处在由浅面的分裂韧带和深部的跟骨、距骨及关节囊组成的跗管内。

因此,这些肌腱均被约束在狭窄的骨韧带隧道内。

2. 病因

创伤性足踝部腱鞘炎的创伤性因素,见于重物击打、摩擦过度,或者行走过多的积累性损伤。当足踝部用力活动较多时,会使肌腱、腱鞘间充血、水肿,腱和腱鞘间的空隙变小,肌腱摩擦受伤,致腱鞘、滑膜分泌增加,呈水钟、肥厚、导致肌腱功能发生障碍。

3. 临床表现

肌腱走行处有肿胀、疼痛、皮肤泛红,足踝部活动时疼痛加重,可触及肥厚的肌腱。局部有触痛及摩擦感,多见于腓骨肌、胫骨后肌及踇长屈肌,慢性者可长年受累。

4. 治疗

◆较轻的腱鞘炎,可将患足固定在跖屈位,禁止前足做支撑的跑跳动作。急性发病者,应冷敷,抬高患足,休息,免穿高跟鞋。经24~48 h后应热敷,制动,或采用石膏固定,弹力绷带包扎。局部封闭有良好效果,但不宜经常使用,因其有肌腱自发性断裂的可能性。

◆严重或慢性患者应考虑手术治疗,切除粘连、瘢痕和功能不能重建的腱鞘。合并顽固滑囊炎者,以手术切除为宜。

二、腱鞘囊肿

腱鞘囊肿,是发生于关节囊、韧带、腱鞘上的没有肿瘤细胞的一种肿物。腱鞘囊肿是发生于腕背软组织最常见的一种肿块。腱鞘囊肿在足背也有较高的发病率。囊肿不与关节腔或腱鞘滑膜腔相通。囊壁为致密的纤维结缔组织,囊壁内无衬里细胞,囊内为无色透明胶冻样黏液。其病因,多数人认为是关节囊、韧带、腱鞘中的结缔组织,因局部营养不良后发生的退行性变;部分病变可能与外伤有关。

手与腕部是腱鞘囊肿的好发和多发部位(图10-12),足部多发于足背外侧,且以青壮年、女性为多见。最常见于腕背,起自腕舟骨或月骨头骨关节的背侧,或在拇长伸肌腱和指总伸肌腱之间;其次是发生在桡骨茎突腱鞘上,再次,是发生在手指屈指肌腱Ⅱ区的腱鞘上,此处的腱鞘囊肿均较小而硬度大,米粒大小似骨样硬韧。也有少数病例可发生在小鱼际根部的豆钩韧带上、桡骨茎突的环状韧带上,均造成压迫附近神经的症状和体征。

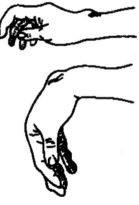

图10-12 腱鞘囊肿

对于症状明显的腱鞘囊肿,无论其大小或对附近有压迫征象的,采取手术治疗效果好,一般可以治愈,很少复发。

1. 病因病理

发病原因尚不清楚,多数学者认为是由于关节囊或腱鞘中多余的结缔组织因局部营养不良,发生退行性的黏液样变性所致。腱鞘囊肿与滑膜炎截然不同。部分患者有外伤史。腱鞘囊肿的囊壁为致密的纤维结缔组织,有时在衬里内可发现滑膜细胞。囊腔内为无色透明的胶冻状黏液,较滑液黏稠。囊腔多为单房,表面可有分叶,也有多房者。腱鞘囊肿与关节囊或腱鞘滑膜腔有密切关系,不少学者认为它们是相通的,但也有学者认为它们只是在根部相连,囊腔并不相通。

2.临床表现与诊断

(1)一般症状　腱鞘囊肿可发生于任何年龄,多见于青年和中年,女性多于男性。囊肿生长缓慢,圆形,直径一般不超过 2 cm。也有突然发现者。少数可自行消退,也可再复发。部分病例除局部肿物外,无自觉不适,有时有轻度压痛。多数病例有局部酸胀或不适,影响活动。

(2)局部症状　检查时可摸到一外形光滑、边界清楚的圆形包块,表面皮肤可推动,无粘连。囊肿多数张力较大,肿块坚韧,少数柔软,但都有囊性感。囊肿的根基固定,几乎没有活动。B超检查可帮助确定肿块的性质。

3.腱鞘囊肿的治疗

(1)非手术疗法　非手术疗法多数有效,但有复发。最常用挤压法,即将囊肿挤破,经出血机化而愈。针刺挤压法和穿线挤压法的操作方法为:皮肤消毒后用粗针头刺破囊壁,或用粗的三角针带粗丝线贯穿囊肿,共缝 2 针成"十"字形,按压囊肿挤出囊液。包扎后嘱患者每日按压多次,1 周拆除缝线。亦可采用穿刺注药法,即用粗针头穿刺,尽量抽出囊液,然后注入确炎舒松,加压包扎。

(2)手术疗法　对囊肿较大者和复发病例,可行囊肿切除术,但亦有复发,多因囊壁残留之故,可再切除。

手术中注意事项:①一定要在止血带控制下的无血手术野中进行操作。②一定要将囊肿完整地游离,并显露囊肿蒂的起源处的韧带、腱鞘或关节囊。③切除范围要广,应包括囊肿(单房或多房),囊肿蒂和其基底处病变组织周围的部分正常的韧带或腱鞘、关节囊。④若囊肿来自关节囊,则切除后应做关节囊的修补。

(一)手部腱鞘囊肿

手部腱鞘囊肿多发生于腕背侧,少数在掌侧。最好发的部位是指总伸肌腱桡侧的腕关节背侧关节囊处,其次是桡侧腕屈肌腱和拇长展肌腱之间。在腕关节掌侧的腱鞘囊肿,有时需与桡动脉瘤相鉴别,在切除该处囊肿时要保护好桡动脉、头静脉和桡神经浅支。腕管内的屈指肌腱鞘亦可发生囊肿,压迫正中神经,诱发腕管综合征。少数腱鞘囊肿可发生在掌指关节以远的手指屈肌腱鞘上,米粒大小,硬如软骨(图 10-13)。由于囊内液压很大,往往误认为骨突。手指腱鞘囊肿一般较小,穿刺困难,可挤压使其破裂而自愈,也可手术切除。

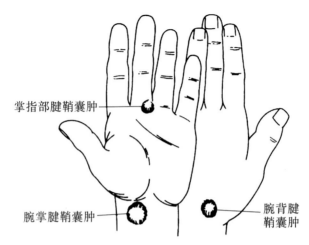

掌指部腱鞘囊肿

腕掌腱鞘囊肿

腕背腱鞘囊肿

图 10-13　手腕部腱鞘囊肿好发部位

(二)腕背腱鞘囊肿

1. 病因

腕部关节囊因慢性劳损,使滑膜腔内滑液增多而向背侧囊性疝出或结缔组织退行性变,这可能是发病的重要原因。囊内为无色透明胶冻黏液,囊腔多为单房,也有多房的。

2. 临床表现与诊断

腕背腱鞘囊肿可发生于任何年龄,但多见于青壮年,女性多于男性。在腕背舟骨月骨间关节,或小多角骨头状骨间关节部位可见圆形包块突起,囊肿的生长多较缓慢,也有突然发现。部分病便除局部肿物外,无自觉不适,多数病便有局部胀痛或不适,检查时可摸到一外形光滑,张力较大的包块,有轻度压痛,有囊样感或波动感受。张力大时,包块有时被误为骨突,粗针头穿刺可抽出透明胶冻状物。

3. 治疗

◆腱鞘囊肿有时可被挤压破裂而自愈,对发病时间短、未经治疗而囊性感明显、触摸囊肿感觉囊肿壁薄而活动者,将腕掌屈,使囊肿较为固定与突出后,术者用拇指挤压囊壁,使囊壁裂开。一般情况术者拇指下感觉张力突然降低,再用手揉捏囊肿部位,使之逐渐减少或消失。

◆对于囊壁厚、病程长的病人可用注射器刺破囊壁,挤出内容物,或用粗针头吸出内容物,囊内注入醋酸泼尼松 0.5 mL,然后加压包扎。

◆对于腕背部多次复发的腱鞘囊肿手术切除(图 10-14),应在关节囊根部结扎完整切除囊肿,以减少复发。

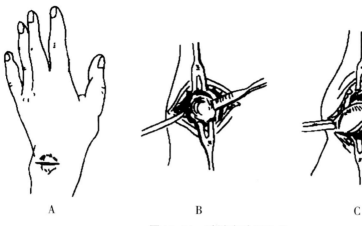

图 10-14 腱鞘囊肿摘除术
A.切口 B.显露囊肿 C.分离囊肿至蒂部

(三)足踝背腱鞘囊肿

1. 解剖

足踝部共有 8 个腱鞘:前方 3 个(胫骨前肌腱、姆长伸肌腱和趾长伸肌腱)、内侧 3 个(胫骨后肌腱、姆长屈肌腱和趾长屈肌腱)、外侧 1 个(腓骨长、短肌腱)、后侧 1 个(跟腱)。以足背腱鞘囊肿较多见,多起源于足背动脉外侧的趾长伸肌腱腱鞘:跗管内的腱鞘囊肿可压迫胫神经,是跗管综合征的原因之一。

2. 病因

多由踝关节前面、跗间关节、跗跖关节的背侧、足背外侧腱出现的囊肿状肿块,也有发生在足趾屈肌。因为足踝部小关节及肌腱活动频繁,长期逐渐致关节或腱鞘内黏液增多,而发生囊性疝出,内含胶冻样物。年轻女性多见。

3. 临床表现

与皮肤无粘连,基底活动度较小,多为球形的肿块,表面光滑,可有波动感。有时非常硬而被认为是实质性肿瘤。一般无压痛,压迫感觉神经时有压痛和麻木感。

4. 治疗

可行穿刺抽液,绷带加压包扎,对多次复发、妨碍穿鞋、压迫神经时可行手术摘除囊肿,术中应完整切除囊肿。如系腱鞘发生者,应同时切除部分相连的腱鞘,以减少复发的机会。

第十一章　滑囊炎和滑液囊肿

一、滑囊炎

滑囊又称滑液囊、滑膜囊或黏液囊,与腱鞘同是肌肉和肌腱的附属结构,为一结缔组织扁囊。滑囊多数独立存在,少数与关节腔相通。人体凡是摩擦频繁或压力较大的部位,都有滑囊,多存在于人体坚韧结构的两个摩擦面之间,如骨突、肌肉、肌腱、韧带或皮肤等相互之间。滑囊壁分两层,外层为薄而致密的纤维结缔组织,但并不形成包膜;内层为滑膜内皮细胞,起源于原始的间叶组织,有分泌滑液的功能。正常滑囊呈裂隙状,仅含少量滑液。滑囊有减少摩擦、减轻压力、促进运动灵活性的功能。在关节周围,或在滑动的皮肤、肌腱、肌肉相邻的骨突表面存在着一些滑囊,有的与关节腔相通。滑囊的解剖与生理类似腱鞘和关节滑膜,容易遭到下列损害:急性或慢性外伤;急性或慢性化脓性感染;低毒度炎症,如痛风、结核和类风湿性关节炎。

滑囊有 2 种类型:一种是正常情况下业已存在,如髌上滑囊和鹰嘴滑囊等;另一种是在异常情况下产生的,称之为摩擦囊,如发生在骨软骨瘤表面滑囊及脊椎后凸顶部滑囊等,这些滑囊都是因反复的摩擦、压力和损伤而成的。

大多数滑囊炎只需非手术治疗,仅少数病人需要手术。感染性滑囊炎的治疗首先是全身使用抗生素,滑囊局部抗生素注射也是必要的。穿刺后加压包扎,偶尔需要切开引流。损伤性滑囊炎通常局部注射醋酸氢化可的松有良好的效果,一般不必手术治疗。异常产生的摩擦囊存在着比正常滑囊厚得多的纤维增生囊壁,对炎症刺激反应敏感,治疗时要解除产生滑囊的原因。例如,切除骨软骨瘤,矫正内外翻畸形。

(一)病因病理

人体的滑囊很多,分布较广。滑囊分两种,一部分是恒定存在的,在胎儿期已形成,称为恒定滑囊,全身有一百多个,重要者如上肢的肩峰下滑囊、鹰嘴滑囊,下肢的大粗隆滑囊、坐骨结节滑囊、髌前滑囊、跟后滑囊等。另一部分是不定滑囊,因人而异,数目更多,是为了适应生理或病理的摩擦需要而继发的,称为摩擦囊或附加滑囊,其囊壁多由纤维组织增生而来,比恒定滑囊的囊壁厚得多。

滑囊根据其存在的部位,可分为皮下滑囊、肌腱下滑囊、肌肉下滑囊、筋膜下滑囊、韧带间滑囊、关节滑囊等。

滑囊炎是滑囊的急、慢性炎症,根据其病因和性质,可分为创伤性滑囊炎、化脓性滑囊炎、结核性滑囊炎、类风湿滑囊炎、痛风性滑囊炎、化学性滑囊炎等。

临床上以慢性无菌性滑囊炎最常见,多与持久的摩擦、受压有关。当滑囊受到过度的摩擦和(或)压迫时,滑囊壁发生炎性反应,滑液分泌增多,同时囊壁渗出增加,使滑囊膨大、肿胀。急性期囊内积液为血性,以后红细胞破溃,含铁血黄素沉积,滑液呈黄色;至慢性期,囊内积液可为正常黏液,但囊壁增生、肥厚、纤维化,滑膜增生可呈绒毛状,有的囊底出现钙质沉着,可影响关节活动。

(二)临床表现及诊断

1.一般症状

临床慢性创伤性滑囊炎可见于任何年龄和各种职业,中老年人多见,但都有该部位的过度摩擦、压迫病史。主要临床表现为肿块和疼痛。无疼痛的肿块多是在洗澡等时无意中发现。有时肿块可影响关节活动,或压迫周围的神经引起不适。

2.局部症状

检查时肿块大小因部位而异,圆形,囊性,与皮肤无粘连,肿块硬度与其囊内压力有关,多数较硬,边界清楚,少数柔软,边界不清。肿块无压痛或仅有轻压痛,自发性疼痛少见。可因摩擦、加压等出现症状加重,休息后多能缓解;B 超、穿刺、X 射线摄片等亦有助于诊断。尚需检查患者的全身情况,排除结核、痛风、类风湿等病因。

(三)治疗

首先针对病因进行治疗。对慢性无菌性滑囊炎,治疗以保守疗法为主,经休息、去除病因如过度摩擦、受压,炎症常可消退。穿刺抽液、注入类固醇药物和加压包扎,常能获得较好的效果。对非手术治疗无效者,方可考虑做滑囊切除术。

二、临床上常见的滑囊炎

(一)肩峰下滑囊炎(三角肌下滑囊炎)

肩峰下滑囊又称三角肌下滑囊,是全身最大的滑囊之一,位于肩峰、喙肩韧带和三角肌深面筋膜的下方,肩袖和肱骨大结节的上方。肩关节外展并内旋时,此滑囊随肱骨大结节滑入肩峰的下方,不能被触摸到。肩峰下滑囊有许多突起,以伸入到肩峰下部分的最明显。另外,此囊附着于冈上肌的囊底较小,而游离缘较大,对肩部的运动很是有利。因此,肩峰下滑囊对肩关节的运动十分重要,被称为第二肩关节(图 11-1)。

肩峰下滑囊炎在大多数情况下是作为肩袖病变的继发损害出现的,以冈上肌最为重要,少部分由滑囊的直接或间接损伤引起,但大多数病例是继发于肩关节周围组织的损伤和退行性变,尤以滑囊底部的冈上肌腱的损伤、退行性变,钙盐沉积最为常见。由于损伤或长期受到挤压、摩擦等机械性刺激,使滑囊壁发生充血、水肿、渗出,后期出现增生、肥厚、粘连等无菌性炎症改变。

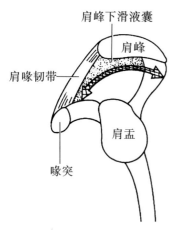

第二肩关节及肱骨大结节的运动轨迹　　　　　　肩峰下滑囊

图 11-1　第二肩关节示意

1.临床表现与诊断

肩部疼痛、运动受限和局部压痛是其主要症状。疼痛位于肩部深处,常涉及三角肌止点,亦可向肩胛部、颈部、手等处放射;肩部运动受限,随着滑囊壁的增厚、粘连,肩关节活动逐渐减少。

(1)一般症状　疼痛、运动受限和局限性压痛是肩峰下滑囊炎的主要症状。疼痛为逐渐加重,夜间痛较著,运动时疼痛加重,尤其在外展和外旋时(挤压滑囊)。疼痛一般位于肩部深处,涉及三角肌的止点等部位,亦可向肩胛部、颈部和手等处放射。

(2)局部症状　检查在肩关节、肩峰下、大结节等处有压痛点,可随肱骨的旋转而移位。当滑囊肿胀积液时,整个肩关节区域和三角肌部均有压痛。为减轻疼痛,患者常使肩关节处于内收和内旋位,以减轻对滑囊的挤压刺激。随着滑囊壁的增厚和粘连,肩关节的活动范围逐渐缩小以致完全消失。晚期可见肩胛带肌肉萎缩。X射线摄片可发现冈上肌的钙盐沉着。

2.治疗

首先应查明原发性疾病,如冈上肌腱断裂或退行性变等,并针对原发疾病加以适当处理,急性期的治疗包括患肩置于外展、外旋位制动休息,理疗、针灸、拔火罐等,也可采用穿刺抽液、囊内注射醋酸氢化可的松,效果较显著。慢性滑囊炎除了上述疗法外,应进行主动和被动运动,使肩关节在3个轴上的运动逐步得到恢复。如果经过长期的非手术疗法仍不见效,而疼痛仍较剧烈,严重影响工作时,可考虑手术治疗。手术包括滑囊切除和清除冈上肌腱中的钙化部分,如果滑囊增厚严重影响肩关节外展活动时,也可考虑将肩峰切除(图11-2)。

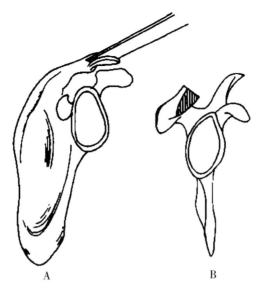

图 11-2 肩峰成形术

A.肩峰前外侧切除 B.肩峰成形术后形态

(二)尺骨鹰嘴滑囊炎(矿工肘)

1.病因

鹰嘴部有 2 个滑囊,一个在鹰嘴突与皮肤之间,另一个位于肱三头肌腱下与鹰嘴尖上端的骨面之间。两囊之间有时沟通,鹰嘴滑囊炎多发生在前者(图 11-3),其发病原因常以创伤为多见,肘部鹰嘴突部的撞击伤,经常性的长期的鹰嘴慢性摩擦等,均是该部滑囊炎的发生的病因,在突然该部撞击时可单独发生。鹰嘴尖部滑囊炎也称肱三头肌肘上腱下滑囊炎,肘部的撞击、长期的负荷及摩擦、累积性损伤等肱三头肌腱的挤压、撞击、劳损均能引发肱三头肌肘上腱下滑囊炎的发生,该部滑囊炎多和鹰嘴突滑囊炎同时发生存在。

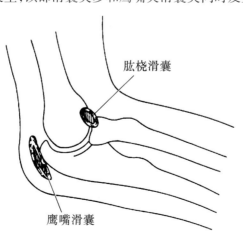

肱桡滑囊

鹰嘴滑囊

图 11-3 鹰嘴滑囊炎示意

鹰嘴滑囊炎临床上曾称为"矿工肘",是因为新中国成立前煤矿工人在矿井中运煤时用肘部支撑匍匐爬行,长期碰撞、挤压和摩擦鹰嘴滑囊而导致鹰嘴滑囊炎的发生。在新中国矿工的工作条件得以改善,肘部鹰嘴滑囊炎的比率相对减少,目前"矿工肘"的称谓已不延用。

2. 临床表现与诊断

主要表现为鹰嘴部皮下囊性肿物,直径可至 2～4 cm,一般无明显疼痛或仅有轻微疼痛,无功能障碍,但合并肱三头肌肘上腱下滑囊炎时,可出现明显疼痛及活动受限。一般有引起鹰嘴滑囊炎发生病因的外伤史,肘部鹰嘴突下可触及囊性肿物,鹰嘴尖肱三头肌腱部压痛明显且指压肱三头肌肘上腱抵止部,活动时疼痛加剧,诊断可成立。

X 射线检查多无异常,偶有囊部密度增高,可能是钙质沉着或滑囊内液长期有炎性反应而未治疗,或在治疗中未得到休息反复发病而引起的滑囊内液胶质钙化所致。

3. 治疗

肱三头肌肘上腱下滑囊局部注射醋酸氢化可的松配合肘部休息,治疗效果良好,皮下滑囊可行囊内穿刺抽液并注射醋酸氢化可的松,多可治愈。对于囊肿较大,引起局部不适的严重病例,可考虑手术切除滑囊。

4. 手术

鹰嘴滑囊在临床上比较重要的有 2 个:一个位于肱三头肌腱与肘后韧带及鹰嘴之间;另一个在肱二头肌腱鹰嘴附着部与皮肤之间。后者部位表浅,更容易发生炎症、积液、肿胀,穿刺后容易复发。局部有明显的压痛,有时摸到可活动的滑膜或纤维结节。若有手术适应证,滑囊的切除是容易的,但必须按上面叙述的手术方法仔细操作,否则容易复发。

手术方法:手术在空气止血带控制下进行。经过膨凸的滑囊,作一个后内侧纵向切口,或者弧形的横向切口,交替应用钝性和锐利的解剖器械以完全切除滑囊。去除止血带,仔细止血。将皮下组织与骨膜缝合消灭死腔,放置硅管引流或负压吸引。关闭伤口。肘关节置极度屈曲位固定。术后 48 h 去除引流。1 周后去除固定,开始主动的肘关节活动锻炼。

(三)髂腰肌滑囊炎

髂腰肌滑囊炎又名腰大肌滑囊炎、髂耻滑囊炎。

1. 病因病理

髂腰肌滑囊位于髂腰肌与骨盆耻骨之间,上后方为髂耻骨隆凸,下方为髋关节囊,内侧为股血管和股神经。通常该滑囊与髋关节之间相通(图 11-4)。

2. 临床表现与诊断

股三角区肿胀、疼痛和压痛,并可因股神经受压而出现股前侧及小腿内侧放射痛。患侧大腿常处于屈曲位,如将其伸直、外展或内旋时,即可引起疼痛、髋关节

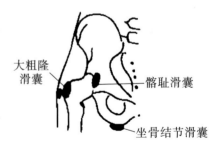

图 11-4 髋部滑囊

运动障碍。X 射线摄片主要用于排除腰椎结核、髋关节或大转子结核,以及其他炎性病变。诊断须与髋关节、髂腰肌脓肿及股疝相鉴别。穿刺对诊断有帮助,如髂腰肌脓肿,可有一般

炎性反应,白细胞增多,特别是多核白细胞增多。

3. 治疗

(1)非手术治疗 一般情况下,如无感染可采用保守治疗,如休息、局部理疗、热敷局部液,并注射醋酸泼尼松 25 mg 加质量浓度为 10 g/L 利多卡因 5 mL,加压包扎。

(2)手术治疗 若滑囊已有感染,应及时切开引流,从髂前下棘开始沿缝匠肌内侧作皮肤切口,在髂前上棘下方 2.5 cm 平面横行切断缝匠肌肌腱起点并向外牵开,向内侧牵开股神经。恰好在髂前下棘的下缘切断股直肌并随缝匠肌向外牵开,显露髂腰肌。为显露髂腰肌下方的髂腰滑囊,可屈曲并外旋大腿,再将肌肉向内侧牵开。若要更充分显露,可在髂腰肌止点附近切断其肌腱,或沿髂嵴延长切口,在髂骨内板做滑膜下剥离髂肌。若与髋关节相通,应同时引流髋关节。术后应做下肢牵引,防止髋关节屈曲畸形。

(四)坐骨结节滑囊炎

1. 病因病理

坐骨结节滑囊又称坐骨臀肌滑囊,位于臀大肌与坐骨结节之间(图 11-5)。坐骨结节滑囊炎,常见于坐位工作和老年瘦弱的妇女。发病时与长期坐位、机械性摩擦、损伤有关。这些致病因素可导致滑囊壁发生充血、水肿、肥厚等无菌性炎症反应,又称"编织臀"。

2. 临床表现与诊断

主要表现为局部疼痛、不适感及肿块。肿块的大小不一,张力较大。此滑囊炎易出血,抽出液常为血性。发炎时病人不能久坐,臀肌收缩时可产生疼痛并反射至

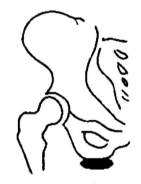

图 11-5 坐骨结节滑囊炎

臀部,如果滑囊肿大明显,可刺激邻近的坐骨神经干而出现坐骨神经症状。应与梨状肌综合征及腰椎间盘突出症相鉴别。

3. 治疗

(1)非手术治疗 一般均可采用。较小的滑囊可做理疗、热敷或局部穿刺抽液并注入醋酸泼尼松 25 mg 加利多卡因 5 mL,同时在坐具上加一软垫,多可以治愈。

(2)手术治疗 因为此滑囊位置较深,距坐骨神经较近,手术野接近肛门,容易污染,且手术切口瘢痕在负重区,因此尽可能避免手术疗法。但较大的滑囊非手术方法无效者,应行切除术。切除术在坐骨结节隆起部,沿臀大肌远侧纤维方向作 5 cm 皮肤切口,钝性分离臀大肌。因为此滑囊位置较深,距坐骨神经较近,术中应注意保护位于坐骨结节外侧的坐骨神经(图 11-6)。慢性非化脓性滑膜炎切除滑囊要彻底。注意伤口的位置接近肛门,需要局部隔离防止感染。急性感染性滑囊炎切开后用凡士林纱布填塞引流。

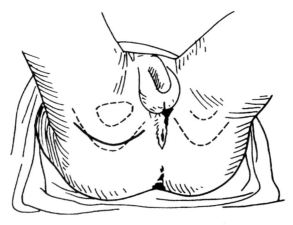

图 11-6　坐骨结节滑囊切除

(五)大粗隆滑囊炎

1.病因病理

大转子滑囊位于臀大肌腱与股骨大粗隆之间,呈多房性。因臀大肌腱与大粗隆的摩擦而发生大粗隆滑囊炎,也可发生化脓性或结核性滑囊炎。

2.临床表现与诊断

发病时局部疼痛,粗隆部肿胀,其后方生理凹陷消失,局部可有压痛(图 11-7)。大腿取屈曲、外展、外旋位使臀大肌松弛以减轻疼痛。被动活动髋关节不受限,X 射线摄片无骨质破坏,大粗隆处有时可见钙化斑。鉴别诊断要与大转子结核、大转子骨骺炎、大转子化脓性骨髓炎及其他肿痛样病变相鉴别,X 射线摄片均有阳性发现。

3.治疗

(1)非手术治疗　一般采用休息、理疗、局部封闭等保守疗法。

(2)手术治疗　滑囊肿大增厚非手术疗法无效,可行手术切除。

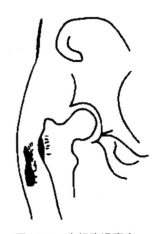

图 11-7　大粗隆滑囊炎

急性化脓性大转子滑囊炎作股骨大转子后外侧纵向切口,切开深筋膜,切开阔筋膜后缘及阔筋膜张肌的远端纤维,打开前外侧的股外侧肌与后内侧的臀大肌附着点之间的间隙引流,用凡士林纱布填塞引流,待伤口愈合后再做滑囊切除术。

(六)鹅足腱滑囊炎

鹅足腱滑囊炎又称胫骨内髁炎,临床并不少见。

1. 解剖与病因

胫骨内髁较大,正常时胫骨与股骨的轴线相交形成外翻交角,在171°～179°之间。在胫骨内髁有4条肌腱和膝内侧副韧带附丽,缝匠肌腱位于浅层,深层是互相连结的股薄肌和半腱肌纤维,胫侧副韧带则紧贴骨面。鹅足囊就位于缝匠肌、股薄肌及半腱肌的联合止点与胫骨内侧副韧带之间,由于3个肌腱有致密的纤维膜相连形同鹅足而得名。大小约32 cm×25 cm(图11-8)。肌肉收缩致鹅足囊发生摩擦。若膝外翻角大于正常,胫侧副韧带及肌腱相应紧张,慢性劳损的机会随之增多。另外局部经常的反复小创伤,如骑马、骑车等,造成慢性摩擦损伤,形成鹅足腱滑囊炎(图11-9)。

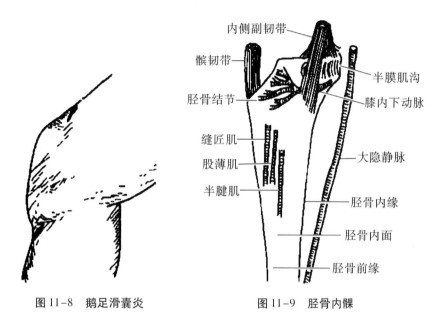

图 11-8　鹅足滑囊炎　　　　　图 11-9　胫骨内髁

2. 临床表现与诊断

中年患者多见,多无明显外伤史,患者常诉胫骨内髁,相当于胫骨结节内侧2～3 cm处,疼痛明显。局部可稍有肿胀,皮温略增,有明显压痛,膝关节活动受限。疼痛晨轻,夜晚加重,活动多加重疼痛,休息后减轻。有的症状时轻时重,也有轻微活动后,疼痛反而有所减轻者。应与慢性关节炎、半月板囊肿、内侧半月板损伤、内侧副韧带损伤相鉴别。

3. 治疗

一般以保守治疗为主,重者完全休息,轻者减少活动。口服水杨酸剂或抗风湿类药物,均可止痛,缓解症状。可采用理疗、中药熏洗、外贴膏药等综合治疗。痛点封闭,效果明显,每周1次,2～3次可治愈,但易反复发作。急性期可穿刺抽液,注入泼尼松25 mg加质量浓度为10 g/L利多卡因1 mL。保守治疗无效或反复发作者,可采用手术切除滑囊,切除时注意勿损伤联合腱、副韧带和关节囊。

（七）髌前滑囊炎

1. 病因病理

髌前滑囊炎是指在膝部或其附近由于严重的或长期的外力摩擦或压迫造成的滑囊炎或皮下蜂窝织炎,也称膝蜂窝织炎。

位于髌骨前方的滑囊有 3 个(图 11-10),即髌前皮下囊(在皮下与深筋膜之间)、髌前筋膜下囊(在阔筋膜与股四头肌腱之间)和髌前腱下囊(在股四头肌腱与髌骨骨质之间)。

髌前滑囊炎是由于外伤或反复摩擦而产生的急性或慢性滑囊炎,多发生在皮下囊与腱下囊。较早时期在矿井下工作的工人发病率最高,因此有"矿工膝"之称。也常见于较早时期洗衣的妇女,又称为"女仆膝"。此外,皮肤潮湿或其他压迫、摩擦、轻度损伤也是重要发病因素。

髌前滑囊炎一般是指髌前滑囊的原发无菌性炎症。急性损伤性滑囊炎滑膜水肿、关节积液,经治疗可以迅速消退,滑囊恢复正常。

慢性损伤性滑囊炎时,滑囊遭受到不可逆的病理性损害,初期由于血性渗出液滑囊膨胀,以后出现慢性炎症改变,囊壁增厚,滑膜萎缩,部分增殖为假性绒毛,血性液机化为不规则的纤维沉着。触诊时扪到的增厚不规则的颗粒性感觉,即反映此种病理改变。

2. 临床表现

主要表现为髌前局限性肿胀,触之有波动感。只有轻度疼痛或无痛,膝关节活动不受影响。主要症状是髌骨前面呈半球形隆起,可伴有轻度疼痛。检查发现,滑囊呈波动性软组织肿块,按压肿块,体积大小不变,较固定。一般位于膝前正中线。皮肤可正常,也可有红、肿、热及压痛等急性炎症表现。跪姿用腿推动身体前进的矿工最易发生这种疾病,当然也可见于跪着擦地板的清洁工人等。此类滑囊炎,多属于非化脓性。

3. 诊断

根据临床表现、职业与作业姿势以及外伤史等,诊断多不困难。髌前滑囊炎与膝关节滑膜内渗出容易鉴别。做直腿抬高试验时,包块的大小和硬度不变,即表示包块位于关节外,系髌前滑囊炎;反之,则表明为关节内渗出。另外还须与化脓性髌前滑膜炎鉴别。

4. 治疗

可分为急性与慢性两类,治疗方法不同。

(1)急性髌前滑囊炎　有 2 种不同性质。

◆外伤性滑囊炎:由于长期跪着工作或其他慢性损伤引起的急性发作。滑囊内液体淡黄、透明。单纯用抽液疗法,炎症即可消退。方法是:抽净滑囊内液后,做一个适当大小的无菌敷料垫,边缘薄,中间厚,置于滑囊前面,外用弹性绷带包扎,使滑囊的两个相对面保持密切接触。2 周后,即能获得痊愈。

◆出血性滑囊炎:在一次偶然的急性外伤后,半小时内,髌前肿胀,直至就诊时仍不消退。这种滑囊积液常为血性,色淡红。出血性滑囊炎的血性渗出,也应吸出,然后用弹力绷带加压包扎,使滑囊的相对面保持密切接触。若不将血液吸出,日后囊壁将变厚,跪着工作将感到困难。

（2）慢性滑囊炎　常须采取手术疗法（图11-11）。

◆适应证：非手术治疗无效、长期肿胀、发炎与积液或反复发作，则须手术切除。

◆麻醉、体位：局部麻醉，仰卧位，患膝伸直，如滑囊炎范围较大，可用硬膜外神经阻滞麻醉。

◆手术方法：大腿扎气囊止血带。沿髌骨外缘1 cm、平行外缘，作弧形皮肤切口、切开皮肤、浅筋膜、深筋膜，再向探层剥离，直达滑囊后壁与髌骨间的疏松组织间隙，剥离至滑囊的对侧边缘。将滑囊翻转，如滑液多，翻转困难，可先行穿刺抽液，即易翻转，用剪刀剪破滑囊，将整个囊肿的后壁完整地切除，遗留的滑囊前壁的髌骨面，用锐刀做纵、横划线数条，松解止血带，仔细止血后，分层缝合切口。

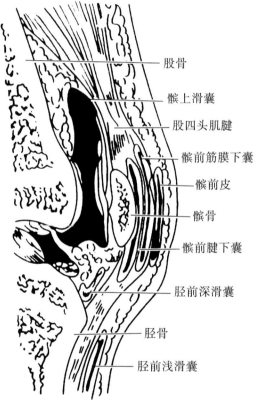

股骨
髌上滑囊
股四头肌腱
髌前筋膜下囊
髌前皮
髌骨
髌前腱下囊
胫前深滑囊
胫骨
胫前浅滑囊

图11-10　髌前滑囊炎示意

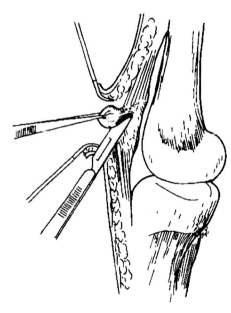

图11-11　髌前滑囊切除术

◆术后处理：安置负压引流，用弹力绷带包扎，防止形成血肿，以减少粘连机会，术后10 d拆线。

◆讨论：设计手术切口时，要注意患病的原因是由于跪着工作。因此，本病患者不允许由于手术切口使其膝前方的皮肤出现长期麻痹。据此，选用髌骨外侧切口比内侧切口更可取。因前者不会损伤隐神经的膝内髌下分支，可以避免膝前麻痹。切口瘢痕也不能横过中线，以免跪下时膝部瘢痕受压疼痛。

行滑囊全部切除术有不少缺点，因为滑囊长期发炎，覆盖滑囊的皮肤与滑囊前壁常发生紧密粘连,剥离前壁时很易损伤皮下血管、神经组织,甚至将皮肤剥穿,造成皮肤缺血萎缩、感觉减退或与髌骨粘连,使膝关节运动受限。因此,单纯切除滑囊后壁,既操作简便,又可避免上述缺点。临床实践证明,术后并不复发。

(八)髌下滑囊炎

1.病因

髌下滑囊位于胫骨结节与髌韧带之间(图11-12)。当膝关节于半屈位时,滑膜受到的压力最大,多发生于跳跃动作较多的青少年和运动员。致使髌下滑囊由于机械性摩擦,导致外伤性滑囊炎。

2.临床表现

主要症状是半蹲位疼痛,髌韧带深部压痛(图11-13),尤其是在膝关节伸直位时,韧带松弛状态下压痛最明显,有时在髌韧带附着处的两侧有波动性肿胀。

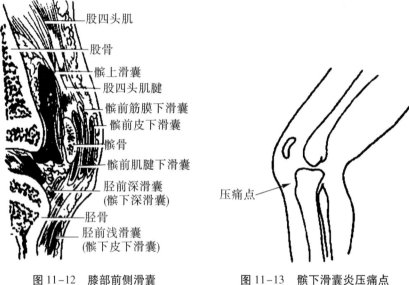

股四头肌
股骨
髌上滑囊
股四头肌腱
髌前筋膜下滑囊
髌前皮下滑囊
髌骨
髌前肌腱下滑囊
胫前深滑囊
(髌下深滑囊)
胫骨
胫前浅滑囊
(髌下皮下滑囊)

压痛点

图11-12 膝部前侧滑囊　　　　图11-13 髌下滑囊炎压痛点

3.治疗

(1)非手术治疗　有波动感可作穿刺抽液,注入泼尼松 25 mg 加质量浓度为 10 g/L 利多卡因 2 mL。

(2)手术治疗　针对滑囊已增厚的病人,可作囊肿切除术。

(九)髌下脂肪垫综合征

1.局部解剖

髌下脂肪垫附着于髌腱后面和胫骨上端前面的非关节面区。其两则形成翼状皱襞充填于膝关节前方,并有细小的悬韧带止于股骨髁间窝。髌下脂肪垫随股四头肌收缩活动被牵拉上移,具有衬垫和润滑作用。

2. 病因和病理改变

本病的病因主要是髌下脂肪垫的慢性劳损和急性损伤。慢性劳损可见于反复跳跃,引起膝关节过伸,造成脂肪垫受挤压致伤,尤其是当股四头肌疲劳无力不能充分向上提拉脂肪垫时,脂肪垫更易遭到骨性挤压(图11-14)。而一次性剧烈过伸膝关节则可造成急性脂肪垫损伤,后可转变为慢性病程。急性脂肪垫损伤主要表现为出血和肿胀;慢性病变则以脂肪垫肥厚、纤维化为主要病理改变。

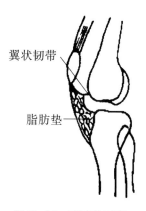

翼状韧带

脂肪垫——

图11-14　脂肪垫示意

3. 临床表现和诊断

①有慢性和急性损伤史。②膝过伸受限和疼痛是主要症状。③检查髌腱两侧有肿胀及压痛,过伸位更明显,局部触诊有橡皮样感觉。急性期可有关节积液,慢性期可有股四头肌萎缩。④X射线检查有时在肥厚的脂肪垫中出现钙化影。⑤诊断时应排除半月板损伤,髌骨软骨软化症等。根据各病的临床特点,鉴别当无困难。

4. 治疗

大多采用保守治疗,包括急性期的休息,垫高鞋跟以减少膝关节过伸运动。慢性期可采用激素局部封闭治疗、按摩及理疗等,不要忘记主动锻炼股四头肌的重要性。保守治疗无效而且症状明显者,可考虑手术切除肥厚的脂肪垫。

(十)膝关节滑膜炎

1. 病因

膝关节各种外伤、过度劳损、关节内游离体和关节手术等均可刺激或伤及滑膜,膝关节内滑膜组织本身或其他结构的损伤导致某些炎症介质释放而使滑膜产生程度不同的独特的炎症反应,在急性期,通常有关节积血或积液,镜下可见到滑膜充血、水肿、增生等改变,即使在单纯的半月板损伤或交叉韧带损伤的病例中,也可以看到在相应的半月板损伤区的内或外侧沟或交叉韧带损伤区的髁间窝的滑膜出现滑膜充血、水肿、渗出甚至出血,致关节内积液。

2. 临床表现

由于滑膜炎症反应,血管扩张,滑膜细胞活跃,故渗出增多,逐渐出现膝关节肿胀,局部不适。一般疼痛轻或不明显。局部及全身多无明显反应。

膝关节检查:局部肿胀及浮髌试验阳性。一般结合临床病史即可做出诊断,但须与关节内血肿相鉴别。关节内血肿一般在伤后短时间内即出现明显的疼痛症状,而且关节内局部温度增高,张力大,甚至出现全身反应,关节内血肿抽出液为全血;而滑膜炎为黄色黏性渗出液。还须排除滑膜结核、绒毛色素结节性滑膜炎、滑膜肿瘤等滑膜疾患。

3. 治疗

多数情况下,在处理了原发损伤后,滑膜的炎性反应会自然消退,如果没有发现有膝关节其他结构损伤的病例,则可能是由滑膜本身损伤造成的关节肿胀积液。对滑膜进行手术处理如滑膜部分切除及关节冲洗等是必要和有效的,利用关节镜技术能很好地对滑膜进行手术处理。

若积液量小,不一定需抽液。一般关节液要在 50 mL 以上,才会出现浮髌现象(图 11-15)。若积液显著,则关节内压力增加,关节囊扩张,引起循环障碍和反射性股四头肌萎缩,若积液过久,关节软骨发生营养障碍,关节内将有粘连形成,使关节功能受限。这时应将关节液尽量抽尽,用厚棉垫加压包扎,用长腿石膏固定,抬高患肢休息 1～2 周,并进行股四头肌的舒缩静力锻炼。此外,可辅以热敷、电疗、中药外敷等。若能及时治疗,一般无滑膜切除指征。

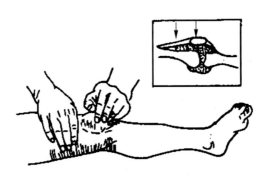

图 11-15　浮髌试验

(十一)梅毒性膝关节滑膜炎

梅毒性膝关节滑膜炎为先天性梅毒的一种临床表现,病变主要侵犯双侧膝关节的滑膜组织,常在学龄前期至青春期前进行性发病,自觉症状极不明显,一旦发现自觉症状和体征,病程十分顽固,恢复较困难。少数病人可有急性或亚急性经过,但多次反复发作者,临床极为罕见且不易诊断。

1. 病因

病因十分明确,为先天性梅毒所致的关节滑膜病变。部分患者缺乏其他先天性梅毒的症状和体征时,可造成诊断困难或误诊。

2. 病理

不累及关节的骨质或软骨变化,仅为关节腔慢性积水,积液中找不到梅毒病原体。

3. 临床表现

学龄前期至少年期发病,多在潜伏状态中隐匿起病,病变区无疼痛,对称性膝关节肿胀。部分病例可急性发病,似急性炎症,红肿热痛俱全,并有功能障碍及全身症状,如发热等。绝大多数病人为单一关节,对称发病,无游走现象。

4. X 射线

由于关节积液,可见到关节间隙变宽。无关节骨质破坏。关节造影也无阳性体征发现。

5. 实验室检查

血清学试验(华氏补体结合试验或康氏沉淀试验)可能阳性,但不应当单凭血清学检查来判断有无梅毒。因为,假阳性、假阴性均可存在。抽吸滑膜液做显微镜下观察,可见有大量淋巴细胞存在,但找不到病原体。关节腔滑膜活组织检查,可能找到梅毒的病理改变。但本法仅适用于伴有皮肤或黏膜损害,而临床上又不能确定病变性质的病人,决不可列为常规检查。

6. 诊断

根据病史、临床表现、X 射线所见及实验室检查四个方面,综合分析判断,可做出初步诊断。病史中,父母的性病史、血清学阳性史、驱梅毒治疗史等,对诊断可提供重要线索。

7. 鉴别诊断

(1)膝关节结核 常伴有其他部位的结核,有全身中毒症状,病变仅侵犯一侧关节,早期出现疼痛。X 射线平片可有关节面破坏、胸透有肺部病灶,血清学检查阴性。血沉增快,OT 试验阳性。

(2)风湿性关节炎 有风湿病史,可呈游走性发病,多呈急性或亚急性经过,一般积液不多,血沉可增速,ASO 增高,父母无性病史,血清学检查均为阴性。X 射线平片无阳性体征所见。

(3)成骨肉瘤 单侧发病,疼痛剧烈,尤以夜间为重,病情进展较快,X 射线平片可以确定诊断。

8. 治疗

本综合征虽为梅毒所引起,但对抗生素治疗并无效果。治疗前必先确定诊断,保守疗法效果较好,且可以获完全性恢复,本征预后良好,可完全恢复健康,不必手术治疗。

(十二)跟后滑囊炎

1. 解剖

跟骨的后 1/3,在距骨的下方,向后突出,其下面成马鞍状,有脂肪垫覆盖。后上缘向上突出,称为滑囊突,又称为后上结节。跟骨后方,并非一平整骨面,而是一自上向下不光滑的凸出形状。上窄、中间向后方凸起,此为跟骨后侧结节,位于滑囊突下方,是跟腱的止点;向下较阔,直抵跖面,形成较大的内侧结节及较小的外侧结节。站立时仅内侧结节触地负重。跟腱止于跟骨后方,跟骨后滑囊有跟腱深部滑囊和跟腱浅部滑囊,前者位于跟腱与跟骨之间,后者位于跟腱和皮肤之间(图 11-16)。

2. 病因

跟腱止点及周围软组织,位于跟骨与后侧鞋帮之间。鞋的后面与跟骨结节之间反复摩擦,导致滑囊的慢性炎症,囊壁增厚,囊腔可囤积液而膨胀,形成滑囊炎。

3. 临床表现与诊断

本症可发生于各种年龄,但以运动员患病较多。在跟腱附着部位肿胀、压痛、皮温高,走路时因和鞋的摩擦疼痛加重,冬天比夏天症状严重。

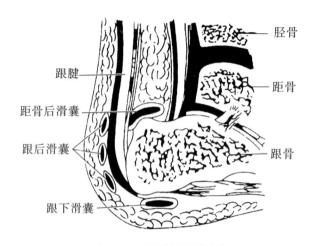

图 11-16　跟后滑囊炎示意

在跟骨后上方有软骨样隆起,表面皮色略红、肿胀,触之有囊样的弹性感,压痛阳性。

X 射线检查早期无改变,晚期可见后跟骨结节脱钙、囊样变,也可见骨质增生。要注意滑囊突有无增生,压迫跟腱。

4. 治疗

(1)局部封闭　醋酸泼尼松 0.25 mL 加质量浓度为 20 g/L 普鲁卡因 2 mL,局部封闭,每周 1 次,3~4 次为一疗程。

(2)中药治疗　如外敷活血散、中药外洗等。

(3)手术治疗　保守治疗无效,病情严重者可做滑液囊切除术,为了防止术后复发,手术时必须将跟骨结节的后上角凸起部切除。

除跗囊炎和小趾滑囊炎(两者为摩擦囊)之外,足跟部真正的滑囊而需要手术治疗的是跟骨后滑囊和跟骨滑囊(跟骨底滑囊),位于跟骨与皮肤之间。跟骨后上角的先天性突起常可使上述两滑囊产生滑囊炎(通常称之为跟腱滑囊炎),跟腱滑囊炎可能是类风湿性关节炎的早期表现而不是损伤之故。这些滑囊经非手术治疗无效,应考虑手术。手术在空气止血带控制下进行。作足跟部略呈弧形的后内侧切口,不要损伤该处的感觉神经浅支及内踝后面的重要组织。骨膜下显露跟骨后上角,将跟腱向外侧牵开,用气动锯斜行切除跟骨后上角,注意不要损坏跟腱的跟骨附着点。骨的切除要足够多,使跟腱前方、足跟的后方滑囊区摸不到跟骨凸起部,仔细止血,关闭伤口。术后用小腿石膏固定踝关节于轻度跖屈位 4 周。然后改穿鞋跟较高的鞋。

(十三)跟骨底部滑囊炎

1. 解剖

跟部皮肤是人体中最厚的部位,其皮下脂肪致密而发达,又称脂肪垫。在脂肪与跟骨之间有滑液囊存在。跖筋膜及趾短屈肌附着于跟骨结节前方,而跟腱呈片状附着在跟骨结节的后上方。

2.病因

跟骨底部滑囊炎为一继发性滑囊炎,多因经常站立及在硬地行走而形成(图11-17)。由于滑囊的慢性炎症刺激而产生疼痛。

3.临床表现与诊断

走路或站立时跟骨下方疼痛明显增加,跟骨结节下方肿胀、压痛,按之有囊性感,根据其临床表现一般可以做出诊断。

4.治疗

(1)药物治疗　可用中药每天熏洗局部。

(2)局部封闭　醋酸泼尼松25 mg加质量浓度为20 g/L普鲁卡因2 mL,每周1次,3~4次为一疗程。

(3)手术治疗　参照跟骨后部滑囊炎。

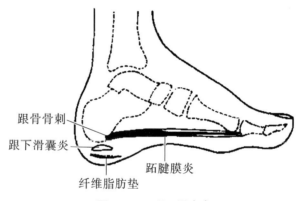

跟骨骨刺

跟下滑囊炎

纤维脂肪垫

跖腱膜炎

图11-17　跟下滑囊炎

(十四)踇趾滑囊炎

踇趾第1跖骨头内侧因骨质突出或穿过紧、过窄的皮鞋,长久压迫形成继发性踇趾滑囊炎。

1.解剖

第1跖骨头背内侧常有滑液囊,在踇外翻病例,此囊反复损伤性炎性改变,引起慢滑囊炎、称为踇囊炎,如有大量滑液并肿胀者称为踇囊肿(图11-18)。

2.病因

踇趾因碰伤、压迫或过度摩擦等机械刺激,如穿高跟鞋,使踇趾关节外侧受到束缚,久之可造成踇外翻畸形(图11-19)。持久的挤压摩擦,继发滑囊壁增厚,产生无菌性炎症,囊壁细胞肿胀、渗出、变性。囊内积液,形成囊肿,有时也可因感染而形成化脓性踇囊炎。

3.临床表现与诊断

中年以上的妇女发病率较高,患处肿胀、疼痛,由于滑囊内充满渗出液,触诊可觉该处柔软而富有弹性。局部轻度压痛。一般无红、热或全身发热,此点可和化脓性滑囊炎相区别。站立、行走可有不同程度的影响。后期可继发第 1 跖趾骨性关节炎,使关节活动受限,且有疼痛。

4. 治疗

(1)非手术治疗　抽去囊内液体,加压包扎,或在抽液后注入泼尼松 0.25 mL,质量浓度为 20 g/L 普鲁卡因 1~2 mL,5~7 d 1 次,3 次为一疗程。亦可用足部洗方药熏洗及局部理疗。除以上治疗外,局部以毛毡垫保护滑囊,或在跗趾与第 2 趾之间插一块楔形弹性垫,将两趾分开,以减轻外翻畸形,从而减少对滑囊的摩擦,并选择前部稍宽的鞋。

(2)手术治疗　非手术治疗效果不佳或反复发炎的滑囊,可行手术切除。伴有跟骨骨刺的跟骨底部滑囊应一并切除骨刺及切断跖筋膜。

(3)化脓性滑囊炎处理原则　可给予足量的抗菌药物或口服清热解毒药;如已有脓肿形成,应切开引流。

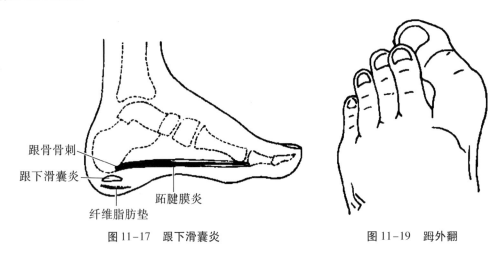

图 11-17　跟下滑囊炎　　　　　　　图 11-19　跗外翻

（十五）趾滑囊炎

趾的第 1 跖骨头内侧部因骨质向内侧凸出,呈趾外翻状,或穿过紧、过窄的皮鞋,长压迫形成继发性趾滑囊炎(图 11-20)。

1. 病因

趾因碰伤、压迫或过度摩擦等机械刺激,呈无菌性炎症,囊壁细胞肿胀、渗出、变性,囊壁增厚,囊内充满液体。

2. 临床表现与诊断

患处肿胀、疼痛,由于滑囊内充满渗出液,触诊可觉该处柔软而富有弹性。局部轻度压痛,一般无红、热或全身发热,此表现可与化脓性滑囊炎相区别。站立、行走可有不同程度的影响

3. 治疗

(1)非手术治疗　抽去囊内液体,加压包扎,或在抽液后注入泼尼松。或用足部洗方药

洗,效果好。

(2)手术治疗　经非手术治疗收效不佳或反复发炎的滑囊,可行手术切除。趾滑囊切除同时,应矫正趾外翻畸形。伴有跟骨骨刺的跟骨底滑囊应一并切除骨刺与切断跖筋膜,但可能复发,故一般症状不明显,不必手术,可用鞋垫保护。

(3)化脓性滑囊炎处理原则　可给予足量的抗菌药物或口服清热解毒药,外敷清营退热膏。如已有脓肿形成,应切开引流(图11-21)。

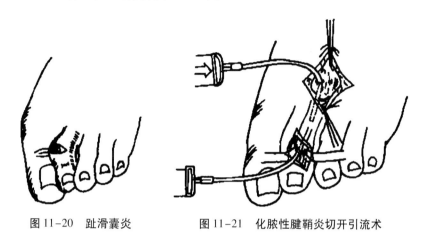

图11-20　趾滑囊炎　　　　图11-21　化脓性腱鞘炎切开引流术

(十六)脊椎关节突间关节滑囊炎

1.概述

脊椎关节突间关节滑囊炎常被称为"腰肌劳损",脊椎关节都是一些小关节,但它们的结构和大关节一样,都是滑膜关节。这些小关节数量多,位置深,又处于负重力线较大的部位,活动中遭受损伤的机会也相应增多,又由于它们隐藏在肌肉深处,不容易被认识(图11-22)。

这些小关节囊内包含着神经末梢的特殊系统,称为"伤害感受器",同时又布满着另一种"小体感受器"。当重力损伤或受某些致病化学物质刺激小关节囊时,增强伤害感受器引起神经冲动,发生疼痛。

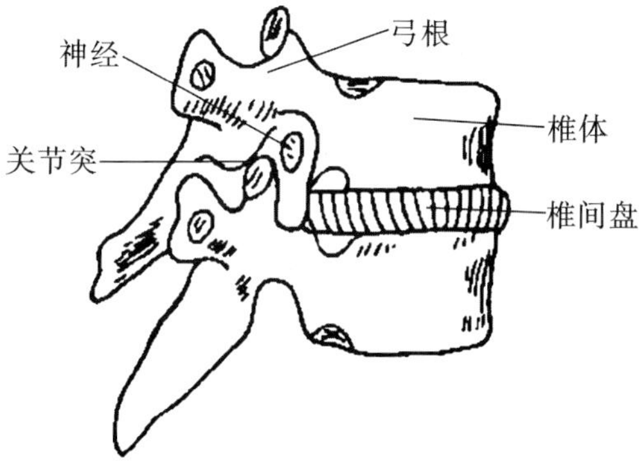

图11-22　椎体关节突间关节

2.治疗

①可用传统的按摩、梅花针等治疗,这些方法可以有效地作用到小体感受器以调整对伤害的适应能力,使疼痛减轻。②封闭疗法,将药液注入关节内及其周围。③当小关节囊滑膜炎晚期,滑膜组织增生,肥厚伸入小关节腔的滑膜组织不断受到嵌顿和挤压。若频繁发作而影响生活和工作时,可手术切除。

三、滑液囊肿

(一)膝关节滑液囊肿

1.概述

膝部有许多与关节活动和肌腱滑动结构有关的滑囊,有的与关节腔相通,有的则孤立存在。按滑囊的定义来说,髌上滑囊并非真正的滑囊,而是膝关节滑膜腔的一个膨出部分。还有一些滑囊,尤其是和腘窝肌腱和外侧副韧带有关的滑囊,常由小孔与关节腔相通,和髌上滑囊有些类似。滑膜腔膨出部与滑囊有时难以辨别,尤其是所谓腓肠肌、半膜肌腱滑囊是可以和关节腔相通的。

滑囊易患多种疾病,但其隶属的关节滑膜不一定受累,下面按解剖部位介绍膝部的滑囊。

(1)前面 有4个滑囊。①髌上滑囊:居髌骨上方,位于股四头肌腱与股骨下端前面,是膝关节周围最大的滑液囊。②髌前皮下囊:介于髌下部与皮肤之间,由于髌前皮下组织分层滑动,皮下囊可有浅层及深层,互相重叠。③髌下皮浅囊:介于皮肤与髌韧带、胫骨结节之间,可与髌前皮下囊相通。④髌下滑囊:又称髌韧带下囊,介于髌韧带深面与胫骨上端间。

(2)后面 有2个滑囊。①腘肌滑囊:滑膜包绕腘肌腱成一环状袋。②腓肠肌滑囊:居腓肠肌内侧头与股骨髁之间。此二滑囊与关节腔相通。位于腓肠肌内侧头与关节囊之间的滑囊可延伸到该肌与半膜肌之间,在腘窝内侧形成一膨大的囊体,称为半膜肌腱囊肿。

(3)内侧 有3个滑囊。一个位于缝匠肌、股薄肌、半腱肌的肌腱与内侧副韧带之间,称为鹅掌腱滑囊;一个位于半膜肌腱与内侧副韧带之间;另一个位于半腱肌腱与胫骨内髁之间。后二者位于半膜肌腱自内侧副韧带与胫骨内髁之间穿过处的深浅面,有保护此肌腱、减轻摩擦损伤的功能。

(4)外侧 有3个滑囊。一个位于股二头肌腱与外侧副韧带之间;一个位于外侧副韧带与腘肌腱之间;另一个位于腘肌腱与股骨外髁之间;第3个滑囊实为一包绕腘肌腱的滑膜管,与肱二头肌长头腱的腱鞘包绕该肌腱相同。因此,该滑囊与关节腔相通(图11-23,图11-24)。

2.临床表现

最易患病的是髌前滑囊、髌下滑囊、腓肠肌内侧头深面的滑囊与半膜肌腱深面的滑囊。

◆髌下滑囊炎在髌韧带处有疼痛与压痛,患膝不能充分屈伸等。胫骨粗隆部隆起,髌韧带两旁有波动性肿胀,膝关节主动伸直时,此体征最明显。

◆髌上滑囊位于股四头肌腱深方,多与关节腔相通,因此,滑囊炎常伴有膝关节滑膜炎,若遇此滑囊与关节腔隔绝时,此滑囊可单独发炎,滑囊积液,可在髌骨上方形成马蹄铁形膨胀。

◆半膜肌腱滑囊炎多发生在腓肠肌腱内侧头与半膜肌腱之间。多见于牧羊人及其他长期下蹲者。

前已述及,膝关节四周有许多滑囊,髌骨下方、髌韧带后方有一脂肪垫,脂肪垫后面附有一部分关节滑膜。此等结构在运动锻炼或生产劳动中,经常承受反复的轻微的损伤,也可遇到突然的暴力外伤,中年后的组织退变在这类组织中的发病率也较高。

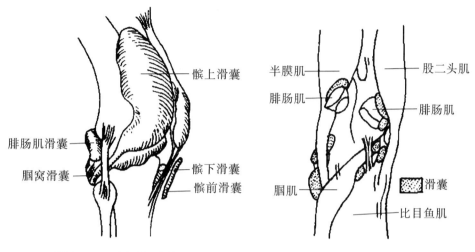

图 11-23 膝部滑囊侧位观

髌上滑囊
腓肠肌滑囊
腘窝滑囊
髌下滑囊
髌前滑囊

图 11-24 腘窝部诸多滑囊与肌肉筋膜的关系

半膜肌
腓肠肌
腘肌
股二头肌
腓肠肌
滑囊
比目鱼肌

(二)滑膜疝(关节外滑膜憩室)

关节滑膜可以通过关节囊向外疝出,但仍和关节保持一定的联系,以后可同关节囊完全隔离,形成一独立的关节外滑膜憩室。从体表可扪得一肿块。此种关节外肿块,确诊有时相当困难,特别是部位较深、症状繁杂的病例。手术后,从这种关节外的滑膜团中可检查到游离体。据推测,可能是滑膜向外疝出时包裹着游离体一起疝出,随后与关节腔完全隔绝。以下病例,滑膜疝发生在髌上囊,体积较大,因重力而逐渐下沉。推测可能是在关节囊破裂后破裂口又闭合形成的。

病例:男性,29 岁,矿工。因矿场塌方被砸伤。当时全身被石块掩埋,致多处受重伤。伤后 1 年,外伤痊愈,转入功能训练。出院后 3 周,患者突然发现左膝肿块,肿块的临床表现较特殊,在躺椅上仰卧时,肿块即自行消失。此外,患者做股四头肌收缩或直腿抬高运动时,肿块也能消失。直腿站立数秒钟内,膝关节的内上方即出现一个相当大的椭圆形肿块(图 11-25)。

根据上述临床表现,确定肿块的性质颇费思考。从肿块出没的规律考虑,可以做出如下解释:事故发生时,病人被塌方落下的石块埋没。此时,左膝股内侧肌及其在关节囊的附着点,可能造成闭合性撕裂伤。在进入功能训练之前,裂伤处未

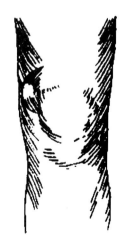

图 11-25 从髌上滑囊发出的滑膜疝

使其感到任何不适。裂伤处已被削弱的关节囊在操练过程中逐渐变薄。站立时,重力使髌上囊内的滑膜从关节囊薄弱处疝出囊外。

1. 病因病理

有时发现滑膜憩室内有游离体,追究游离体何以能存在于关节腔之外,比较费解。推测其突然的直接暴力,可迫使滑膜凸出于关节腔之外,随后又与关节腔隔绝,因而形成孤立存在的憩室,则较易理解。憩室形成与暴力有关这一事实,可以从下述2个病例加说明。

病例一:男性,23岁,足球运动员。主诉运动后膝外侧出现肿块。自称患膝能完成一场球赛,不感受任何困难,但赛后感到髌骨外侧疼痛、肿胀。经随访观察,发现一软组织肿块,伴有局部皮温升高。初认为这些症状是从髌股关节发出,经反复深入观察,终于明确肿块位于髌骨外侧软组织内。临时诊断为"滑膜结节"或局部血管瘤,建议手术探查。切开皮肤发现在关节囊外脂肪组织内有一包块,首先误认为是手术已进入关节腔,再仔细检查发现肿块不仅位于关节囊外,而且不和关节腔相通。切除包块送病理检查,报道为滑液囊组织,含有囊腔,内衬滑膜,有创伤性脂肪坏死现象。术后疼痛与肿胀完全消失,病人顺利康复。

病例二:男性,36岁,主诉髌上囊外上方生一肿块。运动后肿块引起不适感。触诊可扪得一个较韧但不坚硬的肿块,可向各个方向做小范围的活动。X射线检查,都有透X射线影。诊断为有包膜的由纤维组织或关节软骨构成的游离体。术中发现肿块位于髌上囊部,滑膜囊后方。肿块为一囊体,切开可见囊内衬以滑膜,膝部肌肉附丽于囊壁的外侧。将全部囊肿连同附丽在囊壁外的脂肪组织与部分肌肉一起切除。最后诊断为关节外滑膜憩室,经显微镜检查证实内衬滑膜。推测这一特殊憩室的成因,最大可能是在伸膝时膝部肌肉向上牵拉髌上囊,更确切地说,向上牵拉一部分髌上囊的滑膜,将这一部分滑膜从关节囊撕脱,形成一个关节外的滑膜憩室。

2. 临床表现

主要表现为关节旁生一肿块,平时无症状,也不妨碍关节运动。体育锻炼或劳动可引起疼痛伴有肿胀。常有外伤史或常做激烈的关节运动。肿块贴近关节囊,球形,稍能活动,一般较韧,但多属软组织肿块。急性发作期,局部皮温可稍高肿块体积不扩大,位置也比较固定。

X射线检查:单纯的滑膜憩室为透X射线的软组织肿块,若合并憩室内游离体且其中心发生钙化或骨化,可显示不透X射线的钙化或骨化影。

3. 诊断

单凭临床表现确诊滑膜憩室比较困难。手术探查及病理切片检查方能最后确诊。

4. 治疗

关节旁肿块,有症状,经久不愈,可手术探查。若发现肿块为滑膜憩室,应整体切除,术后效果甚好。

(三)腘窝囊肿

1829年Dupuytren最早提出腘窝肿块,1840年Adams首先发现半膜肌腱滑囊与膝关节腔相通。1877年Baker发表了膝部滑膜囊肿的形成与关节内疾病有关的经典论著,因而将这种囊肿称为贝克(Baker)囊肿(图11-26),最近的观点认为以Baker命名的囊肿,并不是一种独特的疾病,实质上它仅是指膝关节结核的一种并发症,现已少见。现今最常见的原因是并发于膝关节类风湿性关节炎、骨关节炎或其他关节病合并长期关节积液的病人,腘窝囊肿有2个来源,即后关节囊与滑囊。根据解剖材料,将腘窝部的滑囊分为6型。①位于缝匠肌、股薄肌、半腱肌肌腱与内侧副韧带之间。②位于内侧副韧带与半膜肌肌腱附着点之间。③位于半膜肌与胫骨内髁后缘之间。④腓肠肌内侧头与覆盖于股骨髁部的关节囊之间。⑤腓肠肌内侧头的浅面与半膜肌之间。⑥关节的内后方,在半膜肌与半腱肌腱之间,此囊不经常存在。

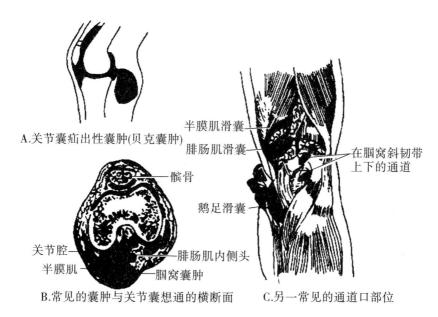

A.关节囊疝出性囊肿(贝克囊肿)

半膜肌滑囊

腓肠肌滑囊

在腘窝斜韧带上下的通道

髌骨

鹅足滑囊

关节腔

半膜肌

腓肠肌内侧头

腘窝囊肿

B.常见的囊肿与关节囊想通的横断面　　C.另一常见的通道口部位

图11-26　腘窝囊肿

最常见的腘窝囊肿系膨胀的腓肠肌-半膜肌腱滑囊,此种囊肿经关节囊的后壁小孔与关节腔相通。

1. 病因

可分为2种类型,即原发性与继发性。

(1)原发性　膨胀的滑囊起源于关节腔,而关节本身并无其他疾病。见于儿童,且多为双侧,但不一定同时发生。切除后有复发倾向。有些儿童易患滑囊膨胀病,其原因尚不得知。

(2)继发性　大多数到成年才能首次出现腘窝囊肿者,常继发于关节的某种疾病,主要为骨关节炎,其次也见于与半月板有关的关节内紊乱,特别是内侧半月板的后角。此外,类风湿性关节炎也可继发此病。

2. 病理

(1)肉眼观察　根据囊壁的厚薄,可分为3型。①常为分叶状,壁较薄,为1~2 mm,囊壁坚韧,内壁光滑而发亮;②壁较厚,2~5 mm 厚,囊壁境界不甚清楚,内壁不光滑,可有绒毛形成;③壁最厚,发炎的囊壁可增至 10 mm 厚,内壁粗糙,附有纤维素性渗出物。第②、③型中,可见到软骨及骨组织。

（2）显微镜下观察　可分为 4 类。①纤维囊肿:囊壁厚 1~2 mm,含有大量透明纤维组织,内壁衬以内皮细胞,可见到米粒体,很少见到炎性反应。②滑膜囊肿:囊壁纤维成分较少,含有孤立的岛状透明蛋白,内壁为方形或柱状滑膜细胞并有绒毛形成。③炎性囊肿:囊壁为纤维组织,有不同程度的炎细胞浸润,内壁为无定形的细胞,而覆盖以纤维素性渗出物,可找到软骨组织小区。④移行囊肿:此型介于纤维型与滑膜型之间,囊壁可见到巨细胞、泡沫细胞及含铁血黄素。病理改变与囊肿的来源无关,即不通关节者可有滑膜细胞,而通关节者可以为纤维组织。

3.临床表现

主诉开始为腘窝内隐袭性肿胀,伴有机械性伸膝或屈膝运动障碍,除因张力而有轻微疼痛外,此病本身疼痛并不剧烈。关节内的基本病变可有不同程度的疼痛,偶可发现由于肿胀阻碍静脉回流,导致膝关节以下小腿水肿。腘窝囊肿在膝伸直时,张力变大,触之变硬;膝屈曲时,张力变小,触之变软。检查时,病人俯卧,患足伸至检查台末端之外,膝关节做最大限度地伸直,检查囊肿肿胀最为明显。少数患者,在关节腔与囊肿腔之间有一种瓣膜性的连结,在膝关节做快速的屈伸运动后,囊肿即可膨胀。被动屈伸膝关节,也可表现同样的现象。膝充分伸直,瓣膜孔关闭,肿胀一直不退;膝屈曲,用手加压按摩囊肿,可使积潴在囊肿内的液体流回关节腔,囊肿变瘪。通过碘水关节造影,可发现囊肿和关节腔是否相通。囊肿的真实体积常比扪诊估计的体积更大。

4.诊断

根据临床表现,此病诊断并无困难。

5.鉴别诊断

（1）半月板囊肿　少数半月板囊肿可在离半月板相当远的部位出现。源于内侧半月板的囊肿,通常要比源于外侧者大些。患内侧半月板囊肿时,做屈膝动作,由于膝内侧副韧带的压力,可使其自膝内侧消失,在腘窝部显示出来。

（2）膝部腱鞘囊肿　系一些硬度相同的软组织肿块,此种肿块易与脂肪瘤相混淆,病因不明。

（3）腘窝动脉瘤　腘窝包块应想到此病的可能性。腘窝动脉瘤并非罕见,但常被漏诊。由于膝关节退变可并发腘窝囊肿,动脉硬化症可并发动脉瘤,二者均发生在同一年龄组,此外,腘窝动脉瘤和腘窝囊肿相似,常呈对称性且均无明显症状,因此二者很易混淆。有腘窝囊肿时,腘窝动脉被囊肿遮盖,不易扪得。如腘窝部大范围内能扪得与脉搏一致的搏动,可能患有动脉瘤。此外,若发现震颤与杂音,更可加强动脉瘤的诊断。但如动脉瘤的囊腔已栓塞,此两项体征则难以发现。

（4）腘窝动脉囊性变　这种病的病因尚不清楚,被认为是与动脉粥样硬化无关的动脉外膜黏液性退变。加于腘动脉的反复轻度损伤,可能是其原因,因病变靠近膝关节,关节的经常运动,可能是造成损伤的因素。起病可缓慢也可突然。运动时足变冷而苍白。本病的一个特点是肿块并不经常存在,肿块仅是偶尔被发现,这一点有助于避免误诊。

（5）孤立性外生骨疣　从股骨三角区可以长出外生骨疣,同时伴有一个滑囊。此骨疣与上述腘窝动脉瘤常有一定联系。骨疣是否存在,摄 X 射线片检查可以证实或排除。

（6）腘窝静脉曲张　膝关节做快速的屈伸运动,腘窝部出现肿块,除囊肿外,还可能是一团曲张的静脉,这常是腘窝部探查手术阴性时的另一个发现。

（7）半膜肌断裂或肥大　腘窝肿块可以是单侧半膜肌断裂或双侧半膜肌局限性肥大。这种肿块的特征是:令屈膝肌肉收缩对抗阻力,肿块体积增大。本病如在全身麻醉下施行探查手术,可无阳性发现。

（8）股二头肌腱囊肿及起自外侧神经的囊肿　前者的位置低,后者可伴有神经麻痹,此二者还可误诊为外侧半月板囊肿。

6. 并发症

（1）囊肿破裂　腘窝囊肿合并类风湿性关节炎,如对后者采用皮质醇类药物治疗,不论全身应用或关节内注射,均可造成囊肿破裂。

（2）滑膜软骨瘤病　膝关节附近的滑囊,如腘窝滑囊,可以单独地患滑膜软骨瘤病,膝关节并不一定同时患相同疾病。

病例:男性,37 岁,腘窝部长一硬的无痛性肿物,首次发现是在 2 个月前一次重体力劳动之后。肿物最近长大而就诊。体检:检查发现膝后在通常生长腘窝囊肿的部位有一坚硬肿物。X 射线片显示有钙化块,术前未能确诊。

手术探查:在腓肠肌-半膜肌腱滑囊部位发现此肿物,且与半膜肌和腓肠肌内侧头有关联。向深层追踪肿物直至后关节囊。肿物体积 6 cm×4 cm×4 cm,表面覆盖有薄膜。病理切片见中心区有钙化,组织学图像系滑膜软骨瘤。

7. 实验室检查

某些疾病,第 1 个出现的症状是腘窝肿块,但红细胞沉降率不正常,用一般囊肿不能解释,诊断应该慎重,可能非原发性囊肿。此外,切除的滑囊不论外观如何单纯,应做病理切片显微镜检查。有时腘窝囊肿似原发性而实际上是继发于膝关节疾病,囊肿仅是关节病的第 1 个体征。

病例:女性,29 岁,右腘窝生一囊肿,但无关节内紊乱、关节积液或滑膜肥厚等体征,关节也无自觉症状。数月后病人因腘窝肿物引起疼痛且运动障碍而施行手术。肿物切除后,观察标本和其他囊肿相同。切片显微镜观察也未发现异常。8 个月后,左右两膝均肿胀,右膝尤为明显。术后 1 年发现右膝有显著滑膜渗出并滑膜肥厚,左膝也有相同表现但较轻。其他关节未受累。建议住院检查,患者称尚有妇科病,并问妇科病与膝部肿块是否有关联。住院经多种实验室检查,包括:血常规、红细胞沉降率、类风湿胶乳试验、流产布鲁菌效价(因患者是一位乳牛场工人的妻子)、血尿酸、乏色曼(Wasserman)反应等;关节穿刺抽液:关节液淡黄,清亮,外观正常,将关节液做豚鼠注射。上列检查,除红细胞沉降率快(33 mm/h)外,其他各项检查均为阴性。

从病史考虑:此病人患有妇科病,有可能是卵巢囊肿。因病情较急转妇科治疗,妇科手术发现一橘样大卵巢囊肿,连同卵巢一并摘除。病理报道为滤泡囊肿,内有出血。术后 2 周随访检查其膝关节,双膝积液消退。有待证实的问题是关节渗液的吸收,是由于休息还是如病人所断言与卵巢囊肿切除有关。

介绍这一病例的目的在于说明:以腓肠肌-半膜腱滑囊病形式出现的腘窝囊肿,是膝关节病的第1个标志:切除的囊肿,病理检查似原发性,但经过一段时间的观察却证明是继发性的。双侧膝关节积液和卵巢囊肿可能有关联。如上述病人的妇科病和双膝积液是同时发生的。此外,梅格斯(Meigs)综合征即表现为卵巢肿瘤和囊肿可以合并胸腔积液。病人回家后,重操家务劳动致使肿胀和疼痛复发。由此看来,关节肿胀与卵巢囊肿的关系似为巧合。进一步做更加全面的检验,除红细胞沉降率上升至48 mm/h外,其他所有化验均为阴性。患者又向一位风湿病专家求诊,做膝关节滑膜活组织病理检查,病理切片表明为典型的"类风湿图像"。据此,可以做出结论,病人是一位患有血清阴性的类风湿性关节炎。继续观察,双膝积液显著增多,滑膜普遍肥厚。其他关节未见受累。鉴于患者疼痛症状不突出,病期尚短,有希望避免破坏性手术,决定再予短期观察,看炎症能否消退。

8.治疗

(1)原发性　青壮年患者,无须治疗。如有疼痛或妨碍关节运动,则需采取某些治疗措施。当滑囊膨胀,肌肉收缩对滑膜产生刺激,导致滑囊炎经久不愈时,可试行穿刺抽液,注入泼尼松加压包扎制动,必要时重复抽液。囊肿不消退,再行滑膜切除术。

(2)继发性　青壮年患者,腘窝囊肿很可能继发于关节内紊乱,最常见者为半月板破裂;但其他疾病如特发性滑膜炎、类风湿性关节炎、色素绒毛结节性关节炎以及滑膜软骨瘤病等,均可继发本病。此等病例,腘窝囊肿只是关节内病变的一个症状表现,应针对病因进行治疗。有手术指征者宜手术治疗。根治病因后,滑囊炎随即消退。另有不少病例,临床表现仅为"肿块",并无症状,可不予手术治疗,儿童的腘窝囊肿常能自行消散,手术可予推迟,4～5岁以后不消者可行手术切除。年龄较大的骨关节炎病人,有囊肿但不与关节腔相通,采用穿刺抽液减轻张力即可,不必采用其他疗法。此年龄组的病人,很少有手术切除指征。

关于手术的决定问题:一个长期存在或反复出现的腘窝囊肿,应予手术治疗,但住院后,肿块又不明显,则要暂缓手术。有的学者介绍曾参加过多次囊肿探查术,不只一次地遇到原有的囊肿术中找不到。如临行手术时,肿块仍明显,则不必犹豫,可进行手术。

(3)腘窝囊肿切除术(图11-27)

◆适应证:腘窝囊肿长期存在或反复出现,妨碍关节运动,邻近的关节正常,属于原发性,可行切除术。术前常规备皮。

◆麻醉和体位:腰麻或硬膜外神经阻滞麻醉。病人俯卧,足背下方垫一小枕或沙袋,膝关节保持微屈,腘窝肌腱与肌肉即放松,易于牵开伤口。

◆手术方法:切口的部位和走向很重要,应避免做纵切口,因日后易形成挛缩瘢痕。若沿皮纹做横切口,显露范围有限。采用水平段与皮纹平行的横"S"形切口较好,切口内端向下弯,可得到充分的暴露(图11-28,图11-29)。

无须用止血带。切开皮肤、浅筋膜后,纵行切开深筋膜,即显露膨胀的囊肿,沿腓肠肌内侧头分离,向外侧牵开肌肉时要注意保护腘窝血管和神经。在腓肠肌内侧头和半膜肌腹之间向深层分离囊肿时,可发现囊肿位于内侧为半膜肌和半腱肌、外侧为缝匠肌和股薄肌的肌间隙内。因此,分离并不困难。

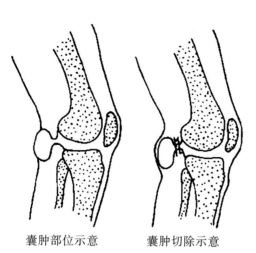

囊肿部位示意　　　囊肿切除示意

图 11-27　腘窝囊肿切除术

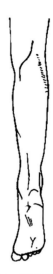

图 11-28　腘窝囊肿切口

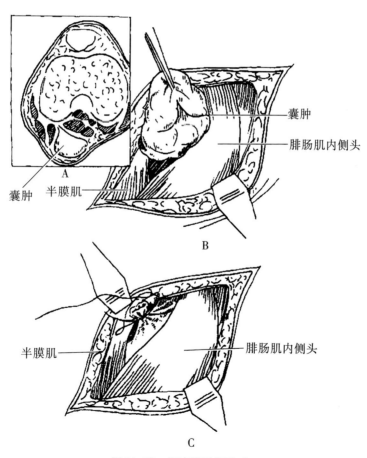

图 11-29　腘窝囊肿切除术

A.显露囊肿断面　B.显露囊肿　C.囊肿切除后贯穿结扎

术后腘窝用棉垫填塞,外用加压绷带包扎。术后 10 ~ 14 d 拆线,即可恢复活动。

有时发现囊肿与半膜肌和腓肠肌紧密粘连,此时需将粘连的一部分浅层肌组织一起切除,以避免将粘连的囊肿壁切破。若囊肿与关节腔相通,则会发现囊肿在腓肠肌内侧头的深层与关节囊相粘连,应将囊肿与粘连的关节囊壁一起切除,无须关闭关节囊的破口,这样并不会导致囊肿复发。也有主张将关节囊破口关闭者,方法是将腓肠肌内侧劈开一片,盖在关节囊破口上并固定之。

(四)半月板囊肿

1. 解剖

半月板为半月形的纤维软骨盘,位于股骨髁及胫骨髁之间,半月板外缘肥厚,与关节囊相连。内侧半月板呈"C"形,后半部紧附于内侧韧带深部。外侧半月板近似"O"形,与关节囊之间有腘肌相隔,内缘锐利,游离于关节腔内(图 11-30)。

2. 病因

半月板囊肿多见于膝外侧,常位于外侧半月板软骨外周,成因尚有争议,但往往与膝部外伤有关。半月板的磨损,引起水平方向的撕裂,在该处积聚滑液,形成囊肿,并向关节外突出。囊肿大小不一定,可呈多房性。较大的囊肿有纤维壁,有时可有扁平细胞衬里,囊内含腱鞘囊肿样黏稠物质。

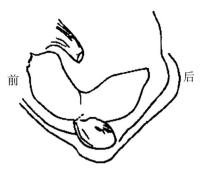

前　　　后

图 11-30　半月板囊肿

3. 临床表现

主要表现是膝外侧疼痛性肿物。肿物多较小,通常在腓骨头上前方可触及,张力大,压之有波动感。半月板囊肿的特点是伸膝时明显隆出,屈膝时肿物消失。约半数合并外侧半月板软骨撕裂,可出现相应症状和体征。患膝活动疼痛加重,休息可缓。

4. 治疗

(1)非手术治疗　理疗可以减轻疼痛。

(2)手术治疗　症状明显及外侧半月板撕裂者,可手术切除囊肿及患处半月板,单纯切除囊肿易复发。但近年亦有人主张对症状不重、经关节镜检查确认半月板无撕裂者只作囊肿局部切除,Flynn 报道 12 例半月板囊肿局部切除后 7 年以上无复发。

(五)骶部硬膜外囊肿

骶部硬膜外囊肿是腰腿痛的原因之一,以往未引起人们应有的重视。它的临床表现与腰椎间盘突出症很相似,常被误诊。

1. 命名与病因

骶部硬膜外囊肿的命名尚不一致。1932 年 Endede 最早报道此病,他命名为骶骨内隐性脊膜膨出;1938 年 Tarlov 则命名为骶神经膜囊肿;1951 年 Schmiber 称之为骶神经硬膜外囊肿;1972 年片冈治等将骶神经膜囊肿和骶神经硬膜外囊肿总称为骶神经囊肿。Tarlov 和 Schurv 认为二者在发生和组织学上并不相同,骶神经膜囊肿发生在神经膜和神经内膜之间, 是由神经周围腔内液体潴留而形成的囊肿,其液体多为外伤出血性变化,囊肿含有神经纤维 和神经节细胞;而骶神经硬膜外囊肿则是由纤维组织构成的,偶尔含膜样细胞。

Elsbery 等认为骶神经硬膜外囊肿是先天性的硬膜憩室或蛛网膜疝,是硬膜的一种先天 性缺陷。此缺陷可发生于硬膜囊(下方)正中或神经根的硬膜袖处,多数与蛛网膜下隙相通。 它的形成和扩大,在很大程度上又与脑脊液的压力作用有关。长期站立和劳动等因素,使脑 脊液逐渐流入这种先天性硬膜憩室内,从而形成囊肿,并使其逐渐扩大。另外,在先天性因 素的基础上,组织渗透液也是囊肿发生和扩大的因素之一。术中可见到囊肿与骶神经根紧 密附着,并可见搏动,囊肿蒂在骶神经根袖口处。当切除囊壁吸净液体后,在其蒂部可见一 小孔与蛛网膜下隙相通,有脑脊液从蒂部小孔处流出。可见,骶神经根囊肿与蛛网膜下隙相 通,它是囊肿形成并逐渐扩大的解剖基础。但囊壁是由纤维结缔组织构成,与神经根是毗邻 关系,只是当囊肿扩大,具有张力时,才对神经根产生压迫,出现腰腿痛等症状。

2.临床表现

脊髓造影骶部硬膜囊肿发生率为 10% ,有部分无临床症状,这是由于囊肿较小,对骶神 经根或硬膜囊未产生压迫。随着时间的推移和某些外因的作用,其中也会有一部分囊肿逐 渐增大,产生压迫。其主要表现为以下 3 种症状。

(1)腰骶部钝痛　最为常见,其疼痛多发生在站起和坐下的过程中,因为在站和坐的动 态过程中,可增加腹压,导致脑脊液的动力变化,使本来已经充盈的囊肿对神经根产生压迫 而引起疼痛。腰骶部有压痛或叩击痛,并以骶 1 ~ 骶 2 最为显著。

(2)下肢痛　与体位变化有明显关系,站立时疼痛加重,卧位时较轻,头低位时更轻,这 对鉴别诊断有重要意义。由于囊肿与蛛网膜下隙相通,站立时脑脊液可进入囊肿内,使囊肿 扩大,压迫神经根,症状加重;卧位或头低位时,囊肿内脑脊液则倒流进入蛛网膜下隙内,使 其囊内压力降低,囊肿体积缩小,从而减轻对神经根的挤压,症状减轻。

(3)膀胱功能障碍　有些病例可出现暂时性或进行性马尾神经受压而发生夜间遗尿或 尿失禁。

3.诊断和检查

详细询问病史,认真分析临床表现,结合 X 射线片和脊髓造影检查,对本病可做出正确 诊断。

(1)腰腿痛　与体位变化的关系明显,是与腰椎间盘突出症相鉴别的主要依据。

(2)X 射线片检查　摄腰骶部正、侧位 X 射线片,应注意观察:①腰骶部先天性畸形,在 骶部硬膜外囊肿病人中,常可发现骶尾部同时存在先天性异常,如隐性脊椎裂、移行性脊椎、 脊椎滑移和侧弯等;②骶骨骨质侵蚀,在有些囊肿较大的病例中,可见到骶骨被侵蚀现象,主 要表现为骶椎椎管扩大、椎体后缘骨质侵蚀呈扇状花边样改变,以骶 1 ~ 骶 3 较为明显,骶管 后壁即椎板、椎弓根变薄,严重者椎板可有中断现象。

(3)脊髓造影　骶部硬膜外囊肿的诊断需要靠脊髓造影来确定,因为囊肿常与蛛网膜下 隙相通,当脊髓造影后,对比剂可注入囊肿内而显影。由于相通处常是狭窄小孔或瓣膜样通道,故对比剂进入囊内的速度较慢,即使患者在站立位,有时囊腔也不能立即充盈,故脊髓造影后延迟透视或摄片,有重要价值。通过病例观察,在脊髓造影的当时,透视或摄片均未发现异常;在造影后3天再摄X射线片,则发现对比剂流入囊肿内。因此,延迟24 h到1周左右再摄X射线片,囊肿的"阳性率"会大大提高。

骶部硬膜外囊肿脊髓造影X射线表现有2种类型。①由于囊肿紧靠硬膜囊末端直接压迫硬膜囊,故使硬膜囊末端影像发生中线偏斜现象,并显示不整齐的畸形充盈。②沿神经根部位有对比剂的潴留阴影,其大小及数量不等,大者如纺锤状,小者只有1~2滴对比剂阴影。

4. 治疗

有症状的骶部硬膜外囊肿,应手术治疗。

(1)囊肿切除术　骶骨椎板切除要充分,应完全显露囊肿。对椎板被侵蚀变薄者,在切除椎板时,应避免弄破囊壁。如囊肿与蛛网膜下隙相通,可见到囊肿有搏动现象,手术中对囊肿周围的情况必须探查清楚,了解囊肿与神经根、硬脊膜的关系。如神经根与囊肿无明显粘连,可将囊肿仔细分离,直至囊肿颈部(或蒂部),在颈部双重结扎后,将囊肿完整切除。

(2)囊肿部分切除或囊肿切开、囊壁紧缩重叠缝合术　当神经根或硬膜与囊肿壁发生严重粘连,难以分离时,可将囊肿部分切除。如囊肿内有神经根使囊肿切除有困难时,可切开囊肿,将囊壁紧缩重叠缝合,亦能达到对神经根的减压作用。

(六)椎管内滑膜囊肿及腱鞘囊肿

滑膜囊肿和腱鞘囊肿为起自关节旁组织的囊肿,常见于腕、膝、踝、足等关节附近,起自脊椎关节突关节旁的滑膜囊肿较为少见。

椎管内滑膜囊肿和腱鞘囊肿究竟是两个独立的疾病,还是同一疾病的不同阶段,目前还不清楚。组织学上,真正的滑膜囊肿内壁衬有滑膜上皮细胞,只有胶原囊壁或纤维囊壁,周围有黏液样物质。一些学者提出滑膜囊肿可以演变成腱鞘囊肿,而另一些人则认为腱鞘囊肿经过一段时间可发生滑膜内衬。组织学研究证实:椎管内滑膜囊肿及腱鞘囊肿两者可同时存在。还有的病例同时具有以下特点:除囊肿的基底部衬有滑膜上皮细胞外大部分囊壁是纤维性的。基底部的这些滑膜上皮细胞是代表进一步向前发展,还是退化的残余滑膜尚不清楚。但在一个囊肿中发现这两种特点支持了这样一种观点,即滑膜囊肿和非滑膜囊肿(腱鞘囊肿或纤维囊肿)并非完全独立的疾病,两者在组织病理学上相互重叠,均与退行性骨关节病和创伤密切相关,且周围均可有钙质沉积。它们常有相同的发病机制及同样的发病人群。

1. 病因

本病的病因尚不清楚,但已提出几种假说。Houxmsn等报道,受累的关节过度活动可以导致囊肿的形成。Sypert等认为,创伤在囊肿的形成中起着重要作用。囊肿内含铁血黄素的存在也支持囊肿起自创伤这一假说。

关节的退行性改变、创伤和运动过度可能导致关节旁组织增生。滑膜通过关节囊的缺损或薄弱处疝出,导致囊肿形成,故囊肿内可见不定型蛋白物质,偶尔可见含铁血黄素沉积、钙化的小碎片或软骨。

2. 好发部位及发病率

椎管内滑膜囊肿及腱鞘囊肿可发生于脊柱的任何部位,但常见于腰椎,其次为胸椎,颈椎最为少见。

3. 临床表现

并非所有的椎管内滑膜囊肿都有症状,有的病例是在影像学检查或脊柱外科手术时偶然发现的。病人常有背痛或下肢痛的病史;有向下肢的放射痛,感觉丧失,下肢、足麻木以及括约肌障碍等症状,多数病人可见脊柱两侧不对称,受累的脊椎关节突关节有触痛;手法加压可产生根性痛。腰部背伸和向患侧侧弯时背痛和根性痛加剧,直腿抬高试验阳性,股神经牵拉试验阳性。囊肿可引起邻近骨质侵蚀、关节旁韧带和软组织破坏,导致硬膜外压迫症状。症状和体征与囊肿部位和大小有关。囊肿内出血可引起急性背痛和神经根痛或加重已存在的慢性疼痛。本病应与腰椎间盘突出症相鉴别。此外,尚需考虑其他一些病变,如分离的椎间盘碎片、椎间盘炎、硬膜外脓肿、椎骨骨髓炎、原发性肿瘤(如脊膜瘤、神经鞘瘤、神经纤维瘤)以及转移性肿瘤。继发于脊椎前移和椎管狭窄的脊柱或椎管结构紊乱也应加以考虑。

4. 影像学诊断

在常规 X 射线片上 75% 的病例可见显著的脊椎退行性改变,表现为关节间隙变窄、骨质增生硬化、半脱位和(或)退行性椎体前移。对个别病例定期随访的 X 射线片可显示受累平面逐渐发展的退行性脊柱前移。这些征象提示腰椎椎管内滑膜囊肿及腱鞘囊肿可能只是脊椎关节突关节退行性变的进展过程中的一种表现。本病在脊髓造影时表现为脊髓后方或后外侧方的硬膜外充盈缺损,通常位于退行性改变的脊椎关节突关节旁。

在 CT 扫描时,脊椎关节突关节囊肿表现为椎管内脊椎关节突关节旁邻近黄韧带的硬膜外肿块,硬膜囊或神经根受压。个别脊椎关节突关节囊肿呈现哑铃状,可同时累及脊椎关节突关节腹侧的上内侧和背侧的下外侧。囊肿的大小为 6～16 mm,其密度有很大的变异,有的为完全囊性;有的囊肿边缘可见钙化;有的囊肿内可见散在的或弥漫的钙化;个别病例的囊肿内可见局灶分叶状钙化;有的囊肿内可见气体并可能与脊椎关节突关节内的气体相交通。

由于 MRI 检查具有多平面成像的能力以及优越的软组织对比度,是本病首选的诊断方法。MRI 检查能更好地显示囊肿与脊椎关节突关节的关系,确定硬膜外囊肿的来源。

虽然腱鞘囊肿各具特异性,但在各种影像上仍无法区分是滑膜囊肿还是腱鞘囊肿。故影像学诊断还应与其他一些椎管内囊肿相鉴别,如蛛网膜囊肿、神经周围囊肿和皮样囊肿等。最后的确诊往往要经过活检或术后才可以得到。

5. 治疗

如果囊肿未钙化,可以试用局部麻醉或不麻醉经皮脊椎关节突关节抽吸或抽吸后注射皮质类固醇。有的病例应用此方法治疗后症状可以缓解,甚至消失。如果囊肿部分或全部钙化,经关节内抽吸或皮质类固醇注射也不可能自发地消失。难以消除的脊椎关节突关节疼痛、明显的神经麻痹后的感觉丧失或马尾神经综合征,是手术减压的适应证。手术减压一般能够很好地解除神经根性痛。如果还有椎体前移不稳,除减压外还需要进行椎体植骨融合术。采用手术减压和囊肿切除术疗效可靠,是首选的治疗方法。

第四篇

其他类别的腱囊病

第十二章 其他炎性腱囊病

一、纤维织炎（肌筋膜炎）

纤维织炎又称肌筋膜炎，是一种临床综合征，多见于中年以上、长期缺少肌肉锻炼和经常遭受潮湿、寒冷影响者。

1. 临床表现

◆颈、肩、腰、臀部均可被侵犯，有特定的痛点，按压时有一触即发的特点，产生剧烈疼痛，甚至痛得跳起来，并向肢体远处传导。这个特定的痛点（激痛点）多在肌筋膜骨附着处或肌肉肌腱交界处。位于肌肉的激痛点，疼痛传导很远，而位于结缔组织时则否，这可能由于肌肉组织十分敏感，刺激后发生强烈收缩冲动所致。这类疼痛传导不符合神经解剖分布，但可伴有自主神经系统症状，如肢体发凉、内脏痛等。

◆冈上肌筋膜炎的疼痛可放射至肩关节，并影响肩部活动。

◆斜方肌筋膜炎的疼痛可放射至颈部引起颈部活动受限。

◆骶棘肌筋膜炎的疼痛可造成腰部僵硬。限制活动并在髂崤后部有时可摸到"纤维性"结节。

2. 治疗

①加强肌肉的功能锻炼，防止粘连，热敷、按摩可消散结节，多次穿刺也可使结节消散。②对局部的激痛点进行封闭，疼痛可立即消失，有时效果十分理想。③若保守治疗无效，可手术探查。若筋膜上有裂口并有粗大皮神经支，可打开筋膜，分离粘连，切除增粗的神经支。遇有骶髂关节的脂肪团块，可予以切除。④也有人主张采用大量的维生素 E 治疗。

二、化脓性腱鞘炎和滑囊炎

1. 病因

化脓性腱鞘炎及滑囊炎多由于腱鞘或滑囊刺伤、腱鞘内注射污染或其附近软组织感染引起。滑囊炎常继发于拇指或小指腱鞘炎。常见的致病菌为金黄色葡萄球菌和链球菌。

2. 临床表现

腱鞘和滑囊感染的临床特点是发病迅猛、局部疼痛剧烈、红肿明显，多伴有高热、寒战、恶心、呕吐等全身症状。白细胞计数可明显增高。

腱鞘感染时，手指为均匀性红肿，似腊肠样，手指处于轻度屈曲位，以缓解腱鞘的张力，减轻疼痛。沿腱鞘分布区有明显压痛，手指活动功能障碍，主、被动活动手指均引起剧痛。

化脓性滑囊炎较少见。拇指腱鞘感染可引起桡侧滑囊炎，除上述症状、体征外，大鱼际处亦明显红肿、压痛。小指腱鞘炎可发生尺侧滑囊炎,此时小鱼际部和掌心处亦明显红、肿、压痛。尺、桡侧滑囊炎可相互扩散,形成"y"形感染。尺、桡侧滑囊炎时,红、肿、压痛常波及前臂下端。

3. 治疗

应及时应用抗生素,抬高患手,限制患指活动,并应适当休息。

化脓性腱鞘炎和滑囊炎一旦确诊,应早期施行切开引流术。否则,感染破坏腱膜、腱纽、肌腱,可引起肌腱粘连坏死,发生严重功能障碍。

(1)化脓性腱鞘炎切开引流　化脓性腱鞘炎切开引流应在患指侧面正中做纵向切口。禁止在手指掌面正中线切开,以免肌腱粘连及皮肤瘢痕挛缩,造成手指功能障碍。

(2)小指腱鞘感染　小指腱鞘感染,一般均行尺侧切口。切开腱鞘时应保留滑车,以求日后多恢复一些功能。如肌腱已全部坏死,则应将整个肌腱和腱鞘包括滑车全部切除。若待其自行腐烂逐步排出,必将影响伤口愈合。

(3)尺侧滑囊感染　尺侧滑囊感染时,在小鱼际部做弧形切口,远端起自远侧掌横纹,近端至腕横韧带边缘,必要时切断并结扎掌浅弓,即可切开引流尺侧滑囊。

(4)桡侧滑囊感染　桡侧滑囊感染,可在大鱼际部做弧形切口,从拇短屈肌深浅头间进入,要防止损伤正中神经及其分支。腱鞘炎及滑囊炎,在感染初起阶段,脓液稀薄时,也可采用穿刺法。定期以针头刺入鞘内(或滑囊内)吸脓、冲洗和注药,也可获得良好效果。

三、色素沉着绒毛结节性滑膜炎

色素沉着绒毛结节性滑膜炎是发生于关节、腱鞘或滑囊的一种慢性滑膜疾病。1865 年由 Simon 首先描述这种病症,称滑膜黄色瘤病。此后命名繁多,如黄色肉芽肿、绒毛性关节炎、出血性绒毛滑膜炎、关节黄色瘤样肿瘤、腱鞘巨细胞瘤、巨细胞纤维血管瘤以及滑膜瘤等。1941 年由 Jaffe 和 Lichterstein 等命名为色素沉着绒毛结节性滑膜炎,沿用至今。

1. 病因病理

原因不明,Gallowoy 等认为是类脂质代谢障碍引起,故称本病为黄色瘤。Geschickter 和 Copland 则认为是种子骨破坏引起破骨细胞大量增殖的结果,故在腱鞘滑膜中发病时,定名为腱鞘巨细胞瘤。

Desento 和 Wilson 认为本病系滑膜细胞增生和毛细血管高度扩张所致。由于滑膜高度增生和毛细血管扩张充盈,致使膜表面形成绒毛状或结节状的突起。Willis 等认为,当病变有结节形成时,则应属于良性滑膜肿瘤。另外从临床上观察到,结节型病变如手术切除不彻底时,有极易复发的现象。Breimer(1958 年)、李瑞宗(1962 年)等报道过因多次手术复发而恶性变的病例,故有人认为此病具有肿瘤性质。

Jaffe、Lichtenstein 及 Sutro 认为本病并非真性肿瘤,实系一病因不明的炎性病变。

李瑞宗等认为本病确有炎症和肿瘤 2 种不同性质的变化。他认为当滑膜细胞、纤维组织及毛细血管大量增生而形成绒毛样结构时,系一种炎症性增生变化,此时病变组织中有炎性细胞浸润,关节腔内有渗出液。如绒毛集结融合而形成结节时,说明此种增生的病理过程已由炎症性增生过渡到肿瘤性增生,因此它具有炎症和肿瘤 2 种性质。

2. 临床类型

在临床上由于发病部位及病变范围的不同,可分为弥漫型和局限型 2 种。位于关节滑膜者多呈弥漫型,位于腱鞘及滑囊者多为局限型。病变在一处者为单发,病变在 2 处或 2 处以上者为多发。临床上以单发性病变多见,多发者少。如金春南等于 1975 年报道的 25 例中,只有一例系双膝、双踝及左肘的多发病例。Lindenbaum 等于 1977 年报道 1 例多关节及腱鞘滑膜广泛病变的病例。1986 年石道泉报道的 27 例中,也只有 3 例多发,其中 1 例先后累及双髋、双膝、左踝、右肘 6 个大关节和双手 9 个指关节共 15 个关节。

3. 临床表现与诊断

色素沉着绒毛结节性滑膜炎多发于青壮年,80% 以上的病例发生在 20～40 岁。男性多于女性,发病缓慢,病期以 1～4 年者居多,最长者可达 10 余年。膝关节为多发部位,髋关节可被累及,据 Jaffe 报道,膝关节的发病为髋关节的 10～15 倍。

(1)病变部位及症状、体征　由于本病受累部位不一,因而临床表现各异。

病变侵犯腱鞘滑膜者,由于滑膜细胞高度增殖,致使病变处形成固体性肿瘤样病损,故在临床上常于手、足部肌腱处,出现一生长缓慢的肿块。其肿块质地硬韧,有轻度压痛,或单一或呈串珠状,与皮肤无粘连,与肌腱关系密切,可随肌腱活动而移动。

当病变累及关节时,由于滑膜受累程度和范围的不同,临床上分为局限型和弥漫型 2 种。①弥漫型:常表现为受累关节呈周期性、慢性疼痛、肿胀,局部皮温增高但不红,肌肉萎缩,触之有如海绵样或面包样弹性感觉,并有弥漫性压痛,有时在关节周围亦可触及大小不等、基底稍有移动的硬韧结节。在膝关节病例中,有时病变能穿透较薄的关节后侧囊壁,进入腘窝,或腘肌、小腿肌及股骨与胫骨间空隙向上下扩展,使膝关节呈弥漫性肿胀。关节积液可抽出黄褐色或血性关节液。②局限型:由于病变以结节状为主,或绒毛结节多数有蒂相连,所以常使关节活动受限,基于出现绞锁或弹响,为此常伴有急性疼痛,然压痛较局限,肿胀不明显。因此,此型膝关节病变,在临床上很难与半月板损伤、膝关节内游离体、髌骨软化症相鉴别。

(2)检查与诊断　通过仔细询问病史,认真分析临床表现,结合关节穿刺液的性质和 X 射线检查,可以做出初步诊断。

◆关节抽出液检查:对本病的诊断极为重要。关节抽出液多呈黄褐色或暗红色,稀薄而具有黏性,含红细胞,结核菌培养阴性。当然关节液的色泽与滑膜的病理类型及病变发展阶段有关,如滑膜病变为局限型结节状,其关节液颜色可为正常或淡黄色。

◆病理检查:Chung 主张用粗针头关节腔穿刺,取滑膜组织送病理检查,可以提高术前诊断率。

◆关节镜检查:可以在直视条件下了解关节滑膜情况,并可摄影记录其病变。同时还可取滑膜组织做病理检查明确诊断。

(3)射线检查

◆X 射线平片检查:①关节周围有软组织结节状阴影,此种阴影是一种密度增高的滑膜结节影,多见于膝关节,尤其是膝关节的侧位 X 射线片上显示更清楚。表现在髌上囊区可见圆形、椭圆形或其他密度增高的阴影。要想使髌上囊显示良好,最好是膝关节于伸直时摄影侧位像,使其2个股骨髁排成一线,而不呈一前一后,这样髌上囊区就不致被遮盖,囊腔内的软组织肿物阴影就会显示清楚。此种软组织阴影在其他关节常常显示不清,临床诊断意义不大。本病在膝关节的X射线平片上有2种表现:当滑膜病变广泛,以绒毛状为主或绒毛结节状者,由于在临床上常有关节积液现象,所以在膝关节侧位X射线片上,可见前髌上脂肪垫分离征,髌上囊基底部增宽、前壁膨隆,显示关节积液征象;如结合关节或髌上囊穿刺,抽出血性液体,对临床诊断甚有价值;当滑膜病变以结节状为主者,即可在髌上囊、髌下囊区或腘窝部见到密度增高的圆形、椭圆形或分叶状阴影。②骨关节的改变:骨质改变多见于踝关节、肘关节,而膝关节较少见或骨质改变轻微,这是由于膝关节囊腔宽大,增殖的滑膜向囊腔内扩张的允许范围大,骨质不易受压或仅有轻微受压。而踝、肘关节的关节腔小,增生的滑膜绒毛因相互摩擦挤压,容易形成结节,使其邻近疏松骨质受压腐蚀。这种骨关节的病理改变,多为侵蚀性骨缺损,为边缘锐利的表浅缺损,常有线状硬化边缘。引起骨质改变的原因,一是由于滑膜增生及其血管翳的爬行生长,使关节软骨面上覆盖一层充血、肿胀、增厚的黄褐色滑膜组织,可使软骨破坏,软骨下骨质坏死,因而关节面呈现锯齿状缺损,关节间隙狭窄;另一原因是由于滑膜过度增殖,绒毛聚集成结节状,形成关节内占位性病变,引起关节内压力增加,使结节状病变附近的疏松骨质发生穿凿样或锯齿状缺损或出现大小不等的囊状透明区,其周围有硬化缘,界限清楚。然后病变滑膜组织通过缺损区进入松质骨。但Scon却认为病变的滑膜组织是通过血管孔到达骨质的。③当本病发生于手足腱鞘处时,由于肌腱的活动,使其病变组织受到较大摩擦,故病理变化多为结节状。对附近的骨质是一种直接压迫性侵蚀,在X射线片上表现为骨质疏松和皮质粗糙不平。

◆关节腔空气造影X射线检查:①在正位X射片上,关节腔显示清楚,髌上下囊腔明显扩大,其囊壁不光滑,有凸凹不平可呈波浪状影像,并可见大小不等密度增高的结节状阴影突向囊腔内。这种影像表示为全膝关节弥漫型绒毛结节性病变。②侧位片显示髌上囊正常,而髌下囊壁不光滑,其囊腔内可见结节状密度增高阴影。正位片于髁间窝处可见密度增高的圆形阴影。这种影像表明髌上囊滑膜正常,囊内无占位性病变,但髌下囊及膝关节髁间窝处为绒毛结节状病变。

(4)最后诊断还有赖于术中取组织做病理检查 因为手术中即使肉眼所见滑膜呈黄褐色,有不同程度的充血、水肿、增厚,甚至滑膜表面凸凹不平,有绒毛或绒毛结节状改变或关节软骨表面有黄色或黄褐色滑膜血管翳覆盖,也不一定就是色素沉着绒毛结节性滑膜炎。因为上述改变,都可由于出血、含铁血黄素沉着所致,并非本病的唯一特征。如血友病患者,关节内反复出血,也会有含铁血黄素沉着,而使滑膜呈黄褐色,甚至有绒毛形成。但血友病的关节,滑膜一般不致出现泡沫细胞和多核巨细胞,其结节为密集成堆的滑膜细胞。在滑膜细胞中间必须杂有吞噬含铁血黄素的多核巨细胞和吞噬类脂质的泡沫细胞,才能做出本病的诊断。

4.治疗

将病变滑膜彻底切除,是治疗本病的有效方法。但由于病变部位及病变范围不同,故对手术的要求和方法也不完全一样。

(1)局限型 如局限性结节样滑膜炎和局限性结节样腱鞘炎,以局部切除为主。但手术务必彻底,因为任何残留均可引起病变复发,复发病例仍可再手术。如果附近骨骼受累者,切除病变滑膜时,需辅以受累骨质的搔刮术,必要时术后辅以放射治疗。

(2)弥漫型　如膝关节由于病变广泛,常常累及膝关节内的某些功能结构,如十字韧带、半月板、髌上囊等。手术治疗存在 2 个问题:一是滑膜切除难以彻底;二是广泛滑膜切除后,膝关节的屈伸功能会严重障碍。张伯勋等采用广泛滑膜切除后,于髌上囊及膝关节腔内置入硅膜,必要时术后辅以放射治疗的方法,使膝关节弥漫性(型)色素沉着绒毛结节性滑膜炎患者,获得既保存了良好的屈伸功能,又未见病变复发的满意效果。

(3)对合并骨质损害者　需采用搔刮及植骨术,放疗应于植骨成活后进行,但应注意放疗后有少数病例有发生恶变的可能。如病变广泛,骨质破坏严重,滑膜切除及放疗难以达到治疗目的者,可以考虑行人工关节置换术或广泛切除后行关节融合术。

第十三章 肌肉、腱囊结核

一、肌肉结核

继发于骨关节病变的肌肉结核是很常见的,如继发于脊柱结核的腰大肌脓肿、继发于骶髂关节或髋关节结核的臀肌脓肿、继发于肩关节结核的三角肌脓肿等。这些继发性病变的症状、体征和治疗都以骨病灶为主,肌肉结核不是主要的。

1. 病理

全身任何肌肉都会被累及,但以股四头肌和腓肠肌为多见。一般多为一块肌肉受累,约为70%,在一块肌肉内可见只有一处或多处病灶;多发性肌肉受累较少,占30%,个别的病人可有十余块肌肉同时受累,甚至全身多数肌肉受累。

肌肉结核可分为蕈菌型、结节型、冷脓肿型和硬化型,其中以冷脓肿型最多,结节型次之,硬化型最少。前3型多有干酪样坏死,而硬化型主要为纤维化。病程一般较长,脓肿溃后形成窦道,最后纤维化或钙化痊愈。

2. 临床表现

(1)症状和体征 本病多见于20～30岁青壮年,但半数以上均合并肺或他处结核病。一般发病缓慢,病期都在1年左右。若单是肌肉结核,全身症状不明显,若合并他处结核或有多发病变,则可能有发热、食欲不振、消瘦、盗汗等全身症状。

局部症状主要是缓慢增大的包块。包块在肌肉内,随肌肉收缩沿肌纤维方向移动。触之多为实质样包块,很少有波动感。疼痛和功能障碍均很轻微,有的病例除局部肿块外无任何症状。晚期肿块可互相融合、软化,脓肿或窦道形成。

(2)X射线表现 X射线可见受累肌肉有肿块阴影,在肿块内可见不规则的钙化灶。

3. 诊断与鉴别诊断

本病由于极为少见,故诊断很困难,常被误诊为软组织肿瘤。诊断有赖于肿块穿刺或活体检查,应与肌肉包囊虫病、肌肉纤维瘤、肌肉脂肪瘤、化脓性肌炎等鉴别。

4. 治疗

多发病变可采用非手术疗法。对脓肿大的可定期穿刺排脓,并注入抗结核药物。经久不愈者,也可手术切除。

单发的肌肉结核可在抗结核药的配合下施行手术切除或病灶清除。手术治疗既可治愈本病,又可达到确诊的目的,因一般的肌肉结核很难诊断。

手术切口可根据病变部位决定,一般均沿受累肌肉的走行方向作切口,如病变范围不大,或受累肌肉较小,可将整块病肌或整个病肌切除。如病变范围很大,或受累肌肉的功能很重要,不宜完全切除的,可切开病灶,彻底搔刮病变组织。用生理盐水反复冲洗后,注入抗结核药,将切口逐层缝合。术后将患肢制动 3 ~ 4 周。术后继续使用抗结核药半年左右。

二、腱鞘结核

与肌肉结核一样,腱鞘结核可分为继发于邻近骨关节病变和血源性两类,以前者为多见。如肩关节结核可蔓延到结节间沟,引起肱二头肌长头腱鞘结核,甚至可破坏肱二头肌长头肌腱,腕关节结核也可穿破邻近腱鞘而引起腱鞘结核。

血源性腱鞘结核也属少见,本病多见于成年人,血源性腱鞘结核多发生于腕部,其次为手指,足部较少。

1. 病理

腱鞘滑膜结核与关节滑膜结核很类似。受累滑膜首先发生充血、水肿、炎性细胞浸润和渗出液增加。腱鞘内液量增加,脓液稀薄,不透明,黏度下降,渗液中的纤维素块经肌腱滑动的塑形作用可变成许多瓜子仁样的米粒体,腱组织被破坏断裂、消失。

鞘内脓液增多,压力增大,脓液可穿破腱鞘,在皮下形成脓肿,溃破后形成窦道。病变吸收好转时,肌腱可发生粘连。

2. 临床表现

(1)症状和体征　发病缓慢,全身症状不明显。局部症状主要是沿腱鞘走向的肿胀,腱鞘的腰部因受腕横韧带或踝支持带的约束而呈特有的葫芦形。

早期有轻微疼痛,待局部肿胀增加,并有脓肿形成或窦道发生混合感染,则疼痛加重。沿腱鞘有轻微压痛,早期功能受限不明显,以后逐渐加重。有关肌腱活动时,可听到"握雪音"。患手力量减弱,至晚期,因肌腱被破坏或形成粘连,则手指将发生畸形或功能障碍。

(2)X 射线表现　早期仅见局部软组织肿胀,病期较长者,可见骨质疏松。

3. 诊断与鉴别诊断

根据病史、症状和体征,诊断并不难。鞘内穿刺液培养和活组织检查可明确诊断。但应与腱鞘囊肿、关节疝、狭窄性腱鞘炎、类风湿性腱鞘炎、腱鞘滑膜瘤、腱鞘黄色瘤和化脓性腱鞘炎作鉴别。

4. 治疗

①早期可采用全身和局部抗结核药物治疗,局部石膏托制动。②手术治疗包括局部滑膜切除、粘连肌腱的松解、被腐蚀破坏肌腱的切除和肌腱的修复等。

三、腱鞘结核的手术治疗

(一)腕部腱鞘结核的手术治疗

1. 适应证

①保守治疗无效者。②腱鞘滑膜已明显肥厚的。③已有脓肿、窦道或功能障碍者。

2.手术操作

病人仰卧位,患手放小桌上。可用臂丛神经阻滞麻醉或全身麻醉。上充气止血带。采用腕背侧或掌侧"S"形切口。切开伸、屈肌支持带及腱鞘后,将肥厚的滑膜组织切除,肌腱上的肉芽组织也应刮除。肌腱如有粘连则应松解,如有断裂则可修补。彻底冲洗及放抗结核药后,将切口逐层缝合。

3.术后处理

术后用石膏托制动1~2周,即开始腕及手指的功能锻炼。术后继续使用抗结核药半年左右。

(二)足部腱鞘结核的手术治疗

其适应证同上。病人仰卧,用硬膜外阻滞或腰麻。用足背侧纵切口,刮除肉芽组织。用生理盐水彻底冲洗并放抗结核药后,将切口深层缝合。术后用石膏托制动2周。术后继续用抗结核药半年左右。

四、滑囊结核

滑囊结核有血源性和继发性2种。血源性结核除大粗隆滑囊外,其他滑囊很少发病。继发性滑囊结核较常见。

1.临床表现与诊断

血源性滑囊结核的主要症状是局部疼痛、肿胀。肿块边界多较清楚,常有波动感和轻度压痛。继发性滑囊结核的症状和体征都以骨关节病变为主,所以常被误认为寒性脓肿而被忽视。穿刺液的细菌学检查和活组织检查可明确诊断。

2.治疗

确诊后可采用全身及局部应用抗结核药物治疗,并可手术切除病变的滑囊。

五、滑囊结核的手术治疗

(一)三角肌下滑囊结核的手术治疗

1.适应证

①经全身及局部注射抗结核药,症状不见好转者。②滑膜已明显肥厚者。③滑囊已有多数米粒体形成者。

2.手术操作

可用普鲁卡因局部浸润麻醉或全身麻醉。切口起自肩峰下,向内侧走行,到达喙突后再转而向下。找到三角肌胸大肌间沟,切断部分的三角肌起点。将胸大肌及头静脉向内牵拉,将三角肌向外侧翻转牵开,即可显露肿大的三角肌下滑囊。将滑囊整个切除后,冲洗、放抗结核药后,将切口逐层缝合。

3. 术后处理

术后用三角巾将患肢悬吊 2~3 周。术后继续使用抗结核药半年。

(二)转子滑囊结核的手术治疗

手术适应证同上。麻醉可用腰麻或硬膜外阻滞。病人侧卧,患侧在上。切口可用大转子外侧纵行直切口。分离周围软组织后将滑囊整个切除。术后病人卧床休息 2~3 周,继续使用抗结核药半年左右。

第十四章　腱囊肿瘤

一、腱鞘巨细胞瘤

1. 临床表现

腱鞘巨细胞瘤起于小关节及腱鞘的滑膜层,常见于手与足部,为慢性长大的软结节,无压痛,生长自限,一般不大于 2 cm。除非生长在大关节附近者,不伴有关节积液,常无功能障碍,不能压缩,照光不透亮。靠近骨骼者,可产生对骨的压迹,但不浸润至骨,一般无外科分期,放射性核素扫描无吸收增加,动脉造影正常。

2. 病理

(1)大体　肿瘤的包膜良好,为软的疏松组织,易从周围组织中分离,行整块边缘切除,此瘤可附着于关节囊或腱鞘,切除时,不必切开关节囊或腱鞘。对骨骼有压迹者,亦可从包膜外去除。肿瘤呈分叶状,切开肿瘤可看出包膜是否完整,切面呈肉样,白色中杂有褐色及黄色,冰冻切片即能诊断。

(2)组织学形态　白色区由成熟的胖梭形或卵圆形细胞产生的少量纤维基质呈旋转形块状物组成。在黄色区则由大的充满空泡的大吞噬细胞或组织细胞有时充以毛细血管及良性卵圆基质细胞所组成。在褐色区,成熟的基底细胞呈漩涡状排列,分散存在着多核巨细胞,在其胞浆中有含铁血黄素。在组织学上当组织细胞占主要成分时,有的称腱鞘黄色瘤,当漩涡状基底细胞结缔组织为主时,有的称为良性纤维组织细胞瘤。

当病变进入潜伏状态,则见有无定形粉红色基质沉积,在纤维区特别明显。在高倍镜下,它既不是纤维物质,又不含细胞在其中,而是由滑膜演化出基质细胞所分泌的聚合蛋白烯糖。

3. 治疗

在肿物的活动生长期,Ⅰ期病变于囊外边缘切除是肯定的治疗,复发可能性很小,无须行广泛切除,但囊内切除则有相当多的局部复发。在肿瘤的静止期,应当选择囊外切除,然而即使囊内分块切除,也无复发。但一旦复发,则需选用更彻底地切除,此肿瘤尚未发现有转移者,局部复发也多半无症状。一般不带来病废,故对复发病例,可严密观察,可能比广泛切除而带来一些残废为好。

二、滑膜肉瘤

滑膜肉瘤为起源于滑膜组织的恶性肿瘤,其中大部分是大的生长快的肿瘤,生长在大腿、臀部、肩胛带或上臂;小的表浅的约占15%,系长在手背、足背的表浅肿块。生长较慢,常误认为腱鞘囊肿,病理切片可证明为肉瘤。

滑膜肉瘤比其他软组织肉瘤的淋巴结转移机会多。

1. 外科分期

生长在肢体近端的滑膜肉瘤,总是ⅡB期才发现。因其生长于无限制的筋膜层面,总是间隔区以外的。肿瘤周围有活跃的反应区,如靠近骨骼,则肿瘤常侵及骨。断层X射线片帮助不大,而放射性核素扫描则对手术计划帮助很大。肿瘤靠近骨骼者,显示吸收增加,肿瘤与骨骼之间无外科界限。动脉造影显示新生血管增多,CT可清楚显示肿物至间隔区以外的情况。

手及足的小滑膜肉瘤则不同。其周围的反应区较小,动脉造影可见血管反应性改变较轻,放射性核素扫描的吸收增加不多。大多系ⅠB期病变。

2. 病理

(1)大体 在手、足小的Ⅰ期病变,其包膜完整,易于分离。此瘤虽然起始于滑膜,但并不像腱鞘囊肿一样,不与关节腔或腱鞘相通。肿瘤切面呈软肉状实体,无囊腔,可分泌出黏液。在大肢体的深部滑膜肉瘤恶性级别高,其包膜不完整,周围为水肿的、血管丰富的、炎性反应组织所包绕。在肿物外行钝性剥离,常可撕破包膜。肿瘤内为软的白色肉样物质,分泌的胶样液其软度大约可用吸引器吸出。

(2)组织学形态 手及足部小滑膜肉瘤的组织片上呈双相表现。一部分为成群滑膜细胞在淡染的黏液物质中,细胞常呈腺状。可见无细胞的裂隙,就像是被纵切开的毛细血管,但其被覆的不是内皮细胞而是肿瘤细胞。此组织中所含的蛋白糖类可以在冰冻切片上用组织化学方法证实。此瘤的另一区是由成纤维细胞所组成,为梭形细胞,偶见分裂象呈纤维肉瘤状的人字形排列,细胞与基质占同等比例,在嗜伊红染的基质中有清楚的纤维,滑膜细胞可以像其他细胞一样产生胶原。

大肢体滑膜肉瘤胶样组织的镜下为多液的高度恶性的滑膜细胞,有许多丝状分裂,腺性表现很少,裂隙很多,黏液不少,有的成纤维细胞也很突出。此种情况下,只有在电镜下或特殊组织化学染色下才能将滑膜肉瘤与纤维肉瘤或未分化肉瘤来区分开。

3. 治疗

(1)Ⅰ期小肿瘤 广泛切除是肯定治疗,其复发率不高。如一旦复发,则需广泛截肢。常遇到的麻烦是在术前并未认识到是滑膜肉瘤,而作为腱鞘囊肿行囊内或边缘切除。术后已摸不到肿物,无法确定其分期,待病理检查结果为肉瘤,病变已扩大到伤口的边缘。其处理办法是等待局部有了复发的证据,再来设计手术方案。此种办法的缺点是有转移的中等危险,并且其复发也比原来广泛,处理也被耽搁。其变通的办法是对危险区行放射治疗以抵制未表现出来的复发。用放疗的缺点是不能肯定手术时播散的范围,并且肿瘤细胞散在缺氧的瘢痕之中,放疗效果更差。再者在手或足部放疗,其放疗瘢痕使手或足功能更为障碍。再一个变通的办法是在可能播散区的近侧行广泛截肢,此法增加了残废,但对控制疾病是肯定的。

(2)Ⅱ期大滑膜肉瘤 需要彻底外科处理,广泛切除或广泛截肢有较高的复发率,附加其他治疗,特别是在术前给予放射治疗,使高度恶性的滑膜肉瘤行广泛切除后复发率明显降低。至于更为保守的边缘切除并用附加放疗,能否有如上述良好结果,则尚无报道。附加治疗对此肿瘤较好是由于滑膜肉瘤对放疗较其他软组织肉瘤更为敏感。

滑膜肉瘤既可向区淋巴结转移,也可向远隔肺部转移。对于前者,做淋巴结肿物放疗后,行局部切除,仍可使疾病控制一定时间,从理论上讲行化疗对于微小转移是有效的,但此种报道尚未见到。

三、髌下脂肪垫软骨瘤骨化

关节囊或关节旁软骨瘤源于关节囊的纤维组织或关节附近的结缔组织的化生性病变(Jaffe,1958年)。膝关节的好发部位是髌下脂肪垫,此处可发生退变、钙化甚至骨化。

1.临床表现

病人大多是成年人,诉髌骨下区酸痛、不适或疼痛。检查发现骨性硬块位于髌腱的某一侧。肿块大者,膝关节的伸屈运动受限。最后诊断取决于 X 射线侧位片的表现(图 14-1)。

2.诊断

临床表现提示患本病的可能性,最后诊断取决于 X 射线片。

3.鉴别诊断

有许多疾病应和本病鉴别,髌下脂肪垫软骨瘤骨化,都在膝前部产生不透 X 射线的钙化或骨化阴影。该疾病有髌前滑囊的骨软骨瘤病(图 14-2),陷入滑膜隐窝内的游离体、血肿钙化、髌韧带内的异位骨、髌韧带深层滑囊内的游离体(图 14-3),伴有分离骨块的牵引性胫骨粗隆骨骺炎等疾病的 X 射线片浓密结构。此等疾病的鉴别诊断只具有学术上的重要性,没有实用价值,因为髌下脂肪垫软骨瘤骨化的大部分,只要引起症状,治疗方法是相同的,即手术切除。

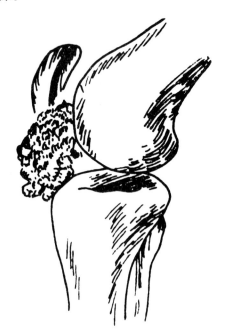 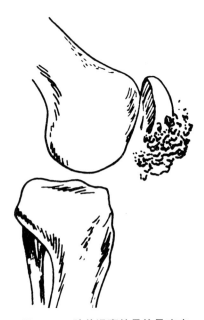

图 14-1　髌下脂肪垫软骨瘤骨化　　　　图 14-2　髌前滑囊的骨软骨瘤病

4.治疗

诊断一经确定,若有显著症状,应行软骨瘤切除术。手术在止血带下进行。膝关节在手术台的末端屈曲下垂小腿,若需髌韧带松弛时,也能将膝关节伸直。切口长度取决于肿块的大小,切口设在肿块最突出一侧,操作较方便。一般不需要比半月板切除术的切口更长。肿块通常位于关节囊下滑膜外的脂肪垫内,这个部位的肿块切除无须进入关节。为了彻底地切除肿块,有时需要同时切除一侧或两侧半月板。

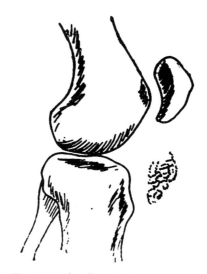

图 14-3　髌韧带深层滑囊内的游离体

第十五章　腱囊类其他疾病

一、弹响髋及弹响踝

(一)弹响髋

1.临床表现

髋关节屈曲内收、内旋时,增厚的髂胫束后缘与臀大肌的腱性附着部的前缘,自大转子的突出部滑过时发出弹响叫弹响髋。此种现象多为双侧性。被动活动髋关节时髂胫束呈现松弛状态则无响声发生。女性病人较多,因女性骨盆大,两侧大转子中间距离较宽,股骨向中线倾斜度加大,故两侧大转子显著突出,因此当髂胫束滑过大转子时发生摩擦诱发弹响。一般多无症状,许多病人因为响声而感不安,如大粗隆滑囊因摩擦发炎则有疼痛。对无痛苦者不给予治疗,但须向病人解释清楚。

2.治疗

(1)有滑囊炎者　可采用保守治疗,如休息、热敷,1%利多卡因5 mL加泼尼松1 mL做滑囊内注射。

(2)其他原因　如精神过度负担或职业(舞蹈演员)关系要求手术时可手术治疗(图15-1)。

(3)手术操作　病人侧卧位,患侧在上,局部浸润麻醉。在大转子上方做弧形切口长10～15 cm,切开皮肤及皮下组织暴露阔筋膜与臀大肌的附着点。将髂胫束及部分臀大肌附着点切除,切除后在手术台上做屈伸髋关节的动作可见到髂胫束与大转子间无任何摩擦时可关闭伤口,缝合皮肤及皮下组织即可。

(4)术后处理　术后3 d开始活动,2周下地负重。也有单纯将阔筋膜切断或将大转子部分切除者,但效果不佳。

(二)弹响踝

腓骨长肌腱走行于外踝后下方的骨槽中,被外踝支持带固定于生理位,外伤后支持带破裂或骨槽过浅,则腓骨长、短二肌腱均可向前滑脱至外踝的前面,足背屈与外

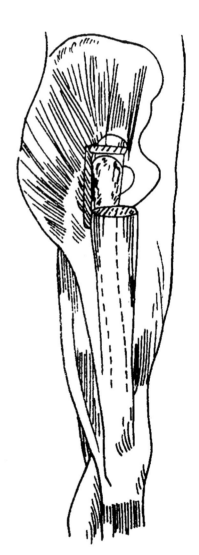

图15-1 弹响髋的手术治疗

在大转子上方切开皮肤,暴露阔筋膜及臀大肌附着部并切除之

展时明显;足内收跖曲时又滑回原位,当滑回原位时发生弹响,需手术治疗。病人侧卧位,患侧在上,施硬膜外麻醉。

（1）新鲜病例　可采用单纯缝合修补手术,绕过踝前方作一弧切口,暴露外踝与破裂支持带,找到断端予以缝合,然后依次关闭伤口,踝关节跖屈位固定4~6周。

（2）陈旧性者　可采用以下3种方法。

①滑动截骨术:切口同前,绕过踝前方作一弧切口,暴露外踝与破裂支持带,暴露腓骨下端外侧部,截一长3 cm、宽0.5 cm的骨瓣,向下滑移0.3 cm,用螺钉固定。②跟腱移植固定术:由跟腱的外侧部劈5 cm长、1 cm宽的带蒂腱条,将腓骨长肌腱向后牵拉复位,使带蒂腱条自外侧绕过腓骨长肌腱,在其前部通过外踝上1 cm之钻孔而后反折缝合。③骨挡手术:于外踝之外后方,作一弯曲切口,找到腓骨长肌腱,于腓骨前缘之骨膜上作一直切口,用骨凿将腓骨外层连骨膜一同掀起成为一整块骨膜骨片,其后侧仍相连,然后把它向后翻开。此骨膜瓣1 cm宽、3 cm长,在外踝后外侧挡住腓骨肌腱,缝至距骨之外侧用以加深腓骨肌腱之骨沟(图15-2)。

（3）术后处理　术后用石膏长管形固定足部于跖屈位4~6周,然后拆除石膏练习活动。

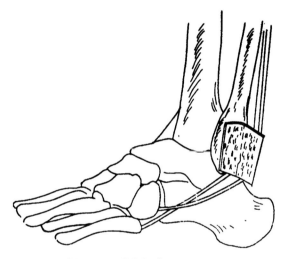

图15-2　腓骨骨膜骨瓣阻挡术

二、其他腱囊类疾病

(一)肌疝

肌疝多为直接暴力所致,基病理变化则为肌膜破裂,肌肉自破裂口疝出,也有因手术造成者。好发部位有胫骨肌、腹直肌、腓骨肌、肱二头肌、腹外肌等。

对于裂口较小的肌疝,症状轻微者,可使用弹性绷带或压力带,将收到一定的疗效。对裂口较大或保守治疗失效者应修补缺损,陈旧性者则应切除薄弱之纤维膜,确认破裂之肌膜后,在其边缘给以肌筋膜或阔筋膜修补。

(二)骨化性肌炎

1.病因病理

骨化性肌炎临床多见,肘关周围是骨化性肌炎的好发部位之一,这种异位性骨化,其确切发病机制还不清楚,常与肘部的创伤有关。肘关节损伤发生骨化性肌炎约3%,85%骨化性肌炎的病人来自肘关节脱位,肘关节骨折合并脱位者发病率更高,尤以桡骨小头骨折合并肘关节脱位发生率为最高。由于肘部肌肉常常也受到损伤,骨折脱位可使骨膜掀起、撕裂。肌肉内血肿有可能包含碎裂骨膜或骨片,释出了骨母细胞。也可能在血肿机化过程中纤维细胞演变成骨母细胞,形成异位骨化。但有人认为,由于骨质创伤,促使其周围骨成形蛋白转移到肌肉等损伤软组织中,软组织内血管周围的间叶细胞在骨成形蛋白的刺激下演变成骨母细胞、骨细胞,造成异位骨化。在肘关节损伤后康复期或烧伤后瘢痕挛缩,进行强制被活动和按摩,或利用悬吊重力牵拉以增加肘关节伸屈度;脊髓损伤合并四肢瘫及脑外伤昏迷病人昏迷期,给病人做被动活动或因不自主抽搐痉挛,也可以引起肘关节创伤而发病。然而有些骨化性肌炎局部外伤并不明确,或者十分轻微,因而局部肿块可带来鉴别诊断问题。

2.临床表现

病人先发现肘部软组织肿块,较硬,逐渐增大,伴有病痛,但夜间不痛,约8周后包块停止生长,疼痛消失。但影响肘关节活动,甚至强直。肿块未成熟时,血清碱性磷酸酶可升高。新生骨的形成在伤后数周至数月不等,一般伤后3~6周,X射线摄片可见到骨化影(图15-3)。

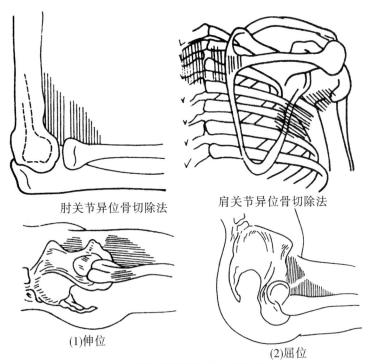

肘关节异位骨切除法

肩关节异位骨切除法

(1)伸位

(2)屈位

髋关节周围异位骨切除法

图15-3 关节周围异位骨块楔状切除法

开始呈云雾状球形钙化,以后逐渐轮廓清楚,中央透亮。成熟后外周骨化明显致密,其内为骨小梁。与邻近骨之间常有一透亮分界线。放射性核素扫描在伤后 1 周可发现浓密集,该项检查具有早期诊断价值。

3. 治疗

在未成熟时期,要适当制动,避免进一步损伤,以后在无痛下进行主动锻炼。年轻患者经保守治疗可望软组织钙化消失。待到 X 射线检查肿物骨化成熟,一般要 9 ~ 12 个月。病人疼痛消失对关节活动明显受限者,可以手术切除,以改善关节功能,但是手术后复发率很高,但在尺神经受压麻痹应及时切除。

(三)滑膜的其他局限性病变

滑膜的其他局限性病变在膝关节前面紧靠脂肪垫后面的部分常见。但滑膜皱襞被夹挤引起病变、出现症状,却不局限于此处,其他部位,如股骨内髁的内侧缘、股骨外髁的外侧缘、髌-股关节的边缘,尤其是外侧缘等处的滑膜皱襞均可被髌骨夹挤。此处滑膜可形成有基底或无基底的团块,易于遭受损伤而变肥厚。此种情况一旦发生,常会产生持续性加重的症状。滑膜团块常在股骨内髁的内上部形成并具有特殊的重要性。正常关节在此处有滑膜瓣遮盖关节面。不难想象,这种滑膜瓣很容易在做某些旋转动作时被夹入髌骨与股骨髁之间,与股骨髁的边缘突起处发生摩擦而逐渐变得肥厚。

1. 病因病理

(1)任何引起滑膜肥厚的疾病　易发滑膜肥厚的关节都比正常关节易于产生这种合并症,如骨关节病和类风湿性关节炎的活动期均可产生这种合并症。

(2)类风湿性关节炎　可以产生滑膜结节,在股骨髁的边缘处干扰关节运动,此种结节可称之为类风湿性结节。结节生长在股骨外髁的边缘。在关节做伸屈运动时,有块状物滑出滑入,此块状物可能是这种结节的表现。这种结节由典型的类风湿肉芽组织构成,其特征是有一中心坏死区,被排列呈栅状的成纤维细胞围绕,再外层又被浆细胞和淋巴细胞浸润区围绕。

2. 临床表现

病人常诉关节内某处被咬住、打软腿或短暂的关节绞锁等局部机械障碍,发生障碍的部位局限于股骨髁边缘或髌股关节。随后出现少量短时的关节积液。从关节表面,病人常能指出病变所在的部位,某些病人自己摸索从髌-股关节移开被夹住的滑膜结节,以解除关节绞锁的方法。少数病例滑膜结节被夹在股骨与胫骨之间,引起烦恼的症状,很易与半月板病变混淆。

3. 治疗

在止血带下施行滑膜结节切除术。通过不长的切口就可充分显露并摘除病变组织,即使这块病变组织仅是比较广泛的滑膜病变的一处局限性病变,只要它引起显著症状,也可施行切除手术。

(四)良性假肥大型肌营养不良

病因不明,发病年龄较晚,病程进展缓慢。

1.病因病理

为性联隐性遗传疾病。肉眼检查可见肌肉色泽苍白,组织学检查可见肌纤维粗细极不匀称,病变肌纤维不规则地散布于正常肌纤维之间,后期肌萎缩明显,结缔组织也明显增生,并有大量的脂肪细胞浸润,使得肌肉的体积反而增大(假性肥大)。

2.临床表现

与假肥大型肌营养不良症临床表现类似。发生肌肉萎缩和无力,骨盆带肌先受累,呈摇摆步态,以后累及肩胛带肌,可有"翼状肩胛"等。同时伴有肌肉的假性肥大。但本病的发病年龄较晚,常在5~25岁间起病,且病程进展缓慢,病人多在起病后15~20年才出现行走困难,生存时间较长。少数病人可发生肢体挛缩和骨骼畸形,累及心脏者较少见。病人可能合并隐睾,生殖腺功能低下及智力发育障碍。

3.诊断

根据患者发病年龄较晚,表现与假肥大型肌营养不良症相类似,病程进展缓慢等特点,即可得出诊断。

4.治疗

目前尚无特效治疗。应注意护理和增进病人的一般健康和营养状况。给予高蛋白和富有维生素的饮食,鼓励病人进行适当的活动和锻炼。对后期病人,应积极预防和治疗呼吸道感染等并发症。有挛缩和畸形者可给予适当的矫形治疗。

5.预后

由于本征病程进展缓慢,患者可生存较长时间。

(五)先天性肌无力综合征

指在重症肌无力症中,遗传基因非常明显,自身抗体阴性的先天性及家族性肌无力症,男性稍多,也有刚出生就发现肌无力及兄妹均出现肌无力的病例。先天性肌无力综合征又称先天性肌无力症、家族性婴儿性肌无力症等。先天性肌无力综合征的病因尚未完全清楚。

1.临床表现

(1)先天性肌无力症 其特征是患者母亲无病,而其兄妹又有肌无力症,妊娠后期胎动减少,刚出生就发现肌无力症状,以眼外肌无力为重,全身性症状轻(如啼哭力弱,吸吮力差)。病程漫长,预后较好。

(2)家族性婴儿肌无力症 其特征是病人母亲无肌无力,但家族中包括兄妹有此症,出生后有严重的呼吸和吸乳困难,眼外肌运动基本正常,有一时性的自然缓解,如果合并感染可出现重度呼吸困难甚至窒息。

(3)家族性肢带型肌无力症 其特征是青春期急性对称性近端肌群肌无力,眼和眼球麻痹症状轻或无,四肢反射减弱。该病肌电图多表现为肌源性,病理检查可见肌纤维内有管道拥挤。病程漫长,预后较好。

2.诊断

具有上述各型临床表现的,均可诊断为先天性肌无力综合征。但需与新生儿一过性重症肌无力、肌无力综合征等相鉴别。

3.治疗

先天性肌无力综合征各型均可应用可逆性胆碱酯酶抑制剂治疗,但疗效不一。也可采用促肾上腺皮质激素及皮质类固醇治疗。呼吸肌受影响时,需用人工呼吸器辅助呼吸。

4.预后

病程漫长,预后一般良好。

(六)过度活动综合征

过度活动综合征为正常染色体显性遗传性疾病,一般发生于儿童及青年,以 2～3 岁为多,很少持续到成年。其特征为关节病伴有关节松弛,过度活动。

1.临床表现

患者常伴有创伤性滑膜炎或呈无明显原因的关节积液,以膝关节最多见,其次是手的拇指基底小关节或腕关节,偶尔见于踝、颈椎、腰椎及足部,其他关节极为罕见,可单发或多发。

受累关节及肌肉疼痛,有时和创伤有关,关节松弛呈过度运动,如手指可过伸或背屈,膝、肘过伸,躯干弯曲可达双手放在地板上,关节有渗出液,以后可渐有骨性肿胀并出现骨摩擦音,骨关节疼痛持续到老年可致关节功能丧失,严重病例可合并肩或髋关节脱位。

2.X 射线检查

早期可正常,晚期呈退行性改变,如关节间隙消失,关节面硬化外生骨赘,关节软骨下呈囊性改变。

3.诊断

根据好发年龄、关节运动过度和关节积液及退行性改变的 X 射线表现可成立诊断,关节积液为非炎症性。

4.治疗

主要是对症治疗,根据需要可辅以理疗,给予止痛剂以减轻疼痛,避免外伤和过多活动,必要时可进行关节穿刺抽液,但不宜过多反复采用。

5.预后

患者如症状持续发展,骨关节病变可随年龄增长而加重,甚至丧失缓解功能而致残。

(七)非进行性先天性肌病

非进行性先天性肌病又称为中央轴空病、中央轴空综合征。临床特征为近端肌无力,儿童行走较迟。

1.病因

病因不明,为一遗传性病,属常染色体显性或隐性遗传。有家族史。其发生机制尚不清楚,有人认为系肌纤维胚胎分化期之神经影响异常引起。

2.病理

非进行性先天性肌病病人肌纤维的横切面,在纤维的中央或周围可见到一个或数个轴空。含轴空的纤维可从百分之几到百分之百不等。轴空区缺乏氧化酶及磷酸化酶活性及糖原,肌原纤维 APT 酶活性正常或减弱。在纵切片中轴空可随纤维的全长延伸。电镜下可见轴空区有肌原纤维紧密堆积,线粒体,糖原颗粒及肌小管显著减少或缺失。在小的病灶中,Z带变宽并呈水纹状或锯齿形。当横带有显著扭曲及肌原纤维很难辨认时,则称为无结构性轴空。

3.临床表现

本病是一种罕见的先天性非进行性肌病,两性均可患病,多于 1 岁以内起病。主要表现为近端肌无力,对称性肌张力低下,下肢明显重于上肢,骨盆带肌及腿部肌群受累较重,步行,爬高能力差,多数患儿于 4～5 岁前不会走路。肌肉不萎缩,腱反射正常或消退。偶有面肌无力。肌无力的严重程度不一,但常为轻度。患儿发育常延迟,智力多正常。此外,先天性髋关节脱位及其他骨骼畸形如脊柱后凸、侧凸,扁平足及足内翻也较常见。

4.辅助检查

(1)实验室检查　血清肌酸指数增加,谷草转氨酶正常。

(2)肌电图检查　大多数为短时限,低电压及多相运动单相电位,亦有表现为正常时限或时限延长及高电压的多相电位,运动传导速度正常。

5.诊断

根据临床表现特征性肌无力结合实验室检查及肌肉活检即可确诊。

6.治疗

无特殊疗法,仅为对症治疗。对于骨骼畸形者可行矫形手术,但因本征患者可发生恶性高热,故考虑手术时应当慎重。

7.预后

预后尚好,留有后遗症,但并不进展。

(八)神经性进行性肌萎缩综合征

进行性腓骨肌萎缩是一种以进行性周围神经变性和运动神经传导速度减慢而导致支配区肌肉萎缩引起的相应功能障碍与畸形。一般认为系常染色体显性遗传性疾病,多发生在腓骨肌和足部小肌肉,往往呈对称性。

1.病理

主要病理变化为周围神经之远端对称性节段性脱髓鞘和轴突变性,同时伴有 Schwann 细胞和结缔组织过度增生。最常见的是腓总神经分支的间质性神经炎,尤其是颈膨大和腰膨大的脊髓前角及 Sclarke 柱细胞消失或脊髓小脑束轻度变性,晚期可波及锥体束与后索变性。电子显微镜下观察认为 Schwann 细胞形成障碍而导致不能形成髓鞘,神经细胞进行性变性。

2.临床表现

多数患者于青春期前发病,也有到 40 岁之后才发病的。起病隐袭,经过缓慢。先开始于腓骨肌、趾伸肌和足部小肌肉,表现为双侧对称性无力、步履困难。由于腓骨肌麻痹,引起马蹄内翻足,进一步波及足部小肌肉,呈弓形足和"爪"形趾。也有极少数病例从手部开始,偶有四肢同时发病者,肌萎缩为对称性,受累部位的感觉有不同程度损害,但不会发生感觉性共济失调。依据肌肉萎缩的程度,腱反射可以减弱或消失。部分病例可伴有原发性视神经萎缩。

3.诊断

根据病程进展缓慢,肌萎缩先从下肢开始并呈典型的"鹤腿"等畸形诊断可以确定。肌电图和神经传导速度检查,可以显示运动神经传导速度减慢;萎缩的肌肉呈失神经支配,可见肌纤颤与束颤。脑脊液检查可见蛋白轻度增高。

4.治疗

进行性腓骨肌萎缩的治疗主要是早期预防关节挛缩,多采用按摩、理疗等方法。对于下肢已发生畸形的,可使用矫形支具。药物方面,可配合口服维生素 E、维生素 B、维生素 C 以及三磷酸腺苷等辅助治疗。

5.预后

由于病程发展缓慢,又可在任何时期停止,一般不致影响寿命而可存活数十年,但可有一定程度的畸形和致残。

(九)少年型肌营养不良综合征

多于少年期发病,是一种进行性肌营养不良症,发病迟缓,主要为上或下肢带肌群的萎缩和无力,渐波及另一肢带肌群。本病病因不明,但已被确认为家族性常染色体隐性遗传,也常见散在发病者。

1883 年 Erb 描述本征主要是从肩部、臀部肌肉开始萎缩,而后波及躯干及下肢,发病年龄在 15~35 岁间,命名为 Erb 少年型肌营养不良综合征,也有称 Ltyden-Moebius 肌营养不良症、肌带型肌营养不良症。

1.病理

主要为肌纤维变性,呈纤维化改变,脂肪沉积不明显。

2.临床表现

多见 10~30 岁,男女均可发病。最初表现在肩胛带或骨盆带的肌肉,肢体肌萎缩与无力不对称,缓慢进行性加重,再波及另一肢带肌群。病人发病初为举臂不能过肩或不能上台阶。有的出现典型的"翼状肩胛"或"鸭步"。少数病人也可有腓肠肌假性肥大。

血清酶变化起初较明显,主要是醛缩酶、肌酸、磷酸激酶、谷草转氨酶等增高。24 h 尿肌酐排出量减少,尿肌酸排出量增高。

3.诊断

多于少年期起病,初期不对称性的肌萎缩无力,缓慢进展,延及另外肢肌带肌群等临床特点,加上血清学酶检查及肌电图检查,TIR 值正常等可以确诊。

4.治疗

由于病因不明,故目前尚无特效疗法。主要注意病人一般健康及营养状况,给高蛋白及高维生素饮食。病人可以进行适当锻炼,给以按摩、理疗等对改善病情也有帮助。对后期病例,则主要是预防呼吸道感染等并发症,有挛缩及畸形者,给予相应的矫正治疗。

5.预后

少年型肌营养不良综合征是进行性肌营养不良,进展缓慢,病人多可活到老年,受累肌群常于发病 20 多年后肌萎缩和骨骼畸形而致残。

(十)先天性多发关节挛缩综合征

先天性多发关节挛缩于 1923 年 Stern 首先提出。"Arthrogryposis"意思就是"弯曲的关节",即出生后固定关节挛缩综合征。这是一种可致患儿严重病残,治疗上颇为困难的先天畸形。病理可见正常的肌纤维中散在分布某些变性的肌纤维,伴纤维化和脂肪浸润。关节囊无弹性,骨萎缩。脊髓运动神经元变性。

先天性多发关节挛缩综合征的衍称有:先天性肌营养不良;多发性先天性挛缩合并肌缺损;先天性畸形性肌营养不良;关节肌肉发育不良综合征;先天性关节肌肉发育不良;胎儿畸形性肌营养不良;关节弯曲综合征;先天性多发性关节僵硬综合征;目前多简称 AMC。

1.临床表现

典型的 AMC 出生后即有多关节屈曲或伸直挛缩畸形,可侵犯单一肢体,但多数是对称的,可累及上下肢,偶可侵犯脊柱。不典型的往往迟发,而不是出生后即存在,受累的肢体肌肉萎缩。伸直型时,膝关节可呈柱状或梭状变形。挛缩的关节活动范围很小,活动范围大小往往随挛缩程度不同而各异,下肢受累较上肢多见,关节部位皮纹消失,皮肤紧张而发亮屈曲畸形者往往并有皮蹼形成。也可合并其他先天畸形,如腭裂、先天性心脏病等。有些患儿颜面显得寡情,这可能由于面部表情肌发育较差之故。关节尚可发生脱位,关节虽有畸形僵硬,但无疼痛表现。两性发病率相似。

2.诊断

AMC 诊断较易,诊断根据是典型的临床症状。但单一关节的畸形,如前臂挛缩旋前畸形、顽固的马蹄内翻足复位困难、僵直的髋关节先天性脱位、难以矫正的脊柱侧弯等,往往不易明确诊断。AMC 的分型,在临床使用中有时难以归类,容易遗漏。根据临床表现,分为屈曲型、伸直型和混合型。脊柱畸形也容易漏诊,因出生后体征往往不甚明显,随年龄增大而逐渐加重。AMC 患者感觉正常,腱反射可能消失,肌肉电刺激反应极低,肌电图往往正常,X 射检查线软组织层次中,显示肌肉组织减少和皮下脂肪相应增厚。有的病例可看到关节阴影密度增加,腕骨可能融合,股骨头发育较差,髌骨可缺如,也可出现桡尺融合,跟距融合,垂直距骨等骨骼改变。肌肉活检可协助诊断。

3.治疗

手术种类繁多,因人而异,合理选择手术适应证并不容易。治疗以矫形为主,可用石膏、夹板、支架固定矫形，或用松解术、截骨术、关节固定术等。手术一般分为两大类，即软组织手术和骨性手术。

4. 预后

先天性多发关节挛缩综合征早期死亡率约 10%，主要死因为合并感染及内脏畸形。本病畸形非常顽固，术后畸形复发率高。屈曲型比伸直型效果好，膝关节比肘关节效果好，手比脚效果好；髋脱位年龄小的闭合复位成功率较低。AMC 临床经过呈非进行性，患有严重关节畸形和功能障碍，但不威胁生命。

(十一)感染性多发性肌痉挛综合征

感染性多发性肌痉挛综合征因感染(某种感冒病毒的某些代谢产物或其引起的变态反应)造成基底节中多巴胺能和胆碱能神经平衡失调，而致颈面部肌张力障碍引起的痉挛症候群。发病较急，表观奇特，用东莨菪碱治疗有特效，十分相似于酚噻嗪类药物引起的肌张力障碍症候群。故称为"感染性多发性肌痉挛综合征"。

1. 临床表现

感染性多发性肌痉挛综合征呈流行性或散发性，多发于女性青少年。四季均可发病，然以冬春季多见。发病时多以上感为前驱表现，1~3 d 后发生阵发性痉挛性斜颈，颈向后仰；眼球上翻或同向凝视及"口-舌-嚼肌"三联症(不自主的反复伸舌，过度的张口，闭口及下颌偏斜等)。累及肢体肌肉者罕见。每次肌痉挛发作，持续数秒至 10 min 不等。发作间歇长短不一，轻者一天 1~2 次。重者数分钟一次，一次发作可有多组肌肉群同时痉挛。同一病人每次发作累及的肌肉也各不相同。个别病人可伴有心率增快，多汗等。痉挛发作时意识均清楚，发作间歇期检查无病理定位体征。脑脊液压力，常规检查蛋白定量均正常。部分病人白细胞轻度升高，钾、钠、氯离子测定均在正常范围内。

2. 诊断

女性青少年有典型症状出现，结合流行季节及东莨菪碱试验治疗有效时即可诊断，诊断较易。

3. 治疗

常用镇静药物多无明显效果或暂时有效，但仍可复发。用胆碱能神经 M 受体阻滞剂东莨菪碱 0.3 mg(此指成人量，儿童酌减)肌内注射，给药后 30 min 左右即能控制发作，且无复发。增加东莨菪碱不能缩短起效所需的时间，相反却增加药物的不良反应。口服东莨菪碱片无效，因不能达到有效血浆浓度。其他两种 M 受体阻滞剂(阿托品和 654-2)均无效。可能与它们不易透过血脑屏障或半衰期太短有关。东莨菪碱治疗的病例除有轻微口干外，未见其他严重不良反应。

4. 预后

用东莨菪碱治疗可控制症状且无复发，因其能阻断中枢神经系统 M 胆碱能受体，使失调的多巴胺能和胆碱能神经平衡关系恢复正常，从而取得良好疗效。

(十二)过敏性紫癜关节炎

过敏性紫癜关节炎主要表现为皮肤紫癜及关节肿痛,由 Schonlein 首先描述。本病的发病原因尚未完全阐明,可能与:感染(上呼吸道炎、肺炎、猩红热、泌尿系感染、风疹、水痘、流感、麻疹、流行性腮腺炎、支气管扩张、慢性前列腺炎、结核病等),寄生虫(蛔虫、钩虫、姜片虫、血吸虫、血丝虫等),食物(鱼、虾、蟹、蛤、蛋、鸡、牛奶等),药物(青霉素、链霉素、氯霉素、金霉素、异烟肼、奎宁、水杨酸、碘、丙酸睾酮、海群生、克尿噻、对氨柳酸及磺胺类药物),以及虫咬、花粉、寒冷等因素引起变态反应有关。皮肤内可有中性粒细胞、淋巴细胞及巨核细胞浸润,真皮层血管周围有 IgG 及补体(C_3)沉着,毛细血管呈炎性变,出血及水肿。关节周围有水肿,关节腔内有渗出。

1. 临床表现

病人主要表现为皮肤紫癜及关节肿痛、有时病人先出现关节轻痛,以后出现皮肤紫癜,紫癜多多见于四肢,亦可波及臀部及背部,皮疹初起为红色丘疹,高出皮肤,逐渐增深呈红斑,以后红斑中可有小点状出血,结痂。关节痛多波及膝、踝、肘、腕等关节,重者红肿,可呈游走性。少数病人可伴血尿、脑出血或眼底出血,可出现头昏、眼花、震颤、惊厥及瘫痪等症状。

2. 诊断

主要根据典型的皮肤改变及关节症状,需与血小板减少性紫癜相鉴别,后者血小板明显减少,出血时间延长,血块收缩不良。如关节肿痛先于紫癜出现则易误诊为风湿性关节炎。

3. 治疗

本病的治疗主要为去除病因,可使用苯海拉明或扑尔敏等药物,肾上腺皮质激素对紫癜及关节炎均有较好效果。重症者可使用其他免疫抑制药物如环磷酰胺、6-MP、硫唑嘌呤等,大部分病人皮肤及关节症状可在 2~3 周内缓解,数月后可再复发。

(十三)假痛风综合征

本综合征系由于关节液中二羧焦磷酸钙结晶成分刺激所引起的关节炎症,临床上即称为假性痛风。经对结晶作进一步研究,证实为二羧焦磷酸钙 CPPD 是一种非尿酸结晶,。有家族遗传特点,也称关节软骨钙化症或焦磷酸钙沉积病。其同义名还有:钙性痛风;结晶性滑膜炎或软骨钙化滑膜炎;滑膜炎性结晶。1969 年 Skinner 和 Cohen 提出将本病命名为二羧焦磷酸钙结晶沉着病,真正阐明了本病的病因。

1. 病因病理

病因为代谢障碍,CPPD 结晶沉积在滑膜液、软骨和关节周围组织上,从而引起亚急性关节炎症的病理改变。急性发作多由于软骨内的二羧焦磷酸钙结晶(CPPD 结晶)向关节腔内大量倾泻所致,故发作时可从关节液中查出焦磷酸钙结晶。

2. 临床表现

患者多为老年人,其中以 40 岁以上女性多见,好发于膝关节,其次为手和足,但肩、肘、腕、髋、踝、距、跟等关节也可被累及。轻者仅有轻度关节痛;少数病例为发作性,发作时关节呈急性肿胀、疼痛、局部温度增高、关节功能受限,疼痛和肿胀一般在 12 ~ 36 h 内可达高峰,持续 1 ~ 4 周。发作后关节又恢复正常,也有关节破坏类似夏科氏关节炎。有 1/4 的病人,呈急性反复发作,约 1/5 病人有多发关节痛症状,以慢性关节炎症状出现的约占半数;而以类风湿性关节炎症状出现的约有 5%。大多数病例的症状为持续性,但有间歇性加重;偶有无症状的二羧焦磷酸钙 CPPD 沉着症。

3. 实验室检查

发作时从关节液中可查出焦磷酸钙结晶,血清钙、磷和碱性磷酸酶均在正常范围。血沉增快,可有血尿酸过高和糖尿病。

4. X 射线检查

X 射线片可见关节间隙有线条状钙化阴影,与骨端缘相平行。亦可见半月板、软骨关节面和软骨盘钙化,关节亦可有退行性变化。

5. 诊断和鉴别诊断

根据临床症状和体征,结合 X 射线表现和实验室检查方可诊断。对可疑病人行关节液穿刺检查可协助确诊,尤其查出结晶最有意义。

假痛风综合征须与类风湿性关节炎、痛风性关节炎等相鉴别。痛风性关节炎秋水仙素治疗有显效,而假性痛风秋水仙素效果欠佳。

6. 治疗

急性发作期可休息,局部抬高、冷敷,也可行关节腔穿刺及皮质类固醇治疗。慢性期间可用阿司匹林或保太松治疗。

7. 预后

假痛风综合征相对良性,关节可发生退行性变,轻型病人可正常生活而不致残;无症状患者,在健康检查时才能发现。

(十四)肌筋膜综合征

肌筋膜综合征亦称纤维织炎、肌肉风湿、肌筋膜疼痛综合征等。身体富有纤维的组织,如筋膜、肌膜、腱鞘、韧带、肌腱等组织易患本病;腰背部、骶髂部、肩部、颈部、臀部为易发部位。20 世纪 50 年代欧美曾广泛使用该名称作为各种各样疼痛疾患的诊断,如腱鞘炎、滑囊炎、神经疼等都曾属于该综合征的范畴。但后来随着对这些疾病认识的逐渐明确,目前该综合征一般指那些病因、病理尚不明确的疼痛病患。该综合征较常见,约占慢性腰背疼病例的60%,在运动员中尤为多见。

1. 解剖与病理

身体背侧的筋膜组织是该综合征主要发病部位。筋膜分皮下筋膜和固有筋膜两种。

(1)皮下筋膜　浅筋膜也称皮下筋膜。该筋膜位于真皮之下,覆盖整个机体,由疏松结缔组织,主要是脂肪组织构成,对其深部的重要组织,如血管、神经有固定和保护作用。与腰疼有关的皮下组织,有人认为腰骶部有一基本分布区,即在骶棘肌外缘及髂骨崤上缘。主要病变是指脂肪疝、脂肪堆积、筋膜粘连、静脉回流障碍和神经周围炎等。

（2）固有筋膜 固有筋膜,位于浅筋膜深层,并形成鞘状结构包裹肌肉和血管神经等。身体各部的深筋膜都在直接或间接地相互移行,通过骨骼和骨膜移行。腰背筋膜是该综合征重要发病部位,该筋膜覆盖斜方肌及背阔肌的部分较薄,而包裹骶棘肌的部分较厚,深筋膜的主要病变一般认为有破裂、撕裂和粘连等。许多人认为周围神经如枕大神经、臀上皮神经、臀中皮神经受到病理性刺激与该综合征的疼痛关系密切。神经由深部向浅部走行过程中,如果在肌筋膜间隙受到嵌压或受到筋膜炎症刺激而发生神经周围炎。临床上常常发现有敏感的压疼点并有放射现象。

（3）末端病 末端病在该综合征也被认为是一种病理改变。末端病多指肌腱在骨的附着部的慢性损伤。末端结构包括腱纤维、纤维软骨、钙化软骨板、骨质。从柔软逐渐变硬以适应牵引应力。末端病的主要病理变化为腱止点纤维断裂、变性,止点骨质增生或腱钙化、骨化,腱周筋膜粘连,肌腱周围炎等。横突和髂骨嵴是背部肌肉重要的附着点,均可发生末端病改变。

2. 病因

肌筋膜综合征一般认为有原发性和继发性两种。

（1）原发性 原发性者较少,推测与睡眠障碍、心理上的紧张和压力造成慢性肌紧张,继而发生此症。

（2）继发性 继发性者,多因感染、外伤、劳损、寒冷以及姿势异常等而发病。

3. 临床表现

多发年龄为 30～40 岁,男性多于女性。疼痛分布广,多为两侧,肩、背部、腰、臀部是高发部位。慢性疼痛常持续数日以上,且有游走性,久坐、久站、劳累和晨起时重,适当活动后减轻。除疼痛部位的深压疼外,常常有和其相关联的远离部位有深压疼,此点在诊断上很重要。病人常常对按压压疼点非常敏感,轻压即可诱发剧烈疼痛。病人常诉两侧骶棘肌外缘疼痛向臀部、大腿后部放射或肩胛骨间疼痛向上肢放射。远离病变部位有压疼点及放射疼现象可能系属于同一体节部分的牵涉疼。

4. 诊断

根据临床表现可进行诊断。有人提出,有 3 个月以上持续性广泛疼痛和有 6 个以上压痛点存在之一者,可诊断为继发性肌筋膜综合征。如经检查可排除炎症和肌肉病损,加上上述两项,则可诊断原发性肌筋膜综合征。疼点局部封闭后疼痛即可消失,而且相连部位压痛和放射痛亦消失是该征特点,可以作为诊断依据。

5. 治疗

给病人讲明病情,解除心理压力,配合适当止痛消炎、镇静安眠药物,在某些病人有很好的疗效。

（1）非手术疗法 治疗时应强调适当的运动是必要的,特别是腰背肌的锻炼尤为重要。局部可行理疗（热疗、超声波等）、按摩、针灸（腰部取穴:肾俞、大肠俞、环跳、殷门、委中等）,疼点封闭常有效（常用可的松类药物、普鲁卡因、当归注射液等）。口服药物可选各种非甾体消炎止痛药、维生素 E 等。

（2）手术治疗　手术治疗可针对病变性质做剥离局部粘连,切除脂肪疝,松解嵌压或粘连的神经,剥离和松解腱止点等手术,但适应证要严格掌握。

（十五）腹壁肌筋膜综合征

腹壁肌筋膜综合征比较少见,属于全身肌筋膜炎的一部分,不像活动度大的部位,如四肢关节、颈部、腰部、臀部等部位多发。本病是由于腹壁的组成结构筋膜、肌肉、肌腱和韧带等软组织的病变,因无菌性炎症引起粘连,造成疼痛、僵硬、运动受限和软弱无力等症状。

腹壁软组织由于腹肌时常存在强力收缩,加上寒、冷、潮、湿等诸多因素的综合作用,同全身其他部位一样,发生肌筋膜炎。

本病临床表现明显,诊断较易。主要依据为劳累、损伤或受凉后发现局部肌肉疼痛,不伴有全身症状,无消化系统症状,无腹膜刺激征。其疼痛特点为活动时明显,静止时减轻,休息后再开始活动疼痛加重。如早晨起床时,经过按摩,适当活动后可减轻。实验室检查无异常。诊断过程中注意与腹腔内脏病变相鉴别。

治疗同身体其他部位的肌筋膜炎一样,采用非手术疗法多可奏效,具体见纤维织炎的治疗。

（十六）胸肋肩胛肌综合征

胸肋肩胛肌综合征属于胸廓出口综合征的一种原因,系指由于胸-肋-肩胛肌这一异常肌的出现,压迫臂丛及锁骨下动、静脉,引起上肢肌无力,感觉障碍及上肢水肿。

1. 解剖

国内段坤等通过对 102 具（204 例）成人尸体锁骨区的肋锁间隙进行解剖,观测了胸-肋-肩胛肌,发现 6 例,出现率为 2.94%。6 例该肌皆居肋锁间隙内,与锁骨下动、静脉及臂丛的夹角近于直角。3 例男性的肌肉起点,以细腱起于第 1 肋软骨和胸骨柄上角,止于肩胛切迹和肩胛舌骨肌起点之间,占 1.5%;3 例女性以细腱仅起于第 1 肋软骨,止于肩胛骨上缘,肩胛舌骨肌起点的腹侧,占 1.5%。异常肌最长 12 cm,平均 9.4 cm,最宽 3.0 cm,平均 1.5 cm。此肌为一前窄后宽的扁带状肌,位于肋锁间隙内,以弧形斜向后外,横跨过第一肋上方的锁骨下动、静脉及臂丛神经,使正常的肋锁间隙变窄,而压迫锁骨下动、静脉及臂丛,引起相应症状。

2. 临床与诊断

临床上在有臂丛神经和锁骨上动、静脉受压症状的病人中,不能笼统地诊断为胸廓出口综合征,要想到该病的可能性。Adson 试验、过度外展试验、肋锁试验均为阴性。当患肢向前高举,肩胛骨上缘被动后倾时,患肢麻疼,桡动脉搏动减弱或消失,应考虑可能为本病。多数只有术中才能证实。

3. 治疗

见胸廓出口综合征的治疗,术中切除异常的肌肉即可。

（十七）震动综合征

振动综合征是指由于肢体（主要为手）长期接受强烈振动而引起的以肢端血管痉挛,上肢周围神经末梢感觉障碍及骨、关节骨质改变为主要表现的职业病。国内张之虎(1959年)首先报道了砂轮工的雷诺现象占57.9%。此后国内对本病的研究和报道日益增多。该征名称颇多,尚未统一。如职业性雷诺现象、类雷诺病、气锤病、白手、死手、创伤性血管痉挛病等。目前,俄罗斯和东欧多称振动病;日本多称为白蜡病或振动障碍;欧美则多采用振动症候群或振动综合征。国内多主张以局部振动病命名,以便与全身振动的疾病相区别,并把振动性以外的病理过程包括进去。

1980年,国际劳动组织(ILO)采用了振动性疾病这个名称。

1. 病因病理

本病见于从事振动作业的人。振动对机体产生不良影响,振动的频率、振幅、加速度是影响振动作用于人体的主要因素,振动的时间和方式也很重要。此外,寒冷也是十分重要的外界致病条件之一。

振动病的发病机制,至今尚未完全阐明,目前主要有以下几种学说。

(1)营养学说　在振动和寒冷作用下,肢端血管痉挛造成局部缺血,导致血管营养障碍。而持续性的小血管痉挛和缺血,又可导致神经末梢、肌肉及骨骼等组织的营养不良,因而出现一系列临床症状。

(2)神经学说　振动病是由于中枢神经系统功能失调,即大脑皮质及丘脑下部交感神经兴奋,反射地改变肢端皮肤及深部血管的紧张度。

(3)免疫学说　振动可能促进机体免疫反应,形成自身抗原。导致局部缺血。

(4)其他学说　如生物力学学说、酶学说和生物膜学说等,均有待进一步研究。

2. 临床表现

振动综合征的临床症状差异很大,因振动工具的种类、使用条件不同及机体反应不同而不同。一般是首先出现末梢神经功能障碍,而后逐渐出现末梢循环功能、末梢运动功能、中枢神经系统及骨关节系统的障碍。

本病临床症状可分三大类型。

(1)末梢及运动　振动工具直接作用引起的末梢神经、末梢循环和运动障碍而出现的症状:手部症状主要为发作性白指、白手、手麻、手痛、手胀、手凉;其次为手僵、手颤、手无力。发作性白指是末梢神经功能障碍中最典型的症状,称为雷诺现象,多在冬季全身寒冷的条件下发生。其特点为一过性手指发白,变白部位一般从指尖向近端发展,进而波及全指,界限分明,形如白蜡或出现苍白、灰白或发绀,故有"白蜡病""死指"之称。严重者可扩展至手掌,手背,故又有"死手"之称。其易发部位以中指最多见,其次是无名指和示指;拇指、小指少见。少数可对称出现,也可出现在受振动大的一侧。以上手部症状,随病程进展,其阳性率增高。检查手部感觉减退、痛阈、振动阈、两点辨别阈增高,肌电图出现纤颤波群发电位,前臂神经传导速度减慢。冷水诱发白指试验阳性,但由于方法问题,诱发的阳性率并不高。

(2)中枢神经系统　中枢神经系统功能障碍而出现的症状:中枢神经系统功能障碍引起的症状包括神经衰弱综合征和手掌多汗。前者以头昏、失眠、心悸、乏力为主,由于伴有强噪声,有的伴耳鸣和听力减退。后者反映交感神经功能亢进,与外界的气温关系不大。脑电图检查快波(20~30 Hz)增多。手掌发汗试验可判断手掌多汗的程度。

（3）骨关节病变　骨关节病变引起的症状：

骨关节肌肉系统引起的主要症状是疼痛和肌肉萎缩等。疼痛多见于腰背部、手、腕、肘、肩关节等部位。肌肉萎缩多首先见于手部骨间肌、蚓状肌，进一步可发展为大、小鱼际肌，甚至前臂肌肉的萎缩。肌肉的萎缩可引起第3、4、5手指及手掌部特有的屈曲挛缩。

3. X射线检查

骨与关节的X射线检查常发现病变。以指骨、掌骨、腕骨多见；其次为肘、肩关节、腰、胸、颈部。表现为骨质增生，骨皮质增厚，指端粗隆肥厚呈帽沿或菜花样，指骨基底增宽，骨质疏松，囊样变，骨岛形成，骨关节变形。应当指出，临床症状的轻重程度与骨关节X射线改变并不平行一致。

X射线改变可分为4型：①囊样变及骨膜骨质增生，多发生在手腕及掌指骨；②肌腱、滑囊及韧带附着部的退行性改变，钙化和骨化；③关节软骨及骨坏死，产生游离体或缺血坏死；④退行性骨关节病。上述4型可单独存在或混合存在。

4. 诊断

具有长期从事局部振动作业的职业史和主要临床表现，以末梢神经功能及末梢循环功能障碍、骨关节X射线检查结果，进行综合分析，排除其他疾病后，可做出本病的确切诊断。根据病情及发展过程分为观察对象、轻度及重度振动病。

（1）观察对象　有密切职业接触史，作业工龄一年以上。具有上述主诉症状，且有下列情况之一者：手部痛觉、触觉减退，振动觉阈值升高，冷水试验复温时间超过30 min。

（2）轻度　除上述症状外，出现下列情况之一者，可诊断为轻度振动病。遇冷时指尖发白，界限分明，偶可波及个别手指近端指节；周围循环功能改变虽不明显，但手部肌肉轻度萎缩；肌电图检查有神经源性损害。

（3）重度　除前述症状外，具有下列情况之一者可诊断为重度振动病：白指发展到多手指近端指节，除冬季外，其他季节也频繁发作，对生活及工作有一定的影响，手部肌肉明显萎缩，肌电图检查可见神经源性损害。

5. 治疗

目前对本病的治疗，尤其晚期治疗，尚无满意的治疗方法，因此应强调早期发现、早期治疗。

治疗原则是增强体质，改善和恢复神经功能及循环功能，对症治疗，适当休息。病因学治疗方法尚在探索中。

采用扩张血管和营养神经的药物，施行运动疗法、物理疗法和中药活血化瘀等综合治疗，常能获得比较理想的效果。

骨改变和末梢神经功能障碍显著者，必要时可考虑手术治疗。关节交感神经阻断手术，效果不肯定，应慎用。对于肘关节障碍患者，除保守治疗外，对重症骨关节症，可考虑进行关节固定术；对肘关节游离体影响功能者，必要时可行游离体摘除术。

对于颈部骨质增生出现神经根症状和影响血循环时，可进行颈椎牵引，作为辅助治疗。

6. 预防

本病预防十分重要，应从以下几点进行：①减少或消除振动源。②注意环境和工具保温。③使用个人防护用品。④采取适当的保健措施。⑤研制接触振动的容许标准并监督贯彻实施。

(十八) 关节突关节综合征

关节突关节(脊柱小关节)的病变可引起腰背疼,临床称之为关节突关节综合征。

关节突关节又称小关节、后关节等,由相邻椎体上、下关节突关节软骨面构成,具有滑膜、关节囊以及关节韧带等结构。关节囊内有丰富的感觉神经末梢,可以感受在不同姿势和活动时关节所产生的正常机械应力变化和炎性化学刺激。有人认为滑膜内亦存在感觉神经末梢。当小关节受到过大机械性刺激和炎性化学刺激或滑膜皱襞受嵌压时,都可产生疼痛。脊椎各节都有关节突关节结构,因功能上的适应,各阶段的关节突关节的形态、大小及关节面的方向并不相同。关节突关节病变继发于椎间盘退变。因下腰椎椎间盘退变发生的早及较明显,其小关节病变相应的也最常见。因此,关节突关节综合征一般系指腰椎关节突综合征。

腰椎关节突关节的感觉由腰神经后支的内侧支所支配。后内侧支由腰神经后支发出后经过横突与上关节突交界部向后走行支配同一节段及下一节段关节囊,因此每一个关节的神经支配来自两个以上神经节段。这样一个关节突关节的病变可通过复杂的神经联系结构引起有关更大范围的疼痛及肌肉痉挛等。

本病和侧隐窝综合征不同,无神经根被嵌压的疼痛。即使有坐骨神经疼,也不是腰神经前支病变,而是一种反射性疼。临床主要表现为腰后伸痛及臀部、大腿的放射性疼,而无神经根受压的体征。小关节部注射局部麻醉药物可以有效地治疗局部疼及远部放射疼。此法可作为椎间盘突出症、侧隐窝狭窄综合征相鉴别的手段之一。

急性腰扭伤所致"小关节半脱位"症状常常异常剧烈,做手法治疗时,随着明显的复位感,症状常戏剧性地解除。这可以被看作一种"急性的关节突关节综合征"。其发病和治愈过程对该病的发病机制可以说是一个生动写照。

该病的治疗以非手术治疗为主。包括休息、应用药物、理疗、推拿按摩、局部封闭等,必要时可配带支具缓解症状,但不宜长期使用,以防腰背肌的废用性萎缩,后者可促进病变进展。

对使用支具有效的重症病人,也可考虑手术治疗,采用各种方法骨性融合病椎。

(十九) 多次手术腰背痛综合征

1934 年自从 Mixter 开展椎间盘手术治疗椎间盘突出症以来,一直被公认为是治疗腰背痛的行之有效的方法之一。腰背痛采用手术治疗,术后未能解除症状,或术后症状一度好转,又再复发,甚或出现不同性质的腰背痛症状,均称之为本综合征。1947 年 Campbell 首先提出了这个问题,因诊断不确切,手术技术问题等,致使术后出现新的症状,或原有症状无好转。1967 年 Coverltry 在 AAOS 的脊柱疾病座谈会上,首先使用了"多次手术腰背痛综合征"的名称,1980 年,在脊柱外科研究会上正式使用。有的学者认为本病是医源性疾病。同义名有:椎间盘外科失败综合征、椎间盘手术失败综合征。

1. 病因

由于椎管内手术，或多或少地使神经根与周围组织发生粘连、或脊柱不稳、椎管狭窄等，多次手术的病人，神经根粘连往往较重。另外，如手术未找到真正的病因所在，或治疗不彻底，也可引起本病。

2. 临床表现

临床表现很多样，症状与病变侵及范围有关，而并无本病所特有的症状和体征。有的以椎间盘突出、坐骨神经痛为主，有的以马尾神经受压为主，也有以蛛网膜炎为主症者，但人人都有椎管手术史。X 射线片仅可见椎骨手术造成骨缺损外，无其他特殊影像。

3. 诊断

以往有椎管内手术史，手术后或相隔一段时间出现腰背疼痛，临床检查能发现腰背痛阳性体征者，一般即可确诊，X 射线片可供诊断参考。

4. 治疗

多次手术腰背痛综合征治疗相当复杂，应该先进行系统的保守治疗，卧板床休息、理疗等，一部分病人可以缓解和改善症状，或痊愈。对保守治疗无效者，最终只有手术治疗。病人已经过手术，对手术易丧失信心，要做好病人思想工作，积极合作。另外，多次手术造成局部粘连，对再次手术造成很大困难，所以为使疗效好，必须查清腰腿痛的真正原因。由于原因不同，手术方式也不同：如对髓核摘出不彻底者，应重新彻底摘除；对脊柱不稳病人，应考虑脊柱固定，以加强脊柱稳定性。对于椎管手术后病人，积极锻炼腰背肌是非常重要的，部分病人可起到预防发生本综合征的作用。

(二十)嗜酸细胞增多性筋膜炎

嗜酸细胞增多性筋膜炎又称伴高 γ 球蛋白血症和嗜酸细胞增多性弥漫性筋膜炎。其特点为双侧前臂、小腿皮下深部软组织硬化、肿胀、肌肉疼痛、僵硬、关节运动受限。

1. 病因病理

病因未明。病理变化为筋膜炎症，在筋膜水肿、纤维化、肥厚基础上，伴淋巴细胞、组织细胞、浆细胞浸润，皮肤血管周围可见细胞浸润，有时见 IgG、IgM、C_3 沉淀。

2. 临床表现

①秋冬季节，激烈运动、肌肉过度疲劳后患病，30～60 岁多发。男性多见。②起病缓慢，少数起病急。③全身低热、疲乏、四肢肌肉痛、前臂和小腿肌肉肿胀僵硬、躯干部肌肉亦可受累，肩、肘、腕关节运动受限，皮下组织深部有肥厚和硬化，有凹性水肿。④本征不发生雷诺现象。⑤实验室检查有血沉增快，嗜酸细胞增高，高 γ 球蛋白血症，抗核抗体、类风湿因子阳性，肌酸磷酸激酶等肌原性酶活性不高。

3. 诊断

根据双侧前臂、小腿皮下深部软组织硬化、肿胀、肌肉疼痛、僵硬、关节运动受限，但缺少雷诺现象，高度怀疑本征。再结合病理学有肌膜炎症等可诊断。

4. 鉴别诊断

（1）硬皮症　本症有雷诺现象，有呼吸，消化等内脏改变。指端溃疡，血管病变、钙质沉淀等，但无肌肉疼痛和僵直等，面部、手足等处也有硬皮症改变，嗜酸细胞不升高。

（2）弥漫性硬化症　本病最先见于躯干部，预后不良，可区别。

5. 治疗

泼尼松 30～40 mg/d 口服，症状、血沉、嗜酸性粒细胞等指标，可作减量参考，须长期少量维持。

（二十一）持续性肌纤维兴奋综合征

持续性肌纤维兴奋综合征又称神经性肌强直综合征。其特点是肌肉持续性收缩，入睡不消失，以手足小肌肉受累最显著。

1. 病因病理

病因未明，有人提出病变在周围神经的运动纤维轴索末端，可能是运动终板上乙酰胆碱释放过多。

2. 诊断

①发病年龄在 5～15 岁者常见，有家族史。②临床特点为肌肉持续性收缩，入睡不消失，但在连续用力后有所减轻。③手足小肌肉受累最显著，以致手腕屈曲，指内收强直，足呈跖屈畸形。手足笨拙，步行难。④若累及躯干和咽喉部，可造成弯腰姿势及口齿不清。⑤一般不伴肌痛及肌丘，但伴多汗。可有肌束颤动或较慢的不规则蠕动。四肢末端肌萎缩。⑥肌电图检查：休息或入睡后仍可见持续性自发肌电位活动。⑦用普鲁卡因封闭肌肉运动点，可使自发电位消失。

3. 治疗

苯妥英钠或卡马西平，能明显缓解症状。

（二十二）肩胛舌骨肌综合征

1. 病因病理

因肩胛舌骨肌变性，弹性差，吞咽肌肉伸长受限，位于浅层的胸锁乳突肌被抬起，形成"肿块"。吞咽完毕，上述二肌复原，肿块消失。

2. 临床表现与诊断

①青年男性多见，无明显诱因。②吞咽时，胸锁乳突肌下部及肩胛舌骨肌处隆起，形成圆形"肿块"，伴有咽部牵拉痛及颈部酸胀不适，吞咽完毕，"肿块"消失，故又称蛙颈。

3. 治疗

局部麻醉下，将肩胛舌骨肌切断、松解。

（二十三）脂肪性水肿腿综合征

脂肪性水肿腿综合征又称脂肪腿；脂肪性水肿腿综合征；其特征为臀部及下肢肥胖。

1.病因病理

病因未明。可能是体质性遗传特征,情感反应可促发。

2.诊断

①女性多见,常有大型腿的家族病史。②发病缓慢,表现为痛苦、忧伤、天气温暖可加重。③双侧臀部及下肢对称性肿大、脂肪及体液积聚,对按压敏感性增强,按压水肿处仅有轻微凹陷。④双足及身体其他部位正常。

3.治疗

无特殊治疗,卧床休息可使腿中度变细。呈进行性病程。

(二十四)僵人综合征

僵人综合征又称全身肌强直综合征、肌僵直–进行性痉挛综合征。是指躯干、四肢肌肉僵硬,刺激后发病,睡眠后肌肉放松为特点的综合征。

1.病因病理

僵人综合征病因迄今尚不清楚,目前认为是:从高级中枢传来的持续冲动,落于下运动神经元,提高了肌梭内牵张感受器的后放电。此种后放电依次产生下运动神经元的过度兴奋,造成持续放电,从而产生随意的紧张性强直。

高级中枢的持续冲动受代谢或精神的影响,可使其加强的活动持续不变;而应用安定剂可减少高级中枢的兴奋冲动。

2.临床表现

(1)前驱症状　早期表现为躯干肌肉的阵发性疼痛及紧束感,数周或数月后变为持续性并扩散到四肢。同期可伴有焦虑、忧郁等精神症状。

(2)症状的进展　肢体、躯干及颈项肌肉出现强烈痉挛,对称性呈硬板样。

(3)痛性痉挛发作　在持续肌强直的基础上,可出现周期性痉挛发作,剧痛、大汗淋漓、烦躁、心动过速、血压增高等休克样状态,可持续数分钟。噪声、情绪改变而诱发此病。

(4)睡眠时　睡眠时上述强直可完全消失。

(5)神经系统检查　运动与感觉均正常,仅在发作时,自主运动困难,偶见反射亢进。

3.诊断

(1)症状　依据肢体、躯干与颈项肌肉呈现对称性持续坚硬状态,以及痛性痉挛发作,睡眠时强直消失等典型症状。

(2)病理检查　肌肉活检无特殊改变,肌纤维轻度变性或正常或非特异性改变。

(3)肌电检查　肌电图静息时有持续性,强直性收缩电位。

(4)实验室检查　化验血、肝肾功能、脑脊液正常,基础代谢率增高。

(5)药物治疗试验:①琥珀胆碱可使休息时肌电活动以及强直、痉挛等消失。②普鲁卡因做神经鞘内注射,亦可使肌肉强直、痉挛消失。③安定治疗试验,有显著治疗效果。

4.鉴别诊断

(1)颈椎病　以颈肩痛、四肢腱反射亢进,锥体束征阳性,感觉异常,X 射线改变。

（2）破伤风　首先出现咬肌痉挛和张口困难,入睡后病情不变,肌电图 H 反射消失,脑电图异常。

（3）神经性肌僵直症　病因不清。可能为脊髓前角运动神经元远端部分周围神经病变有关,临床特点为进行性广泛性肌肉僵直、颤动。安定剂无效,对苯妥英钠反应好。

5. 治疗

①中枢神经安定剂:安定注射或口服。②神经-终板阻滞剂琥珀胆碱、箭毒可以缓解症状。③僵人综合征很难自愈,久病易发生骨折。

（二十五）痛性肌束震颤综合征

痛性肌束震颤综合征是以骨骼肌尤其腓肠肌疼痛和肌束震颤为主的症状群。病因不明,起病缓慢,病程持续数月或数年呈缓慢进展或逐渐减轻。1978 年 Hudson 首次报道 5 例,在临床及电生理学方面做了研究,男女比为 4:1,年龄在 26～63 岁,肌肉疼痛史 1～10 年(平均 4.7 年)。电生理检查显示运动轴索变性与肌纤维去神经支配,部分病例下肢感觉纤维有异常。病检资料表明,踇、趾长伸肌与胫后、腓总神经未见异常;均无髓磷脂损害,有髓鞘纤维和无髓鞘纤维的总数与正常对照相似;三角肌与股四头肌有多组肌纤维萎缩;颈、胸、腰各脊髓切片均无前角细胞及传导束病变;也未发现节段性脱髓鞘病变。

1. 临床症状

主要为肌肉疼痛和肌束震颤。疼痛可发生于臂、手、背、胸、腰、腿等骨骼肌,但以腓肠肌常见,疼痛程度轻重不一,疼痛部位常不止一处,且一般不变动,为持续性痛,偶有烧灼感,尤其好发于体力活动或整日工作之后,休息可缓解;也有时好时坏与休息和活动无关的病人;多数病人在夜间腓肠肌或足部肌肉偶发痛性肌痉挛。本征有明显肌束震颤,首次的肌痉挛与疼痛多同时发生,也有肌痉挛在疼痛发生 1～2 年之后出现,其部位常表现在腿部个别肌肉,尤其是腓肠肌的抽搐,其他部位罕见。患者感到肌肉抽搐常较检查者所见广泛,抽搐常在活动后休息时更明显。疼痛的某些肌群易疲劳、沉重、乏力,检查时无肌无力症,部分病例可出现一侧腿或尺神经支配区的麻木刺痛。

2. 诊断

全身的骨骼肌疼痛,尤以腓肠肌疼痛为最常见,在肌肉疼痛的同时或疼痛后 1～2 年出现肌束震颤,偶有夜间痛性腓肠肌或足部痉挛,呈慢性,可持续数月或数年,可缓慢进展或逐渐减轻,电生理检查提示去神经支配,多方检查又排除脊髓病时,可诊断为痛性肌束震颤综合征。需与"不安腿综合征"鉴别,后者发生于休息时,无肌束震颤;尚应与"烧灼性感觉异常"区别,此症亦无肌束震颤。

3. 治疗和预后

除休息外,无满意疗法,可试用乙内酰脲钠和泼尼松等药物治疗。

痛性肌束震颤综合征为良性多发性神经病的范畴,有 1/5 病例症状改善,1/5 病例恶化,3/5 病例无变化,故一般预后尚好。

(二十六) 风湿性多发性肌痛综合征

风湿性多发性肌痛综合征属老年性疾病,50 岁以上老年人易患。

1. 临床表现

多见于 50 岁以上老年人,发病急或缓。有颈部肌肉、肩胛带肌、骨盆带肌群疼痛和僵硬,持续 1 个月以上,无关节畸形,无肌力降低和肌肉萎缩。全身症状可有乏力、倦意、食欲差,体重减轻,轻度贫血、发热。病程持续 2~30 个月自行缓解,多数易复发,死亡率在 1%~12%。实验室检查有白细胞升高、血沉增快(50~100 mm/h)、皮肤肌肉活检无异常发现。风湿性多发性肌痛综合征易与某些慢性感染、病毒感染混淆;应与恶性肿瘤早期、多发性肌炎、风湿性关节炎等鉴别。

2. 治疗

皮质激素治疗有效,泼尼松 10 mg/d 口服,4 d 后 5 mg/d 口服维持治疗,激素应用时间不宜过长,以免引起不良反应。

3. 预后

病程较长,复发缓解交替出现,病人可完全恢复。合并巨细胞动脉炎者,少数病例可致失明,死亡率 1%~12%。

(二十七) 脊柱僵硬综合征

脊柱僵硬综合征系一种少见的肌病,1969 年首次报道。患儿出生时发育正常,多于幼儿期发病。主要表现是脊柱僵硬,四肢屈曲挛缩,活动障碍。病因不明,病变肌肉组织活检以 HE 染色时显示肌纤维大小不等,偶有中央核等肌性改变。

1. 临床表现

主要表现为中轴肌肉特别是脊柱伸肌挛缩,致使脊柱僵硬,颈部和躯干不能屈曲,呈特殊姿势,并可见脊柱侧弯。四肢关节轻度挛缩,关节伸屈轻度受限。四肢肌肉轻度无力和萎缩,胸锁乳突肌和躯干肌亦可发生萎缩,肌萎缩并无进行性发展。无肌束震颤,无共济运动障碍,感觉正常,智能正常。腱反射减弱或消失,但也有正常者,无病理反射。

X 射线片示脊柱侧突,腰椎和颈椎生理弯曲消失,脊柱结构正常,挛缩的关节无粘连和破坏。心电图多正常;肌电图表现为运动单位动作电位波幅减低,时程缩短,混入一部分多相波,呈干扰相。血清肌酸磷酸激酶(CPK)正常或轻度增高。

2. 治疗和预后

无特殊疗法,鼓励患者加强体育锻炼,使脊柱和四肢关节多活动。20% 病例病情缓慢进展。

(二十八) 前胸壁疼痛综合征

前胸壁疼痛综合征于 1955 年由 Prinzmetal 最早提出,是前胸壁局限性疼痛并有特定压痛部位为特征的一类综合征,疼痛部位组织病理检查无特异性改变,仅见结缔组织中淋巴细胞浸润、肌肉变性。本征的疼痛既不是心绞痛、心肌梗死、心肌梗死后综合征、心包炎,也不是肺梗死、肺炎、胸膜炎或胸膜间皮瘤等疾患引起的胸痛,与前胸壁综合征概念也不同,后者是指疼痛发生在心肌梗死后 4~6 周,产生与心肌梗死无关的前胸壁疼痛,而前胸壁疼痛综合征根本不存在心肌梗死。前胸壁疼痛综合征根据不同部位分 5 型:胸大肌综合征;乳房下部综合征;肋缘综合征;肋软骨交界综合征;剑突疼痛综合征(分别详见各型综合征)。

1. 临床表现

疼痛发生在前胸壁胸廓部位,重压局部有明显触痛,休息或用硝酸甘油类药物都不能使疼痛缓解。

2. 治疗和预后

一般可以用皮质激素做痛点封闭,有缓解疼痛之效,也可局部喷射冷冻麻醉剂氯乙烷。本征预后良好。

(二十九)肋缘综合征

1. 临床表现

双侧前胸壁第 8、9、10 肋骨相连结的肋缘处疼痛,且证明并非由心、肺、胸膜或膈下病变所致。确诊前应排除心绞痛、心肌梗死、心包炎、下叶肺炎、胸膜炎、胃炎、胃溃疡、肝炎、肝脓肿、肝癌、胆囊炎、胆石症、胆道蛔虫、膈下脓肿等。对症使用止痛剂有效时,可考虑为肋缘综合征。

2. 治疗和预后

治疗原则是对症处理。局部可用泼尼松或地塞米松之类加普鲁卡因或利多卡因封闭,或服用止痛剂。

本征预后良好。

(三十)胸大肌综合征

1. 临床表现

疼痛部位在前胸壁上部第 2、3 肋骨区,且左侧多见,当疼痛向左臂放射时很类似心绞痛发作。胸大肌综合征疼痛局部常有压痛,虽非心绞痛,但本征常与心脏病并存,尤其是冠状动脉硬化性心脏病;因此必须排除心绞痛、膈肌胸膜炎等病变引起的疼痛后才可考虑胸大肌综合征的诊断。胸大肌综合征须与下列疾病鉴别。①心绞痛:可服用亚硝酸甘油片观察疗效来鉴别。②心肌梗死:靠心电图鉴别。③膈肌中部胸膜炎:多见于肝脓肿,可存在相应体征。

2. 治疗

胸大肌综合征是对症治疗,可用小量的皮质激素加局麻药局部封闭。如合并有心脏病同时对症用药。

(三十一)乳房下部综合征

病因不完全明了,一般认为与胃肠痉挛或感觉神经受刺激反射有关。

1.临床表现

常见于女性,且疼痛部位相当于乳房下,因之得名乳房下部综合征。疼痛位于前胸壁第6、7肋间与锁骨中线交点区,有自发痛,压痛不明显。本征因常与胃肠道功能紊乱同时并存,因此诊断本征后,尚须进一步探索有无造成胃肠紊乱的器质性病变。

2.治疗

对症治疗:一是使用平滑肌解痉剂或抗酸剂缓解疼痛;二是用皮质激素做痛点封闭。

(三十二)剑突疼痛综合征

病因可能与剑突软骨炎或骨膜炎有关,或为冠状动脉硬化性心脏病、肺胸膜炎、肝胆和胃肠病变的一种症状,主要表现是前胸壁局限性疼痛,并且位于剑突部。同义名尚有过敏性剑突、剑突综合征、前胸壁受压综合征。

1.临床表现

起病缓慢,触碰到以剑突为中心的前胸壁或饱食后发生钝痛、恶心、呕吐,并与饱食程度或触碰强度有关,向后背、肩、臂、食管放射,持续数分钟到数天,重者影响睡眠,可以间歇数周、数月、数年后再发。往往在弯腰、直腰、转头、大量进食、走路后诱发,呕吐物为胃内容物。当触压剑突时诱发本征,X射线钡餐检查无异常可诊断本征。

2.治疗

因剑突软骨炎或骨膜炎引起疼痛者可以普鲁卡因封闭治疗或口服激素治疗;若因继发于心脏病、胸膜炎、肝胆疾患,应同时治疗原发病;疼痛较重,保守治疗效果不佳者,可手术切除剑突。

(三十三)肋软骨交界部综合征

肋软骨交界部综合征临床多见,病因及发病机制并不十分清楚,与创伤和感染有关。因是常见病,同义名也较多:肋软骨炎;粗隆性软骨病;胸廓软骨炎;肋软骨营养不良症;胸锁关节一时性骨膜炎;非化脓性肋软骨炎;特发性肋软骨炎等。

1.临床表现

好发于年轻女性,病变绝大多数在第2肋软骨处,第3、4肋软骨也可受累,左侧发病多见,两侧发病极少,起病前多无不适,无全身症状,偶有外伤史;症状为局部疼痛日益加重,数天后才发现肋软骨隆起,且触痛明显,受累部位皮肤外观无异常。X射线平片无诊断价值。但本征应与下列疾病鉴别:

(1)肋骨结核　病变在肋骨部,软骨不受累,可有全身症状及其他部位症状,病变多侵犯中下段肋骨。病情可日益恶化,不会自愈。

(2)肋骨畸形　生后即已存在,自觉症状少或无,不会自愈,X射线平片有典型的肋骨畸形。与性别无关。

(3)肋骨肿瘤　以骨巨细胞瘤多见,增长较快,侵犯骨组织,X射线平片可确诊。

2.治疗和预后

一般对症治疗,可减轻症状,局部0.25%普鲁卡因注射,也能收到一定疗效。疼痛严重者,可选用泼尼松局部封闭,可缩短疗程,减轻痛苦,被临床广泛应用。

预后良好,不治疗3~6个月可自行缓解。本病无恶变的可能性。

(三十四)滑动性肋骨综合征

滑动性肋骨综合征病因不明,可能与外伤有关(直接或间接外伤),也有人认为系解剖变异所致。本征并非罕见,因缺乏认识,很易误诊。本征又称"卡搭"肋骨;移动肋软骨;肋骨滑动;肋骨倾斜综合征;滑动性肋软骨;创伤性肋间神经炎;过度肋综合征;肋尖综合征;滑动肋架-软骨综合征等。

1.临床表现

发病均为成年人,性别及侧别无明显差异,多为第8、9、10肋软骨单侧发病;可为突发性胸部疼痛,也可为钝痛、刺痛、灼痛,甚至剧痛伴有休克症状。疼痛可反复多次发作,打喷嚏、深吸气、上肢过度伸展、甚至生气都可引起本病的发作。触诊局部有弹响和疼痛,"钩形"手法检查可立即做出诊断,X射线检查及实验室检查均无异常。

2.治疗

(1)肋骨带固定　用胶布固定肋软骨关节,减少呼吸时肋骨前端的摩擦,疼痛可能消失,效果不肯定。

(2)局部封闭　以皮质激素加局麻药于肋软骨关节封闭,效果极佳,可立即止疼,多数病人可完全治愈。

(3)手术治疗　如上述方法均无效,可手术切除病变之肋软骨关节,即可完全治愈。

(三十五)指节垫综合征

指节垫综合征是发生于手指近端指间关节背面的肉垫。

1.临床表现

男女均可发病,见于任何年龄组。不明原因出现近端指间关节肿胀,偶或出现关节疼痛和压痛,在关节背侧有突出的脂垫,关节活动正常,X射线片无异常。根据临床症状和体征可以确诊。

2.治疗

无须特殊治疗,要向病人解释清楚,无不良后果。

(三十六)创伤后手指屈曲功能受限综合征

主要特征为创伤后手指屈曲功能明显障碍,真正病因不明,有人认为系淋巴管及静脉的回流系统受阻引起软组织细胞间质水肿。

1.临床表现

发病以青壮年多见,诱因可能为创伤(挫伤、砸伤、擦皮伤、挤压伤等),伤后手指根手掌背部软组织明显水肿,但创伤后手指屈曲功能受限综合征以不侵犯拇指为特征。

创伤或劳损后,手指关节出现屈曲功能障碍(拇指除外),伴随手背有非炎症性肿胀(不红、不热、不痛）。X 射线片无骨关节脱位和骨折征象,应首先诊断本征,但应与下列疾病鉴别。

（1）创伤性指间关节炎　有肯定的急性外伤史,指间关节轻度肿胀,关节伸屈活动均伴有疼痛,或感觉到粗糙摩擦音,而手背不肿胀。

（2）指间关节结核　罕见,指间关节肿胀呈梭形,伸展活动功能障碍并伴有疼痛,X 射线片可见关节间隙变窄,相邻骨端骨质破坏。

（3）类风湿性关节炎　无创伤史,周围型类风湿为多个手指多个关节发病,拇指不能除外,关节疼痛、肿胀、发僵,血沉加快,类风湿因子试验阳性。

（4）神经血管性水肿　多为女性。无外伤史,手指关节屈曲影响较轻,同时有其他部位的水肿和自主神经系统不稳定的伴随症状。

2. 治疗

首先采取保守疗法,如热敷、按摩、理疗、抬高患肢等,被动或主动活动锻炼均可改善症状。1966 年 Grobmyer 用淋巴管成形术治疗本征,获得较好疗效。

（三十七）肩关节松动综合征

肩关节松动综合征是指肩关节诸骨及其附着的肌腱、韧带等均无明显解剖学上的异常,而关节生理功能却表现有异常不稳的现象。以 20 岁左右青年人发病率较高。主要症状是疲劳无力,乃至疼痛。

1. 临床表现

肩关节松动综合征以 20 ~ 30 岁青年人多见,其余年龄组明显减少,女性发病率为男性的 2 ~ 3 倍。主要症状为肩关节上举位运动时。可有疲劳、无力和疼痛感,病人端坐向下用力牵引患肢前臂,此肩峰部可触及异常凹陷;再令患肢主动活动,可发现肩关节松动,各方向活动度异常。

X 射线片所见为诊断肩关节松动综合征提供依据。患肢以手持重 3 ~ 5 kg,在坐位或立位拍肩关节前后位平片,与持重前同样体位平片对照。如肱骨头从肩胛盂向下异常移位为阳性。

根据年龄,主要症状和 X 射线片阳性发现,就可确诊本征。

2. 治疗和预后

尚无特效疗法,但应适当限制肩关节活动,以防止习惯性肩关节脱位。有人认为本征与胸廓出口综合征有密切关系。肩关节松动综合征大多数病人预后较好,极少有致残者。

（三十八）慢性疲劳综合征

慢性疲劳综合征(CFS)是一种以不能忍受的、疲劳为主的、伴有多种躯体症状的慢性疾病,通常因劳累或活动而加重。这种病还有全身不适、头痛、反复咽喉痛、认知困难、温度调节障碍,以及淋巴结、肌肉、关节和腹部疼痛等特点。它的发生既可以是孤立的病例;也可以是分散的暴发。这种综合征也被认为是肌痛性脑脊髓炎和慢性疲劳免疫功能失调综合征。

1. 病因

关于慢性疲劳综合征 CFS 的病因学,目前仍未明确。1959 年 Acheson,Henderson 和 Shelokov(英国)指出本征是癔症性的。但美国人发现 CFS 病人对 Epstein-Barr 病毒的抗体水平升高有关,也有报道 CFS 病人 Coxsackie 病毒(Bell 等 1988 年)和人类疱疹病毒的抗体(Daupherty 等 1991 年)水平有升高。有人认为 CFS 病人与免疫异常有关,特别是在自然杀伤细胞功能、有丝分裂刺激和淋巴表型等方面有关。然而,CFS 的免疫系统异常并非特异性的,迄今尚未发现可靠的诊断性的生物学指标。

有 50‰以上的 CFS 病人有抑郁症,这也是争论本病是器质性的还是精神性的一个关键点。认为 CFS 是一种抑郁症的人指出 OFS 的疲劳在质和量上是不同于抑郁症时所常见到的。然后,不论情绪障碍是原发性的还是继发性的,CFS 病人有情绪改变是无疑的。

2. 临床表现和诊断

大多数 CFS 是以急性的流感样的发作起病,以不能忍受的疲劳为主的伴有多种躯体症状的表现,通常因劳累或活动而加重。还有全身不适、头痛、反复咽喉痛、认知困难、温度调节障碍,以及淋巴结、肌肉、关节和腹部疼痛等特点。另外,还有情绪不稳定、恐惧发作和抑郁等症状。

Epstein-Barr 病毒、Coxsackie 和人类疱疹病毒的抗体水平升高,以及发现免疫异常,结合临床特征有助于对本征的诊断。

3. 治疗

治疗包括心因性治疗、心理性治疗和药物性治疗。

(1)心因性治疗　过去 10 年临床医生治疗 CFS 的主要方法是用心因性药物治疗。许多临床医生认为 CFS 是一种原发性精神性疾病,并集中于治疗抑郁症状,希望由此而改善疲劳。常用的有三环抗抑郁药、氟西汀、珊特拉林和安非布他酮等。

(2)心理性治疗　CFS 的治疗不应该仅仅依赖于药物,医生要有极大的耐心,要理解和支持病人。在试图进行任何药物治疗之前,应先开始非药物治疗,运用医疗"艺术",树立病人对本征治愈的坚实信念。

(3)免疫性治疗　用多种调节免疫功能的药物治疗 CFS 有效。常用的药物有免疫球蛋白 G、错配双股 RNA 和必需脂肪酸等。

(三十九)过度运动综合征

过度运动综合征为正常染色体显性遗传性疾病,一般发生于儿童及青年,以 2~3 岁为多,很少持续到成年。其特征为关节病伴有关节松弛,过度活动。有人认为这是某些先天疾病的表现。

1. 临床表现

病人常伴有创伤性滑膜炎或呈无明显原因的关节积液,以膝关节最多见,其次是手的拇指基底小关节或腕关节,偶尔见于踝、颈椎、腰椎及足部,其他关节极为罕见。可单发或多发。

受累关节及肌肉疼痛,有时和创伤有关。关节松弛呈过度运动,如手指可过伸或背屈,膝、肘过伸,躯干弯曲可达双手放在地板上。关节有渗出液,以后可渐有骨性肿胀并出现骨摩擦音。骨关节疼持续到老年可致关节功能丧失。严重病例可合并肩或髋关节脱位。

2.X 射线检查

早期可正常;晚期示退行性改变,如关节间隙消失,关节面硬化外生骨赘,关节软骨下呈囊性改变。

3.诊断

根据好发年龄、关节运动过度和关节积液及退行性改变的 X 射线表现可诊断本征,关节积液为非炎症性。

4.治疗

主要为对症治疗。根据需要可辅以理疗,给予止痛剂以减轻疼痛。避免外伤和过多活动。必要时可进行关节穿刺抽液,但不宜过多反复采用。

5.预后

病人如症状持续发展,骨关节病变可随年龄增长而加重,甚至丧失关节功能而致残。

(四十)先天性环状束带

先天性环状束带又称先天性环状挛缩带,亦称狭窄环综合征,属肢体软组织环形缺陷畸形。

1.病因与病理

先天性环状束带原因不明,有的学者认为先天性束带是羊膜条所致,也有学者认为是胚芽的原生质发育缺陷所致。而 Patterson 则证明,束带的发生与唇裂形成有相似的机制,均由中胚层发育停滞所致。轻度束带仅累及皮肤、皮下组织。重者可侵入筋膜层而达肌肉甚至骨骼。较深的束带可使肢体静脉或淋巴回流障碍,使肢体远端出现肿胀;严重者可产生宫内自行性截肢。

2.临床表现

环形束带常引起的皮沟可发生在四肢任何部位,以手指、足趾、前臂及小腿最为常见,偶尔见于躯干。浅者累及皮肤、皮下组织,不影响肢体功能。深者引起肌肉、神经、血管及骨骼束窄,使肢体远端回流受限,出现肿胀粗大,易继发感染、湿性坏死。也可引起指、趾、肌腱、骨骼断裂,仅有狭细的皮肤与近端相连。

3.诊断

根据临床表现一般诊断不难。注意与创伤等引起的瘢痕挛缩鉴别。

4.治疗

对于表浅的环形束带,由于不引起任何残废,可观察,暂时不予治疗。较深的环状束带则需手术治疗。一般在新生儿期即可进行,其方法为:切除凹陷的皮沟,直达正常的组织,皮肤可做多个"Z"形切口,避免术后瘢痕挛缩畸形(图 15-4)。对于同一肢体的多处束带应分期手术,以免影响束带肢体远端血运。术后给予抗感染治疗。对于深部束带、疑有血液循环及神经功能障碍者,应及时切除纤维束带,同时探查,松解血管、神经,并注意观察远端血运情况。

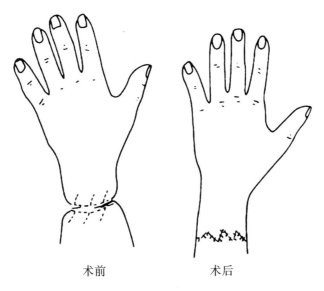

术前　　　　　　术后

图 15-4　先天性前臂束带手术前后

(四十一) 先天性肌缺如

先天性肌缺如临床上比较少见,是由于胎儿本身发育异常,或因在子宫内受到机械阻碍所致。常表现为单块肌肉部分或全部缺如,也可表现为某一组肌肉的缺如。如果缺如的肌肉不能被其他正常肌肉所代偿,则可能出现畸形。

1.病因

先天性肌缺如多为散发,有少数家族性的病例报道,但遗传方式不详。由于胎儿本身发育异常,或在子宫内受机械性压迫而致肌肉发育缺陷。广泛性肌缺如主要是纤维萎缩伴纤维化和脂肪浸润的病理改变,可导致先天性多发性关节强直。

2.临床表现

全身任何肌肉均可受累,部分患儿出生时即表现为肌张力低下、肌力差、腱反射消失,可有部分肌群瘫痪,以肢体近端、躯干肌肉受累多见,其中胸大肌缺如最常见。其次为胸小肌、斜方肌、胸锁乳突肌、股四头肌、前锯肌,通常只限于一侧或一侧肌组,两侧肌缺如仅偶见于眼肌或颜面肌,头部肌肉缺如中以致先天性上睑下垂为最常见,可呈部分或完全性先天性睑下垂,根据缺如肌肉所在部位及功能的不同而表现出不同的症状和体征。掌长肌缺损不引起任何症状,但一侧胸锁乳突肌缺如可引起斜颈;单块肌肉缺如时,其运动功能可由其他肌肉代替,故通常不引起运动障碍,但其往往与同侧的其他先天异常并发。X 射线检查仅见骨和肌群萎缩。

3. 诊断

肌肉缺如较容易诊断,部分患儿表现为肌张力低下、肌力差,甚至部分肌群瘫痪。应根据本病初生时肌缺如已存在、随年龄增长不变的特点,注意与进行性肌病区别。

4. 治疗

先天性肌缺如为非进行性疾病,所产生的功能程度也各不相同,可根据具体情况做必要的治疗,如运用支具矫形和进行肌肉锻炼。对单块肌肉局部缺如,可做修补术,如对腹直肌缺如所致大型脐疝,可做腹直肌修补,以恢复功能。

参考文献

[1] 朱通伯,戴尅戎.骨科手术学[M].2版.北京:人民卫生出版社,1998.

[2] 沈阳医学院.实用手术学[M].沈阳:辽宁人民出版社,1975.

[3] 唐龙轩.常用骨科诊疗技术[M].西安:陕西科学技术出版社,1984.

[4] 黄家驷,吴阶平.外科学[M].北京:人民卫生出版社,1979.

[5] 张安桢,武春发.中医骨伤科学[M].北京:人民卫生出版社,1988.

[6] 刘润田.脊柱外科学[M].天津:天津科学技术出版社,1987.

[7] 杨克勤,过邦辅.矫形外科学[M].上海.上海科学技术出版社,1986.

[8] 曹献廷.局部解剖学[M].2版.北京:人民卫生出版社,1985.

[9] 王桂生.骨科手术学[M].北京:人民卫生出版社,1985.

[10] 王鹤龄.骨科临床诊断学[M].天津:天津科学技术出版社,1989.

[11] 毛宾尧.足外科[M].北京:人民卫生出版社,1992.

[12] 中国医科大学.人体解剖图谱[M].上海:上海科学技术出版社,1986.

[13] W.H.霍林斯黑德,D.B.詹金斯.四肢与背脊功能解剖学[M].范时雨,温荣彬,徐宇伦,译.北京:人民军医出版社,1985.

[14] 郑思竞.人体解剖学[M].2版.北京:人民卫生出版社,1986.

[15] 李庆泰.手外科检查[M].北京:北京科学技术出版社,1992.

[16] 毛宾尧,张学义,乐兴祥.膝关节外科[M].北京:人民卫生出版社,1987.

[17] 陆裕朴,胥少汀.实用骨科学[M].北京:人民军医出版社,1991.

[18] 武汉医学院,上海第二医学院.外科学[M].北京:人民卫生出版社,1983.

[19] 欧阳忠南.椎管内滑膜囊肿及腱鞘囊肿[J].中华骨科杂志,2000,(11)20:686-697.

[20] 胡有谷.腰椎间盘突出症[M].2版.北京:人民卫生出版社,1995.

[21] 潘之清.实用脊柱外科学[M].济南:山东科学技术出版社,1996.

[22] 卢世壁.坎贝尔骨科手术学[M].9版.济南:山东科学技术出版社,1998.

[23] 张志,杨泽晋,任文杰.骨科腱囊病[M].郑州:郑州大学出版社,2001.

沧州晨晓文化传播有限公司

ngzhou Chenxiao Wenhua Chuanbo Co., ltd

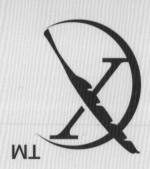